A. Ficklscherer, S. Weidert

Kurzlehrbuch Orthopädie und Unfallchirurgie

Andreas Ficklscherer, Simon Weidert

Kurzlehrbuch Orthopädie und Unfallchirurgie

2. Auflage

Mit Beiträgen von:
Dr. Tim Sattler, München; Dr. Christian Ziegler, München

ELSEVIER

Elsevier GmbH, Bernhard-Wicki-Str. 5, 80636 München, Deutschland
Wir freuen uns über Ihr Feedback und Ihre Anregungen an kundendienst@elsevier.com

ISBN 978-3-437-41189-2
eISBN 978-3-437-05617-8

2. Auflage 2024

Wichtiger Hinweis
Die medizinischen Wissenschaften unterliegen einem sehr schnellen Wissenszuwachs. Der stetige Wandel von Methoden, Wirkstoffen und Erkenntnissen ist allen an diesem Werk Beteiligten bewusst. Sowohl der Verlag als auch die Autorinnen und Autoren und alle, die an der Entstehung dieses Werkes beteiligt waren, haben große Sorgfalt darauf verwandt, dass die Angaben zu Methoden, Anweisungen, Produkten, Anwendungen oder Konzepten dem aktuellen Wissensstand zum Zeitpunkt der Fertigstellung des Werkes entsprechen.
Der Verlag kann jedoch keine Gewähr für Angaben zu Dosierung und Applikationsformen übernehmen. Es sollte stets eine unabhängige und sorgfältige Überprüfung von Diagnosen und Arzneimitteldosierungen sowie möglicher Kontraindikationen erfolgen. Jede Dosierung oder Applikation liegt in der Verantwortung der Anwenderin oder des Anwenders. Die Elsevier GmbH, die Autorinnen und Autoren und alle, die an der Entstehung des Werkes mitgewirkt haben, können keinerlei Haftung in Bezug auf jegliche Verletzung und/oder Schäden an Personen oder Eigentum, im Rahmen von Produkthaftung, Fahrlässigkeit oder anderweitig übernehmen.

Für die Vollständigkeit und Auswahl der aufgeführten Medikamente übernimmt der Verlag keine Gewähr.
Geschützte Warennamen (Warenzeichen) werden in der Regel besonders kenntlich gemacht (®). Aus dem Fehlen eines solchen Hinweises kann jedoch nicht automatisch geschlossen werden, dass es sich um einen freien Warennamen handelt.

Bibliografische Information der Deutschen Nationalbibliothek
Die Deutsche Nationalbibliothek verzeichnet diese Publikation in der Deutschen Nationalbibliografie; detaillierte bibliografische Daten sind im Internet über https://www.dnb.de abrufbar.

24 25 26 27 28 5 4 3 2 1

In ihren Veröffentlichungen verfolgt die Elsevier GmbH das Ziel, genderneutrale Formulierungen für Personengruppen zu verwenden. Um jedoch den Textfluss nicht zu stören sowie die gestalterische Freiheit nicht einzuschränken, wurden bisweilen Kompromisse eingegangen. Selbstverständlich sind **immer alle Geschlechter** gemeint.

Planung: Sonja Frankl, München
Projektmanagement und Herstellung: Karin Kühnel, München
Redaktion: Willi Haas, München
Rechteklärung: Andrea Ispan, München
Satz: abavo GmbH, Buchloe; TnQ, Chennai/Indien
Druck und Bindung: Drukarnia Dimograf Sp. z o. o., Bielsko-Biała/Polen
Umschlaggestaltung: SpieszDesign, Neu-Ulm
Titelfotografie: Prof. Andreas Ficklscherer, Dr. Simon Weidert, München

Aktuelle Informationen finden Sie im Internet unter **www.elsevier.de**

Vorwort

Liebe Leserinnen und Leser,

es ist uns eine große Freude, Ihnen die zweite Auflage dieses Lehrbuchs präsentieren zu dürfen. Nach dem überwältigenden Erfolg der ersten Auflage haben wir uns intensiv mit Ihrem Feedback auseinandergesetzt und das Lehrbuch entsprechend überarbeitet. Die vorliegende Ausgabe zeichnet sich durch gezielte Verbesserungen und Aktualisierungen aus, die auf Ihre Anregungen zurückzuführen sind.
In der heutigen schnelllebigen Welt ist es von entscheidender Bedeutung, Lehrmaterialien ständig zu aktualisieren, um den Bedürfnissen der Studierenden gerecht zu werden. Aus diesem Grund wurde insbesondere das Kapitel Kinderorthopädie deutlich erweitert. Dabei wurde darauf geachtet, den didaktischen Wert des Lehrbuchs zu bewahren und gleichzeitig aktuelle Erkenntnisse zu integrieren.
Die Autoren bedanken sich bei allen, die zur Entstehung dieser zweiten Auflage beigetragen haben. Ihr Feedback und Ihre Unterstützung waren entscheidend für die Weiterentwicklung dieses Lehrbuchs. Wir hoffen, dass die vorliegende Ausgabe Ihren Erwartungen entspricht, Ihnen im Studium und bei Prüfungen hilft und darüber hinaus Ihre Freude an der Orthopädie und Unfallchirurgie vertieft.

München, im April 2024
Prof. Dr. Andreas Ficklscherer, Dr. Simon Weidert, Dr. Tim Sattler und Dr. Christian Ziegler

Fehler gefunden?

An unsere Inhalte haben wir sehr hohe Ansprüche. Trotz aller Sorgfalt kann es jedoch passieren, dass sich ein Fehler einschleicht oder fachlich-inhaltliche Aktualisierungen notwendig geworden sind.
Sobald ein relevanter Fehler entdeckt wird, stellen wir eine Korrektur zur Verfügung. Mit diesem QR-Code gelingt der schnelle Zugriff.

https://else4.de/978-3-437-4118-2

Wir sind dankbar für jeden Hinweis, der uns hilft, dieses Werk zu verbessern. Bitte richten Sie Ihre Anregungen, Lob und Kritik an folgende E-Mail-Adresse: kundendienst@elsevier.com

Adressen der Autoren

Prof. Dr. med. Andreas Ficklscherer
Orthopädie am Viktualienmarkt
Frauenstr. 17
80469 München

Dr. med. Simon Weidert
Klinik für Allgemeine, Unfall- und Wiederherstellungschirurgie
Klinikum der LMU München
Campus Großhadern
Marchioninistr. 15
81377 München

Dr. med. Tim Sattler
Krankenhaus Barmherzige Brüder
Romanstr. 93
80639 München

Dr. med. Christian Ziegler
Klinik und Poliklinik für Orthopädie, Physikalische Medizin und Rehabilitation
Schwerpunkt Kinderorthopädie
Klinikum der LMU München
Campus Großhadern
Marchioninistr. 15
81377 München

Lesen, verstehen, bestehen – die Kurzlehrbücher

Auf die Frage, was ein perfektes Kurzlehrbuch ausmacht, nennen Studenten immer wieder die gleichen Stichworte:

- effektive Vorbereitung auf Semesterprüfungen und Staatsexamen
- Beschränkung auf das Wesentliche, klare Trennung von Wichtigem und Unwichtigem
- didaktisch klar aufbereitetes Wissen und gut strukturierte Texte von Autoren, die verständlich erklären können.

Die neue Kurzlehrbuchreihe ist genau auf diese Bedürfnisse zugeschnitten. Autoren mit viel Erfahrung in der Lehre setzen sich im Vorfeld intensiv mit den bisherigen Examens-Fragen des IMPP auseinander und gestalten ihre Texte anschließend so, dass sie den Studierenden optimal semesterbegleitend und prüfungsvorbereitend durch den Stoff leiten. Die Texte setzen sinnvolle Schwerpunkte, Prüfungsrelevantes ist deutlich gekennzeichnet, Lerntipps helfen bei der Prüfungsvorbereitung.

Die didaktischen Elemente im Überblick

Auf einen Blick relevantes Wissen filtern dank hervorgehobener Textpassagen. Die Kennzeichnungen im Einzelnen:

Prüfungsrelevanz auf einen Blick: Für die Prüfung besonders wichtige Absätze sind – wie dieser Abschnitt – mit einem Balken am linken Rand markiert. Ermittelt wurde die Prüfungsrelevanz aufgrund der Häufigkeit der zu dem jeweiligen Thema gestellten Fragen der letzten zehn Examina. Wer diesen Stoff lernt, kann optimal punkten.

IMPP-Hits

Wo liegen die Schwerpunkte und was bringt Punkte im schriftlichen Examen? Diese Kästen zu Beginn jedes Kapitels geben einen Überblick über die bisherigen „Lieblingsthemen" des IMPP.

Merke

In den Merke-Kästen finden Sie für das Verständnis, die Prüfung oder die Klinik besonders wichtige Zusammenhänge, die es sich einzuprägen lohnt.

Cave

Vorsicht, so können Fehler vermieden werden: Die Cave-Kästen machen auf typische Stolperfallen in der Klinik oder in der Prüfungssituation aufmerksam.

Praxistipp

Und wie sieht der klinische Alltag aus? Diese speziellen Kästen enthalten praxisrelevantes Wissen, verraten z. B. Tricks und Kniffe bei der Untersuchung u. v. m.

Klinischer Fall

Anhand von kurzen Fallbeispielen mit charakteristischer Symptomatik können Sie das Gelernte wiederholen und Wissen überprüfen. Diese Kästen weisen dabei u. a. gezielt auf typische Signalwörter des IMPP hin, die auf das jeweilige Krankheitsbild schließen lassen.

Lerntipp

Insider-Know-How von Studenten für Studenten: Hier finden sich Eselsbrücken, Merkhilfen, Tipps und Tricks. So sind Sie bestens gewappnet für typische IMPP-Formulierungen und mündliche Prüfungen.

Abbildungsverzeichnis

Der Verweis auf die jeweilige Abbildungsquelle befindet sich bei allen Abbildungen im Werk am Ende des Legendentextes in eckigen Klammern.
Die Sonderzeichen verstehen sich wie folgt:

[…]/[…] = nach Vorlage von
[…/…] = Kollaboration zwischen Autor und Zeichner
[…~…] = modifiziert von Autor bzw. Zeichner
[…-…] = Werk kombiniert mit Zeichner.

E284 McRae R/ Kinninmonth A W.: Orthopaedics and Trauma. 1st Ed. 1997 © Elsevier/Churchill Livingstone
E382 Coughlin, M. J./Mann, R. A./Saltzman, C. L.: Surgery of the Foot and Ankle. 8th Ed. 2007 © Elsevier/Mosby
E419 Patton, K. T./Thibodeau, G. A.: Anatomy & Physiology. 8th Ed. 2010 © Elsevier/Mosby
E510 Slovis, T.L.: Caffeys Diagnostic Imaging. 11th Ed. 2008 © Elsevier
E637 Canale, S. T./et al.: Campbell's Operative Orthopaedics. 10th Ed. 2003 © Elsevier/Mosby
E665-05 McRae R., Esser, M: Practical Fracture Treatment. 5th Ed. 2008 © Elsevier/Churchill Livingstone
E677 Kradin, R.L., et al.: Diagnostic Pathology of Infectious Disease. 1st Ed. 2010 © Elsevier
E909 Roberts, Hedges: Clinical Procedures in Emergency Medicine. 5th Ed. 2009 © Elsevier/Saunders
E989 Magee, D. J.: Orthopedic Physical Assessment. 5th Ed. 2008 © Elsevier/Saunders
F605-001 Mansour, M. et al.: Ankylosing Spondylitis: A Contemporary Perspective on Diagnosis and Treatment; In: Seminars in Arthritis and Rheumatism. Elsevier, Feb 2007, Vol. 36, Issue 4, p. 210–223
G533 Long, Bruce W.: Radiography Essentials for Limited Practice. 3rd Ed. 2009 © Elsevier/Saunders
G642 Saxena, R.: Practical Hepatic Pathology: A Diagnostic Approach. 2011 © Elsevier/Saunders
G643 Skirven, T.M./Osterman, A.L.: Rehabilitation of the Hand and Upper Extremity. 6th Ed. 2011 © Elsevier/Mosby
G1062 Liniger–Molineus: Der Unfallmann. Barth, München 1974
G1067 Baumgartl, E.: Das Kniegelenk. Springer, 1964
L106 Henriette Rintelen, Velbert
L108 Rüdiger Himmelhan, Heidelberg
L141 Stefan Elsberger, Planegg
L157 Susanne Adler, Lübeck
L190 Gerda Raichle, Ulm
L231 Stefan Dangl, München
L255 Irina Kart, Berlin
M332 Prof. Dr. med. Andreas Ficklscherer, München
M352 Prof. Dr. med. Felix Bonnaire, Dresden
M478 Prof. Wolfgang A. Weber, Freiburg
M614 Prof. Dr. Wolfgang Rüther, Hamburg
M906 PD Dr. med. Christian Zechmann, Rinecker Proton Therapy Center, München
M1362 Dr. Christian Ziegler, München
P181 Dr. Tim Sattler, München
P182 Dr. med. Heike Jakob, Frankfurt am Main
P183 Dr. med. Simon Weidert, München
P184 Helmut Laurer, Frankfurt a. Main
P340 Prof. Dr. med. Felix Walcher, Magdeburg
R115-04 Habermeyer: Schulterchirurgie, 4. Aufl., Elsevier GmbH, Urban & Fischer, München, 2010
R234 H.-P. Bruch, O. Trentz: Berchtold Chirurgie, 6.Aufl., Elsevier GmbH, Urban & Fischer Verlag, München 2008
R300 Prof. Peter Matzen, Leipzig
S700 Sobotta-Archiv: Sobotta. Atlas der Anatomie des Menschen, div. Aufl. © Elsevier GmbH
[S700-L126] K. Dalkowski aus Paulsen/Waschke. Sobotta Atlas der Anatomie. 25. A. 2022 © Elsevier GmbH
[S700-L127] J. Mair aus Paulsen/Waschke. Sobotta Atlas der Anatomie. 25. A. 2022 © Elsevier GmbH
[S700-L238] S. Klebe aus Paulsen/Waschke. Sobotta Atlas der Anatomie. 25. A. 2022 © Elsevier GmbH
[S702-L266] S. Winkler aus Paulsen/Waschke. Sobotta Atlas der Anatomie. 25. A. 2022 © Elsevier GmbH
T414 Prof. M. Reiser, Institut für Klinische Radiologie, Klinikum der Universität München
T621 PD Dr. Johannes Frank, Klinikum der Johann-Wolfgang-Goethe-Universität, Frankfurt/Main
V481 medi GmbH & Co.KG, Bayreuth
V527 OPED GmbH, Valley/Oberlaindern

Inhaltsverzeichnis

I Grundlagen

Andreas Ficklscherer und Simon Weidert

1 Klinische Untersuchung des Patienten

IMPP-Hits

Nicht nur die Anamnese des Patienten, auch die klinische Untersuchung ist vor allem in der Orthopädie wichtig und weist dem Arzt den Weg zur richtigen Diagnose. So sieht es auch das IMPP und fragt gerne nach der Neutral-Null-Methode und speziellen Funktionstests der einzelnen Gelenke des Menschen, wie dem Lachman-Test oder dem Trendelenburg-Zeichen.

1.1 Wegweiser

Eine ausführliche Anamnese und körperliche Untersuchung stehen am Anfang jeder Diagnostik und schützen vor Fehldiagnosen. In den letzten Jahrzehnten wurde die bildgebende Diagnostik, allen voran die Magnetresonanztomografie, derart weiterentwickelt, verfeinert und etabliert, dass wir uns zu leicht von hochauflösenden Bildern „ablenken" lassen und unsere Diagnose anhand von evtl. vorhandenen Strukturveränderungen oder „Hypo-/Hyperintensitäten" stellen. Der reine Bildbefund hat aber nicht immer eine Relevanz für die funktionelle Beschwerdesymptomatik. Umso wichtiger sind Anamnese und körperliche Untersuchung.

Merke

Wichtig ist ein strukturiertes und zielgerichtetes Vorgehen; man sollte sich ein eigenes Schema für die vollständige Anamnese und Untersuchung angewöhnen. So läuft man nicht Gefahr, wichtige Details zu vergessen und gewinnt zugleich Routine für den Notfall.

1.2 Anamnese

Die Grundprinzipien der Anamneseerhebung treffen auch für die orthopädisch-unfallchirurgische Untersuchung zu: Grundsätzlich geht es zunächst um die aktuelle **Beschwerdesymptomatik,** häufig sind erste Hinweise hierzu per **Blickdiagnose** zu erkennen. Der Arzt kann den Patienten bitten aufzustehen und sollte dann darauf achten, ob das Aufstehen Probleme bereitet, wie der Patient geht, wie flüssig er sich wieder setzen kann und ob sonstige Auffälligkeiten vorhanden sind (z. B. Schonhaltung). Zu erfragen sind z. B.:

- Seit wann bestehen die Beschwerden?
- Wie haben die Beschwerden begonnen, wie sich weiterentwickelt?
- Gab es einen Unfall bzw. ein Trauma? Wenn ja, bitte genau beschreiben.
- Wann (z. B. bei welchen Bewegungen) sind die Beschwerden besonders stark?
- Welche Position lindert die Beschwerden?

Die aktuelle Symptomatik muss detailliert erfragt werden. Falls ein Unfall/Trauma/Sturz die Ursache der Beschwerden ist, sollte der Arzt sehr genau den Unfallmechanismus erfragen: Hieraus lassen sich meist wertvolle Hinweise für die Diagnosestellung gewinnen.

In einem nächsten Schritt ist die medizinische Vorgeschichte, insbesondere die **Familienanamnese** (chronische Polyarthritis, Hüftdysplasie bei den Eltern vorhanden?) und die **Eigenanamnese** (vorausgegangene Operationen, Psoriasis, Hüftanomalien als Neugeborenes?), wichtig. Auch sonstige Erkrankungen (z. B. neurologische oder internistische Krankheiten) dürfen nicht vergessen werden, da sie auch als Ursache für Beschwerden an Muskeln und Skelett infrage kommen. Beispiele sind:

- Eine infantile Zerebralparese geht meist mit Fehlstellungen (z. B. Skoliose, Fußfehlstellung, Kontrakturen) einher.

- Eine Spina bifida kann je nach Ausprägung mit Lähmungen oder z. B. Beugekontrakturen in den Hüft- und Kniegelenken einhergehen.
- Liegt eine Schuppenflechte vor, so kann diese als Psoriasisarthritis (► Kap. 20) auch Gelenke befallen.

Auf der anderen Seite können Beschwerden, die einen Patienten zum Orthopäden führen, auch die ersten Anzeichen einer neurologischen Krankheit sein, beispielsweise ein gestörtes Gangbild als Symptom einer Muskelerkrankung.

Praxistipp

Viele Diagnosen lassen sich bereits allein durch die Schilderung der **Beschwerdesymptomatik** eingrenzen. Die folgende klinische Untersuchung kann dann fokussierter erfolgen. Beschreibt der Patienten z. B. Schwierigkeiten beim Haarekämmen (aufgrund der Unfähigkeit den Arm zu abduzieren), muss an eine Rotatorenmanschettenruptur (► Kap. 5) gedacht werden.

Grundsätzlich muss sich der Untersucher des Kausalitätsbedürfnisses des Patienten bewusst sein und darf sich hiervon nicht in die Irre führen lassen. Das bedeutet, dass Patienten häufig einen Zusammenhang zwischen einem Akutereignis und der Beschwerdesymptomatik herstellen möchten. Gerade bei degenerativen Erkrankungen (Gonarthrose oder Rotatorenmanschettenruptur) ist dies jedoch nicht (immer) möglich.

Am Ende der Anamneseerhebung muss der Untersucher wissen, seit wann, wo, in welcher Ausprägung die Beschwerden auftreten, wodurch sich diese provozieren lassen und wodurch eine Besserung der Symptome eintritt.

Stehen nicht nur einschränkende Beschwerden im Vordergrund, sondern auch/eher **Schmerzen,** sind auch diese detailliert zu erfragen. Hier ist es u. a. wichtig zu erfahren, ob der Patient bereits Schmerzmittel (welche, in welcher Dosis?) in Selbstmedikation eingenommen hat. Um den Schweregrad bzw. die Intensität der Schmerzen einschätzen zu können, stehen standardisierte Schmerzskalen zur Verfügung, z. B. die **Visuelle Analogskala** (VAS), bei der entsprechend der Schmerzintensität ein Smiley mit einem entsprechenden Gesichtsausdruck (von lachend bis weinend) ausgewählt werden kann. Das Ergebnis wird als Zahl dokumentiert: 1 (keine Schmerzen) bis 10 (stärkste vorstellbare Schmerzen).

1.3 Die klinische Untersuchung

Die orthopädisch-unfallchirurgische Untersuchung, gleich welchen Gelenks, gliedert sich grundsätzlich in:

- Inspektion,
- Palpation,
- Dokumentation des Bewegungsausmaßes und
- Funktionstests.

Prinzipiell wird im **Seitenvergleich** untersucht und mit der gesunden Seite begonnen. Dieses „Basisprogramm" kann anschließend z. B. durch eine detaillierte **neurologische Untersuchung** und durch **bildgebende Diagnostik** vervollständigt werden.

1.3.1 Inspektion

Die Inspektion beginnt beim Eintreten des Patienten in den Untersuchungsraum. Schon jetzt lassen sich **Gangbild** (unsicher, humpelnd, schleppend, freies Mitbewegen der Arme etc.) sowie **Körperhaltung** (gerade, gebeugt, Kopfhaltung) beurteilen. Zudem sollte der Arzt neben dem allgemeinen Erscheinungsbild des Patienten speziell auf folgende Punkte achten (weitere Einzelheiten ► Kap. 5 ff.):

- Aussehen und Stellung der Gliedmaßen, Achsenabweichungen (► Kap. 13).
- Muskulatur: Hinweise auf Atrophien oder Hypertrophien?
- Verletzungen/Prellmarken, die auf die Schwere eines evtl. Unfalls hinweisen.
- Wenn der Patient bereits im Zimmer sitzt, sollte man ihn einmal umherlaufen lassen, wenn es um Beschwerden an untere Gliedmaßen, Hüfte, Wirbelsäule etc. geht.
- Entkleiden des Patienten mindestens an den entsprechenden Körperstellen.
- Haut sollte genau angeschaut werden hinsichtlich (OP-)Narben, Schwellungen, lividen Verfärbungen, Effloreszenzen und Rötung, die Muskulatur soll auf evtl. vorhandene Atrophien in Augenschein genommen werden **(trophische Veränderungen?).**

1.3.2 Palpation

Es werden die jeweiligen **knöchernen Vorsprünge** auf Schmerzhaftigkeit palpiert (Trochanter major, Tuberositas tibiae, Tuberculum majus et minus, Processus coracoideus u. a.). Auch **Sehnen und Bänder** sollten entsprechend auf etwaige Schmerzen hin untersucht werden, soweit möglich. Bestehende Schmerzpunkte kann der Patient oft selbst sehr gut zeigen. Weitere für bestimmte Erkrankungen typische **Druck-/Schmerzpunkte** sind:

- Tennisellenbogen: Epicondylus lateralis humeri (► Kap. 6)
- Meniskopathie: medialer Kniegelenkspalt (► Kap. 13)
- Rotatorenmanschette: Unterrand des Akromions (► Kap. 5)

Die für die einzelnen Körperregionen wichtigen Druck- und Schmerzpunkte finden sich bei den einzelnen Lokalisationen (► Kap. 5 ff.).

1.3.3 Prüfung des Bewegungsumfangs

Die **Bestimmung und Dokumentation des Bewegungsumfangs,** auch Range of Motion (ROM) genannt, spielt in unserem Fach eine große Rolle. Die zu diesem Zweck etablierte **Neutral-Null-Methode basiert auf der anatomischen Neutral-Null-Stellung (NNS).** Diese ist definiert durch den aufrechten Stand mit Knöchelschluss der Füße, herabhängenden Armen und nach vorne zeigendem Daumen (Handflächen zeigen zum Oberschenkel).

In der anatomischen Neutral-Null-Stellung (NNS) finden folgende Bewegungen in den Hauptebenen des Körpers statt (► Abb. 1.1, ► Abb. 1.2, ► Abb. 1.3):

- **Bewegungen in der Sagittalebene:** Flexion (Beugung), Extension (Streckung)
- **Bewegungen in der Frontalebene:** Abduktion (Abspreizen), Adduktion (Heranführen), Lateralflexion (Seitwärtsbeugung von Rumpf und Kopf)
- **Rotation um eine vertikale Achse, welche in der Neutralstellung der Längsachse der Extremität entspricht:** Innenrotation (Einwärtsdrehung), Außenrotation (Auswärtsdrehung)

Der **Bewegungsumfang** wird grundsätzlich **aktiv** (der Patient bewegt das Gelenk) und **passiv** (der Untersucher bewegt das Gelenk) erhoben und in einem Beweglichkeitsprotokoll dokumentiert. Zunächst gibt der Arzt das untersuchte Gelenk an, anschließend die Bewegungsrichtung (z. B. Flexion/Extension), dann die Messwerte für die rechte und die linke Seite.

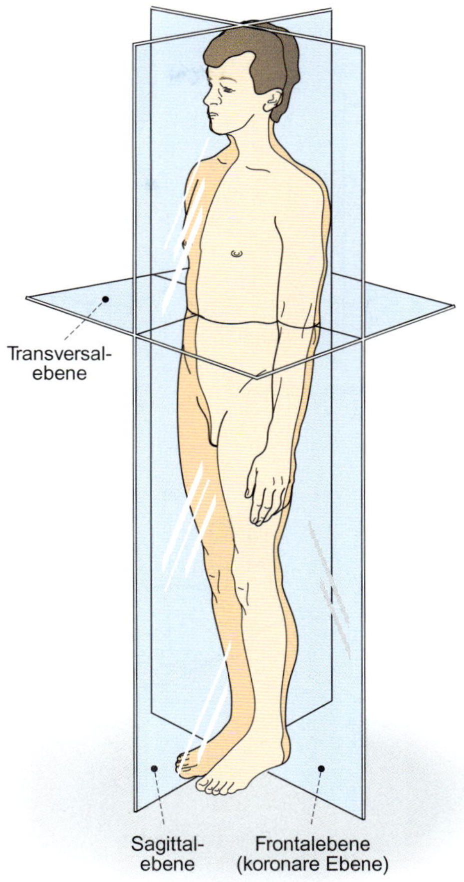

Abb. 1.1 Bezugsebenen des Körpers. Die Position der Gelenke definiert gleichzeitig die definierte Nullstellung bei der Bewegungsmessung nach der Neutral-Null-Methode. [L106]

Lerntipp

Die **Neutral-Null-Methode** wird regelmäßig vom IMPP gefragt. Hier ist es leicht Punkte zu sammeln: Die Null kommt immer dann in die Mitte, wenn die Extremität die Neutral-Null-Stellung (NNS) erreicht (d. h. die Bewegung aus dieser heraus beginnt). Wird die NNS nicht erreicht, weil z. B. eine Gelenkkontraktur vorliegt, darf die Null nicht in der Mitte stehen.

Ein mögliches Ergebnis bei der Untersuchung von Kniegelenken zeigt ► Tab. 1.1: Das rechte Kniegelenk weist einen Normalbefund mit regelrechtem Bewegungsausmaß auf. Das linke Knie kommt nicht in die volle Streckung – hier liegt ein Streck-

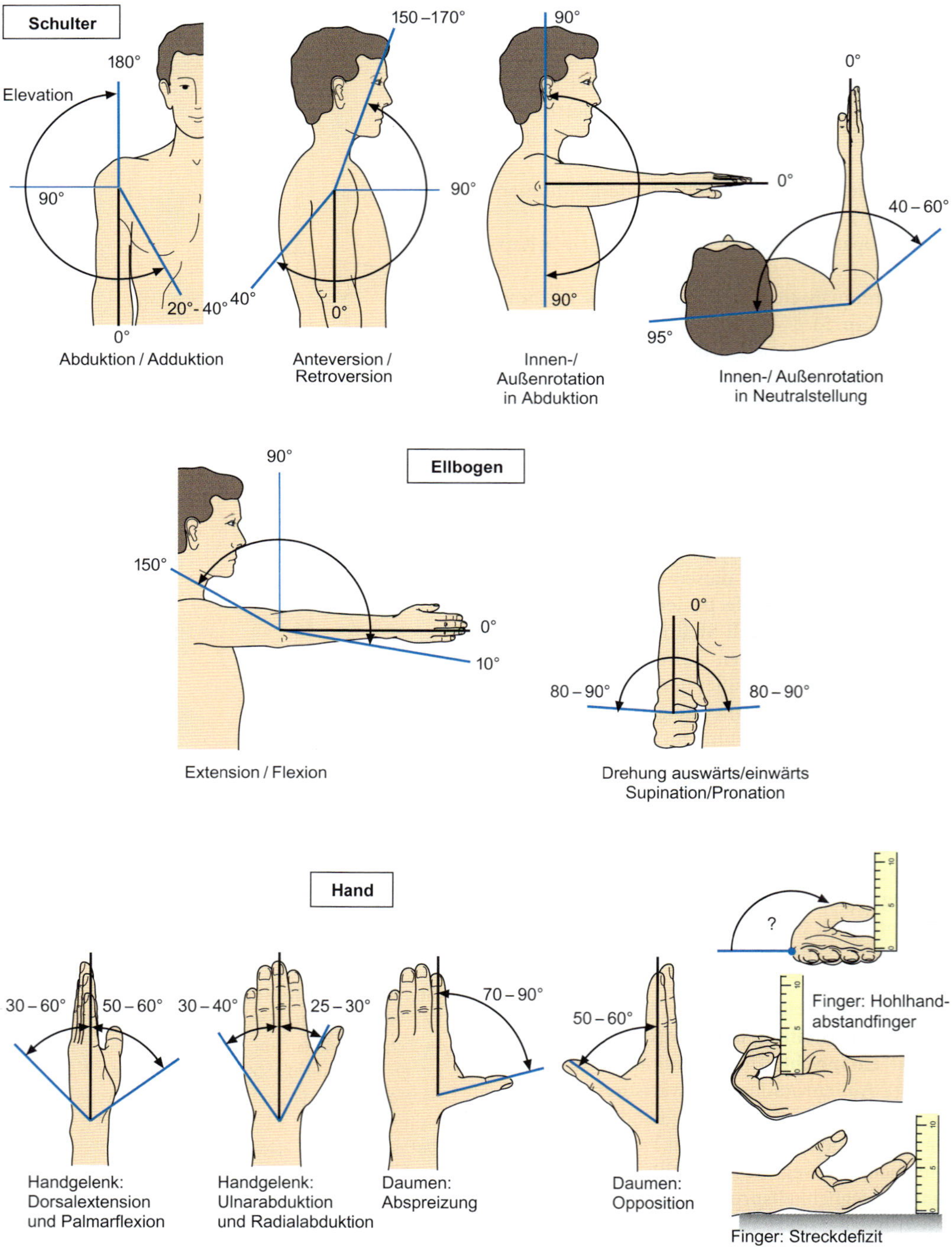

Abb. 1.2 Normale Beweglichkeit der Körpergelenke der oberen Extremität, gemessen nach der Neutral-Null-Methode. Die Position der Neutralstellung entspricht derjenigen, die in ► Abb. 1.1 gezeigt ist. [L106]

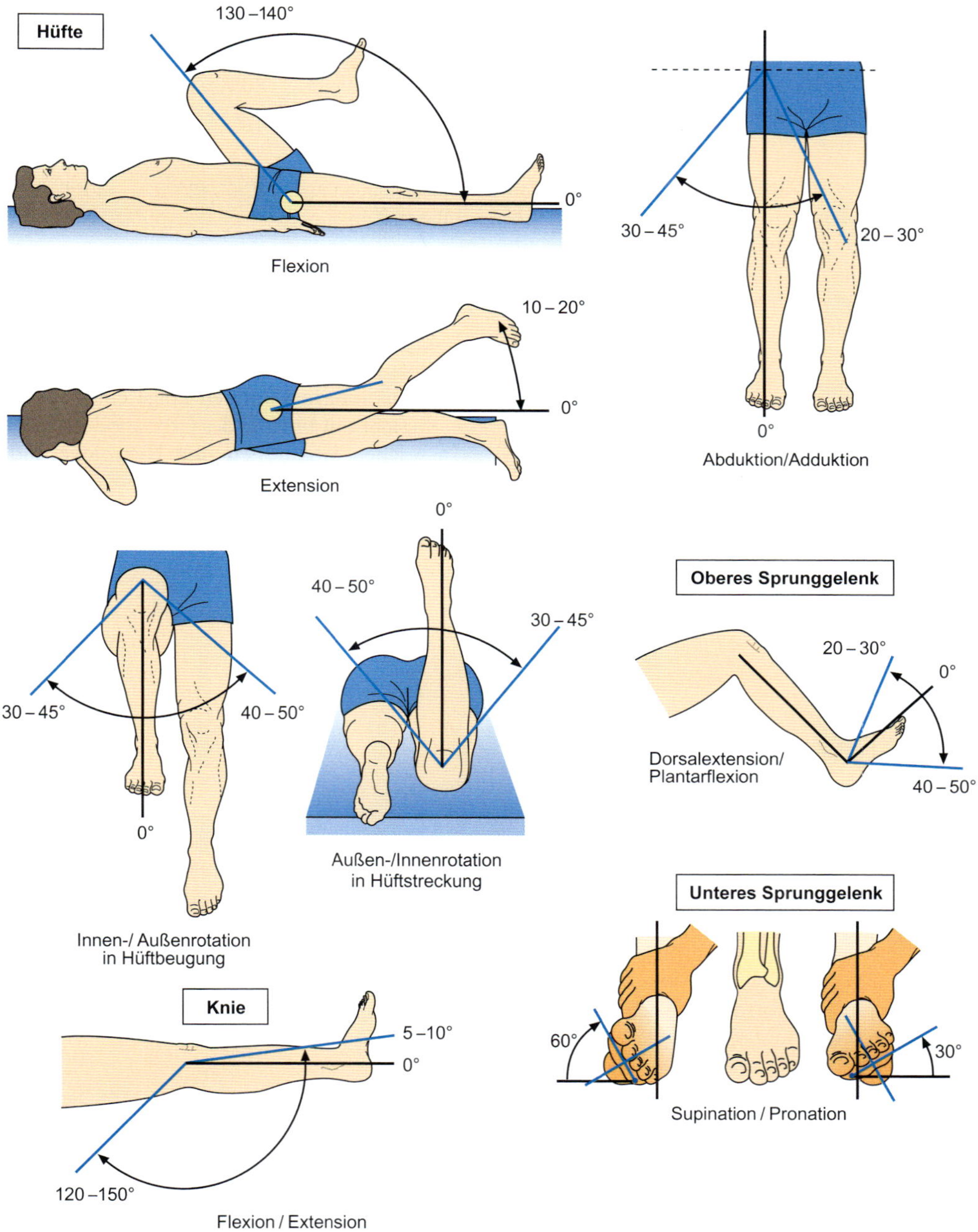

Abb. 1.3 Normale Beweglichkeit der Körpergelenke der unteren Extremität, gemessen nach der Neutral-Null-Methode. Die Position der Neutralstellung entspricht derjenigen, die in ► Abb. 1.1 gezeigt ist. [L106]

Tab. 1.1 Beispiel Kniegelenk: Streckdefizit 15° links (hervorgehoben)

Bewegung	Rechtes Knie	Linkes Knie
Flexion/Extension	140°/0°/5°	90°/**15°**/0°

defizit von 15° vor. Zusätzlich wird auch nicht die volle Beugung erreicht.

► Tab. 1.2 zeigt das Beispiel einer Untersuchung des Hüftgelenks: links Normalbefund. Das rechte Hüftgelenk zeigt ein Beugedefizit, eine verminderte Ab- und Adduktionsfähigkeit sowie eine eingeschränkte Außenrotation. Die Innenrotationsfähigkeit ist komplett aufgehoben (pathologische Werte sind hervorgehoben).

Die ► Kapitel 5 ff. werden die klinischen Untersuchungen der einzelnen Regionen näher beleuchten, immer unter dem Aspekt des zu untersuchenden Körperteils. Neben Beschwerden an Gelenken bzw. Gliedmaßen ist natürlich auch auf **Verletzungen an Kopf und Gesicht** zu achten, wenn ein Patient z. B. nach einem Sturz untersucht wird.

Tab. 1.2 Beispiel Hüftgelenk

Bewegung	Rechte Hüfte	Linke Hüfte
Flexion/Extension	**80°**/0°/10°	130°/0°/10°
Abduktion/Adduktion	**10°**/0°/**15°**	30°/0°/20°
Innenrotation/Außenrotation	**0°**/0°/**10°**	40°/0°/50°

Ein Hämatom am Auge oder auch Bewegungsstörungen eines Auges (z. B. Verletzung des N. rectus inferior) können Folge eines Schlags ins Gesicht mit Fraktur des Orbitabodens sein.

In solchen Situationen sind Neurologe und Augenarzt hinzuzuziehen, bildgebende Verfahren sollten rasch erfolgen (Schädel-Hirn-Trauma, ► Kap. 19).

Tim Sattler

2 Apparative Untersuchungstechnik

IMPP-Hits

Was man mit dem bloßen Auge nicht sehen kann, muss mithilfe unterschiedlicher technischer Bildgebungsverfahren sichtbar gemacht werden. Hier liegt vor allem das Augenmerk auf speziellen Aufnahmestellungen und deren diagnostischer Bedeutung.

2.1 Wegweiser

Neben der Anamnese und der Klinik leistet die Bildgebung den entscheidenden Beitrag zur Diagnostik und Therapieplanung in der Orthopädie und Unfallchirurgie, weshalb es lohnenswert ist, sich mit den einzelnen Verfahren etwas näher zu beschäftigen.

Das Arbeitspferd bildet nach wie vor die konventionelle **Röntgendiagnostik** zum Frakturausschluss, aber auch zur Beurteilung von Frakturen hinsichtlich ihrer Ausdehnung, einzelner Fragmente und der Beteiligung von Gelenken. Zudem können anhand typischer Röntgenzeichen Tumoren differenziert werden, die ihren Ausgang von Knochen- oder Knorpelgewebe haben.

Als Weiterentwicklung der Röntgendiagnostik findet die **Computertomografie** ihre Anwendung in der Darstellung komplexer Frakturen der Extremitäten mittels 3-D-Datensatz, der sich in jeder beliebigen Ebene rekonstruieren lässt und so dem Operateur eine Hilfestellung bei der Operationsplanung bietet.

Zudem hat die Computertomografie inzwischen ihren festen Stellenwert bei der Darstellung von Wirbelsäulenverletzungen, Schädel-Hirn-Traumata und bei der Beurteilung von polytraumatisierten Patienten, bei der in kurzer Zeit eine vollständige Darstellung aller Organe die richtigen Weichen für die initiale und weitere Behandlung stellt.

Ein weiteres zunehmend wichtiges diagnostisches Werkzeug bildet die **Ultraschalldiagnostik.** Mit ihrer Hilfe lassen sich insbesondere die Weichteile, aber auch gelenknahe Flüssigkeitsansammlungen, wie sie bei Entzündungen oder Traumata vorkommen, nachweisen. Mit der Möglichkeit ein Gelenk in seiner Bewegung darzustellen, hat die Sonografie in den letzten Jahrzehnten einen hohen Stellenwert in der Gelenkdiagnostik erhalten. Außerdem ist die Sonografie mit dem FAST-Algorithmus inzwischen fester Bestandteil in der Erstdiagnostik von Verletzten im Schockraum (► Kap. 19.4.2).

Als jüngste unter den genannten Methoden ist die **Magnetresonanztomografie** inzwischen Verfahren der Wahl zur Beurteilung von pathologischen Veränderungen von Bändern, Muskeln und Sehnen sowie des Knochenmarks. Zwar ist sie wie die Sonografie ein auf ionisierende Strahlung verzichtendes Verfahren und damit unterliegt sie nicht den Richtlinien des Strahlenschutzes. Dennoch müssen bei ihrer Anwendung aufgrund des starken Magnetfelds und ihrer baulichen Beschaffenheiten Vorsichtsmaßnahmen getroffen werden, was z. B. die Untersuchung von Kindern oder Intensivpatienten erschwert.

2.2 Röntgen

2.2.1 Technik

Eine klassische Röntgenröhre besteht aus einem Heizdraht, der Glühkathode. Von dieser Glühkathode wandern Elektronen mittels einer in einem Vakuum angelegten Hochspannung von etwa 50–120 kV ab, die beschleunigt auf eine Anode treffen, in der sie abgebremst werden (► Abb. 2.1). Aufgrund der Wechselwirkung der Elektronen mit den Wolfram-/Molybdän-Atomen der Anode kommt es neben der Entstehung von Hitze zur Emission von Röntgenquanten, die durch ein einseitiges Austrittsfenster die Röhre verlassen und dadurch gerichtet auf ein Objekt treffen. Mithilfe sogenannter Blenden können die Röntgenquanten gebündelt werden; der darzustellende Körperabschnitt lässt sich durch Bestimmung des Abstands zum Objekt eingrenzen.

Je nach Energiereichtum der Röntgenquanten wechselwirken diese nun mit den Atomen im Zielobjekt. Im Energiespektrum bei der diagnostischen Anwendung von Röntgenquanten kommen dabei der Foto-Effekt und der Compton-Effekt zum Tragen, wodurch die Röntenquanten je nach struktureller Zusammensetzung des Objekts verschieden stark absorbiert werden. Der Anteil der Strahlung, der nicht absorbiert wird, trifft auf die Röntgenkassette (früher Film-, heute digitale Speicherkassette) oder einen Detektor. Dieser ist in der Lage, die verschiedenen Schwächungen als Bild darzustellen.

Merke

Strukturen mit **hoher Dichte** und somit starker Absorption der Röntgenquanten (z. B. Knochen oder Metallimplantate) führen zu einer geringen Schwärzung und werden **hell** dargestellt.
Weniger dichte Strukturen (z. B. luftgefüllte Organe wie Magen, Darm oder Lunge) lassen mehr Röntgenquanten durch, was eine stärkere Schwärzung zur Folge hat und werden somit **dunkel** dargestellt.

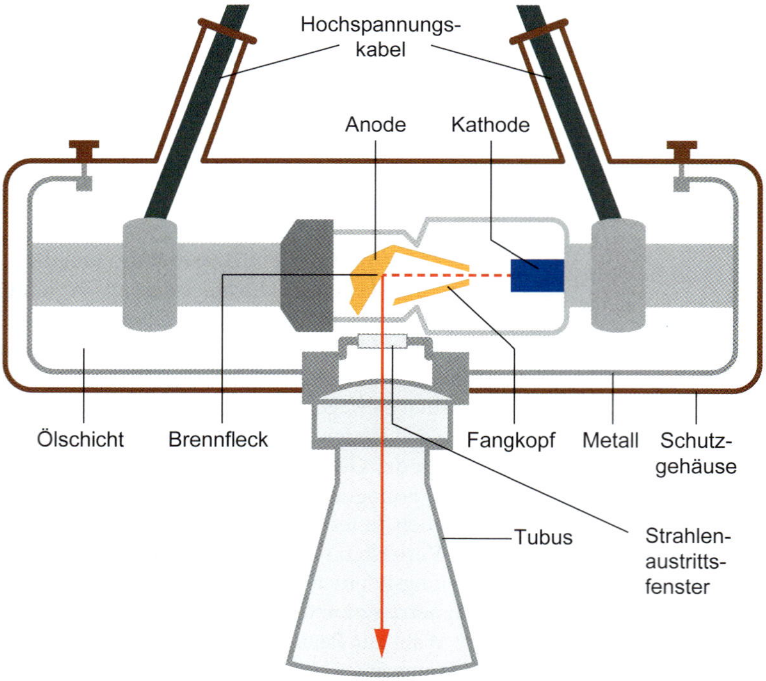

Abb. 2.1 Schematischer Aufbau einer Röntgenröhre mit Glühkathode, Anode, Strahlenaustrittsfenster, Ölkühlung und Schutzgehäuse. [L231]

2.2.2 Anwendung

Merke

Um Röntgenstrahlen anwenden bzw. anordnen zu dürfen, muss ein Arzt in Deutschland die Fachkunde im Strahlenschutz besitzen. Allerdings darf ein Arzt, der nicht die Fachkunde besitzt, unter Aufsicht eines fachkundigen Arztes Röntgenstrahlen anwenden oder anordnen.

Diese gesetzliche Regelung ist sinnvoll, da selbst bei der diagnostischen Anwendung von ionisierenden Strahlen eine energiereiche Wechselwirkung im Körper des Patienten erfolgt und dieser Strahlenschäden davontragen kann. Diese sind zwar bei der korrekten Durchführung z. B. einer Röntgenaufnahme der Extremitäten in zwei Ebenen vernachlässigbar gering, im Rahmen von Untersuchungen wie z. B. der Computertomografie jedoch von entscheidender Bedeutung, bei der es sich um eine 100- bis 1000-fache Dosis im Vergleich zum konventionellen Röntgen handelt.
Die Entscheidung des diagnostischen und therapeutischen Nutzens muss im Einzelfall abgewogen werden, wobei insbesondere bei der Untersuchung von Kindern ein alternatives Verfahren in Betracht gezogen werden muss.
Sofern möglich, sollten bei Standardaufnahmen **zwei Ebenen** angefertigt werden, da es sich in jeder Ebene immer um eine Summation von hintereinanderliegenden Strukturen handelt, die zweidimensional abgebildet werden. Für die dritte Dimension ist somit immer eine zweite Ebene notwendig. In manchen Fällen sollte neben der a. p. (anterior-posterior) und der seitlichen Aufnahme noch eine dritte Aufnahme erfolgen (s. unten).

Praxistipp

Eine gute Aufnahme erkennt man am orthograd getroffenen, scharf abgebildeten Objekt, mit einer überlagerungsfreien Darstellung des Gelenkspalts und der vollständigen Erfassung aller relevanten Strukturen. Zudem muss immer eine Seitenbezeichnung mit angegeben werden.

Wirbelsäule

Die Standardaufnahmen von HWS, BWS und LWS beinhalten eine a. p.-Aufnahme und eine seitliche Aufnahme. Ergänzend wird zur Beurteilung des Dens axis eine Denszielaufnahme durchgeführt. Bei Verdacht auf eine Spondylolisthesis sollten noch Funktionsaufnahmen in Inklination und Reklination in seitlicher Projektion durchgeführt werden.

Schulter

Zur Beurteilung des Schultergelenks bei traumatischen oder degenerativen Veränderungen werden eine a. p.-Aufnahme (überlagerungsfreie Darstellung des Gelenkspalts) sowie eine zweite

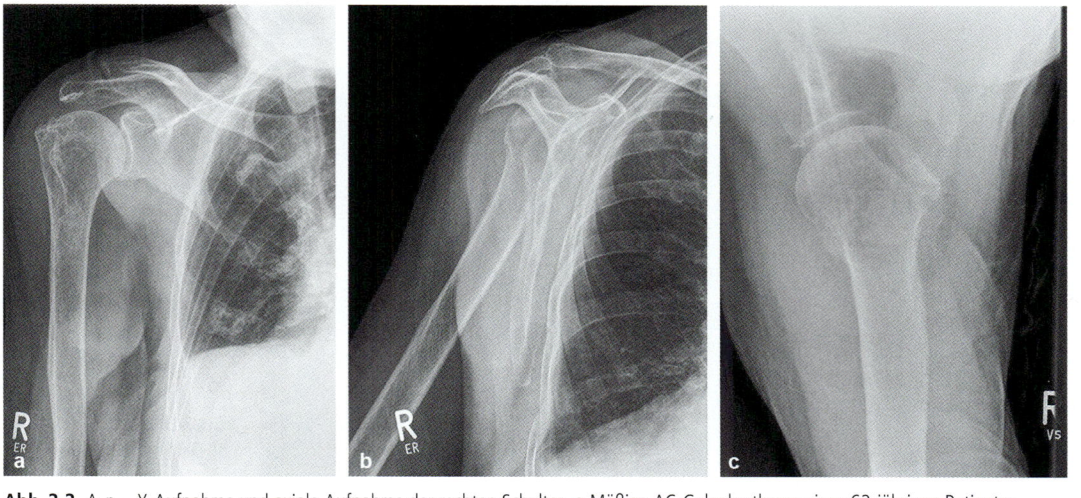

Abb. 2.2 A. p.-, Y-Aufnahme und axiale Aufnahme der rechten Schulter. **a** Mäßige AC-Gelenkarthrose eines 62-jährigen Patienten. **b** Y-Aufnahme desselben Patienten. **c** Axiale Aufnahme der rechten Schulter desselben Patienten mit kleinem Osteophyten am dorsalseitigen Glenoid. [P181]

Ebene angefertigt. Die zweite Aufnahme wird entweder als Y-Aufnahme, bei der die Skapula seitlich tangential getroffen wird, oder als axiale Schulteraufnahme durchgeführt.

Eine Panoramaaufnahme beider Schultern unter Belastung von 5–10 kg (Gewicht in beiden Händen bei herabhängenden Armen) dient der Beurteilung einer traumatischen Luxation (AC-Gelenksprengung) (► Abb. 2.2).

Ellenbogen

Für die Frakturdiagnostik reicht in der Regel eine Aufnahme in zwei Ebenen (gestreckt in a. p. und seitlich in Beugung). Bei klinischem Verdacht auf eine Fraktur des Radiusköpfchens sollte eine ergänzende Zielaufnahme des Radiusköpfchens angefertigt werden.

Hand und Handgelenk

Zum Frakturausschluss insbesondere bei Verdacht auf distale Radiusfraktur genügt in der Regel eine a. p.- und seitliche Aufnahme des Handgelenks (► Abb. 2.3). Die Beurteilung der Handwurzelknochen, Mittelhandknochen und Finger erfolgt durch die Aufnahme der Hand a. p. und im schrägen Strahlengang bzw. mittels gezielter Aufnahme einzelner Finger in zwei Ebenen. Eine sogenannte **Quartettaufnahme** ist eine Zielaufnahme des Skaphoids mit verschiedenen Aufnahmeprojektionen zum Ausschluss einer Fraktur. Bei der Differenzialdiagnostik chronisch-entzündlicher oder degenerativer Erkrankungen ist eine symmetrische Darstellung beider Hände zum Vergleich sinnvoll.

Becken und Hüftgelenk

Die Standardaufnahmen beinhalten eine a. p.-Aufnahme des knöchernen Beckens mit beiden Hüftgelenken zum Vergleich der Symmetrie und das erkrankte Hüftgelenk als Lauenstein-Aufnahme (bei abgespreiztem Bein) oder als axiale Aufnahme (bei angewinkeltem Bein) zur Beurteilung des Schenkelhalses und des Hüftkopfs. (► Abb. 2.4)

Kniegelenk

Das Kniegelenk wird standardisiert in zwei Ebenen abgebildet. Ergänzend wird eine tangentiale Auf-

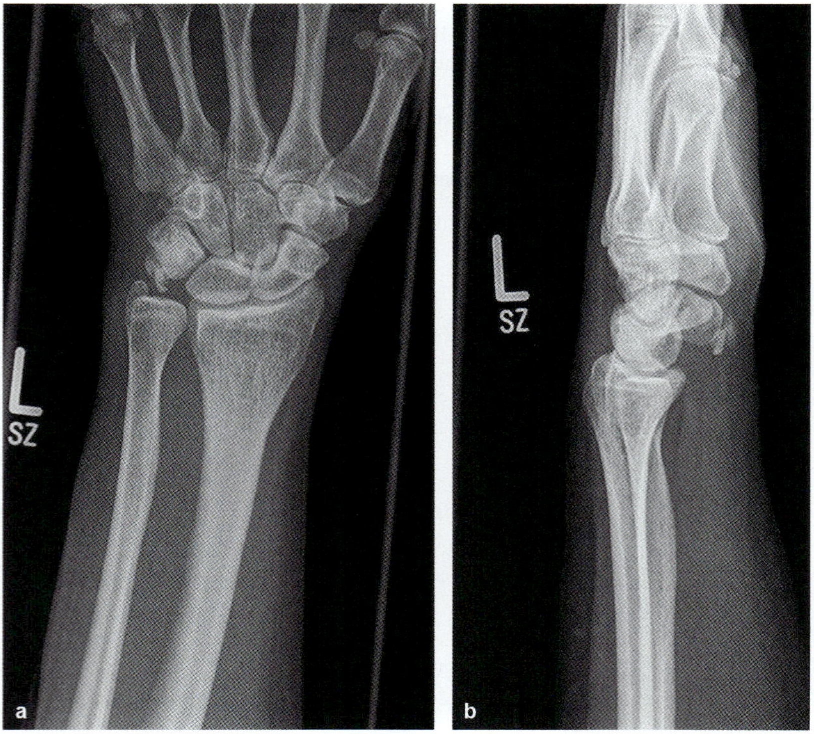

Abb. 2.3 Handgelenk in a. p. und seitlichem Strahlengang. **a** Altersentsprechende Darstellung des linken Handgelenks in a. p.-Projektion. **b** seitlich. [P181]

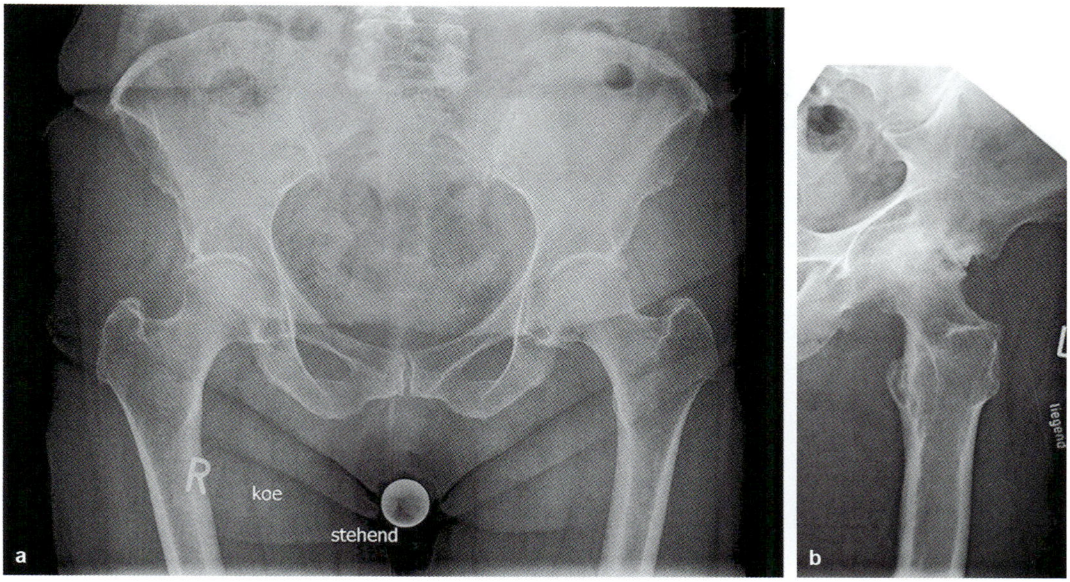

Abb. 2.4 Beckenübersicht und Lauenstein-Aufnahme. **a** Mäßige Koxarthrose beidseits mit unregelmäßigem Gelenkspalt und Osteophytenbildungen bei einer 57-jährigen Patientin, mit abgebildeter Referenzmesskugel **b** Lauenstein-Aufnahme derselben Patientin. [P181]

nahme der Patella zur Beurteilung der Patellarückfläche und des retropatellaren Gleitlagers angefertigt (► Abb. 2.5). Aufnahmen unter Varus- und Valgusstress dienen der Objektivierung einer medialen oder lateralen Instabilität oder Degeneration des Kniegelenks (► Abb. 2.6).

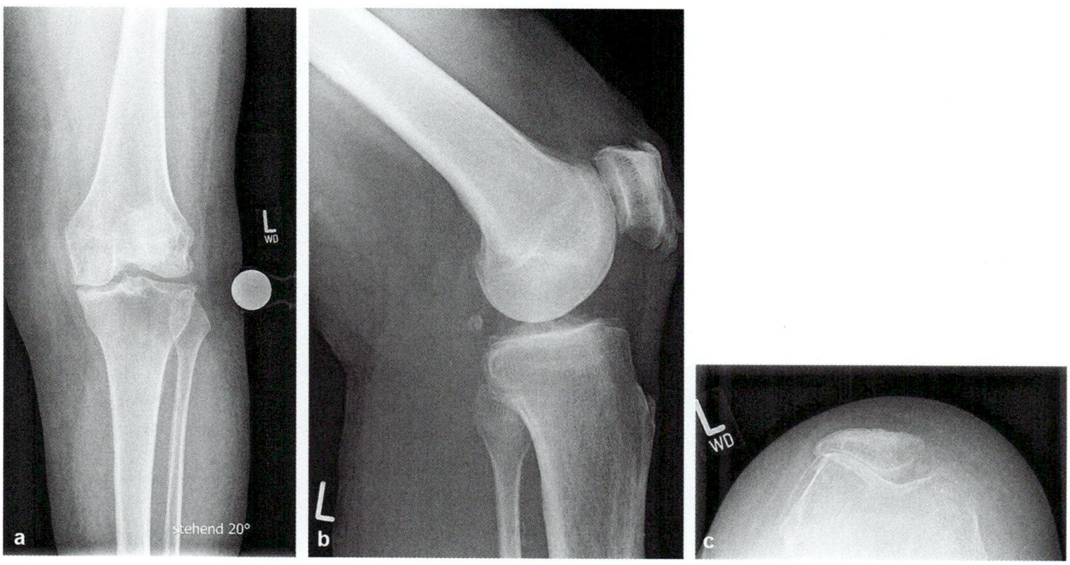

Abb. 2.5 Kniegelenk links in den Standardprojektionen a. p., seitlich und tangential mit abgebildetem Messkörper. Aufnahme der Patella mit lateral betonter Retropatellararthrose. **a** Medial betonte Gonarthrose mit medial unregelmäßigem und vermindertem Gelenkspalt. **b** Retropatellararthrose mit Osteophyt am proximalen Patellapol. **c** Lateral betonte Retropatellararthrose bei lateral vermindertem retropatellarem Gelenkspalt. [P181]

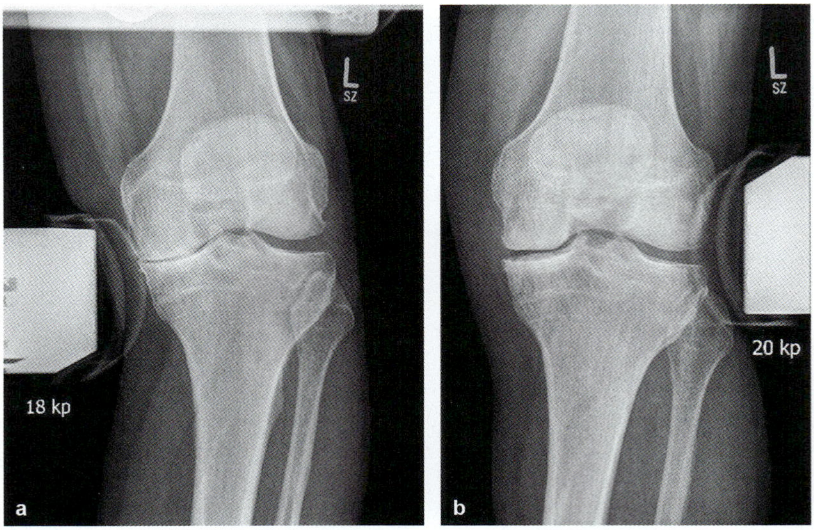

Abb. 2.6 Belastungsaufnahme a. p. des linken Kniegelenks. **a** Varusstress mit 18 kp Belastung bei medial betonter Gonarthrose. **b** Valgusstress mit 20 kp Belastung. [P181]

Merke

Beim **Varusstress** werden das Kniegelenk und die zugehörigen Bänder so belastet, dass von medial auf Höhe des Gelenkspalts (also im Sinne eines O-Beins) auf das Kniegelenk Druck ausgeübt wird (Prüfung des lateralen Bandapparats).

Beim **Valgusstress** werden das Kniegelenk und die zugehörigen Bänder so belastet, dass von lateral auf Höhe des Gelenkspalts auf das Kniegelenk Druck ausgeübt wird (Prüfung des medialen Bandapparats).

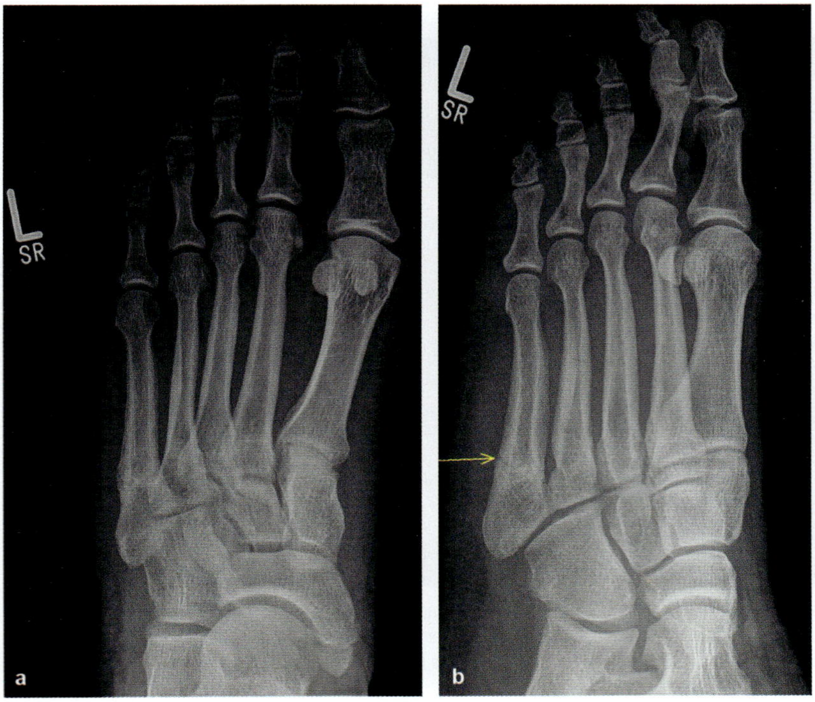

Abb. 2.7 Fuß in kraniokaudalem und schräg-seitlichem Strahlengang mit frischer, basisnaher Fraktur des Os metatarsale V (Pfeil). Während die a. p.-Aufnahme (**a**) die basisnahe Fraktur durch die unregelmäßige Kortikalis nur erahnen lässt, ist der Frakturspalt in der schräg-seitlichen Aufnahme deutlich (**b**) erkennbar. [P181]

Sprunggelenk und Fuß

Das obere Sprunggelenk wird zur Frakturdiagnostik im a. p.- und seitlichen Strahlengang dargestellt (▸ Abb. 2.7). Das Fußskelett, der Vorfuß und die Zehen werden in a. p.-Projektion und, je nach Fragestellung, als zweite Ebene schräg oder seitlich aufgenommen. Darüber hinaus gibt es Kalkaneusaufnahmen in axialer und seitlicher Projektion.

Rippen und Sternum

Bei Verdacht auf Rippenfrakturen müssen neben der Standardaufnahme des Thorax in zwei Ebenen (zum Ausschluss eines Hämatothorax oder Pneumothorax) Hemithoraxaufnahmen der betroffenen Seite angefertigt werden. Dies erfolgt in drei Ebenen (a. p., schräg und seitlich).
Das Sternum kann aufgrund der Überlagerung durch die Wirbelsäule nur in seitlichem Strahlengang sinnvoll abgebildet werden.

Schädel

Röntgenaufnahmen des Schädels sind heutzutage obsolet. Bei einem entsprechenden Trauma sollte immer eine Computertomografie durchgeführt werden, da hierbei auch eine intrakranielle Blutung ausgeschlossen werden kann.
Spezialaufnahmen des Gesichtsschädels können in Einzelfällen, etwa zur Beurteilung der Orbita oder der Jochbögen (Henkeltopfaufnahme) angefertigt werden.

2.3 Computertomografie

2.3.1 Technik

Die Computertomografie ist ein auf Röntgenstrahlen basierendes Schnittbildverfahren, bei dem in der Regel eine Röntgenröhre und ihr gegenüberliegende Detektoren auf einem Kranz angeordnet

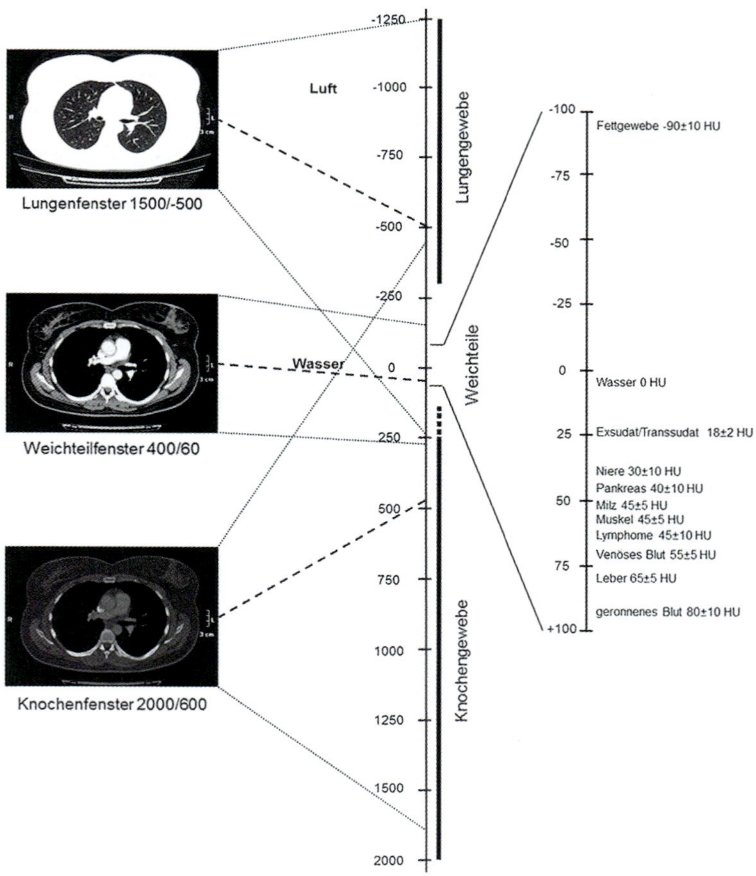

Abb. 2.8 Fensterung der Graustufen zur optimalen Darstellung bestimmter Strukturen. Beispielsweise wird das Weichteilfenster durch die Werte 400/60 definiert, wobei der erste Wert der Fensterbreite und der zweite Wert der Fenstermittellage entspricht. [M906]

sind, die sich um das Untersuchungsobjekt bei gleichbleibendem Abstand drehen. Hierdurch wird eine Vielzahl an Einzelprojektionen (Schwächungsprofile) erzeugt, die mittels Radon-Transformation (computergestützte Berechnung der gefilterten Rückprojektion) ein Schnittbild mit Graustufen generiert.

Heutzutage kommen fast ausschließlich noch Multidetektor-Computertomografen zur Anwendung, die mehrere Detektorreihen besitzen und mittels spiralförmiger Datenaquisition einen Datensatz erzeugen, aus dem alle drei Hauptebenen (und natürlich jede andere Ebene) berechnet werden können.

Je nach angewendetem Algorithmus der Rückprojektion kann der Untersucher das Augenmerk auf die Lungen, Knochen oder Weichteile richten.

Die Graustufen auf den berechneten Bildern entsprechen der unterschiedlichen Dichte der dargestellten Organe und werden in sogenannten Hounsfield-Einheiten (HE) angegeben. Das Graustufenspektrum reicht von

- –1.000 HE für Luft (schwarz) über
- –50 HE für Fett oder
- 0 für Wasser bis hin zu
- 1000 HE für Knochen oder
- bis zu 3000 HE für Metall (hell).

Da das menschliche Auge nur 100 Grauwerte differenzieren kann, werden die Bilder entsprechend der Untersuchungsregion in einem bestimmten Teilbereich aus dem Graustufenspektrum dargestellt. Man nennt das Fensterung und definiert dabei die Fensterbreite und Fensterlage durch zwei Zahlenwerte (► Abb. 2.8).

2.3.2 Anwendung

Praxistipp

Da es sich bei der Computertomografie um ein Röntgenverfahren mit vergleichsweise hoher Dosis handelt, muss der Anwender im Besitz der Fachkunde Strahlenschutz mit dem Zusatz Computertomografie sein.

Eine Computertomografie des Schädels entspricht mit einer effektiven Dosis von 2 mSv in etwa der durchschnittlichen Jahresexposition in Deutschland. Eine Computertomografie der BWS und LWS (Untersuchung von Thorax und Abdomen) entspricht einer effektiven Dosis von 5–15 mSv. Das wiederum entspricht dem 100- bis 1000-Fachen einer einzelnen Extremitätenaufnahme.

Merke

Aufgrund der Strahlendosis muss die Indikation einer solchen Untersuchung **klinisch eindeutig begründet** werden.

Bei einem erwachsenen Patienten mit einem Hochrasanz- oder Polytrauma sollte eine Ganzkörpercomputertomografie (Schädel bis Unterschenkel) zur schnellen und sicheren Identifikation von potenziell lebensbedrohlichen Organverletzungen durchgeführt werden. Auch Schädel-Hirn-Traumata mit entsprechender neurologischer

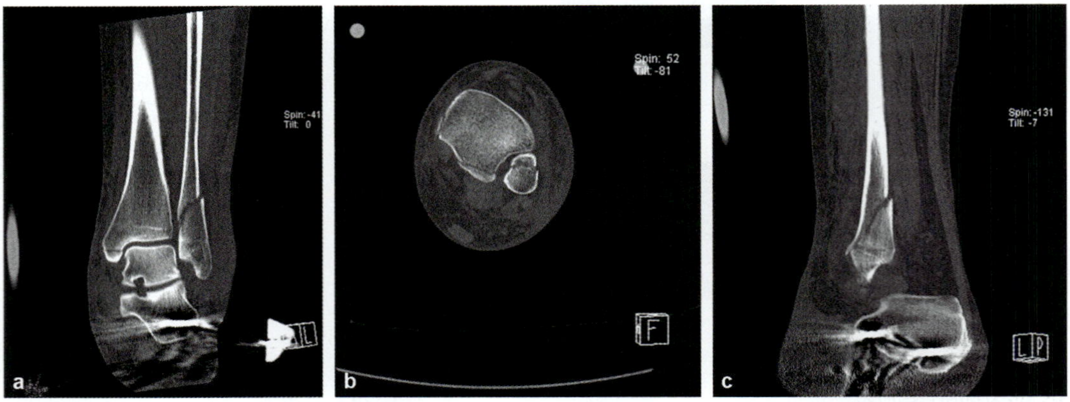

Abb. 2.9 Computertomografie einer trimalleolären Fraktur des oberen Sprunggelenks mit Beteiligung des Malleolus medialis, des Volkmann-Dreiecks und der distalen Fibula. **a** Koronare Darstellung des distalen Unterschenkels mit Frakturspalt in Tibia und Fibula. **b** Axiale Schichtorientierung mit Nachweis der Frakturen des Malleolus medialis und lateralis sowie des hinteren Volkmann-Dreiecks. **c** Sagittale Darstellung mit schräg verlaufender Fibulafraktur; die Artefakte werden von einem anliegenden Fixateur externe verursacht. [P181]

Symptomatik sollten zum Ausschluss einer intrakraniellen Blutung oder Fraktur zügig computertomografisch untersucht werden.
Relative Indikationen für eine Computertomografie sind neben röntgenologisch zweifelhaften auch komplexe Frakturen zur Therapieplanung.
Trotz höherer Strahlenexposition ist die Computertomografie aus dem klinischen Alltag nicht mehr wegzudenken, da sich alle Organe mit guter Kontrastauflösung und dreidimensional darstellen lassen. Dies ist insbesondere bei der Frakturbeurteilung von sonst stark überlagerten Organen wie der Wirbelsäule oder des Gesichtsschädels sowie der Beurteilung komplexen Frakturen sehr wichtig (► Abb. 2.9).

2.4 Magnetresonanztomografie

2.4.1 Technik

Für das Verständnis der Entstehung kernspintomografischer Bilder ist ein kurzer Ausflug in die Physik notwendig.
Durch Anlage eines äußeren, im Vergleich zur Erde sehr starken Magnetfelds werden alle im Körper vorkommenden positiv geladenen Wasserstoffionen (Protonen), die aufgrund ihrer Ladung kleinen elektrischen Dipolen entsprechen, entlang der z-Achse ausgerichtet. Die z-Achse entspricht in den meisten MR-Geräten der Längsachse des Körpers.
Eine besondere Eigenschaft von Elementarteilchen ist ihr Drehmoment, der ihnen eine immerwährende Rotation um ihre Längsachse verleiht (Kernspin). Die Frequenz der Rotation ändert sich proportional zum äußeren Magnetfeld und ist konstant **(Larmorfrequenz).** Durch Einstrahlung eines Hochfrequenzimpulses über eine Sendeantenne, die einer Spule entspricht und im Gerät verbaut ist, werden die Protonen um einen 90°-Winkel in die Transversalebene ausgelenkt und fangen an, in gleicher Phase zu präzessieren wie kleine Kreisel durch die Erdanziehungskraft (► Abb. 2.10). Nach Abschalten des Impulses richten sich die Vektoren der Protonen wieder entlang des Hauptmagnetfelds aus und geraten durch gegenseitige Wechselwirkung außer Phase, d.h. sie drehen in unterschiedlichen Winkeln zueinander (Dephasierung). Beide Effekte geschehen in verschiedenen Geweben unterschiedlich schnell.
Diese Vorgänge werden pro Schicht mehrfach wiederholt und können durch Einstellung der Repetitionszeit (Zeit bis zum erneuten Einstrahlen des HF-Impulses) und der Echozeit (Zeit bis zu Aufnahme des Echosignals) gesteuert werden. Das dabei durch Empfangsantennen (Spulen) aufgenommene Signal (Echo), das einem Spektrum von Frequenzen entspricht, wird mittels mathematischem Algorithmus (Fourier-Transformation) computergestützt analysiert. Hierbei werden die unterschiedlichen Signalintensitäten der Protonen verschiedener Gewebe in entsprechende Graustufen kodiert (hohe Signalintensität = hell, geringe Signalintensität = dunkel) und auf einer Matrix einzelnen Pixeln zugeordnet.
Grundsätzlich gibt es drei verschiedene Einstellungsmöglichkeiten der Messparameter Repetitionszeit (TR) und Echozeit (TE), die dem entstehenden Bild unterschiedliche Wichtungen verleihen (* mit der Ausnahme von Blutungen, die sich je nach ihrem Alter in ihrem Signalverhalten ändern):

- T1-gewichtete Aufnahme (TR kurz, TE kurz), Flüssigkeiten*, Muskel, Bänder und Sehnen erscheinen dunkel, Fett und Kontrastmittel hell, kalkhaltige Strukturen schwarz
- T2-gewichtete Aufnahme (TR lang, TE lang), Flüssigkeiten* und Fett erscheinen hell, Muskel, Bänder und Sehnen dunkel, kalkhaltige Strukturen schwarz
- Protonendichtegewichtete Aufnahme (TR lang, TE kurz), Flüssigkeiten* erscheinen hell, gute Darstellungsmöglichkeit von Knorpel

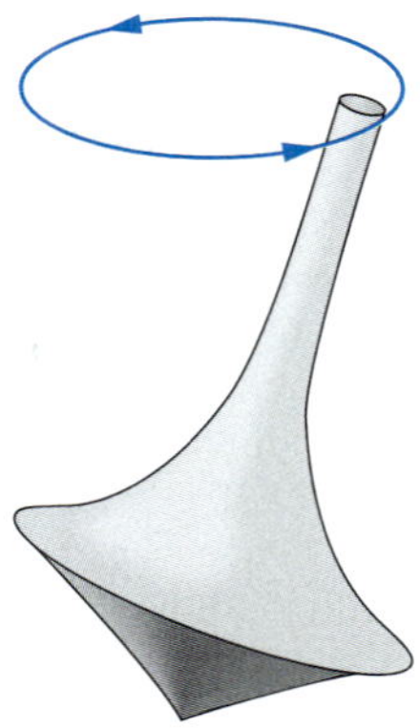

Abb. 2.10 Wie ein Kreisel, der durch die Erdanziehungskraft zu taumeln beginnt, erfolgt die Präzession von Protonen durch ein äußeres Magnetfeld mit einer bestimmten Frequenz, der Larmorfrequenz. [L231]

Mittels sogenannter Messsequenzen, die eine bestimmte Anzahl von Wiederholungen der oben genannten Vorgänge beinhalten, kann in einer zuvor festgelegten Raumrichtung (koronar, sagittal oder transversal, ▸ Kap. 1, ▸ Abb. 1.1) das Untersuchungsobjekt in Form von Schnittbildern mit einer bestimmten Wichtung wiedergegeben werden. Zusätzlich können durch Einstrahlen eines Sättigungsimpulses oder durch Frequenzselektion bestimmte Gewebe wie z. B. Fett unterdrückt werden (STIR- oder SPAIR-Sequenzen), um pathologische Vorgänge (z. B. Entzündungsprozess mit Ödem) hervorzuheben.

2.4.2 Anwendung

Im Unterschied zur Computertomografie wird bei der Kernspintomografie in der Regel kein 3-D-Datensatz erfasst, der hinterher beliebig bearbeitet werden kann.

Je nach Fragestellung und Untersuchungsregion muss vorher ein Protokoll mit den entsprechenden Messsequenzen festgelegt werden, um hinterher eine vollständige Beurteilung und Beantwortung der Fragestellung zu ermöglichen. In der Praxis sind solche Messprotokolle für die entsprechenden Fragestellungen festgelegt, können aber auch individuell angepasst werden.

> Beispielsweise werden bei einer MRT des Kniegelenks mit der Frage nach Ruptur des vorderen Kreuzbands die drei Standardschnittebenen (axial, koronar und sagittal) protonendichtegewichtet gemessen, eine axiale T1-gewichtete Messung und eine T2-gewichtete Messung ergänzt, die koronar-anguliert dem physiologischen Verlauf des vorderen Kreuzbands folgt. Mit diesen fünf Messsequenzen lässt sich die Frage beantworten und es können ausreichend Informationen zu den knöchernen und Weichgewebsstrukturen gewonnen werden.

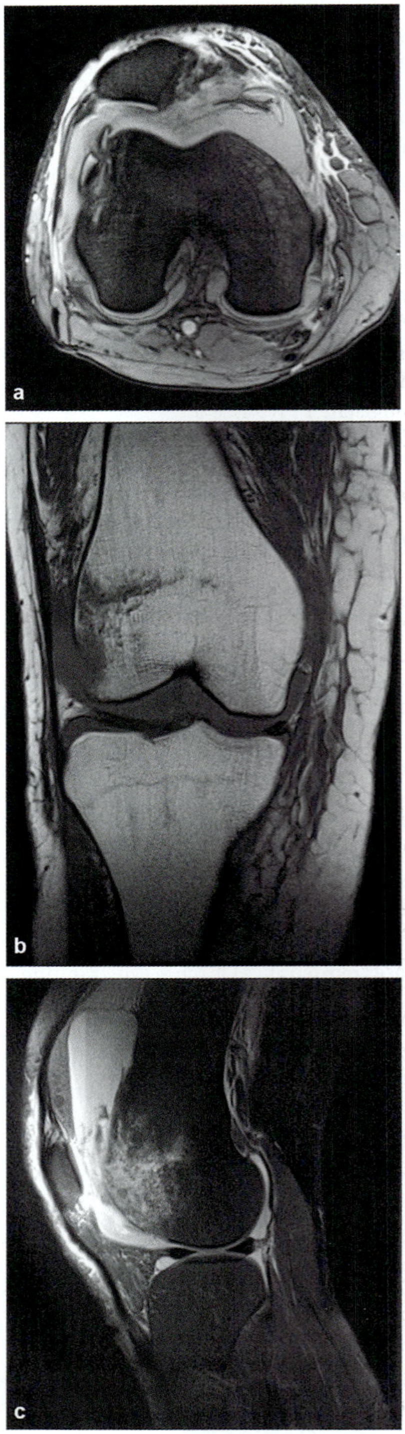

Abb. 2.11 Traumatische Patellaluxation mit freien Knorpelfragmenten aus der Patellarückfläche, femoralem Knochenmarködem und mehrschichtigem Hämarthros. Die axiale (**a**) und sagittale (**c**) Aufnahme des Kniegelenks sind protonengewichtet mit Fettsättigungsimpuls (dadurch erscheint das Knochenmark dunkel) und Flüssigkeiten wie die Einblutung in den Gelenkspalt und das posttraumatische Knochenmarködem werden hell dargestellt und damit hervorgehoben. Im Gegensatz dazu wird in der T1-gewichteten Aufnahme (**b**) in der Mitte das Knochenmarködem im sonst hellen Knochenmark dunkel dargestellt. [P181]

Der große Vorteil der Kernspintomografie besteht in der hohen Kontrastauflösung von Weichgewebe, ohne dass eine Kontrastmittelgabe notwendig ist. Insbesondere die Beurteilung von Gelenkknorpel und Gelenkflüssigkeit durch die Protonendichtewichtung, Bändern und Sehnen in T1-gewichteten und Flüssigkeitsansammlungen oder dem Meniskus in T2-gewichteten Aufnahmen machen die Kernspintomografie in der Beurteilung von Gelenken unverzichtbar (▸ Abb. 2.11).
Zur Beurteilung von aktiven entzündlichen Prozessen, Abzessen oder Tumoren ist in der Regel eine **Kontrastmittelgabe** notwendig. Hierbei handelt es sich um gadoliniumhaltiges Kontrastmittel, was durch die verstärkte Vaskularisation solcher pathologischen Prozesse diese vom übrigen Gewebe abhebt.

Cave

Im Vorfeld der Untersuchung muss der Patient neben den allgemeinen Risiken der Untersuchung durch das Magnetfeld über die Gabe von Kontrastmittel und dessen Nebenwirkungen aufgeklärt werden.

2.5 Sonografie

2.5.1 Technik

Als Ultraschall bezeichnet man Schallwellen mit Frequenzen oberhalb des menschlichen Hörspektrums, also >16 kHz. Bei der Ultraschalldiagnostik werden in der Regel Frequenzen von 2–20 MHz verwendet.
Durch Anlegen eines Stroms werden Piezokristalle in Schwingung gebracht und senden Schallwellen aus. Aufgrund der unterschiedlichen Leitfähigkeiten der Organe in Abhängigkeit von ihrem Wasseranteil werden diese Schallwellen an Grenzflächen transmittiert, gestreut oder reflektiert. Je nach akustischer Impedanz (= Widerstand) der Grenzflächen geschieht dies in unterschiedlich starkem Maß. So besteht z. B. zwischen Fett und Knochen ein großer Impedanzsprung und es kommt zu einer Totalreflexion nahezu aller Schallwellen. Anders verhält es sich zwischen Fett und Muskulatur, wo ein Großteil der Schallwellen fortgeleitet wird. Entsprechend wird von Hyperechogenität (echoreich) bei vielen Reflexionen und Hypoechogenität (echoarm) bei wenigen Reflexionen gesprochen.
Flüssigkeitsgefüllte Strukturen wie Gelenkergüsse, Bursen oder Zysten (z. B. Baker-Zyste in der Fossa poplitea) werden hypoechogen, also dunkel dargestellt. Dagegen zeigen sich Hämatome oder solide Weichteilstrukturen mit Binnenechos hyperechogen. Am stärksten wird der Schall am Knochen oder an Metall reflektiert, was einem starken und somit hellen Reflex im Bild entspricht.
Die reflektierten, also zurücklaufenden Schallwellen treffen auf einen Empfänger und werden je nach Laufzeit und Intensität als Bildpunkt auf einer zweidimensionalen Bildmatrixmit einer entsprechenden Graustufe dargestellt. Wir sprechen von einem B-Bild.
Ein weiteres wichtiges Werkzeug in der Sonografie ist die **farbkodierte Duplexsonografie.** Das zugrundeliegende Prinzip ist der Doppler-Effekt, bei dem ein bewegtes Objekt wie z. B. ein Erythrozyt bei der Reflexion einer von außen auftreffender Schallwelle eine Frequenzverschiebung hervorruft und damit Informationen über seine Richtung und Geschwindigkeit preisgibt.
Neben diesen beiden grundlegenden Prinzipien beherrschen moderne Ultraschallgeräte heutzutage eine Fülle weiterer Tools und Messmethoden zur qualitativen und quantitativen Beurteilung von Organen.

2.5.2 Anwendung

Neben der Akutdiagnostik zur Beurteilung von Weichteilhämatomen und oberflächlich liegenden Bändern und Sehnen (z. B. Achillessehnenruptur, ▸ Abb. 2.12) bietet sich die Sonografie insbesondere für die Differenzial- und Verlaufsdiagnostik chronisch-entzündlicher Gelenkerkrankungen an. Gelenkergüsse und Bursitiden können als Frühzeichen wie etwa bei der chronischen Polyarthritis erkannt werden.
Ihre große Verfügbarkeit, einfache Handhabung und Mobilität (Bedside-Untersuchung) machen die Sonografie zu einer vielseitig und schnell anwendbaren bildgebenden Methode. Allerdings hängt ihre Aussagekraft immer von der Erfahrung des Untersuchers ab, da sich die Bilder nicht so einfach standardisieren und reproduzieren lassen. Zwar werden heute Konventionen und Untersuchungsstandards gelehrt, dennoch wird ein sonografisches Bild nicht wie ein Röntgenbild oder eine Schnittbilduntersuchung nach der Untersuchung gleichermaßen zu beurteilen sein.

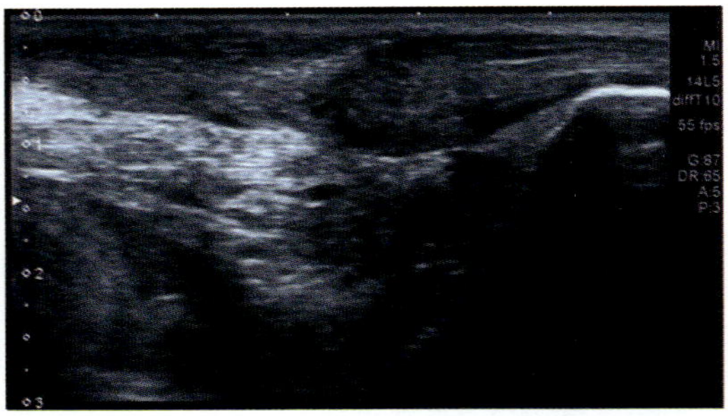

Abb. 2.12 Dorsaler Längsschnitt über der Achillessehne mit Darstellung einer Ruptur: hypoechogene Auftreibung der Sehne mit hyperechogenen Bereichen im Sinne von Einblutungen, der helle Reflex am rechten oberen Bildrand entspricht dem Kalkaneus. [P181]

Cave

Die Beurteilung eines Ultraschallbilds hängt in hohem Maße von der Erfahrung des Untersuchers ab.

Ein großer Vorteil der Ultraschalldiagnostik gegenüber den anderen Verfahren besteht in der Durchführung einer dynamischen Untersuchung, was sie für die Beurteilung von Gelenken besonders wertvoll macht. Deshalb sollte diese Methode als Ergänzung der klinischen Untersuchung vom Kliniker beherrscht werden.

2.6 Szintigrafie

Die Szintigrafie ist ein nuklearmedizinisches, diagnostisches Verfahren. Im Gegensatz zur Röntgendiagnostik, der Kernspintomografie und dem Ultraschall, handelt es sich um eine funktionelle Bildgebung mit der Darstellung von pathologischen Anreicherungen von zuvor applizierten Radiopharmaka bei entzündlichen Prozessen oder Tumoren.

2.6.1 Technik

Je nach Fragestellung und Untersuchungsregion wird ein radioaktiv markiertes Medikament (Radiopharmakon oder Tracer) von einem Nuklearmediziner intravenös verabreicht. Dieses wird mit entsprechender Zeitlatenz im Zielgewebe metabolisiert und angereichert. Mittels einer Gammakamera können die vom Radiopharmakon emittierten Gammaquanten in Photonen umgewandelt und entsprechend auf einem Monitor oder Film sichtbar gemacht werden. Das Resultat ist eine Aufnahme des zu untersuchenden Organs mit entsprechend hoher Bildpunktdichte am Ort des anreichernden, radioaktiv markierten Metaboliten.

2.6.2 Anwendung

In der Unfallchirurgie/Orthopädie findet insbesondere die Skelettszintigrafie mit dem Tracer

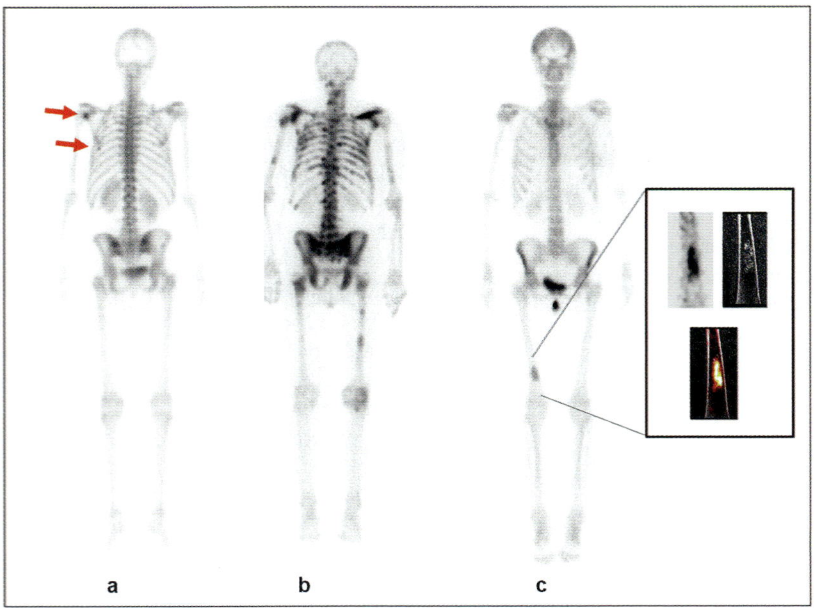

Abb. 2.13 Typische skelettszintigrafische Befunde beim Tumorstaging. **a** Beginnende Metastasierung bei Patienten mit Bronchialkarzinom. **b** Ausgedehnte Metastasierung bei Prostatakarzinom. **c** Zufallsbefund eines Enchondroms im distalen rechten Femur bei einer Patientin mit Mammakarzinom. Die Ätiologie des Befunds im rechten Femur kann in der Szintigrafie nicht geklärt werden. In der SPECT/CT (Kasten) lässt sich dem Befund aber eine Struktur mit der typischen „popcornartigen" Verkalkung eines Enchondroms zuordnen. [M478]

Technetium 99 (Tc99) zur Beurteilung von Entzündungsherden bei rheumatischen Erkrankungen, bei Prothesenlockerung oder zur Beurteilung von Skelettmetastasen bei Tumorerkrankungen Anwendung (▸ Abb. 2.13).

2.7 Knochendichtemessung

2.7.1 Technik

Die Bestimmung der Knochendichte erfolgt indirekt durch Messung der Abschwächung der Röntgenstrahlung durch die aus Kalzium-Hydroxyapatit bestehende Knochenmatrix. Hierbei kommen im klinischen Alltag zwei Methoden zur Anwendung:

- Die „Dual Energy X-Ray Absorptiometrie" (DXA) und
- die quantitative Computertomografie (qCT).

Dabei ist die **DXA** das von der WHO und dem Dachverband Osteologie einzig anerkannte Verfahren zur Diagnosestellung der Osteoporose. Durch die Nutzung zweier Röntgenstrahlen unterschiedlichen Energieniveaus (höherenergetisch und niedrigenergetisch) und der Subtraktion beider Messbilder im a. p.-Strahlengang wird ein Integralwert der „Bone Mass Densitiy" pro Fläche (aBMD) bestimmt und in mg/cm² angegeben. Dieser Wert wird dann mit dem Durchschnittswert einer gleichaltrigen Gruppe (Z-Wert) oder einer Gruppe junger gesunder (T-Wert) korreliert und die Beurteilung einer pathologischen Knochendichteminderung ermöglicht.

Die **quantitative Computertomografie** nutzt die Möglichkeit einer Messung der Röntgenabsorption in allen drei Raumebenen. Somit bezieht sich der gemessene BMD-Wert auf ein Volumen (vBMD in mg/cm³) und erlaubt eine differenzierte Bestimmung der Knochendichte von Kortikalis und Spongiosa. Als Referenz dient ein Phantom, das während der Messung miterfasst wird (▸ Abb. 2.14). Auch bei dieser Methode werden ein T-Wert und Z-Wert bestimmt.

Üblicherweise wird die Knochendichtemessung an den Lendenwirbelkörpern 1–4, dem proximalen Femur und dem distalen Radius durchgeführt. Bei der DXA erfolgt dies standardisiert im a. p.-Strahlengang.

Zur Bestimmung der T- und Z-Werte werden folgenden Formeln angewandt:

$$\text{T-Wert} = (\text{BMD}_{\text{Patient}} - \text{BMD}_{\text{jung}}) / \text{Standardabweichung}\ (\text{BMD}_{\text{jung}})$$

$$\text{Z-Wert} = (\text{BMD}_{\text{Patient}} - \text{BMD}_{\text{gleichalt}}) / \text{Standardabweichung}\ (\text{BMD}_{\text{gleichalt}})$$

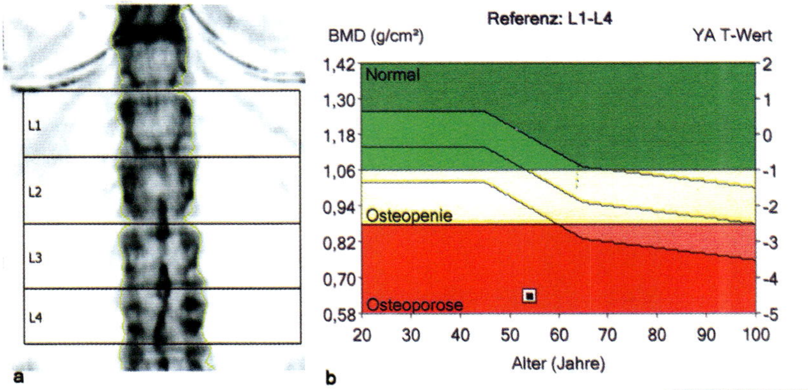

Abb. 2.14 Ergebnis einer osteodensitometrischen Messung mittels DXA. **a** Hier erkennt man die vier Messzonen LWK 1–4. **b** Das rechte Diagramm stellt eine Referenztafel für Frauen dar. Sie zeigt auf der linken Skala die BMD (bone mineral density), die einem T-Wert der rechten Skala entspricht. Die mittlere Knochendichte Gesunder zwischen dem 20. und 40. Lebensjahr entspricht einem T-Wert von 0. Unterhalb eines T-Werts von –2,5 ist nach WHO-Definition eine Osteoporose anzunehmen (rotes Feld). Mit zunehmendem Alter sinkt die physiologische Knochendichte – sie ist mit einfacher Standardabweichung eingezeichnet (100. Lebensjahr mittlerer T-Wert –2,5). Die Abnahme der Knochendichte beträgt ab dem 40. Lebensjahr im Mittel etwa 1 % pro Jahr, zwischen dem 45. und 65. Lebensjahr ist der Knochenmasseverlust stärker, in den späteren Jahren weniger stark. Im vorliegenden Fall handelt es sich um eine DXA-Osteodensitometrie der LWS einer 54-jährigen Patientin. Die Knochendichtemessung zeigt einen T-Wert der LWK 1–4 von –4,5. Unter Berücksichtigung des Alters und Geschlechts ist auch ohne vorliegende Risikofaktoren die Indikation zur spezifischen medikamentösen Therapie gegeben. [M614]

Entsprechend gelten die in ► Tab. 2.1 genannten Definitionen.

Tab. 2.1 Definition der T-Werte zur Beurteilung der Knochendichte

T-Werte Knochendichte	Bezeichnung
T-Wert > −1,0	Normal
T-Wert ≤ −1,0 und > −2,5	Osteopen
T-Wert ≤ −2,5	Osteoporotisch

Für die quantitative Computertomografie wird die „Region of Interest" (ROI) in die Mitte eines gesunden Lendenwirbelkörpers gelegt und mit den Kalzium-Hydroxyapatit-Werten auf dem Referenzphantom korreliert und der BMD-Wert mithilfe einer Regressionskurve bestimmt. Nach WHO-Kriterien gelten die in ► Tab. 2.2 genannten Definitionen.

Tab. 2.2 Definition der BMD-Werte zur Beurteilung der Knochendichte

BMD-Werte (qCT)	Bezeichnung
BMD ≥ 120 mg/cm^3	Normal
BMD ≥ 80 mg/cm^3 und < 120 mg/cm^3	Osteopen
BMD < 80 mg/cm^3	Osteoporotisch

2.7.2 Anwendung

Der Nutzen der Osteodensitometrie liegt in erster Linie in der Diagnostik, Frakturrisikoabschätzung und Therapie der postmenopausalen Osteoporose bei Frauen, aber auch bei anderen Stoffwechselerkrankungen wie Osteomalazie oder medikamenteninduzierten (durch Kortison) erhöhten Abbau der Knochensubstanz.

Andreas Ficklscherer und Simon Weidert

3 Traumatologische Grundlagen

IMPP-Hits

Trotz der klinischen Relevanz prüft das IMPP diese Grundlagen selten.

3.1 Wegweiser

Eine Fraktur ist laut Definition eine Trennung des Zusammenhangs des Knochens entweder durch direkte oder indirekte Gewalteinwirkung, welche die Elastizitätsgrenze des Knochens überschreitet. Ob es zu einer Fraktur kommt, ist daher von der Art und Ausmaß der Gewalteinwirkung sowie von inneren Faktoren abhängig (Knochenqualität, Weichteile).

Ziel der Behandlung ist die **Wiederherstellung der Funktion;** nötig sind hierfür:

- Sichere **Heilung des Knochenbruchs,**
- in **korrekter anatomischer Stellung** und
- Therapie der **Weichteilverletzungen** (Nerven, Gefäße, Hautdefekte).

Die Behandlungsstrategie von Frakturen wird durch die **3 „R"** zusammengefasst:

1. **Reposition:** Wiederherstellen der ursprüngliche Stellung der Knochen
2. **Retention:** Stabilisierung der Stellung, damit der Knochen heilen kann
3. **Rehabilitation:** Wiedererlangen der ursprünglichen Funktion

Dieses Grundprinzip gilt gleichermaßen für die konservative wie für die operative Therapie. Durch eine Osteosynthese ist die Reposition häufig präziser, die Retention deutlich stärker, sodass man meist keine zusätzliche äußere Schienung und Ruhigstellung braucht und die Rehabilitation früher erfolgen kann (► Kap. 4).

Merke

Sichere Frakturzeichen:
- Abnorme Beweglichkeit
- Deutliche Fehlstellung
- Krepitation (Knirschen bei Bewegung)
- Offene, sichtbare Fraktur
- Radiologischer Nachweis

Unsichere Frakturzeichen:
- Schmerz
- Schwellung
- Hämatom
- Unfähigkeit zur Belastung

3.2 Allgemeine Frakturlehre

Um eine Vergleichbarkeit herzustellen und Therapieentscheidungen rational zu begründen, sollte jede Fraktur in Worten möglichst genau beschrieben und im Idealfall mit einer passenden Klassifizierung eingeteilt werden.

Grundlegend wird in **offene** und **geschlossene Frakturen** eingeteilt (► Tab. 3.1). Auch der damit zusammenhängende Weichteilschaden ist von entscheidender Bedeutung bei der weiteren Behandlung (► Tab. 3.2).

Cave

Eine Fraktur ist **immer** mit einem Weichteilschaden verbunden. Dieser hat einen entscheidenden (negativen) Einfluss auf die Heilungschance und -geschwindigkeit der darunterliegenden Fraktur. Daher ist die Behandlung des Weichteilschadens äußerst wichtig und bestimmt oft die therapeutische Vorgehensweise.

Tab. 3.1 Einteilung der offenen Frakturen (nach Gustillo und Anderson)

Grad	Ausmaß der Verletzung
I	Stattgehabte Durchspießung von Knochenfragment (Wunde < 1 cm).
II	Von außen zugefügte Wunde bis zu 10 cm lang, aber ohne schwere Kontamination, schwere Weichteilzerstörung oder Hochenergie-Frakturmuster.
III a	Wunde >10 cm lang, starke Wundverschmutzung oder länger bestehende Kontamination. Auch Schussfrakturen gehören zu dieser Gruppe.
III b	Knochen freiliegend oder massive Wundverschmutzung.
III c	Rekonstruktionspflichtige Gefäßverletzung oder subtotale oder totale Amputationen.

Tab. 3.2 Einteilung des Weichteilschadens bei geschlossener Fraktur (nach Oestern und Tscherne)

Grad	Ausmaß des Weichteilschadens
0	Unbedeutende Weichteilverletzung
1	Oberflächliche Schürfungen, leichte Kontusion
2	Tiefe kontaminierte Schürfungen, Muskelkontusion
3	Ausgedehnte Hautkontusion, Zerstörung der Muskulatur, subkutanes Décollement, Hauptgefäßverletzung oder dekompensiertes Kompartmentsyndrom

Praxistipp

Vorgehen bei offener Fraktur: Bei offener Fraktur **Grad I** kann eine **primäre Osteosynthese** (endgültige Versorgung, etwa mit einer Plattenosteosynthese) unter entsprechendem Débridement und Antibiotikaprophylaxe durchgeführt werden. Ab **Grad II** ist eine primäre Osteosynthese aufgrund der **Infektionsgefahr** oft zu gefährlich. Daher wird hier meist ein chirurgisches Débridement, ein **Fixateur externe** und bei größeren Weichteilschäden oder starker Kontamination ein **Vakuumschwamm** (► Kap. 4) angelegt. Die endgültige Osteosynthese kann meist erst nach mindestens 1 Woche Antibiotikatherapie und Wundverschluss (Spalthaut, plastische Deckung) sicher durchgeführt werden.

3.2.1 Einteilung der Frakturen

Um eine Fraktur treffend zu beschreiben, sollte man die richtigen Begriffe benutzen und folgende Kriterien beschreiben:

1. Offene Fraktur – geschlossene Fraktur
2. Einfache Fraktur – mehrfragmentäre Fraktur (3–5 Teile) – Trümmerfraktur
3. Mit Gelenkbeteiligung (intraartikulär) – ohne Gelenkbeteiligung
4. Nichtdisloziert – disloziert (verschoben)
5. Lokalisation: proximal, distal, Schaft

Praxistipp

Eine typische Beschreibung einer Fraktur wäre: „Eine geschlossene, mehrfragmentäre intraartikuläre und nach dorsal abgekippte distale Radiusfraktur."

Merke

Ist eine Fraktur mit einer Gelenkluxation verbunden, so spricht man von einer **„Luxationsfraktur".** Besonders häufig treten diese im oberen Sprunggelenk auf, insbesondere bei hochinstabilen Trimalleolarfrakturen.

3.2.2 Die AO-Klassifikation

Die AO-Klassifikation, 1987 eingeführt, ist heute die wichtigste Klassifikation in der Unfallchirurgie und wird vor allem für die langen Extremitätenknochen und die Wirbelsäule angewendet. Die Einteilung richtet sich insbesondere nach morphologischen Kriterien, sodass ein Röntgenbild zur Klassifizierung meist ausreicht.

Praxistipp

Die AO-Foundation hat ihren Ursprung in der „Arbeitsgemeinschaft für Osteosynthesefragen", die 1958 in der Schweiz gegründet wurde und noch heute ihren Sitz in Davos hat. Sie kümmert sich neben der Betreuung und ständigen Erweiterung der Klassifikation auch um

Tab. 3.3 Systematik der AO-Klassifikation (teilweise vereinfacht)

Zahl 1	Zahl 2	Buchstabe		Zahl 3 + 4 (Unterklassifikationen)
		(bei diaphysärer Fraktur)	(bei metaphysärer Fraktur)	
1: Oberarm	1: proximales Ende	A: einfache Fraktur	A: keine Gelenkbeteiligung	1.1 (meist einfacher) bis 3.3 (komplexe Ausprägung)
2: Unterarm	2: Schaft	B: Keilfraktur	B: einfache Gelenkbeteiligung	
3: Oberschenkel	3: distales Ende	C: Trümmerfraktur	C: komplexe Gelenkbeteiligung	
4: Unterschenkel	4: Knöchel			

Die Unterklassifikationen, wie z. B. B2.3, können sich je nach betroffenem Knochen stark unterscheiden. Auch zeigte sich eine schlechte „Interrater-Reliability" (sprich: verschiedene Befunder stimmen selten überein), selbst wenn erfahrene Befunder die Frakturen klassifizieren sollten. Daher sollte für die Prüfung das Wissen über die Systematik bis zum Buchstaben ausreichend sein.

Beispiele:
31A2 = proximale mehrfragmentäre Fraktur des Femurs mit Beteiligung des Trochanter minor
42B2 = Unterschenkelschaftfraktur (diaphysär) mit dreieckigem Biegungskeil

die Ausbildung der Unfallchirurgen, die Standardisierung von Therapieentscheidungen und die muskuloskeletale Forschung.

Die AO-Klassifikation besteht aus einem Code, der sowohl die genaue Lokalisation der Fraktur (Zahl 1 und 2) als auch dessen Ausprägung (Typ A bis C) mit Unterklassifikationen (1.1 bis 3.3) beschreibt (► Tab. 3.3).

Merke

Stark vereinfacht kann man sagen, dass die Komplexität der Fraktur von A1.1 bis C3.3 ansteigt.

Die AO-Einteilung der Wirbelkörperfrakturen (► Kap. 10, Wirbelkörperfrakturen) oder der Beckenfrakturen (► Kap. 11, Beckenfrakturen) wird in den jeweiligen Kapiteln ausführlich beschrieben.

3.2.3 Besondere Einteilungen

Die Zahl verschiedener, teilweise konkurrierender Klassifikationen oder Einteilungen von Spezialfällen ist groß. Die kurze Übersicht in ► Tab. 3.4 soll es erleichtern, die passende Klassifikation zumindest nennen zu können.

Tab. 3.4 Ausgewählte spezielle Klassifikationen für Verletzungen des Bewegungsapparats

Klassifikation	Lokalisation	Aufgabe
Vancouver	Hüfte	Einteilung bei periprothetischen Frakturen um eine Hüftprothese herum (Totalendoprothese, ► Kap. 12)
Tossy oder Rockwood	AC-Gelenk	Einteilung von AC-Gelenkluxationen und der damit verbundenen Bandrupturen (► Kap. 5, ACG)
Weber	Oberes Sprunggelenk	Morphologie der OSG-Frakturen mit besonderem Bezug auf die Syndesmose (► Kap. 14, OSG)
Neer	Humeruskopf	Schweregrad von Humeruskopffrakturen (Anzahl der Hauptfragmente) (► Kap. 6, Humeruskopffrakturen)
Schatzker	Tibiakopf	Schweregrad der Tibiakopffrakturen (► Kap. 14, Tibiakopffrakturen)
Jäger und Breitner	Klavikula	Schweregrad der lateralen Klavikulafrakturen (► Kap. 5, Klavikulafrakturen)

Tab. 3.4 Ausgewählte spezielle Klassifikationen für Verletzungen des Bewegungsapparats *(Forts.)*

Klassifikation	Lokalisation	Aufgabe
Garden	Medialer Schenkelhals	Abkippung und Fragmentkontakt zur Vorhersage einer Femurkopfnekrose (► Kap. 12, Schenkelhalsfrakturen)
Pauwels	Medialer Schenkelhals	Verlauf des Frakturspalts und Abkippung des Kopfs (► Kap. 12, Schenkelhalsfrakturen)
Pipkin	Femurkopf	Frakturen des Hüftkopfs (selten) (► Kap. 12, Femurkopffrakturen)

3.2.4 Pathologische Frakturen

Eine pathologische Fraktur ist ein Knochenbruch, der auftritt, **ohne** dass ein **adäquates Trauma** vorliegen muss. Der Grund ist eine **verminderte Knochenstabilität,** die entweder durch **insuffizienten Aufbau** (Osteoporose, Osteogenesis imperfecta) oder durch **Osteolysen** (Knochentumoren, Metastasen) bedingt ist.
Neben der meist operativen Behandlung der Fraktur ist eine genaue Abklärung und ggf. ergänzende Therapie notwendig. Bei einem metastasierten Tumor könnten dies weitere Operationen, Chemotherapie oder Strahlentherapie sein (► Abb. 3.1) (► Kap. 21, Tumoren).

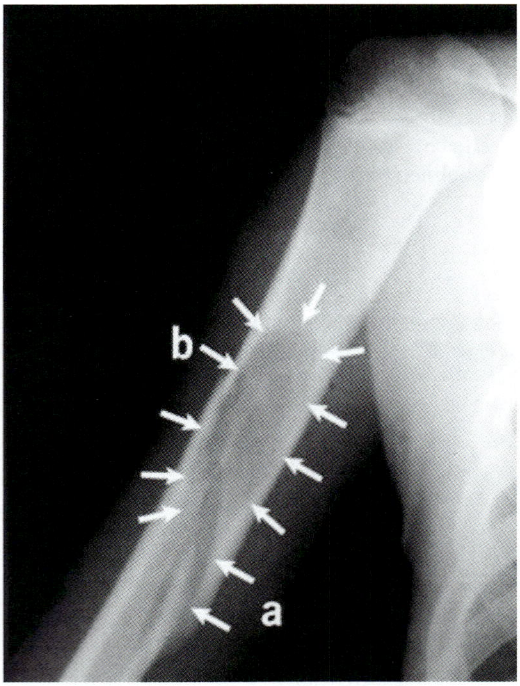

Abb. 3.1 Bild einer durch eine osteolytische Metastase verursachten Fraktur. [E665–05]

Merke

Krebsassoziierte Frakturen: Bei Frakturen ohne adäquates Trauma (z. B. Sturz aus dem Stand oder sogar spontan auftretend) oder entsprechender Vorgeschichte (z. B. Zustand nach Mammakarzinom) sollte unbedingt eine Abklärung erfolgen (z. B. Staging-CT). Bei der Operation sollte, wenn möglich, eine Biopsie entnommen werden, um ggf. den Tumor histologisch nachweisen und identifizieren zu können.

Merke

Osteoporoseassoziierte Frakturen: Bis zu ⅔ der im Krankenhaus behandelten Frakturen bei Frauen sind mittlerweile mit einer Osteoporose assoziiert. Bei Männern ist es immerhin knapp unter ⅓. Daher sollte die **Osteoporoseabklärung** (► Kap. 20) mittlerweile zum Standard gehören.

3.3 Grundlagen der Knochenheilung

Frakturheilung ist ein Prozess, bei dem der Körper eine Fraktur durch schrittweise Reparaturvorgänge wieder zu stabilisieren versucht.

Merke

Die **primäre Knochenheilung** läuft bei stabilem direktem Fragmentkontakt ab. Im Röntgenbild ist kein Kallus sichtbar und er ist auch nicht notwendig. Die primäre Knochenheilung ist das Ziel einer Osteosynthese (operative Behandlung).
Bei der **sekundären Knochenheilung** ist der Fragmentkontakt nicht optimal. Es wird im Röntgenbild zunächst ein Kallus sichtbar, der die Lücke zwischen den Fragmenten überbrückt und sie zunächst stabilisiert. Nach und nach verdichtet er sich (Kalzifikation) und baut sich wieder zu normalem Knochen um.

Tab. 3.5 Phasen der Knochenheilung im diaphysären Knochen

Phase	Vorgang	Zeitraum	Darstellung im Röntgenbild
1	Kallusinduktion	Stunden	Nicht sichtbar
2	Zellulärer Kallus	Tage	Nicht sichtbar
3	Mineralisierter Kallus	Ab ca. 6 Wochen	„Zunehmender Durchbau"
4	Fraktur fest	Ab ca. 3 Monaten	„Vollständiger Durchbau"
5	Remodeling	Ab ca. 1 Jahr	Wiederhergestellte Knochenkontur

Die Knochenheilung findet in fünf Phasen statt (▸ Tab. 3.5). Unmittelbar nach der Fraktur kommt es zu einer **Zellmigration** aus den Gefäßen und dem umgebenden Gewebe in die verletzte Region. Dort proliferieren diese Zellen und differenzieren sich zu Osteoblasten, Fibroblasten etc. Dabei wird eine Vielzahl von **Mediatoren** (Interleukine, BMP [bone morphogenetic proteins], TGF [transforming growth factor], PDGF [platelet-derived growth factor] usw.) ausgeschüttet, die die Heilung induzieren und regulieren. Es kommt zu einer Bildung von **Granulationsgewebe** und zu einer **Revaskularisierung** mit kleinsten Blutgefäßen. Über Tage bildet sich ein **zellulärer Kallus**, der in den weiteren Wochen zunehmend mineralisiert (bei der primären Knochenheilung nicht sichtbar). Dabei erfolgt die Knochenheilung sowohl über **desmale Ossifikation** (direkte Knochenbildung) als auch über **enchondrale Ossifikation** (indirekte Knochenbildung über eine knorpelige Zwischenstufe).

Praxistipp

Man weiß heute, dass das **Periost** bei der Frakturheilung eine entscheidende Rolle spielt. Daher muss ein ausgedehntes „Deperiostieren" bei einer operativen Versorgung möglichst vermieden werden. Bei geschlossenen Repositionen, etwa mit Marknägeln (▸ Kap. 6, Humerusschaftfraktur), wird das Periost sehr wenig geschädigt, was die Heilungschancen verbessert.

Sobald der Frakturspalt so durchbaut ist, dass er eine normale Belastung tragen kann, sollte der Patient möglichst bald aufbelasten, um einen weiteren Muskelschwund und eine Gelenkeinsteifung zu vermeiden – dies sollte bei normalem Verlauf ca. ab der 7. Woche möglich sein (▸ Kap. 4, Rehabilitation).

3.3.1 Verzögerte Heilung

Nicht immer heilt der Knochen nach 6 Wochen. Sollte nach 12 Wochen (3 Monaten) noch kein deutlicher beginnender **Durchbau** sichtbar sein, so spricht man von **verzögerter Frakturheilung** (engl. **„delayed union"**). Hier kann es ratsam sein, evtl. eine Schnittbildgebung (CT) durchzuführen und über eine Eskalation der Maßnahmen oder Änderung der Therapie nachzudenken. Erst wenn eine Fraktur nach 24 Wochen (6 Monaten) noch nicht verheilt ist, darf man von einer **Pseudarthrose** sprechen (auch **„Falschgelenk"**, engl. **„non-union"**). In den meisten Fällen ist hier eine operative Revision unumgänglich. Wichtig ist auch die Suche nach der **Ursache** für die fehlende Heilung (▸ Tab. 3.6).

Merke

Negativen Einfluss auf die Knochenheilung haben beispielsweise Nikotin, Diabetes mellitus, Osteoporose. Auch einige Medikamente stehen im Verdacht, die Knochenheilung negativ zu beeinflussen: NSARs wie Ibuprofen, Diclofenac und Kortisonpräparate wie Prednisolon.

Therapie der Delayed Union

Zeichnet sich eine verzögerte Knochenheilung (delayed union, ab 3 Monaten) ab, sollten, wenn möglich, rasche Maßnahmen getroffen werden, um einen Durchbau zu fördern. Auf verschiedene Arten wird versucht, die zelluläre Heilungsaktivität zu stimulieren:

Dynamisierung von Marknägeln gehört zu den häufigsten Maßnahmen (▸ Kap. 4 und ▸ Kap. 6). Dabei wird meist frakturfern die Verriegelungsschrauben entfernt und nur eine Schraube im ovalen Loch (auch **„Langloch"**) belassen, sodass der Marknagel bei erhaltener Achsstabilität geringe

Längsbewegungen zulässt. Dadurch wird der Frakturspalt zusätzlich durch die Bewegung des Patienten komprimiert. So wird oft ein zusätzlicher **Wachstumsreiz** gesetzt und die Ausheilung erreicht.
Ultraschalltherapie: Klinische Studien geben Hinweise, dass durch tägliche externe Ultraschallapplikation mittels speziell dafür konzipierter Geräte die Frakturheilung stimuliert werden kann. Der Patient kann die Behandlung zu Hause selbst durchführen. Die Kosten dieser Behandlung werden allerdings nur selten von der Krankenkasse übernommen.
Extrakorporale Stoßwelle (ESWL): Durch die Applikation externer Stoßwellen – ähnlich der Behandlung bei Achillodynie (► Kap. 14) oder bei Epicondylitis humeri radialis (► Kap. 6) – kann auch die Kallusbildung aktiviert werden. Hier sind mehrere ambulante Sitzungen notwendig – die Behandlung kann teilweise schmerzhaft sein.

3.3.2 Pseudarthrose

Ist eine Fraktur auch nach **6 Monaten** nicht verheilt, liegt eine Pseudarthrose vor. Ursache können biologische oder mechanische Gründe sein (► Tab. 3.6). Eine Pseudarthrose heilt definitionsgemäß nicht mehr spontan und muss daher **operativ** versorgt werden.

Cave

Bei Auftreten einer Pseudarthrose muss immer ein Infekt als mögliche Ursache ausgeschlossen werden. Der **Lokalbefund** (Rötung, Schwellung, Überwärmung und Schmerzen) und die Entzündungswerte im **Labor** (Leukozyten, CRP) sind zu kontrollieren. Bei hochgradigem Verdacht kann auch eine sterile **Punktion** zur **mikrobiologischen Untersuchung** erwogen werden.

Mögliche **Morphologie der Pseudarthrose** im Röntgenbild:

- **Hypertrophe Pseudarthrose** (auch: vital, aktiv): Der Frakturspalt ist klar erkennbar. Um diesen herum hat der Körper einen großen Kallus wachsen lassen, der auch gut durchblutet ist und zunehmend mineralisiert. Ursache ist meist mangelnde Stabilität.
- **Atrophe Pseudarthrose:** Der Frakturspalt zeigt sich in den Röntgenaufnahmen ohne Heilungstendenz und ist vollständig abgrenzbar. Es liegt meist eine Minderdurchblutung im Frakturgebiet vor, die zu Knochennekrosen führt. Ein Infekt ist eine weitere mögliche Ursache.
- **Defektpseudarthrose:** Aufgrund eines zu großen Knochendefekts berühren sich die Fragmente nicht. Auch eingeschlagene Weichteile können die Knochenheilung behindern.

Tab. 3.6 Mögliche Ursachen für eine Pseudarthrose

Biologische Gründe	• Infektion • Zu großer Weichteilschaden: z. B. offene Frakturen • Nicht ausreichende Durchblutung: komplexe Fraktur, zu großes OP-Trauma im Frakturbereich, periphere arterielle Verschlusskrankheit (pAVK), Gefäßverletzung • Eingeschränktes Heilungsvermögen: Diabetes, Immunsuppression, hohes Alter, Osteoporose, Nikotinabusus
Mechanische Gründe	• Kein ausreichender Knochenkontakt, fehlende Kompression • Instabilität (interfragmentäre Bewegung) • Schlechte Compliance des Patienten bzw. falsche postoperative Belastung

Merke

Besonders Tibia, Klavikula sowie Skaphoid sind für ihre **hohe Pseudarthroserate** bekannt.

Therapie der Pseudarthrose

Ist die Pseudarthrose manifest (non-union, ab 6 Monaten), so ist meist eine operative Therapie angezeigt. Bei einer **hypertrophen Pseudarthrose** empfiehlt es sich, die Osteosynthese zu revidieren, um eine bessere Stabilität zu erreichen. Dies geschieht beispielsweise durch einen dickeren Marknagel oder einen Wechsel auf ein anderes Plattensystem (z. B. winkelstabile Plattenosteosynthese).
Liegt eine **atrophe Pseudarthrose** vor, wird meist die Frakturstelle selbst offen débridiert und eine **Spongiosatransplantation** (entweder am Beckenkamm entnommen oder beim Aufbohren der Markhöhle gewonnen) durchgeführt. Manchmal

kann der Einsatz von zusätzlichen Wachstumsfaktoren (z. B. bone morphogenetic protein: **BMP-2** oder **BMP-7**) sinnvoll sein. Zusätzlich wird meist bei der Gelegenheit die Osteosynthese ebenfalls verstärkt. Liegen größere Defekte vor, kann eine Resektion und **Verkürzungsosteotomie** oder das Einbringen eines **vaskularisierten Spans** (z. B. Fibula mit versorgendem Gefäß) sinnvoll sein.

Andreas Ficklscherer und Simon Weidert

4 Therapiegrundlagen

IMPP-Hits

Die Therapiemöglichkeiten in der Orthopädie reichen von konservativen Verbänden und Schienen bis hin zu operativen Eingriffen wie der Osteosynthese. Schauen Sie hier das Unterkapitel *Endoprothetischer Gelenkersatz* genauer an und werfen Sie ein paar Blicke auf Röntgenbilder nach einem Eingriff. Erkennen Sie, was gemacht wurde?

4.1 Wegweiser

Ein wichtiges Arbeitsfeld der Unfallchirurgie und Orthopädie sind **Knochenbrüche** (Frakturen). Therapeutisch stehen hier **konservative** (Ruhigstellung durch Verband, Gips etc.) und **invasive** (Operation) Verfahren zur Auswahl, deren Indikationen sich aus der **Art und dem Ort der Fraktur,** dem **Alter und Allgemeinzustand des Patienten** sowie evtl. **Begleiterkrankungen** (z. B. pathologische Fraktur bei Malignom) ergeben. Eine Operation ist in der Regel bei dislozierten oder instabilen Frakturen indiziert, um ein besseres Ergebnis als durch konservative Therapie zu erreichen. Je nach Fraktur und Lokalisation werden diverse Verfahren angewendet (z. B. Schrauben, Platten, Drähte, Nägel).

Neben gebrochenen Knochen sind sehr häufig gezerrte oder gerissene **Sehnen und Bänder** das Problem, das Patienten zum Arzt führt. Hier sind therapeutisch verschiedene Formen der **Orthesen** angezeigt, die das betroffene Gelenk ruhig stellen, stützen, vor weiteren Schäden bewahren und der Heilung behilflich sein sollen. Auch bei **Instabilitäten der Wirbelsäule** werden Orthesen (▶ Kap. 10) verwendet; diese können speziell im Bereich der Halswirbelsäule auch in Form eines Halo-Fixateurs (▶ Abb. 4.6) zum Einsatz kommen. So genannte Bewegungsorthesen (▶ Abb. 4.9) dienen zum einen der Fixierung, erlauben zum anderen aber definierte Bewegungen, um z. B. ein Ellenbogen- oder Kniegelenk nach einer Operation wäh-

rend der Heilung beweglich zu halten und so eine Einsteifung des Gelenks zu vermeiden.
Eine besondere Therapieoption ist die **Arthroskopie** (► Kap. 4.3), die sowohl diagnostisch als auch therapeutisch zum Einsatz kommen kann, etwa um Knorpel- und Knochenanteile anzupassen oder zu glätten. Sie kommt praktisch bei allen großen Gelenken zum Einsatz.
Ist ein Gelenk traumatisch oder degenerativ bedingt komplett zerstört, besteht die Option des **endoprothetischen Gelenkersatzes** (► Kap. 4.4), der im Sinne einer Totalendoprothese oder einer Teilprothese erfolgen kann.
Nach der Darstellung einiger spezieller Verfahren, wie **Thoraxdrainage** (► Kap. 4.6), **Vakuumschwammtherapie** oder auch **Kompartmentspaltung** geht es im letzten Teil des Kapitels um **physikalische Therapien.** Beschrieben werden Physiotherapie, andere manuelle Verfahren und Elektrotherapie. Nicht unerwähnt bleiben die in der Unfallchirurgie/Orthopädie üblichen **medikamentösen Therapien** der Thromboseprophylaxe, Analgesie, Anästhesie und Antibiotikatherapie.

4.2 Frakturen

4.2.1 Einleitung

Knochenbrüche können sowohl **konservativ** als auch **operativ** behandelt werden. Beiden Verfahren gemein sind der Versuch einer möglichst **anatomischen Wiederherstellung** der Knochenachse **(Reposition)** sowie die **Ruhigstellung** des Repositionsergebnisses **(Retention)** bis zur knöchernen Durchbauung (► Kap. 3).
Die **konservative Therapie** ist die älteste und schonendste Behandlung einer Fraktur und war lange deutlich risikoärmer als der invasive Eingriff. Allerdings ist die Fähigkeit zur Reposition und Retention sowie der sofortigen Rehabilitation verfahrensbedingt der Operation meist deutlich unterlegen, was v. a. bei verschobenen Frakturen oder Gelenkbeteiligungen einen Nachteil darstellt. Durch ständig verbesserte operative Verfahren hat sich in den letzten Jahrzehnten das Gleichgewicht jedoch deutlich in Richtung Operation verschoben.
Ziele der **operativen Behandlung** sind ebenfalls die Wiederherstellung der anatomisch exakten Achse und/oder Gelenkfläche sowie die dauerhafte Retention unter Einbringung verschiedener **Osteosynthesematerialien.** Hierdurch wird eine frühzeitige funktionelle Nachbehandlung ermöglicht und das postoperative Ergebnis entscheidend verbessert. Ist eine Osteosynthese nicht mehr sinnvoll, kann auch der direkte Ersatz eines Gelenks **(Endoprothetik,** ► Kap. 4.4) das Ziel der operativen Behandlung sein. In Einzelfällen sogar auch die **Amputation** (z. B. bei schweren Infekten mit Sepsis oder irreparablen Weichteilverletzungen der Extremität).

> **Cave**
>
> Generell soll der konservativen Therapie der Vorzug gegeben werden, wenn durch eine operative Behandlung kein besseres Ergebnis erwartet werden kann oder mit ernsthaften Komplikationen gerechnet werden muss. Die Operation ist kein Selbstzweck!

4.2.2 Konservative Therapie

Das Ziel der konservativen Therapie von Frakturen ist die Knochenheilung, ohne dass invasive Maßnahmen wie eine Operation notwendig werden. Die notwendige Stabilisierung von Frakturen wird meist von außen in Form von **Gipsen oder stützenden Verbänden** gewährleistet. Dabei ist die Ruhigstellung der angrenzenden Gelenke und eine Entlastung der betreffenden Extremität (z. B. durch Gehstützen) notwendig. Im Vergleich zur operativen Therapie besteht allerdings eine deutlich geringere Stabilisierung, sodass häufigere Nachkontrollen (Röntgen und Kontrolle auf Druckstellen) notwendig sind. Die Heilung geschieht meist über eine **Kallusbildung,** im Rahmen der sog. sekundären Frakturheilung (► Kap. 3). Beim Versagen des „konservativen Therapieversuchs" (z. B. zunehmende Dislokation der Fragmente, Druckstellen der Haut, ausbleibende Heilung) sollte auf eine operative Behandlung gewechselt werden.

> **Lerntipp**
>
> **Primäre Frakturheilung** bezeichnet den direkten Aufbau neuen Knochens, ohne dass vorher Kallus entstanden wäre. Dies ist bei einer operativ korrigierten Fraktur möglich. Bei der **sekundären Heilung** hingegen bildet sich zunächst Kallus im zerstörten Gebiet, der sich dann zu stabilem Knochen umbildet (► Kap. 3).

4.2.2.1 Risiken bei konservativer Therapie

Bei konservativer Therapie von Knochenbrüchen sind folgende mögliche Komplikationen zu beachten:

- Morbus Sudeck (CRPS, ▸ Kap. 7) (v.a. bei aufwendigen Repositionsmanövern)
- Kompartmentsyndrom (z.B. zu enger Gips) (▸ Kap. 18)
- Gelenkeinsteifung (Arthrofibrose, „range-of-movement"-Verlust)
- Thrombose und Embolie (v.a. untere Extremität) (▸ Kap. 4.8.1)
- Pseudarthrose oder Heilung in Fehlstellung (▸ Kap. 3)

Merke

Volkmann-Kontraktur: Die heute in Deutschland fast nicht mehr vorkommende Volkmann-Kontraktur ist ein schwerwiegender Endzustand bei Frakturen im Bereich des Ellenbogens. Diese Komplikation entsteht, wenn es bei der Behandlung entweder durch ein **Kompartmentsyndrom** (▸ Kap. 18) oder **zu engem Gips** zu einer Schädigung von Arterien und Nerven gekommen ist.

4.2.2.2 Vermeidung von Komplikationen bei konservativer Therapie

Das Risiko für Komplikationen bei konservativer Therapie lässt sich durch folgende Maßnahmen verringern:

- **Gipskontrolle** nach Anlage und am Folgetag
- Bei Verdacht auf Kompartmentsyndrom **sofort reagieren** (▸ Kap. 18)
- **Medikamentöse Thromboseprophylaxe** bei Immobilisierung der unteren Extremität (z.B. Enoxaparin 40 mg s.c. 0-0-1)
- Regelmäßige Röntgenkontrollen (z.B. Woche 1, 2 und 6)

4.2.2.3 Schienen und Verbände

Gipsverbände

Der klassische **„Weißgips"** besteht aus Streifen von Gipsbahnen, die nach vorheriger Polsterung und Abdichtung der verletzten Extremität feucht gemacht und angebracht werden. Er hat den Vorteil, dass er sehr gut an die Anatomie des Patienten angepasst werden kann und auch unter manuell gehaltener Reposition schnell aushärtet und die Stellung gut hält. So können z.B. auch Luxationsfrakturen des oberen Sprunggelenks gut in der Reposition gehalten werden.

Die Anlage des Gipses geschieht in mehreren Schichten:

- Schlauchverband (Vermeidung von Hautirritationen)
- Dünne Schicht Watte (Abpolsterung)
- Krepp oder PU-Schaumfolie (Abdichtung)
- Feuchte Gipslongetten

Typische Anwendungsorte sind die Extremitäten: das Handgelenk (Unterarmgips), der gesamte Arm (Oberarmgips, zum zusätzlichen Einschränken der Supination und Pronation oder bei Frakturen von Unterarm, Ellenbogen oder distalem Humerus), das Sprunggelenk (Unterschenkelgips) und das Knie (Oberschenkelgips oder Gipstutor).

Cave

Nach Anlage des Gipses sind immer **Durchblutung, Motorik und Sensibilität** (DMS) zu prüfen! Der Patient im Gips hat immer recht: Drückt der Gips nach der Anlage, so muss er geändert werden. Wurde eine Reposition durchgeführt, so ist die unmittelbar anschließende **Röntgenkontrolle** nach dem Gipsen Pflicht!

Immer häufiger setzen sich auch **Kunststoffschienen** (Softcast oder ähnliche) durch, die ebenfalls anmodelliert werden können und schnell aushärten. Allerdings besitzen sie nicht die Rigidität des klassischen Gipses, sodass dieser besonders bei drohendem Repositionsverlust vorgezogen wird. Häufig wird nach 1–2 Wochen auf einen solchen leichten, zirkulär angelegten Gips gewechselt, da dann keine Schwellung mehr zu erwarten ist.

Merke

Die erste Röntgenkontrolle bei konservativer Therapie sollte nicht später als am 4.–7. Tag erfolgen. Meist erfolgen die nächsten Röntgenkontrollen nach Woche 2 sowie nach 6 Wochen (Schema 1, 2, [4], 6) und dann im mehrwöchigen Abstand bis zum Nachweis einer ausreichenden Durchbauung. Gibt es Anzeichen dafür, dass Probleme auftreten könnten, sollten die Intervalle dementsprechend verkürzt werden.

Handgelenkgips

Indikationen sind:

- Distale Radiusfrakturen (▸ Kap. 7)
- Frakturen der Handwurzelknochen (▸ Kap. 8)

Vor allem bei distalen Radiusfrakturen, aber auch bei distalen Unterarm- oder Handwurzelfrakturen ist der Handgelenkgips sinnvoll. Üblicherweise wird zunächst der Arm „ausgehängt" (▸ Abb. 4.1). und

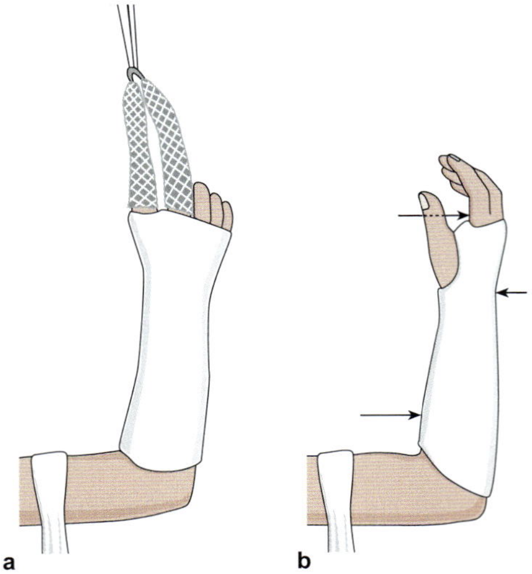

a b

Abb. 4.1 Gipsanlage: Handgelenk im „Aushang". **a** Reposition der Fraktur und Aushärten des Gipses im „Aushang". **b** Retention der Fraktur über das 3-Punkte-Prinzip (Pfeile). [L157]

ggf. zusätzlich **manuell reponiert,** um eine bessere Stellung der Fraktur zu erreichen. Vor manueller Reposition empfiehlt sich eine **Bruchspaltanästhesie.** Dabei wird ca. 5–10 ml Lokalanästhetikum (z. B. Mepivacain 1 %) von dorsal in den Frakturspalt injiziert, was häufig eine gute analgetische Wirkung zeigt. Die Reposition wird durch den Längszug des Aushangs des Arms (ggf. mit zusätzlichem Gewicht) dann meist gut gehalten (► Abb. 4.1), sodass die Anlage des Gipses nach oben genannter Reihenfolge erfolgen kann. Um bei möglicher Zunahme der Schwellung die Hand nicht abzuschnüren, muss der **Gips gespalten** werden. Dazu werden **alle Schichten** mit einer Schere durchtrennt.

Merke

Bei einer **frischen Fraktur** sollte immer ein **gespaltener Gips** angelegt werden (► Abb. 4.2), damit es bei weiterer Schwellung nicht zu Komplikationen kommt (► Kap. 18, Kompartmentsyndrom). Nach 1–2 Wochen kann meist auf einen zirkulären Gips gewechselt werden.

Bei Frakturen der Mittelhand oder der Finger (► Kap. 8) reicht meist eine **volare Gipsschiene.** Hier sollte auf die sog. **„Intrinsic-plus"-Stellung** geachtet werden (Handgelenk 25° nach dorsal extendiert, die ausgestreckten Finger in ihren Grundgelenken ca. 90° gebeugt).

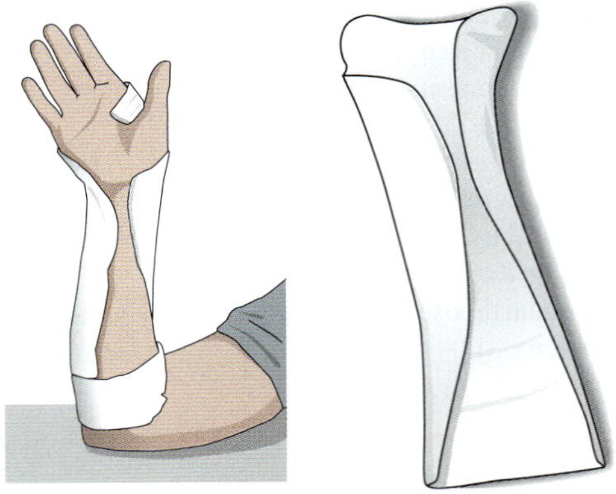

Abb. 4.2 Korrekt angelegte, radioulnar umgreifende Unterarmgipsschiene. Sie wurde gleich gespalten angelegt, um die Hand bei zunehmender Schwellung nicht zu gefährden. [L157]

Oberarmgips

Indikationen für den Oberarmgips sind:

- Olekranonfraktur (► Kap. 6, Oberarm und Ellenbogen)
- Distale Humerusfraktur (► Kap. 6)
- Komplette Unterarmfraktur (► Kap. 7)
- Radiuskopffraktur (► Kap. 6)

Der Oberarmgips wird meist zur Ruhigstellung des Ellenbogengelenks, aber auch zur Ausschaltung von Pro- und Supination verwendet (dann mit Handgelenkeinschluss). Wenn keine Reposition gehalten werden muss, sondern nur ruhig gestellt werden soll, ist meist eine seitlich anmodellierte Kunststoffschiene ausreichend (z. B. bei Radiuskopffraktur).

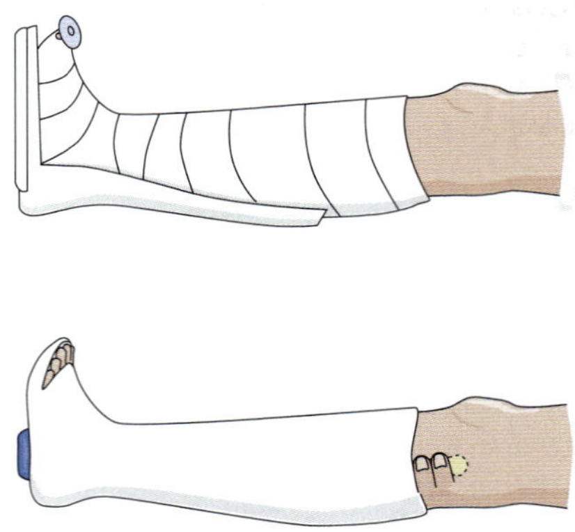

a

b

Abb. 4.3 Unterschenkelgips. **a** Anlegen einer L-förmigen Longuette als Fußplatte. **b** Eine U-förmige Longuette unter der Ferse komplettiert den Gips (hier schon mit Mullbinde komplett angewickelt). Zwei Finger breit Abstand vom Fibulaköpfchen halten, um Peroneusschäden zu vermeiden! [L157]

Unterschenkelgips

Indikationen für den Unterschenkelgips (► Abb. 4.3):

- Unterschenkelfrakturen des distalen Drittels (► Kap. 14)
- Sprunggelenksfrakturen (► Kap. 14)
- Schwere Fußfrakturen (► Kap. 15)

Der Unterschenkelgips soll meist das Sprunggelenk und Frakturen um dieses herum ruhigstellen. Da hier kein Aushang möglich ist, muss häufig bei Anlage der Fuß unter Längszug gehalten werden. Besonders instabile Luxationsfrakturen des Sprunggelenks müssen auf diese Weise in Reposition gehalten werden, bis der Gips gehärtet ist (ca. 5–10 Min.) und die Retention übernimmt.

Rucksackverband

Der Rucksackverband (► Abb. 4.4) wird praktisch ausschließlich bei der Klavikulafraktur (► Kap. 5) angewendet. Seine Funktion ist es, die Schultern nach dorsal zu ziehen (zu redressieren), um den Schlüsselbeinknochen „auf Länge zu ziehen" und damit die Fraktur in einer besseren Reposition ohne relevanten Längenverlust zu halten. Der Verband ist jedoch mittlerweile unattraktiv geworden bei einem zu häufigen Auftreten von Plexusverletzungen durch den immensen Druck in der Achselhöhle. Alternativ kann der Gilchrist-Verband benutzt werden (s. unten), der sich in Studien als nicht unterlegen gezeigt hat.

Cave

Der Rucksackverband wird aufgrund der Gefahr von **Plexusverletzungen** im Bereich der Achsel von vielen Behandlern kritisch gesehen und vermieden. Er findet jedoch weiterhin Anwendung, bedarf jedoch einer guten Aufklärung des Patienten und sorgfältiger Kontrolle.

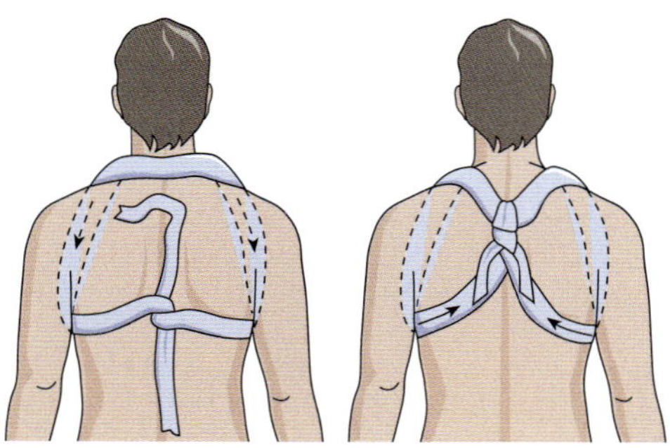

Abb. 4.4 Rucksackverband. [L157]

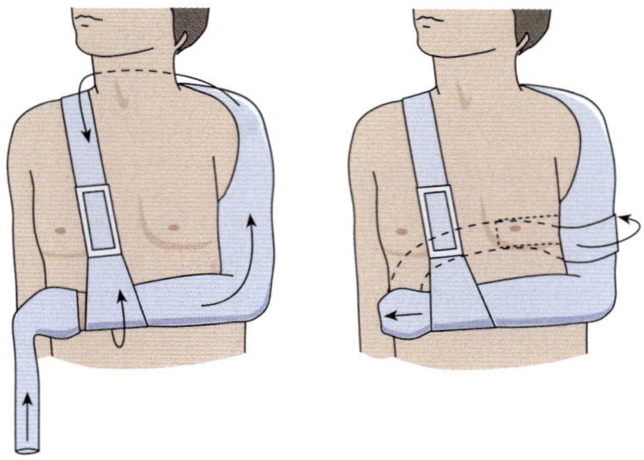

Abb. 4.5 Anlage eines Gilchrist-Verbands: Erst wird die Schlinge um den Hals gelegt, dann der Oberarm mit der zweiten Schlinge, die über den Rücken geführt wird, am Körper fixiert. [L157]

Gilchrist-Verband

Der Gilchrist-Verband ist einer der häufigsten Verbände (► Abb. 4.5). Er besteht praktisch aus einer Kombination einer Armschlinge in Kombination mit einer zusätzlichen Schlinge zur Verhinderung der Abduktion. Dadurch wird der **gesamte Schultergürtel** einer Seite ruhiggestellt. Es gibt für ihn eine Vielzahl an Indikationen:

- Frakturen des proximalen Humerus (Humeruskopffrakturen, subkapitale Humerusfrakturen etc.) (► Kap. 6)
- Verletzungen des Akromioklavikulargelenks (ACG) oder des Sternoklavikulargelenks (SCG) (► Kap. 5)
- Klavikulafrakturen (► Kap. 5)
- Zustand nach Schulterluxation (► Kap. 5)
- Postoperative Ruhigstellung nach Schulteroperationen (z. B. Dekompression)
- Ruhigstellung zur Schmerztherapie bei Schulterschmerzen anderer Ursache (ACG-Affektion, aktivierte Omarthrose, Bursitis subakromialis) (► Kap. 5)

Lerntipp

Der Gilchrist-Verband gewährleistet zwar eine Ruhigstellung des Schultergürtels, bedeutet aber keine vollständige Immobilisation.

4.2.3 Orthesen

Orthesen sind äußere Stützvorrichtungen, welche die Beweglichkeit eines Gelenks einschränken und gleichzeitig stützen sollen. Die meisten Orthesen sind Hilfsmittel „von der Stange", die entweder in verschiedenen Größen vorrätig sind oder (zusätzlich) über entsprechende Mechanismen an die Größe des Patienten angepasst werden können.

4.2.3.1 Sprunggelenkorthese

Die häufigste Anwendung der Sprunggelenkorthese ist die Verletzung der Außenbänder im Rahmen von Supinationstraumata (► Kap. 14). Die Orthese lässt die Flexion und Extension zu, während sie die **Supination und Pronation verhindert.** Meist wird sie nur für wenige Wochen getragen, bis die Schmerzen deutlich nachlassen.

4.2.3.2 HWS-Orthese

Die HWS-Orthese (HWS: Halswirbelsäule) hat die Aufgabe, den Hals in leichter Extension ruhigzustellen und alle **drei Freiheitsgrade** (Flexion/Extension, Rotation, Seitneigung) einzuschränken. Damit soll eine Instabilität von außen gestützt und eine Schädigung des Rückenmarks (Schädigung von Nerven bis zum Querschnittssyndrom und Tod) vermieden werden.

Bei Verdacht auf HWS-Verletzungen wird meist schon vom Rettungsdienst eine HWS-Orthese (meist Stiffneck®) angelegt. Diese gibt es in verschiedenen Größen und sie kann minimal angepasst werden. Stellt sich in der Bildgebung heraus, dass eine Schädigung vorliegt oder wahrscheinlich ist, muss jedoch auf ein besseres (und teureres) Modell gewechselt werden. Gebräuchliche Modelle sind etwa der Philadelphia®-Kragen oder die Miami J® – diese werden in manchen Fällen bis zu 10 Wochen und mehr angewendet.

Merke

Halo-Fixateur: Eine besondere Ruhigstellung der Halswirbelsäule stellt der Halo-Fixateur dar (► Abb. 4.6), der sowohl die geschlossene Reposition unter Bildwandlerkontrolle ermöglicht, als auch danach eine sehr starke Ruhigstellung gewährleistet. Er wird meist unter Lokalanästhesie angelegt. Dabei werden vier spitze Metallpins durch kleine Hautschnitte bis an die Schädeldecke gedreht, wo sie den Fixateur direkt am Knochen abstützen – an ihnen ist der „Halo" (engl. für Heiligenschein) befestigt. Dieser stützt sich über Stangen an Schultern, Brust und Rücken des Patienten ab. Die Behandlung dauert mindestens 6 Wochen. Da der Kopf überhaupt nicht bewegt werden kann, ist dies für den Patienten oft recht unangenehm. Der Halo wirkt wie eine Antenne und kann unangenehmen Lärm direkt bis an den Schädel des Patienten leiten.

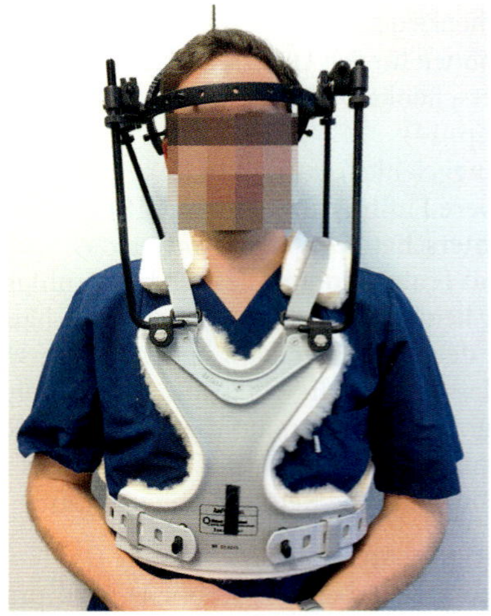

Abb. 4.6 Halo-Fixateur von vorne: Der Metallring um den Kopf ist mit vier Pins am Schädelknochen befestigt. Die zwei Stäbe vorne und hinten stützen auf Rücken und Brust des Patienten ab. [P183]

4.2.3.3 Wirbelsäulenorthese

Wirbelsäulenorthesen dienen entweder zur Ruhigstellung (z. B. bei Frakturen oder anderen Instabilitäten) oder sogar zur Korrektur (z. B. bei Skoliose, ► Kap. 10) der Wirbelsäule. Meist geschieht dies durch eine **Drei-Punkte-Abstützung** (► Abb. 4.7).

4.2.3.4 Hand- und Handgelenkorthese

Es gibt verschiedene Orthesen, die entweder das Handgelenk (► Abb. 7.10) oder Teile der Hand (z. B. den Daumen, ► Abb. 4.8) ruhig stellen. Sie

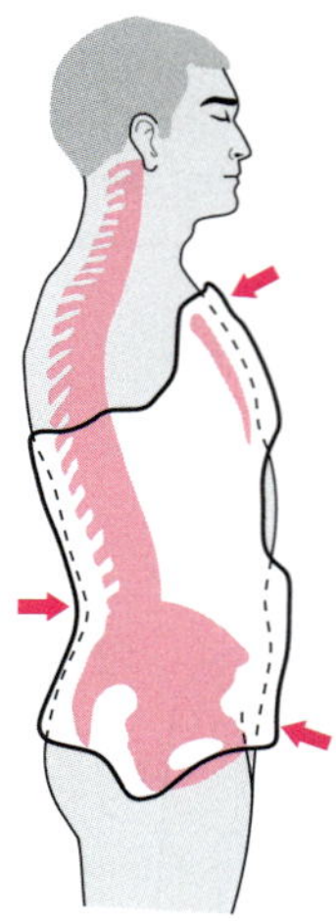

Abb. 4.7 Drei-Punkte-Abstützung einer Wirbelsäulenorthese (Korsett). [L106]

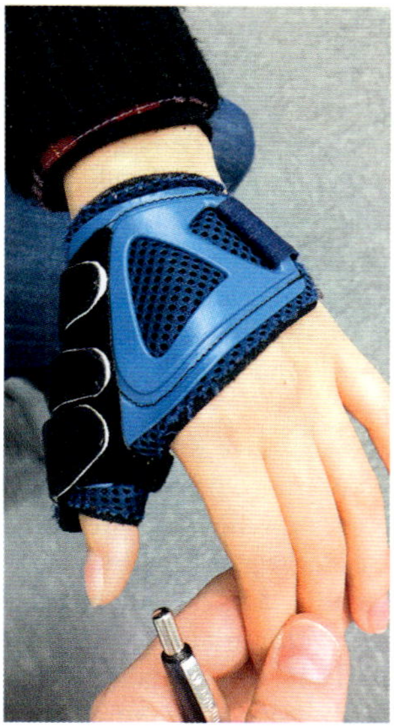

Abb. 4.8 Orthese zur Ruhigstellung des Daumengrundgelenks. Das Handgelenk selbst ist frei. [P183]

sind meist mit Klettverschluss abnehmbar und werden z. B. zur Ruhigstellung bei entzündlichen Zuständen des Handgelenks, bei Karpaltunnelsyndrom (► Kap. 7) oder zur Unterstützung von konservativer oder operativer Frakturbehandlung im Anschluss an OP oder Gipsbehandlung eingesetzt.

4.2.3.5 Bewegungsschienen für den Ellenbogen oder das Kniegelenk

Das Ziel von Bewegungsorthesen ist es, das Gelenk durch externe Schienung zu stabilisieren und gleichzeitig die Beweglichkeit zu erhalten. Häufig gilt es, einzelne schädliche Bewegungen zu vermeiden, während andere freigegeben werden. Dadurch kann einem „Einsteifen“ von Gelenken durch zu lange vollständige Ruhigstellung entgegengewirkt werden.

Die häufigste Anwendung findet die bewegliche Kniegelenkorthese (z. B. Donjoy® oder Medi M4®, ► Abb. 4.9). Hier können sowohl Flexion als auch Extension separat eingeschränkt werden, während das Knie zusätzlich seitlich stabilisiert ist. Anwendung findet sie v. a. bei Bandverletzungen des Kniegelenks und v. a. nach deren operativer Rekonstruktion.

Bei Rekonstruktionen der Seitenbänder des Ellenbogens (z. B. nach Luxation und Ruptur) wird ebenfalls häufig eine Bewegungsschiene verordnet, um eine erneute Ruptur zu vermeiden und dennoch Flexion und Extension zu erhalten.

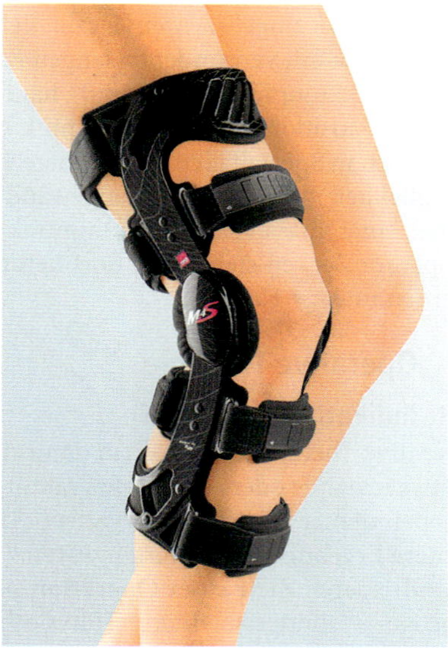

Abb. 4.9 Bewegliche Kniegelenkorthese. [V481]

4.2.4 Extensionsbehandlung

Vor dem Zeitalter der Osteosynthesen wurden die meisten Patienten mit Frakturen der unteren Extremität im Bett unter Extension ausbehandelt (► Abb. 4.10). Bei dieser Technik wird über einen Längszug die Fraktur in Repositionsstellung gehalten (meist wird das Bein über einen durch die Haut

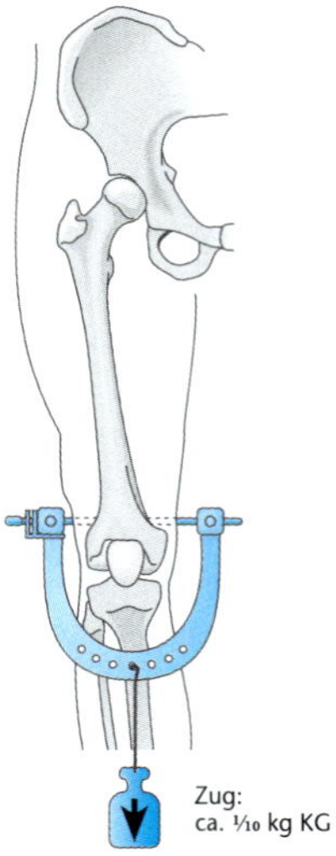

Abb. 4.10 Extensionsbehandlung: Ein perkutaner Draht wird durch den Knochen gebohrt und eine U-förmige Spannvorrichtung an ihm befestigt. Hier kann nun direkter Zug auf den Knochen ausgeübt werden. [L106]

in den Knochen eingebrachten Draht befestigt). Aufgrund der damit verbundenen langen Bettlägerigkeit, Druckkomplikationen und häufig nur schlechter Reposition wird diese Technik heutzutage nur noch in Spezialfällen über wenige Tage bis zur Möglichkeit der Operation angewandt (z. B., wenn bei einer massiven Azetabulumfraktur der Hüftkopf „im Becken steht“ und dort herausgezogen werden muss, ► Kap. 11).

4.2.5 Operative Therapie

4.2.5.1 Indikationen und Ziele

Die operative Therapie ist vor allem dann sinnvoll, wenn etwa instabile oder dislozierte Frakturen vorliegen, bei denen unter konservativer Therapie schlechtere Ergebnisse zu erwarten wären.

Die unmittelbaren **Ziele einer Operation** sind:

- Sofortige Übungsstabilität (Physiotherapie, Funktionserhalt)
- Achsgerechte Stellung
- Wiederherstellung der Gelenkfläche
- Keine Gefährdung der Durchblutung (wie durch Schwellung und Gips zu erwarten)

Die **fünf biomechanischen Prinzipien der Osteosynthese** lauten (einzelne Verfahren ► Abb. 4.11):

- Interfragmentäre Kompression: Zugschrauben, DHS (dynamische Hüftschraube), PFN/Gammanagel, DCP-Platte oder LC-DCP
- Schienung: intramedullär mittels Marknägeln, Bündelnägeln, Kirschner-Drähten oder elastischen Titannägeln ESIN bei Kindern, extramedullär über Platten
- Überbrückung: Fixateur externe und Fixateur interne, Schrauben-Stab-Systeme an der Wirbelsäule
- Abstützung: Entgegenwirken der Kräfte und Last durch stützende Platten, z. B. Tibiakopffraktur
- Zuggurtung: dynamische Umwandlung eines Drehmoments in Kompression, z. B. Cerclage bei Patellafraktur (► Kap. 13), Olekranonfraktur (► Kap. 6), Tuberculum majus (► Kap. 6)

Ist ein Gelenk sehr stark zerstört, ist eine Heilung nicht zu erwarten oder ist eine schnelle Belastungsfähigkeit gewünscht, kann die **Endoprothetik** (der Ersatz des Gelenks, ► Kap. 4.4) die beste Lösung sein. Eine typische Anwendung ist die Implantation einer zementierten Duokopfprothese bei medialer Schenkelhalsfraktur beim alten Menschen (► Kap. 17, Traumatologie des alten Menschen).

4.2.5.2 Zugangswege

Jede Operation sollte darauf abzielen, ein **möglichst geringes Operationstrauma** zu verursachen. Da sich die zu operierende Fraktur meist unter einem dicken Mantel an Weichteilen verbirgt, ist der Weg dorthin clever zu wählen. Der zu wählende Zugangsweg soll:

- eine effektive Behandlung ermöglichen,
- möglichst wenige Strukturen verletzen,
- sicher, schnell und reproduzierbar durchführbar sein,
- wenige postoperative Komplikationen haben.

Es kann vorkommen, dass es für die Behandlung einer Fraktur verschiedene, teilweise mitunter gleichwertige Zugangswege gibt. Dabei ist es nicht immer notwendig, dass der Zugang einen direkten Blick auf die Fraktur erlaubt:

Generell wird in der Unfallchirurgie zwischen Operationsverfahren mit **„offener Reposition“** und **„geschlossener Reposition“** unterschieden. Während bei einer offenen Reposition die Fraktur freigelegt und die Reposition visuell kontrolliert wird, geschieht dies bei dem geschlossenen Verfahren durch indirekte Manipulation und unter **Röntgenkontrolle.**

Bei Inzisionen sollte darauf geachtet werden, die Haut stets entlang der **Hautspaltlinien** zu schneiden und die Länge auf das Notwendige zu begrenzen.

Geschieht eine Operation nur über kleine, frakturferne Schnitte, so wird auch gerne von einer „perkutanen“ oder „minimal-invasiven Operation“ gesprochen (z. B. häufig bei Marknagelosteosynthesen, ► Abb. 4.11) oder zunehmend auch bei Pedikelschrauben (s. unten). In diese Kategorie fallen auch die arthroskopischen Zugänge zu den Gelenken, die jeweils über Stichinzisionen geschehen (► Kap. 4.3).

4.2.5.3 Osteosynthese

Die Aufgabe der Osteosynthese ist es, die Fraktur mindestens so lange zu stabilisieren, bis der Körper die Heilung abgeschlossen hat und die Stützfunktion wieder selbst übernimmt (► Abb. 4.11). Deswegen muss das **Osteosynthesematerial** eine hohe **Festigkeit** besitzen und eine möglichst **geringe Ermüdung** zeigen. Gleichzeitig ist natürlich eine gute **Verträglichkeit** im Körper notwendig. Die schweren Edelstahlimplantate sind nur noch selten zu finden. Meist hat sich **Titan** als Werkstoff durchgesetzt. Vereinzelt gibt es bereits Implantate aus **hochfestem Kunststoff** (Carbon oder PEEK).

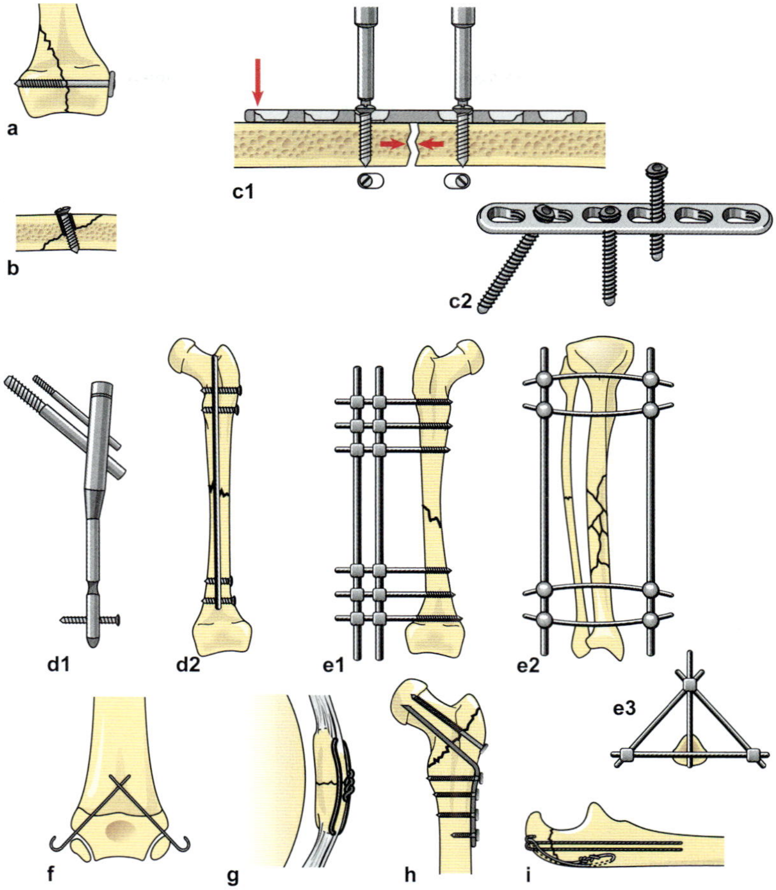

Abb. 4.11 Die wichtigsten Formen der Osteosynthese: **a** Interfragmentäre Kompression mit Spongiosa-Zugschraube. **b** Interfragmentäre Kompression mit Kortikalis-Zugschraube. **c1** dynamische Kompressionsplatte mit limitierendem Kontakt (LC-DCP). **c2** winkelstabile Kompressionsplatten (LCP). **d1** proximaler Femurnagel bei per- und subtrochantärer Fraktur. **d2** Osteosynthese einer diaphysären Fraktur mittels Marknagel. **e1** unilateraler Fixateur externe. **e2** Fixateur externe als Rahmenkonstruktion. **e3** Fixateur externe als dreidimensionales System. **f** Fragmentadaptation mit Kirschner-Drähten. **g** Zuggurtung mit Draht, hier bei Patellaquerfraktur. **h** 130°-Winkelplatte kombiniert mit interfragmentärer Spongiosa-Zugschraube. **i** Kirschner-Drähte kombiniert mit Zuggurtung, hier bei Olekranonfraktur. [L106]

Merke

Die osteosynthetische Frakturbehandlung ist **„ein Rennen zwischen Frakturheilung und Materialstabilität"**. Bei verzögerter oder ausbleibender Knochenheilung bricht früher oder später jedes Implantat.

Ebenso wichtig wie der Werkstoff sind die **Form** und damit die speziellen Eigenschaften der Implantate.

Lerntipp

Das „Gegenteil" der Osteosynthese ist die absichtliche Durchtrennung eines Knochens, die **Osteotomie.** Dieser Eingriff erfolgt korrigierend z. B. bei Fehlstellung wie X- oder O-Bein mit dem Ziel, das Voranschreiten einer Kniearthrose zu verhindern, oder auch die intertrochantäre Umstellungsosteotomie bei Coxa vara/valga. Noch komplexere Osteotomien werden z. B. bei Hüftdysplasie im Becken durchgeführt oder bei aufwendigen dreidimensionalen Korrekturoperationen der langen Röhrenknochen.

Kirschner-Drähte

Eine der ältesten Osteosynthesematerialien sind die Kirschner-Drähte. Es handelt sich dabei um gerade Stahldrähte einer Länge von 15 cm aufwärts, die an einer Seite spitz sind und mittels einer Maschine in den Knochen gebohrt werden können.

Häufig werden sie intraoperativ verwendet, um eine **provisorische Retention** nach Reposition zu halten, bis die endgültigen Platten und Schrauben eingebracht werden. Eine andere Anwendung ist das Einbringen unter Röntgenkontrolle, um dann

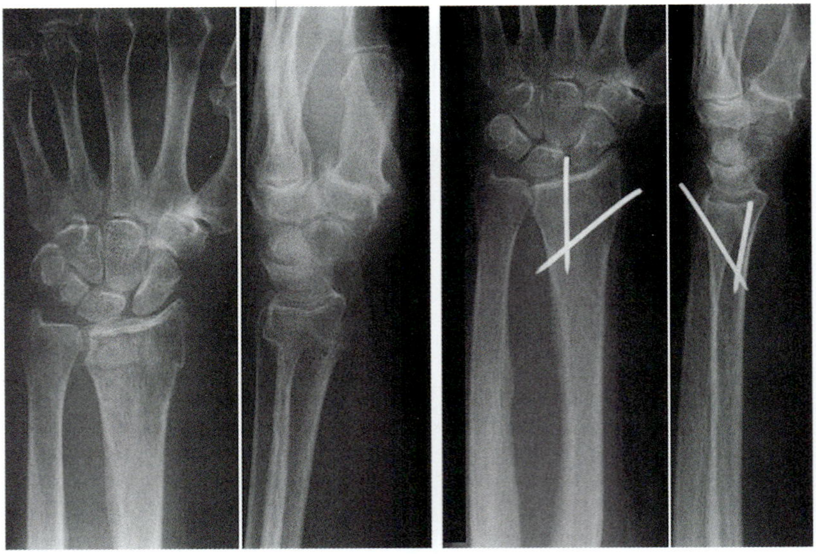

Abb. 4.12 Links: eingestauchte, nach dorsal abgekippte distale Radiusfraktur. Rechts: Zustand nach Reposition und K-Drahtosteosynthese nach Kapandji: Hier wird jeweils ein Draht von dorsal und von radial in den Frakturspalt eingebracht und durch hebeln das Fragment in die Reposition gedrängt. Anschließend wird der Draht in die gegenüberliegende Kortikalis gebohrt, um ihn zu fixieren. [T621]

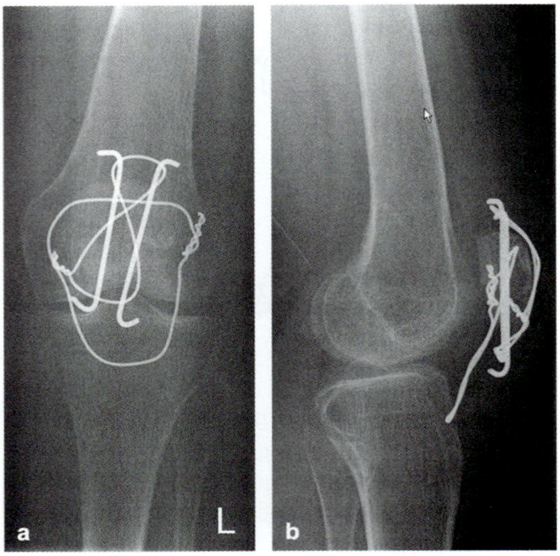

Abb. 4.13 Postoperative Kontrolle nach Versorgung einer Patellafraktur mit Zuggurtung, Cerclage und McLaughlin-Schlinge: **a** a. p.-Projektion, **b** seitlich: die McLaughlin-Schlinge inseriert an der Tuberositas tibiae und entlastet damit das Lig. patellae. [P183]

mit einem Hohlbohrer zu überbohren und eine **kanülierte Schraube** einzubringen.

Bei einigen Operationen bleiben die Kirschner-Drähte bis zur Knochenheilung im Körper (► Abb. 4.12); so z. B. zur Unterstützung von **Cerclagen** (Patella- und Ellenbogenfrakturen, ► Abb. 4.13) (► Kap. 6, ► Kap. 13) oder Osteosynthesen von **kleinen Knochen** (Finger, Zehen, Mittelhand- und Fußknochen) (► Kap. 8, ► Kap. 15) sowie **Ruhigstellung bei Bandrupturen** (DRUG-Arthrodese oder skapholunäre Transfixation) (► Kap. 7.4.6).

Schraubenosteosynthese

Bei der Schraubenosteosynthese werden eine oder mehrere Schrauben möglichst senkrecht zum Frakturspalt fragmentüberbrückend eingebracht, um eine Stabilisierung zu erreichen.

Je nachdem, welche Funktion sie erfüllen und in welchem Knochen sie eingebracht werden, werden unterschiedliche Schraubentypen unterschieden (► Abb. 4.14). Sie unterscheiden sich nicht nur bezüglich der Länge oder dem Durchmesser, sondern auch bezüglich ihrer **Gewindebeschaffenheit.** Dadurch werden verschiedene mechanische Eigenschaften erzielt und manchmal ein stabiler Halt überhaupt erst ermöglicht.

Eine Schraube kann mehrere Eigenschaften gleichzeitig haben: z. B. eine kanülierte Spongiosa-Zugschraube zum Verschrauben des Iliosakralgelenks. Schrauben werden entweder alleine oder in Kombination mit anderen Materialien (z. B. einer Platte) verwendet. So wird bei Plattenosteosynthese der distalen Fibula (► Kap. 14) oder der Klavikula (► Kap. 5) häufig zunächst eine Schraube eingebracht („interfragmentäre Zugschraube"), um die primäre Reposition zu halten, während dann die Platte befestigt wird (► Abb. 4.11b).

Tab. 4.1 Vergleich verschiedener Schraubeneigenschaften

Art der Schraube	Besonderheiten	Funktion	Beispiel
Spongiosaschrauben	Gewinde mit großem Durchmesser	Guter Halt in spongiösem Knochen	Schrauben an der distalen Fibula
Kortikalisschrauben	Gewinde mit kleinem Durchmesser	Guter Halt in kortikalem Knochen	Plattenosteosynthese am Schaft („bikortikal")
Zugschrauben	Gewinde nur distal	Kompression oder Heranziehen eines Fragments	Zugschraube bei Innenknöchelfraktur
Hohlschrauben	Innen hohl	Sicheres Einbringen über einen liegenden Führungsdraht	Sakrumschraube
Doppelgewindeschrauben	Proximales und distales Gewinde unterschiedlich	Zugwirkung zwischen zwei Fragmenten	Herbert-Schraube, Densverschraubung

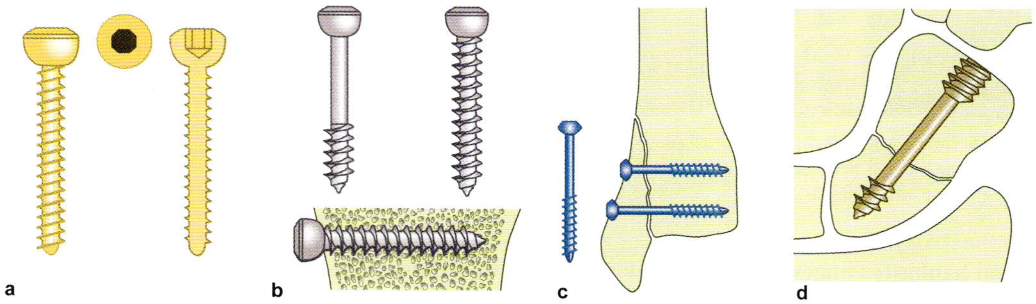

Abb. 4.14 Die verschiedenen Schraubenarten. **a** Normale Kortikalisschraube mit durchgehendem Gewinde. **b** Spongiosaschraube (rechts) und Spongiosazugschraube (links) mit deutlich erhöhtem Gewindedurchmesser zum besseren Halt in Spongiosaknochen. **c** Spongiosazugschrauben am Innenknöchel. **d** „Herbert-Schraube" – Kompressionsschraube mit zwei unterschiedlichen Gewinden, um den Frakturspalt beim Eindrehen in das Skaphoid zu komprimieren. [L157]

Cave

Winkelstabile Schrauben werden nie einzeln verwendet. Sie machen nur in Verbindung mit einem Osteosynthesematerial (meist einer Platte) Sinn, mit dem sie sich winkelstabil verbinden. Dafür haben sie meist am Kopf ein spezielles Gewinde, was dann im Plattenloch einrastet.

Die **Pedikelschraube** wird von dorsal in den Pedikel eingebracht, sodass sie vorne im Wirbelkörper endet. Sie hat an ihrem Kopf meist eine Kerbe, sodass man mehrere Pedikelschrauben mit Stäben fest verbinden kann (Schraube-Stab-System), um z. B. Frakturen der Wirbelsäule zu stabilisieren („dorsale Instrumentierung mit Fixateur interne"). Die **dynamische Hüftschraube** dient der Versorgung von Schenkelhals- und pertrochantären Frakturen (DHS, ▸ Abb. 4.15). Eine durch den Schenkelhals bis in den Femurkopf eingebrachte Schraube wird mit einer Platte lateral am Femur verbunden. Durch das Gleitloch kann die Schraube sich nach außen schieben und so die Fraktur komprimieren (ähnliches Prinzip wie beim Gammanagel).

Lerntipp

Die **Stellschraube** kommt in bestimmten Situationen einer operationsbedürftigen Fraktur des oberen Sprunggelenks zum Einsatz: wenn etwa eine Instabilität der ligamentären Syndesmose zwischen Fibula und Tibia besteht („Syndesmosenruptur"). Dann muss die Fibula wieder anatomisch korrekt in die zugehörige Inzisur eingestellt werden. Um dies zu stabilisieren, wird eine Stellschraube (keine Zugschraube!) durch die Fibula bis in die Tibia gebohrt. Bis die Schraube nach kompletter Heilung in der Regel nach 6 Wochen wieder entfernt wird, muss der Patient das Bein entlasten, da sie sonst brechen kann.

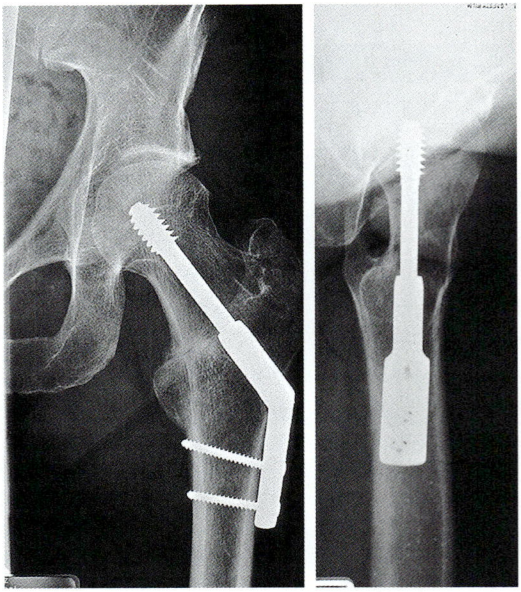

Abb. 4.15 Dynamische Hüftschraube: Die Schraube kann im Plattenloch nach lateral gleiten und damit die Fraktur entlang ihrer Achse sintern lassen. [R234]

Plattenosteosynthese

Die am **häufigsten angewendete Technik** zur Osteosynthese ist die Plattenosteosynthese. Hier wird die Fraktur durch eine typischerweise metallene Platte (früher Edelstahl, heute meist Titan) überbrückt. Durch Löcher in der Platte wird diese proximal und distal der Fraktur mit Schrauben im Knochen fest verankert.

Es gibt verschiedene Plattendesigns, von denen jedes Stärken und Schwächen hat. Je nach Anwendungsfall wird daher das passende Prinzip ausgewählt.

Merke

Ziele der Plattenosteosynthese:

- Möglichst anatomische Reposition
- Stabilität im Frakturbereich
- Kompression der Frakturzone

Lerntipp

Als Spondylodese (Wirbelkörperversteifung) bezeichnet man die Verblockung von Wirbelkörpern durch z. B. eine Plattenosteosynthese, um die Stabilität und die Fusion der Wirbelsäule an dieser Stelle zu ermöglichen. Dabei wird durch verschiedene Maßnahmen versucht, eine knöcherne Fusion der zuvor beweglichen Wirbelsäulenelemente zu erreichen. Diese Operation ist nicht mehr rückgängig zu machen und wird nur angewandt, wenn nach schweren Unfällen oder Erkrankungen mit z. B. einer Zerstörung des Wirbelkörpers oder schwerer Skoliose die Stabilität der Wirbelsäule deutlich beeinträchtigt ist.

Dynamische Kompressionsplatten

Statt runder Löcher besitzen die Kompressionsplatten (**DCP:** „dynamic compression plate") ovale **„Gleitlöcher"**, die innen eine schiefe Gleitebene haben (► Abb. 4.16). Durch ein exzentrisches Einbringen der Schrauben werden beim Festziehen eine Längsverschiebung der Platte und damit eine **Kompression des Frakturspalts** erzielt.

Weiterentwicklungen dieses Prinzips sind die **LC-DCP-Platten** („limited contact" DCP, ► Abb. 4.17): Sie liegt nicht flächig am Knochen an, sondern stützt sich nur an wenigen Stellen ab; dadurch werden die Durchblutung des Periosts verbessert, was die Knochenheilung positiv beeinflussen und **Knochennekrosen verhindern soll.**

Winkelstabile Platten

Die winkelstabilen Platten sind in der Unfallchirurgie nicht mehr wegzudenken; sie waren eine technologische Revolution. Ihre besondere Eigenschaft ist es, dass die Schrauben sich in den Löchern der Platte winkelstabil verankern (darum auch engl. **„locking screw"**). Da die Schrauben in **verschiede-**

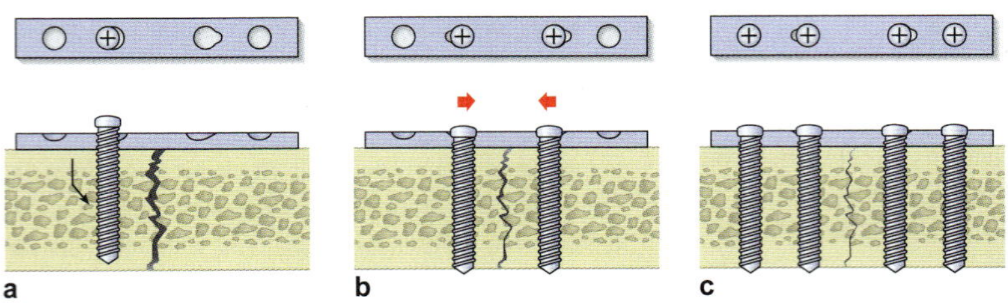

Abb. 4.16 a–c Kompressionsplatte mit Gleitloch. Durch exzentrisches Vorbohren kommt es zu einer Kompression der Fragmente gegeneinander. [L157]

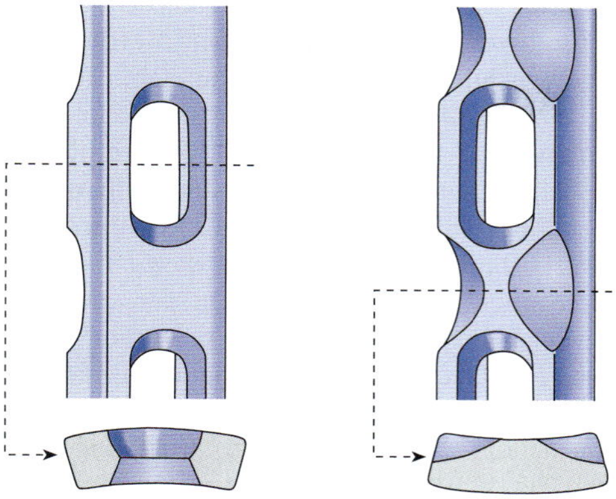

Abb. 4.17 LC-DCP-Platte. Das Plattendesign sorgt dafür, dass die Auflagefläche auf dem Knochen begrenzt wird. [L157]

nen Winkeln eingebracht sind, ist ein Herausreißen der Platte deutlich erschwert und die **Festigkeit der Osteosynthese ist stark erhöht.** Sie werden häufig auch als **„Fixateur interne"** bezeichnet, da ein Anpressen der Platte an den Knochen nicht mehr notwendig ist. Besonders bei Knochen ohne ausreichende Heilungskapazität (alte Patienten, Osteoporose) sind diese Platten fast alternativlos.

Unterscheiden kann man zwischen normalen winkelstabilen Platten, bei denen der Winkel der Schrauben im Plattendesign vordefiniert ist (z. B. Philos®-Platte am proximalen Humerus) und den **polyaxial winkelstabilen Platten,** bei denen die Schrauben in variablen Winkeln eingebracht werden können, und sich dennoch stabil verankern (z. B. winkelstabile Platten am distalen Radius). Die variable polyaxiale Einbringung lässt dem Chirurgen mehr Flexibilität und er kann z. B. gezielt einzelne Fragmente erfassen oder Schrauben präzise sehr nah an Gelenken positionieren. Meist befinden sich in den Platten gleichzeitig normale Löcher im Schaftbereich, damit man zusätzlich auch Kompressionsschrauben einbringen kann.

Merke

Winkelstabile Schrauben darf man nicht mit Gewalt einbringen, da sie sonst „kaltverschweißen" können. Dabei bildet sich eine besonders feste Verbindung zwischen der Schraube und dem Plattenloch – die Metallentfernung wird dann sehr kompliziert. Oft wird daher ein spezieller Schraubendreher verwendet, der einen Drehmomentbegrenzer eingebaut hat.

Anatomisch geformte Platten

Die neueste Entwicklung, die regelhaft in den OP Einzug gehalten hat, sind die anatomisch geformten Platten. Durch Analyse vieler CTs von Patienten wurden Platten so konstruiert, dass sie sich an die Knochenformen der meisten Menschen gut anlegen. Sie sind damit jedoch meist für einen bestimmten Knochen spezifisch und können nicht einfach an anderen Lokalisationen eingesetzt werden. Ein schönes Beispiel sind die modernen Klavikulaplatten (► Abb. 4.18). Es kommen mittlerweile kaum noch Platten auf den Markt, die nicht eine anatomische Optimierung besitzen.

Minimalinvasive Plattenosteosynthese (MIPO)

Die MIPO beschreibt eine Technik, bei der nur eine relativ kleine Inzision ausreicht, um eine an einem Zielbügel befestigte Platte an den Knochen (das sog. „Plattenlager") anzubringen. Die Schrauben werden mithilfe des Zielbügels über kleine

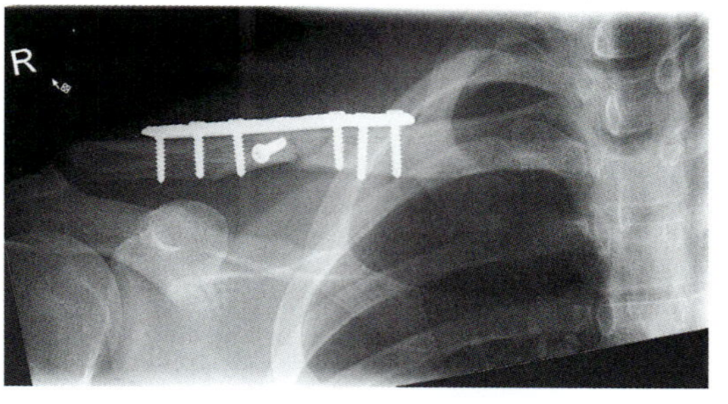

Abb. 4.18 Anatomisch vorgeformte Klavikulaplatte. [P183]

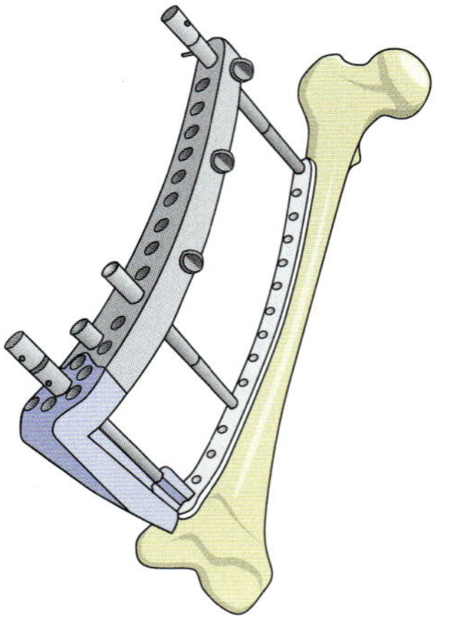

Abb. 4.19 LISS-Platte am Zielbügel (Femur): Dadurch wird ein Einbringen über kleine Schnitte ermöglicht bei gleichzeitiger Winkelstabilität aller Schrauben. [L106]

Hautschnitte in die Platte eingebracht. Der Vorteil liegt in dem deutlich geringeren Weichteiltrauma. Ein Beispiel ist die sog. LISS®-Platte (Less Invasive Stabilization System, ▶ Abb. 4.19), die meist am distalen Femur eingesetzt wird.

Marknagelosteosynthese

Der deutsche Chirurg Gerhard Küntscher (gestorben 1972) führte 1939 die erste Marknagelosteosynthese mit dem im selben Jahr patentierten Implantat durch (sog. Küntscher-Nagel). Dieses Prinzip wurde ständig weiterentwickelt und gehört zu einem der Standardverfahren in der Unfallchirurgie. Marknagelosteosynthesen bieten sich v. a. für Frakturen im Schaftbereich von Röhrenknochen an. Dabei wird ein Metallnagel in die vorhandene Markhöhle eingeschoben, um eine innere Schienung zu erreichen (▶ Abb. 4.20). Häufige Lokalisationen sind die Tibia, das Femur oder der Humerus. Im Knochen muss der Nagel zusätzlich „verriegelt" werden (daher auch der Name „Verriegelungsmarknagel"). Dies bedeutet, dass proximal und distal der Fraktur Schrauben durch dafür vorgesehene Löcher im Nagel eingebracht werden. Dadurch wird ein Verrutschen und Verdrehen des Nagels verhindert und die Fraktur stabilisiert.

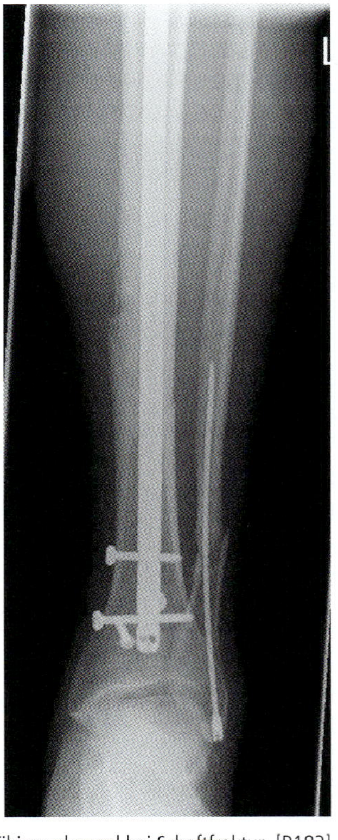

Abb. 4.20 Tibiamarknagel bei Schaftfraktur. [P183]

An Tibia und Femur werden die Nägel häufig **„aufgebohrt"** (engl. **„reaming"**). Vor Einbringen des Nagels wird über eine flexible Bohrwelle die Markhöhle auf einen gewissen Durchmesser erweitert. Dadurch wird erreicht, dass ein dickerer Nagel eingebracht werden kann, der auch möglichst viel Knochenkontakt im Markraum hat (stabiler). Der Nachteil ist, dass dabei das Endost (das innere Periost) zerstört wird. Beim Einbringen des Nagels kann zudem durch den Druck das Fettgewebe des Markraums in die venösen Gefäße gepresst werden. Dies kann zu **Fett-Mikroembolien** in der Lunge führen. Aus diesem Grund wird auf das Verfahren bei akut lungengeschädigten Patienten (akutes Polytrauma) häufig verzichtet. Im Vergleich mit den anderen Osteoysntheseverfahren bietet es jedoch die **höchste Stabilität.**

Kleinere Marknägel gibt es auch beispielsweise für die distale Fibula oder den distalen Radius. Die ESIN (siehe unten) gehören streng genommen auch zu den Marknägeln, werden jedoch nicht verriegelt.

Verriegelung von Marknägeln

Um das Einbringen zu erleichtern, wird der Nagel meist an einem **„Zielbügel"** befestigt, der praktischerweise beim Verriegeln der proximalen Schrauben hilft. Die distale Verriegelung (d. h. die Schrauben, die vom Einbringungsort am weitesten entfernt sind) muss dann meist „frei Hand" bewerkstelligt werden meist mit einem **„röntgendurchlässigen Winkelgetriebe"** und unter Bildwandlerkontrolle, was einige Übung voraussetzt.

> **Merke**
>
> Antegrad und retrograd: Wird ein Nagel vom Körperstamm aus gesehen nach distal eingebracht, so ist er **„antegrad".** Am Humerus und am Femur jedoch können Marknägel auch **„retrograd"** eingebracht werden (zum Körperstamm hin). Idealerweise wird der Nagel **„frakturnah"** eingebracht, da dies eine höhere Stabilität verspricht.

Elastisch stabile intramedulläre Nagelung (ESIN)

Es gibt auch Marknägel, die nicht verriegelt werden, da sie weniger mechanischen Belastungen ausgesetzt sind und sich in einer engen Markhöhle

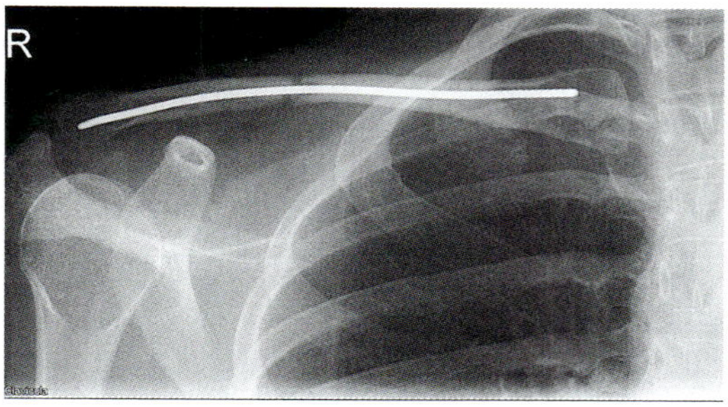

Abb. 4.21 Elastisch stabile intramedulläre Nagelung (ESIN) der Klavikula. [P183]

elastisch verspannen (► Abb. 4.21). Sie können z. B. bei Klavikulafrakturen (► Kap. 5) sowie Radius- und Ulnaschaftfrakturen (► Kap. 7) eingesetzt werden. Gerade bei der Versorgung von kindlichen Frakturen sind sie sehr populär, da sie außerhalb der Wachstumszone eingebracht werden können.

4.2.5.4 Cerclagen

Die Cerclage ist ebenfalls eine klassische Technik. Hier wird ein Stahldraht von bis zu 2 mm Stärke um die Fragmente geschlungen, um sie dann unter Zug zusammenzupressen. Häufig werden Cerclagen als Zusatzverfahren etwa bei Schaftfrakturen der langen Röhrenknochen in Verbindung mit einer Platte oder einem Marknagel angewendet (► Abb. 4.22). Alternativ zum Draht können im Schaftbereich auch **Stahlkabel** oder **Stahlbänder** eingesetzt werden.

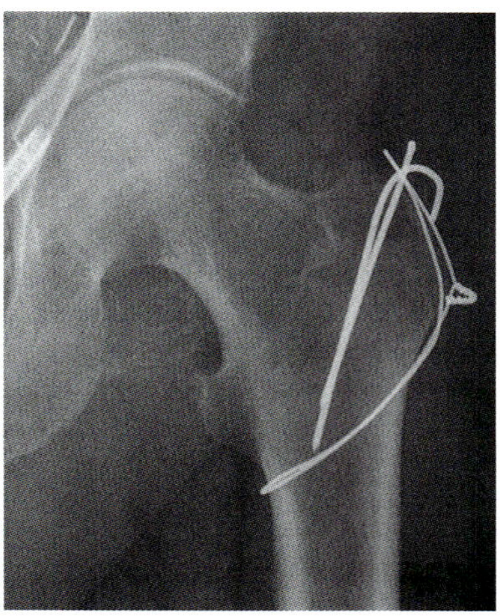

Abb. 4.22 Zuggurtungsosteosynthese bei Trochanter-major-Abriss. [P183]

Merke

Die **Zuggurtungsosteosynthese** ist eine Sonderform der Cerclage: Hier wird das Prinzip der **dynamischen Osteosynthese** umgesetzt. Durch die Anspannung der Cerclage werden die durch Kirschner-Drähte geschienten Fragmente aneinandergepresst (Anwendungsbeispiele: Olekranonfrakturen, ► Kap. 6, Trochanter-major-Absprengungen, ► Kap. 12, Patellafrakturen, ► Kap. 13).

4.3 Arthroskopie

Die Ursprünge der diagnostischen Gelenkspiegelung (Arthroskopie) gehen auf den Schweizer Eugen Bircher zurück, welcher vermutlich in den 1920er-Jahren erste Versuche an Leichen durchführte. Seit den 1990er-Jahren erfährt die Arthroskopie einen stetigen Zuwachs an Popularität und hiermit einhergehend an OP-Indikationen.
Rein technisch betrachtet kann jedes Gelenk arthroskopiert werden. Aufgrund der immer besser werdenden nichtinvasiven diagnostischen Möglichkeiten (MRT, CT u. a.) hat sich die Arthroskopie von einem rein diagnostischen hin zu einem diagnostisch/therapeutischen Verfahren entwickelt. Sie zählt heute an den großen Gelenken (Schulter, Knie aber zunehmend auch Hüfte, Ellenbogen und Hand- und Sprunggelenk) zum operativen Standardeingriff.

4.3.1 Aufklärung des Patienten

Wie für jeden anderen Eingriff auch, muss präoperativ eine ausführliche **Patientenaufklärung** erfolgen. Diese beinhaltet einerseits die genaue Erklärung des Eingriffs sowie die Indikation (warum ist es notwendig und gerechtfertigt?). Des Weiteren müssen grundsätzliche sowie spezifische und von dem jeweiligen Eingriff abhängige **Komplikationen** erwähnt werden. Zu den grundsätzlichen Risiken einer Operation wie auch der Arthroskopie zählen u. a.

- das Infektions- und Wundheilungsrisiko,
- Gefahr von Nerven- und Gefäßverletzungen sowie
- die Risiken der Thromboseprophylaxe.

Die **spezifischen Risiken** hängen davon ab, welche Intervention durchgeführt werden soll. So zählen beispielsweise bei einer Plastik des vorderen Kreuzbands (VKB) das Transplantatversagen, die Bohrkanalerweiterung und die Sehnenentnahmemorbidität hierzu.

Wichtig ist ebenfalls den Patienten über mögliche **andere** (konservative und operative) **Therapieoptionen** aufzuklären.
Am Knie- und Sprunggelenk kann der Eingriff in Spinal- oder Allgemeinanästhesie durchgeführt werden. Am Schulter- und Hüftgelenk erfolgt die Operation in Allgemeinanästhesie.

4.3.2 Arthroskopie des Kniegelenks

Die Kniegelenkspiegelung erfolgt **am liegenden Patienten.** Das zu operierende Bein kann entweder frei auf dem OP-Tisch liegen oder in einem Beinhalter fixiert werden. Eine Blutsperre oder Blutleere kann je nach intraoperativer Intervention angelegt werden.
Nach **Palpation der anatomischen Strukturen** wird zunächst der Zugang für das Arthroskop angelegt. Hierzu erfolgt eine Stichinzision lateral des Lig. patellae am Patellaunterrand **(hoher anterolateraler Zugang).** Somit wird verhindert, dass der Außenmeniskus versehentlich verletzt wird. Jetzt wird mit dem Arthroskop in das mediale Gelenkkompartiment eingegangen. Abhängig von der geplanten Therapie (Meniskusteilresektion, VKB-Plastik) wird nun ein Instrumentenportal angelegt. Hierzu wird nach **Palpation des medialen „softspots“** eine Kanüle unter Sicht und über dem Innenmeniskus in das Gelenk gestochen. Mit der Kanüle muss zunächst geprüft werden, ob die zu behandelnden Strukturen erreichbar sind. Ist dies der Fall, so wird mit einem Skalpell die Stichinzision erweitert (► Abb. 4.23).
Über das Instrumentenportal wird zunächst ein Tasthäkchen in das mediale Gelenkkompartiment eingeführt. Es beginnt zunächst der **„diagnostische Rundgang“.** Es erfolgt die Inspektion der retropatellaren Gelenkfläche, des medialen Kompartiments, des vorderen und hinteren Kreuzbands sowie des lateralen Kompartiments.
Die wichtigsten **Indikationen** für eine Spiegelung des Kniegelenks sind:

- Meniskusläsion,
- Knorpelläsion,
- Kreuzbandverletzungen,
- Biopsien,
- unklare Kniegelenksschmerzen.

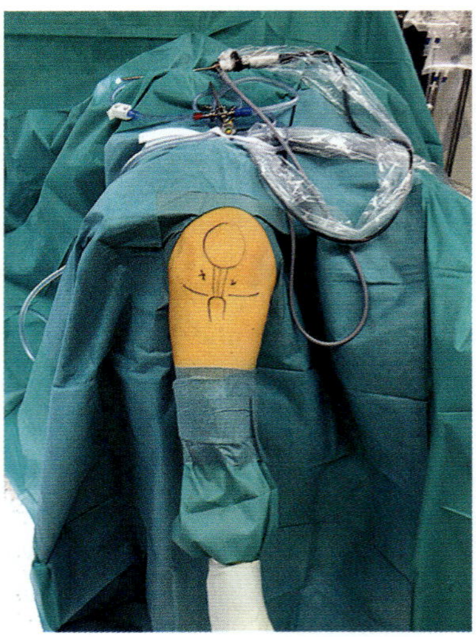

Abb. 4.23 Arthroskopie des Kniegelenks. [M332, P183]

4.3.3 Arthroskopie des Schultergelenks

Der Patient wird (überwiegend) **in sitzender Position,** häufig auch „beach-chair“-Position genannt, gelagert (eine Lagerung mit seitlich liegendem Patienten ist ebenfalls möglich). Diese ermöglicht eine einfache **anatomische Orientierung im Gelenk,** einen optimalen Zugang zur gesamten Schulter sowie die Möglichkeit des leichten Wechsels auf ein offenes Verfahren. Traktion kann durch einen OP-Assistenten oder eine spezielle Halterung, in welche der Arm gelegt wird, ausgeübt werden.
Nach dem sterilen Abdecken des OP-Gebiets werden die **anatomischen Landmarken auf die Haut aufgezeichnet.** Dies vereinfacht die anatomische Orientierung und erleichtert das Platzieren der Portale. Zunächst erfolgt die **Anlage des posterioren Portals.** Hierzu wird der „soft-spot“ palpiert (ca. 1 cm kaudal und 1 cm medial des hinteren Akromionecks), die Haut mit einem Skalpell inzidiert, der Trokar in Richtung Processus coracoideus auf den dorsalen Gelenkspalt geführt und die Gelenkkapsel durchbohrt. Nach Einführen des Arthroskops erhält man einen Blick auf das Glenoid, den Humeruskopf und nach ventral auf die vordere Gelenkkapsel. Die weiteren Portale werden nun in Outside-in-Technik angelegt. Für das **anteriore Portal** wird hierzu eine Kanüle lateral des Processus coracoideus in das Gelenk gestochen. Ziel ist es das anteriore Portal in einem gedachten Dreieck zwischen der langen Bizepssehne, dem Labrum glenoidale und der Subskapularissehne anzulegen.
Im Anschluss daran erfolgt die diagnostische Gelenkspiegelung (► Abb. 4.24). Inspiziert werden der

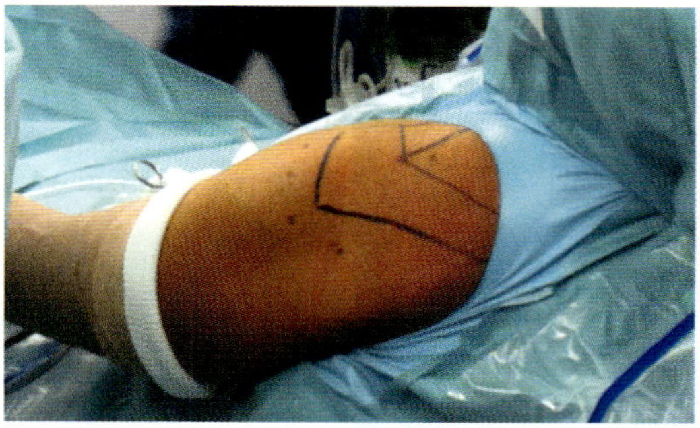

Abb. 4.24 Arthroskopie des Schultergelenks: Am halb aufrecht sitzenden Patienten werden die Landmarken eingezeichnet. [M332]

Knorpel am Glenoid und Humeruskopf, die lange Biszepssehne (vom Bizepssehnenanker bis zum Verlassen des Gelenkes am sog. Pulley), die Rotatorenmanschette und der untere Recessus.
Die wichtigsten **Indikationen** für eine Spiegelung des Schultergelenks sind:

- Rotatorenmanschettenrekonstruktion,
- subakromiales Impingement-Syndrom,
- Verletzungen der langen Bizepssehne bzw. des SLAPs,
- Arthrose des Akromioklavikulargelenks.

4.4 Endoprothetischer Gelenkersatz

4.4.1 Planung des Eingriffs

Die wichtigsten **Indikationen** für den Einsatz einer Endoprothese sind:

- progrediente Gelenkzerstörung,
- konservativ nicht beherrschbare Schmerzen,
- hoher Leidensdruck,
- Einschränkung der körperlichen Aktivität.

Wird in einer der genannten Situationen ein endoprothetischer Gelenkersatz angedacht, so fließen unterschiedliche Gesichtspunkte in die Wahl der Therapieoption mit ein. Hierzu zählt (u. a.):

- das **Alter** des Patienten: Dieser wichtige Parameter entscheidet in der Regel, ob eine sog. Kurzschaft- oder eine Standardprothese verwendet wird. Auch die Entscheidung darüber, ob die Prothese zementiert oder zementfrei eingebracht wird, ist maßgeblich vom Alter abhängig.
- die Frage, ob eine **Fehlstellung** vorliegt und das gesamte Gelenk betroffen ist: Gerade im Bereich des Kniegelenks muss nicht das gesamte Gelenk endoprothetisch ersetzt werden. So kann z. B. bei einer reinen Arthrose des medialen Gelenkkompartiments ausschließlich dieses ersetzt werden. Die **Gelenkstabilität** muss jedoch gewährleistet sein. Ist dies nicht der Fall, so muss eine Prothese verwendet werden, die die Stabilität sichern kann.
- **Allergien:** Im Bereich der Endoprothetik liegen meist Metalllegierungen bestehend aus Kobalt, Chrom, Molybdän und Nickel vor. Liegt eine Allergie (meist gegen Nickel) vor, so muss eine entsprechende Alternative (z. B. ein speziell beschichtetes Implantat) implantiert werden.

4.4.2 Aufklärung und OP-Vorbereitung

Der endoprothetische Gelenkersatz ist, abgesehen von traumatischen Ereignissen welche unmittelbar zu einer Operationsindikation führen (z. B. Schenkelhalsfraktur), ein rein elektives Verfahren. Aus diesem Grund ist, nicht zuletzt aus forensischen Gründen, eine gründliche Planung erforderlich. Hierzu zählt die ausführliche **Aufklärung** des Patienten.

> Angesprochen werden müssen u. a. Nerven-/Gefäßverletzungen, Infektionen (► Kap. 22, septische Chirurgie), Beinlängendifferenzen, Thrombosegefahr und Prothesenlockerung (diese tritt durchschnittlich nach 15 Jahren auf).

Ein **Aufnahmelabor** mit Entzündungsparametern (Leukozyten, C-reaktives Protein) ist auch deshalb anzufertigen, da unerkannte Infektionen (z. B. der Harnwege) ein erhöhtes Infektionsrisiko des Prothesenmaterials darstellen und so präoperativ behandelt werden können. Des Weiteren ist der Patient über den postoperativen Verlauf inkl. stationärem Aufenthalt, Reha-Maßnahmen und Verhaltensmaßnahmen als Endoprothesenträger aufzuklären.
Zuletzt sollte der Operateur eine **Planung** am Röntgenbild vornehmen. Hierbei können sowohl die Prothesengröße und die Einbringtiefe ausgemessen als auch evtl. vorhandene Beinlängendifferenzen bedacht und eingeplant werden. Zugleich lassen sich mögliche Probleme der Operation erkennen (z. B. Markraum zu eng für angedachtes Prothesenmodell, ► Abb. 4.25).

Cave

Die **aseptische Prothesenlockerung** ist die häufigste Ursache für eine Revisionsoperation. Durch kleinste Abriebpartikel, welche durch die Synovialflüssigkeit im gesamten Gelenk verteilt werden, kommt es zu einer

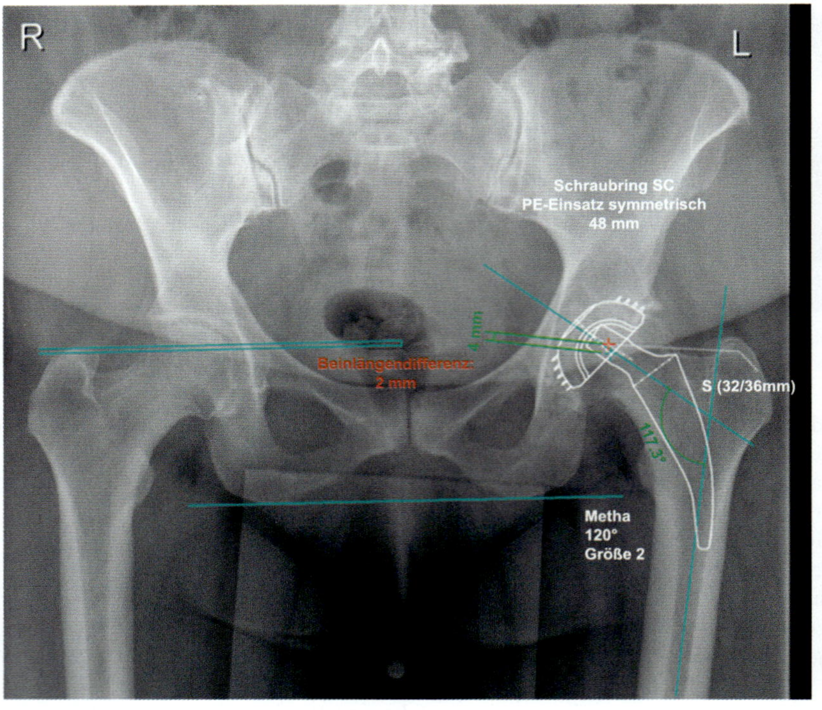

Abb. 4.25 Planung einer zementfreien Kurzschaftprothese (die Hüftgelenkpfanne wird ebenfalls zementfrei in das Azetabulum eingeschraubt). [M332]

durch Makrophagen getriggerten **Fremdkörperreaktion.** Diese Fremdkörperreaktion wiederum aktiviert lokal Osteoklasten, sodass es im Verlauf von Jahren zur Ausbildung von Osteolysen bzw. zu einer aseptischen Prothesenlockerung kommt.

4.4.3 Zementfreie und zementierte Prothesenverankerung

Die Verankerung des implantierten Prothesenmaterials in den umliegenden Knochen stellt aufgrund der unterschiedlichen Elastizitätsmodule (Materialkennwert der den Zusammenhang zwischen Spannung und Dehnung bei der Verformung eines festen Körpers beschreibt) weiterhin eine Herausforderung dar. Grundsätzlich werden **zwei unterschiedliche Verankerungsmechanismen** unterschieden:

Die **zementfreie** Prothesenimplantation wird vorzugsweise **bei jungen** (≤ 65 Jahre), **knochengesunden Patienten** bevorzugt. Bei diesen meist noch körperlich/sportlich aktiven Patienten ist die Haltbarkeit der Prothese aufgrund der höheren Aktivität herabgesetzt und eine oder sogar mehrere Wechseloperationen wahrscheinlich. Aufgrund des geringeren Knochenverlusts bei Primärimplantation und des fehlenden Knochenzements, welcher bei einer **Wechseloperation** entfernt werden müsste, profitieren diese Patienten von einer zementfreien Technik. Aufgrund der schlechteren Primärstabilität sind diese Gelenke jedoch **nicht sofort voll belastbar.**

Bei älteren Patienten, beim Vorliegen einer **Osteoporose** oder anderer Gründe, welche die Knochenqualität lokal verschlechtern (z. B. große Zysten), wird eine **zementierte** Prothesenimplantation bevorzugt. Der hierfür verwendete Knochenzement **(PMMA** = Polymethylmetacrylat, bekannt auch als „Plexiglas") wird unmittelbar vor dem Einsetzen der Prothese aus einem Mono- und einem Polymeranteil zusammengemischt und härtet binnen 15 Min. vollständig aus. Somit ist eine **hohe Primärstabilität** gegeben und eine **schnelle Vollbelastung** möglich (Verringerung der Sekundärkomplikationen). Als nachteilig ist der relativ hohe Knochenverlust bei Revisionsoperationen (z. B. bei Prothesenwechsel, da hier der Zement erst entfernt werden muss) anzusehen.

Beide Verankerungsmethoden können als sog. teilzementierte oder **Hybrid-TEP** kombiniert werden.

Lerntipp

Im Gegensatz zu großen Gelenken, bei denen im Bedarfsfall ein Gelenkersatz erfolgt, können kleinere Gelenke bei Erkrankung ohne wesentlichen Funktionsverlust per **Arthodese** versteift werden, z. B. Wirbelkörper (Spondylodese), Fingergelenke oder das Handgelenk. Benachbarte Gelenke gleichen die Fehlfunktion aus.

4.4.4 Hüftgelenkendoprothetik

Der Zugang zum Hüftgelenk erfolgt abhängig von der Erfahrung des Operateurs, dem Prothesenmodell und evtl. bereits vorhandener OP-Narben von ventral, seitlich oder dorsal. Jeder dieser Zugangswege hat unterschiedliche Vor- und Nachteile.

Beispielhaft soll hier der sog. **Standardzugang von lateral** dargestellt werden (▸ Abb. 4.26).

Nach Hautinzision unterhalb der Spina iliaca anterior wird der Schnitt über das Trochantermassiv nach distal verlängert. Die Muskelfaszie wird gespalten und der Zwischenraum zwischen M. tensor fascia latae und dem Vorderrand des M. gluteus medius aufgesucht. Mehrere Hohmann-Hebel halten nun diese Muskellücke auf und die Gelenkkapsel liegt frei dar. Diese wird nun großzügig reseziert, sodass in einem nächsten Schritt mit der Hüftkopfresektion begonnen und die Prothese implantiert werden kann.

Entsprechend der präoperativen Überlegungen erfolgt nun die Implantation einer zementierten, teilzementierten oder zementfreien Prothese (▸ Abb. 4.27).

Merke

Heterotope Ossifikationen: Mesenchymale Progenitorzellen differenzieren sich hierbei zu Osteoblasten und führen zu Verknöcherungen außerhalb des Skelettsystems (Kapsel-, Faszien-, Sehnen- und in Muskelgewebe) (▸ Abb. 4.28). Entwickeln sich lediglich kleinere Knocheninseln oder -spangen, so haben diese für den Patienten in der Regel keinerlei klinische Bedeutung. Kommt es jedoch zu ausgeprägten Ossifikationen, führt dies zur Funktionsstörung bis hin zur Gelenkversteifung. Als **Ossifikationsprophylaxe** werden nichtsteroidale Antirheumatika gegeben. Bei Unverträglichkeiten oder/und Niereninsuffizienz kann präoperativ eine einmalige Bestrahlung des Operationsgebiets mit 7 Gy erfolgen.

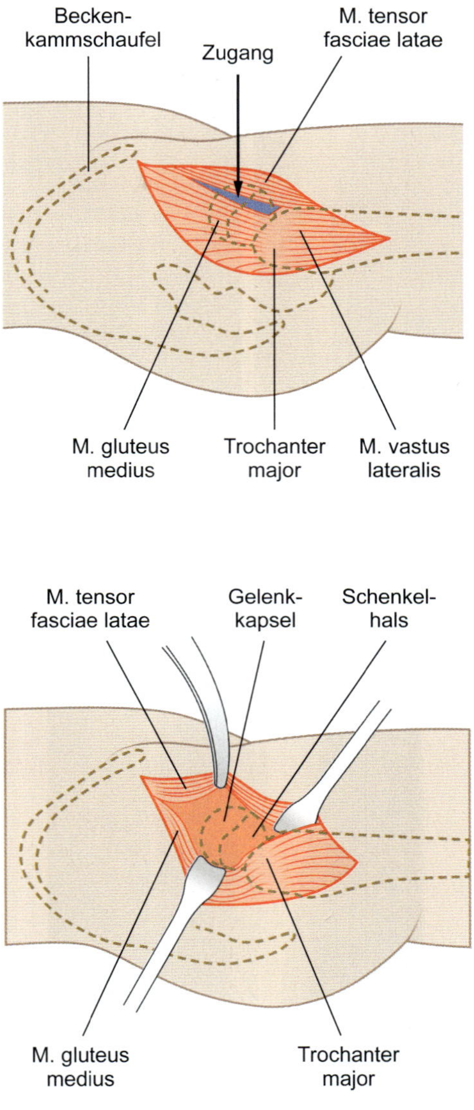

Abb. 4.26 Schematische Darstellung des Standardzugangs von lateral bei der Hüftgelenkendoprothetik. [L231]

Indikation für eine Hüftgelenkendoprothese ist v. a. die Koxarthrose (▸ Kap. 11).

Mögliche **Komplikationen** sind:

- die intraoperative Femurschaftfraktur,
- die Absprengung des Trochanter major oder
- eine Fehlpositionierung der Pfanne.

Nicht zuletzt aus diesem Grund ist eine Durchleuchtungskontrolle nach dem Einsetzen der Implantate erforderlich.

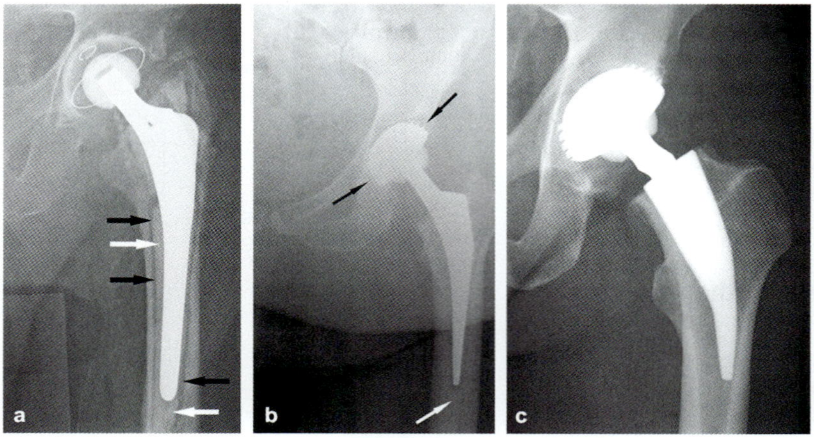

Abb. 4.27 Endoprothese. **a** Bild einer vollzementierten Hüft-TEP. Die weißen Pfeile markieren den Zementmantel. Die schwarzen Pfeile zeigen eine Spaltbildung zwischen dem Zement und dem Knochen als Zeichen einer Prothesenlockerung. **b** Teilzementierte Hüft-TEP. Der schwarze Pfeil zeigt das Schraubengewinde der Pfanne, der weiße Pfeil den Zementmantel. **c** Zementfreie Kurzschaftprothese. [M332]

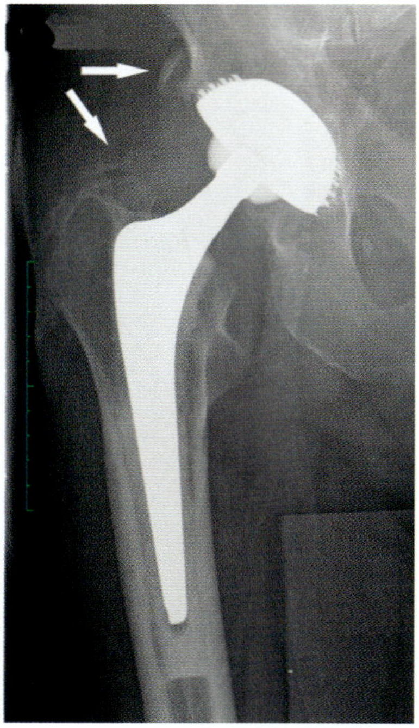

Abb. 4.28 Heterotope Ossifikationen. [M332]

Infektionen der Prothese können in „Früh-Infekt" ≤ 1 Monat und „Spät-Infekt" ≥ 1 Monat eingeteilt werden. Da die Prothesenoberfläche einerseits für Antibiotika schwer zugänglich ist und andererseits eine Biofilm-Bildung begünstigt, ist die Therapie der Wahl meist der **zweizeitige Prothesenwechsel.**

Nicht selten sind auch **Prothesenluxationen** nach vermehrter Flexion (Luxation nach dorsal) oder Adduktion/Außenrotation (Luxation nach ventrolateral) im Hüftgelenk. Grund hierfür kann u. a. die Schädigung der **Glutealmuskulatur** oder auch die Fehlpositionierung der Implantate sein.

Merke

Als sog. **Girdlestone-Operation** wird die Resektion des Hüftkopfs und von Teilen des Schenkelhalses bezeichnet. Infolgedessen stützt sich der Femurstumpf im Acetabulum ab. Gehen ist an Unterarmgehstützen möglich. Diese Operationsmethode wurde vor Einführung der Endoprothetik bei ausgeprägter Coxarthrose durchgeführt. Heute wird diese Technik bei z. B. bei Hüft-TEP-Infektionen zur Gelenksanierung eingesetzt (bis zur erneuten TEP-Implantation).

Cave

Komplikationen bei Endoprothese
- Thrombembolie: Prophylaxe solange Patient immobilisiert ist, mindestens 4–5 Wochen
- Allergische Reaktion
- Fettembolie
- Reizung des N. ischiadicus (fehlende Fußhebung und -senkung, Parästhesien an Fußsohle und Fußrücken)
- Prothesenlockerung
- Heterotope (periartikuläre) Ossifikationen
- Luxationen: extreme Bewegungen in Adduktion und Außenrotation vermeiden

4.4.5 Kniegelenkendoprothetik

Liegt lediglich eine unikompartimentelle Kniegelenkarthrose **(Gonarthrose)** vor, wird also nur ein **unikondylärer Oberflächenersatz** durchgeführt (meist ist dies medial der Fall), so erfolgt der Zugang über dem medialen Kompartiment. Hierfür ist in der Regel eine recht kleine Hautinzision notwendig. Für den **bikondylären Gelenkersatz** sowie für Revisionsoperationen wird meist ein anteromedialer oder zentraler Zugang gewählt. Im Anschluss wird das mediale Retinakulum durchtrennt, die Arthrotomie vervollständigt und das Gelenk auf 90° angewinkelt. Hierbei wird gleichzeitig die Patella nach lateral umgeschlagen, sodass ein guter Überblick und Zugriff auf das gesamte Gelenk möglich ist (▸ Abb. 4.29).

Erfolgt ein bikondylärer Oberflächenersatz, wird das vordere Kreuzband (VKB) reseziert. Das hintere Kreuzband (HKB) bleibt erhalten.

Liegt ein bandstabiles Kniegelenk ohne wesentliche Achsabweichung vor, so kann ein bi-(oder mono-) kompartimenteller Gelenkersatz erfolgen. Bei diesen sog. **Oberflächenersatzprothesen** werden das distale Femur und die proximale Tibia sozusagen überkront. Die Verankerung kann zementfrei oder zementiert erfolgen. Die Stabilität wird durch die eigenen Seitenbänder und das hintere Kreuzband gewährleistet. Bei hochgradiger Achsfehlstellung müssen meist **langstielige Scharnierprothesen** implantiert werden um die Stabilität des Kniegelenks zu gewährleisten (▸ Abb. 4.30).

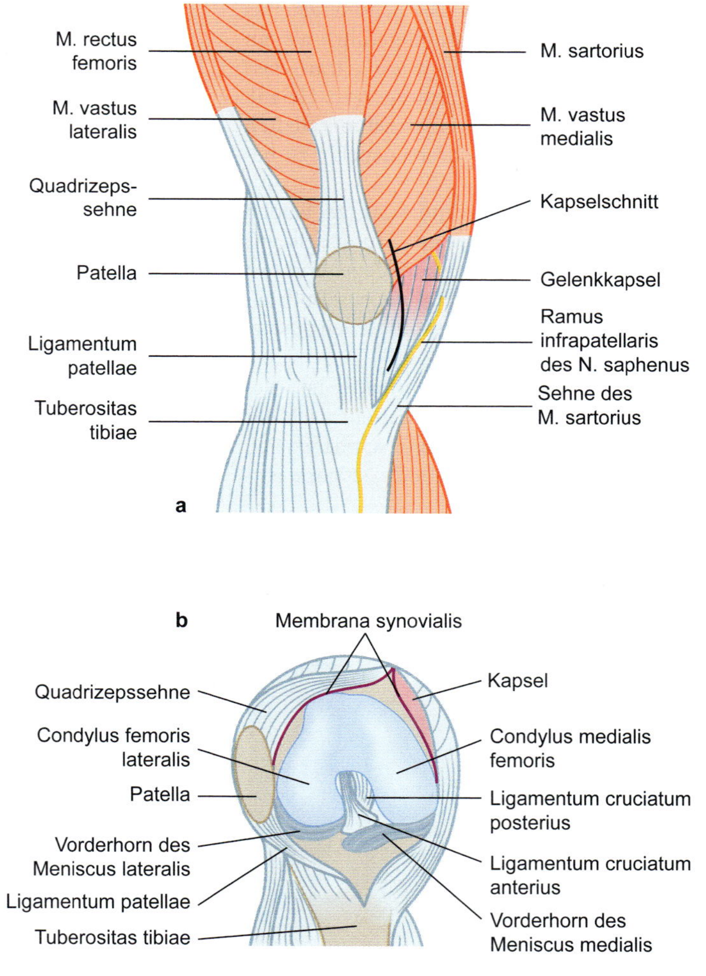

Abb. 4.29 **a** Der Hautschnitt erfolgt in diesem Beispiel zentral über der Patella. Nach dem Durchtrennen der Haut wird unter ständiger Palpation der medialen Patellafacette bis auf die Muskelfaszie präpariert. Die Arthrotomie erfolgt am medialen Patellarrand und wird nach proximal und distal verlängert. **b** Die Patella wird nun nach lateral gedrängt, sodass sich eine freie Sicht auf die Gelenkfläche bietet. [L231]

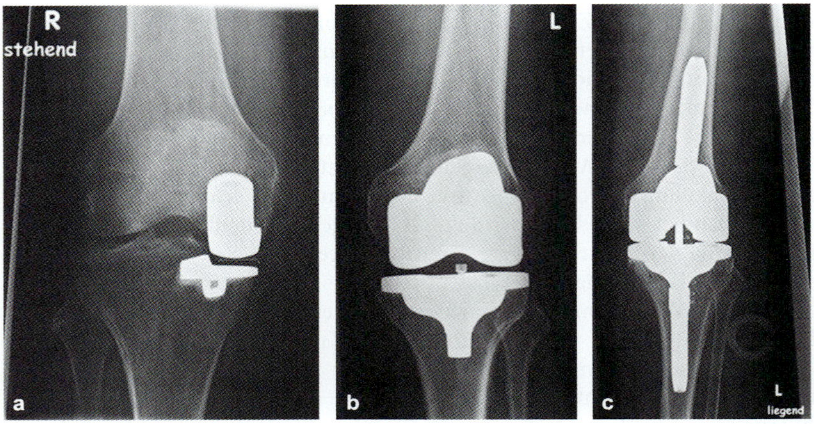

Abb. 4.30 Kniegelenk. **a** Unikondylärer Oberflächenersatz. **b** Bikondylärer Oberflächenersatz. **c** (Gekoppelte) Revisions-KTEP. [M332]

4.4.6 Schulterendoprothetik

Der endoprothetische Ersatz des Schultergelenks wird weit weniger häufig durchgeführt als an Knie- und Hüftgelenk. Dies liegt u. a. daran, dass das Schultergelenk kein gewichttragendes Gelenk ist. Kommt es dennoch zu einer schmerzhaften **Omarthrose** sind erneut mehrere Aspekte zu beachten:

- Liegt die arthrotische Veränderung an beiden Gelenkpartner (Glenoid und Humeruskopf) vor? Wenn nur der Humeruskopf degeneriert ist (z. B. im Verlauf nach einer Humeruskopffraktur) kann eine sog. Hemiprothese eingesetzt werden.
- Ist die Rotatorenmanschette intakt? Ist dies nicht der Fall, so profitiert der Patient nach der Operation lediglich von einem schmerzfreien Gelenk. Die Beweglichkeit jedoch ist stark eingeschränkt. Aus diesem Grund wurde die sog. **Inverse-Schulterprothese** entwickelt. Hier erfolgt keine anatomische Rekonstruktion. Die Gelenkpfanne wird auf dem Humerusschaft, der Humeruskopf wird an die Skapula implantiert. Somit wird die Biomechanik des Schultergelenks verändert, woraus eine gute Beweglichkeit postoperativ resultiert (► Abb. 4.31).

Der operative Zugang erfolgt meist unabhängig vom Prothesentyp. Der Hautschnitt erfolgt beginnend unterhalb des Processus coracoideus und verläuft im Sulcus deltoideopectoralis. Der M. deltoideus wird nach lateral weggehalten. Bei Außenrotation des Arms kommt der M. subscapularis zum Vorschein. Dieser wird mit Haltenähten versehen und kann an seinem distalen, sehnigen Anteil vom Tub. minus losgelöst werden. Nun liegt das Schultergelenk frei einsehbar da (► Abb. 4.32).

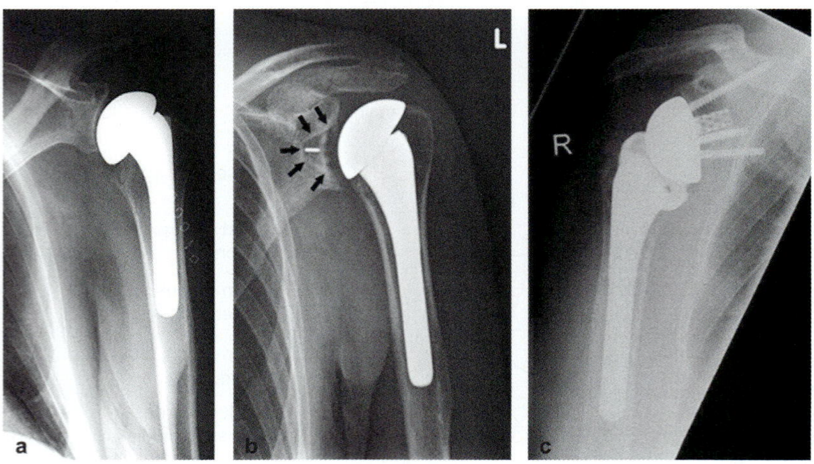

Abb. 4.31 Schultergelenk. **a** Hemiprothese. Lediglich der Humeruskopf wurde ersetzt. **b** Schulter-TEP. Die Pfeile markieren die Polyethylenpfanne. Diese enthält zusätzlich einen röntgendichten Stift zur Markierung. **c** Inverse Schulter-TEP. [M332]

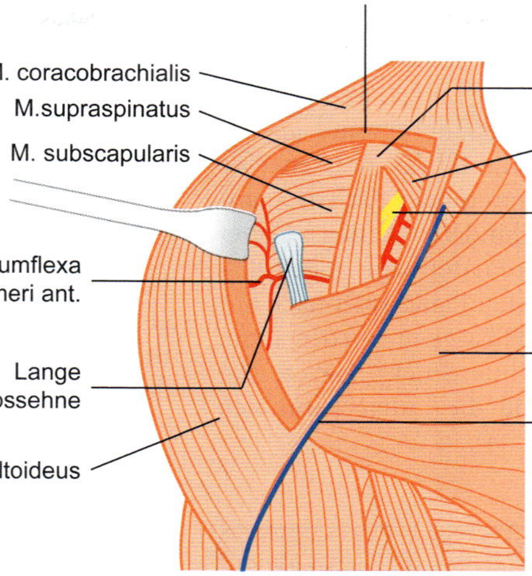

Abb. 4.32 Schematische Darstellung des Zugangs für eine Schulter-TEP. Einzelheiten im Text. [L231]

4.5 Band-/Sehnenrekonstruktionen

Sehnen und Bänder können nach einer traumatischen oder degenerativen Verletzung repariert bzw. verstärkt werden. Entsprechende künstliche Materialien werden entweder unterstützend in die noch vorhandene Sehne eingeflochten (z. B. im Bereich der Schulter) oder ersetzen das gerissene Band/die Sehne vollständig (z. B. Kreuzband).

4.6 Andere Eingriffe

4.6.1 Kompartmentspaltung

Das Kompartmentsyndrom wird in ▸ Kap. 18 beschrieben.

4.6.2 Vakuumtherapie (VAC)

Bei Weichteilinfektionen oder nicht verschließbaren Wunden wird häufig eine Vakuumtherapie durchgeführt (▸ Abb. 4.33). Nach Säuberung der Wunde im OP wird ein steriler Spezialschwamm auf eine passende Größe zurechtgeschnitten und in die Wunde gelegt. Dann wird eine Klebefolie wasser- und luftdicht darübergeklebt. Über ein Loch in der Folie über dem Schwamm wird ein Schlauch angebracht, der mit einem Unterdruckgerät verbunden ist. Dieses saugt ständig Sekret ab und zieht außerdem die Wunde zusammen. Auf diese Art können Infekte schrittweise therapiert werden (alle 5 Tage sollte der Schwamm im OP gewechselt werden) und Wunden z. B. für einen sekundären Verschluss oder eine Spalthauttransplantation vorbereitet werden.

Merke

Die VAC-Therapie ist eigentlich eher eine „Unterdrucktherapie": Es können Werte von 25 mmHg bis 125 mmHg eingestellt werden – entweder intermittierend oder kontinuierlich.

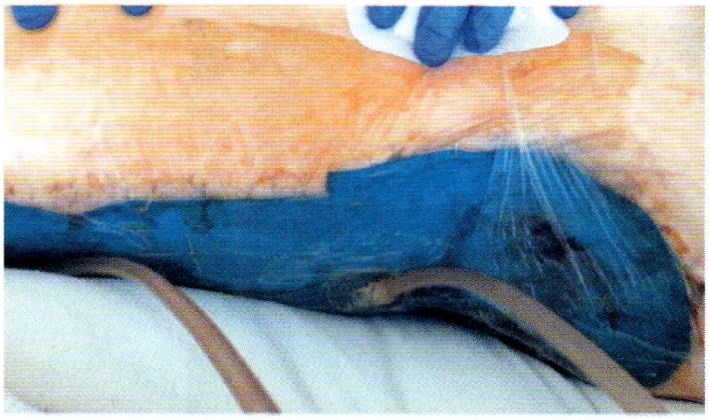

Abb. 4.33 VAC-Therapie: Der blaue Schwamm liegt in der Wunde. Über ihn wird mittels des Schlauchs das Wundsekret abgesaugt. [P183]

4.6.3 Thoraxdrainage

Liegt bei einem Patienten ein Pneumothorax oder gar ein Hämatothorax vor, ist dies meist lebensbedrohlich. Ursache für einen Pneumothorax ist dabei meist eine Verletzung der Lunge, weniger eine penetrierende Verletzung der Thoraxwand.
Bei Vorliegen eines Pneumothorax müssen eine Dekompensation der Atmung oder gar ein Spannungspneumothorax verhindert werden. Daher wird umgehend eine Thoraxdrainage angelegt – dies ist ein Schlauch, der den Pleuraspalt nach außen drainiert. Luft und Flüssigkeit werden dann meist mit zusätzlichem Unterdruck (Sog ca. 10–20 cm H_2O) abgesaugt und die Lunge kann sich wieder entfalten (► Abb. 4.34).

Praxistipp

Operatives Vorgehen – Thoraxdrainage in Bülau-Position:

- Palpatorische Lokalisation des 4.–6. Interkostalraums (ICR) im Verlauf der vorderen Axillarlinie (Bülau-Position).
- Inzision der Haut parallel zur Rippe.
- Stumpfes vorsichtiges Präparieren in tiefere Schichten mit Schere (am oberen Rippenrand orientieren, wo sich keine Gefäß-Nerven-Strukturen befinden).
- Sobald Luft entweicht, mit dem Finger in den Thorax eingehen und die Pleura von innen ertasten.
- Vorsichtiges Einbringen des Drainageschlauchs mit gebogener Klemme.
- Hautnaht und Anknoten der Drainage, damit diese nicht rausrutscht.

Merke

„Dos and Don'ts" beim Legen der Thoraxdrainage:

- Immer am Oberrand der Rippe bleiben (am Unterrand sind die Gefäße und Nerven).
- Nie die Drainage mit ihrem spitzen Mandrin einbringen (Perforationsgefahr von Lunge und Herz).
- Immer mit dem Finger überprüfen, ob man wirklich im Thorax ist.

Eine **alternative Position** ist die **Monaldi-Drainage.** Sie wird nur bei einem sicher reinen Pneumothorax angelegt (selten) und in den 2.–3. ICR in der Medioklavikularlinie eingebracht.

4.6.4 Beckenzwinge

Schwer verletzte Patienten mit instabilen Beckenfrakturen sind hämodynamisch häufig instabil. Verantwortlich dafür sind starke Blutungen aus dem Beckenknochen und den ventralen am Knochen anliegenden Venenplexus. Im Schockraum wird daher manchmal bei instabilem hinteren Beckenring die sofortige Anlage einer Beckenzwinge notwendig (► Abb. 4.35). Nach Durchführung von zwei Inzisionen werden die Dornen der Zwinge seitlich am dorsalen Anteil der Beckenschaufeln angebracht und der Druck so erhöht, dass das Becken reponiert wird. So wird häufig die Blutung deutlich vermindert. Eine andere Alternative ist der Beckenfixateur (externe).

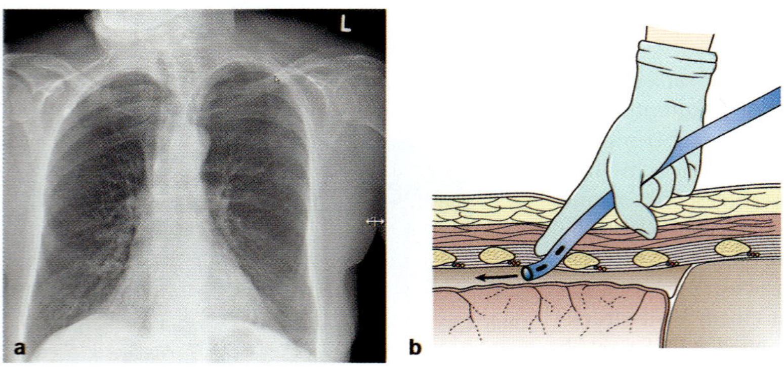

Abb. 4.34 **a** Pneumothorax links. **b** Schematische Darstellung einer Thoraxdrainage. [P183, L108]

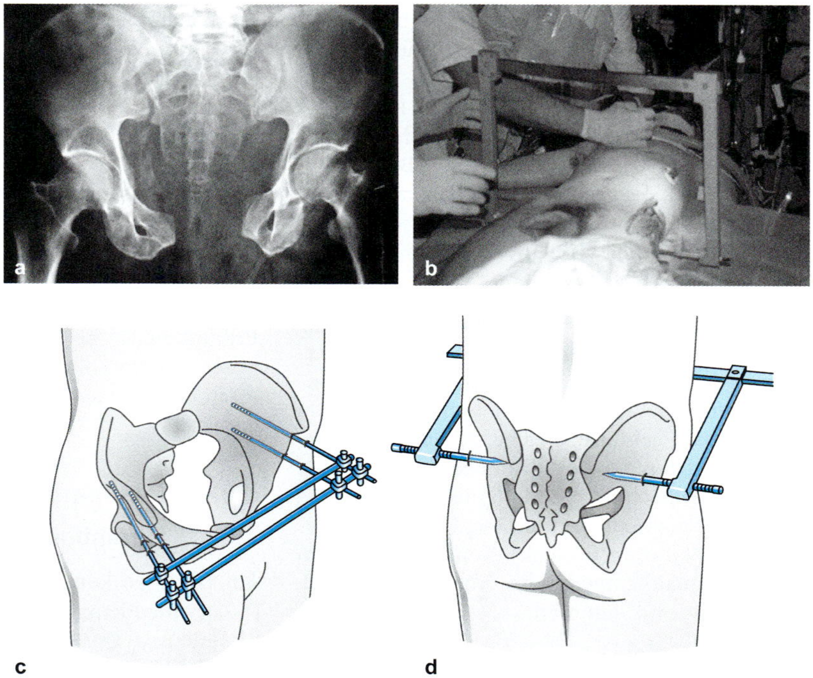

Abb. 4.35 a–d Beckenzwinge und Beckenfixateur. **a** Open-Book-Verletzung Typ B in der Beckenübersicht. **b** Anlage einer Beckenzwinge bei hinterer Beckenzerreißung. **c** Zuklappen des Beckens mit suprapubischem Fixateur externe. **d** Wirkprinzip der Beckenzwinge am hinteren Beckenring. [M352, L157]

4.7 Physikalische Therapie

4.7.1 Definition

Physikalische Therapie ist der Oberbegriff für die befundgerechte und planmäßige Anwendung von Mechano- und Bewegungstherapie sowie thermischer, elektrischer und physikochemischer Wirkqualitäten in Prävention, Kuration und Rehabilitation. Grundsätzlich wird unterschieden zwischen aktiven (Mechano-/Bewegungstherapie) und passiven (Thermo-/Hydro-/Elektrotherapie u. a.) Maßnahmen. Aufgrund der Vielzahl an Behandlungsmöglichkeiten beschränken wir uns hier auf die Betrachtung einiger weniger (prüfungsrelevanter) Themen.

4.7.2 Krankengymnastik

Krankengymnastik ist eine ärztlich verordnete Bewegungstherapie mit dem Ziel der Wiederherstellung bzw. des Erhalts von Mobilität, Funktionalität und Kraftentfaltung. Es wird eine aktive von einer passiven Bewegungstherapie unterschieden.

In der **aktiven Bewegungstherapie** werden die Übungen vom Patienten selbstständig, unter Anleitung des Therapeuten (physiologischer Bewegungsrhythmus, Verbesserung der Koordination), durchgeführt und dienen v. a. der Verbesserung der Beweglichkeit bei muskulärer Funktionseinschränkung.

Die **passive Bewegungstherapie,** also das Durchbewegen des Gelenks durch den Therapeuten, Dehnen und mobilisieren durch Traktion wird v. a. bei kontrakten Gelenken (Verklebungen, Narbenkontrakturen u. a.) angewandt. Ziele der Krankengymnastik sind somit:

- Wiederherstellen der Gelenkbeweglichkeit,
- Wiederherstellen von Kraft, Ausdauer und Koordination,
- Schmerzfreiheit unter Entlastung, Teil- und Belastung (z. B. durch Gehen an Unterarmgehstützen) und Prävention.

4.7.3 Ergotherapie

Ergotherapie kann als funktionelle Erweiterung der Krankengymnastik angesehen werden. Der Patient erlernt durch immer wiederkehrendes Üben von Gelenk- und Muskelfunktionen alltägliche Handlungsweisen und handwerkliche Tätigkeiten mit dem Ziel der Wiedergewinnung komplexer Bewegungsabläufe im täglichen Leben. Hierzu

kann die Eigenständigkeit im Alltag erhalten und eine sinnvolle, eigenständige Lebensführung ermöglicht werden.
Zur Ergotherapie gehören u. a. auch die Prothesenschulung (z. B. nach Amputation) und das Training von Kompensationstechniken (z. B. bei langfristig verloren gegangener Funktionalität).

4.7.4 Manuelle Therapie

Die Manuelle Therapie dient der Diagnostik und Therapie reversibler Funktionsstörungen (sog. „Blockierungen") an der Wirbelsäule und den Extremitäten. Hierzu bedient sie sich der sog. Impulstechnik. Zunächst wird durch die Mobilisation eine langsam geführte, weiche, repetitive Weichteildehnung durchgeführt. Dann erfolgt durch eine spezielle Grifftechnik die Manipulation („Impulsabgabe") auf einen anatomisch eng begrenzten Abschnitt (z. B. Iliosakralgelenk). Kontraindikationen für ein manualtherapeutisches Vorgehen sind z. B. Osteoporose und Tumoren.

4.7.4.1 Massagetherapie

Abhängig von der Massagetechnik (Knetung, Streichung, Drückung, Friktion, Vibration) können unterschiedliche Tiefenbereiche behandelt werden. Der Wirkmechanismus beruht auf einer lokalen Mehrdurchblutung durch Gefäßerweiterung, Aktivierung des Lymphstroms und Anregung des lokalen Stoffwechsels. Darüber hinaus wirkt die Massage auf die Psyche und bewirkt eine allgemeine seelische und körperliche Entspannung. Indikationen für die Massagetherapie sind Muskelverhärtungen (an der Wirbelsäule), Myalgien, Tendinopathien und Weichteilverklebungen.

4.7.5 Elektrotherapie

Elektrischer Strom verursacht im Gewebe immer eine Ionenverschiebung, Veränderung des Ladungszustands an der Zellmembran und Wärmeentwicklung. Diese Merkmale sind jedoch abhängig von der Stromform unterschiedlich ausgeprägt.
Gleichstrom ruft einen kontinuierlichen Ionenfluss mit gleichbleibender Intensität hervor und fördert den Stoffwechsel. Er wird u. a. bei frischen Verletzungen (Distorsion, Hämatom) und peripheren Neuralgien angewandt.
Niederfrequente Wechselströme (Reizstromtherapie) führen zu einer gewollten Erregung der Nervenmembran und Muskelzellen und sind bei frischen Traumata, Neuritiden, Neuralgien, radikulären Schmerzsyndromen, muskulären Verspannungen und Erkrankungen des rheumatischen Formenkreises indiziert. Eine Methode der niederfrequenten Wechselstromtherapie ist die sog. transkutane elektrische Nervenstimulation (TENS), welche vom Patienten selbst angewandt werden kann. Durch die Reizung peripherer Vibrationsrezeptoren der Unterhaut entsteht ein lokaler analgetischer Effekt.
Hochfrequente Wechselströme sind indiziert bei Erkrankungen, bei denen Wärme in der Tiefe erzeugt werden soll, also bei schmerzhaften chronisch degenerativen Prozessen des Bewegungsapparats.

4.8 Medikamentöse Therapie

4.8.1 Thromboseprophylaxe

4.8.1.1 Medikamentöse Prophylaxe

Zur **medikamentösen Prophylaxe** eingesetzt werden:
- das klassische hochmolekulare, unfraktionierte Heparin (UFH),
- niedermolekulare Heparine (NMH wie Enoxaparin etc.), die man subkutan applizieren kann,
- Cumarine (wie Marcumar) zur Dauertherapie (z. B. nach Lungenembolie oder Thrombosen sowie sehr oft bei Vorhofflimmern) und
- die neuen oralen Antikoagulanzien (NOAK); diese haben zwar noch ein enges Indikationsspektrum – ihr Einsatz wird jedoch in Zukunft wahrscheinlich deutlich zunehmen.

Als neue orale Antikoagulanzien (NOAK) werden bei Patienten zunehmend orale Heparine eingesetzt (z. B. Apixaban, Rivaroxaban, Dabigatran). Auf der einen Seite gelten sie als Alternative zu Cumarinen für die Dauerantikoagulation (Vorteil: keine Kontrollen mehr notwendig), auf der anderen Seite auch als Ersatz für die subkutane Gabe von NMH wie Enoxaparin (Verzicht auf s. c.-Gabe). Für die perioperative Prophylaxe sind sie aktuell nur bei elektiver Hüft- und Knieendoprothetik zugelassen.

Cave

Nach Anlegen eines **Gipses zur Ruhigstellung des Sprunggelenks** kann der Patient die Muskelpumpe der Wadenmuskulatur nicht mehr ausreichend nutzen

(das Blut „steht" – Virchow-Trias, ▸Tab. 4.2!). Ohne die Verschreibung einer medikamentösen Thromboseprophylaxe kann es zu **lebensbedrohlichen Embolien** kommen. Ein Kunstfehler!
Hier muss bis zur Möglichkeit zur Belastung und Abrollen eine medikamentöse Thromboseprophylaxe angeordnet werden (z. B. Enoxaparin 40 mg s. c. 0-0-1).

Tab. 4.2 Virchow-Trias

Risikofaktor	Mögliche Ursachen in der Orthopädie und Unfallchirurgie
Schädigung der Gefäßwand	Endothelschädigung, z. B. durch Trauma/Knochenbruch. Die Thrombozyten setzen sich an der verletzten Stelle fest und aktivieren eine Gerinnungskaskade, die zu einem Thrombus führen kann.
Herabsetzen der Strömungsgeschwindigkeit des Bluts	Teil- oder Nichtbelasten einer Extremität durch Schmerz oder postoperative Belastungsbegrenzungen. Zum Beispiel „steht" das Blut in den Beinen, da die Muskelpumpe es nicht ausreichend nach oben zum Herzen pumpt.
Veränderungen der Blutgerinnung	Insbesondere Entzündungen, Trauma und Operationen führen zu einer Ausschüttung der prokoagulatorischen Faktoren.

Merke

Antagonisierung der Heparinwirkung: Beim Auftreten von Blutungen kann bei Gabe von hochmolekularem Heparin die Gabe pausiert werden, was innerhalb von 2–3 h zu einer Normalisierung der PTT führt. Soll es schneller gehen, steht Protamin zu Verfügung. Die niedermolekularen Heparine kann man leider nicht direkt antagonisieren und ihre Wirkdauer ist lange.

Die Empfehlung zur medikamentösen perioperativen Thromboseprophylaxe laut Leitlinien der AWMF besteht bei Patienten mit mittlerem und hohem Risiko. Eine Entscheidung sollte jedoch individuell für jeden Patienten gefällt werden (ggf. zusätzliches dispositionelles Risiko wie Anamnese, Herzinsuffizienz, Infektion, Malignome etc., ▸Tab. 4.3).

Eine besonders wichtige **Komplikation** der Gabe von Heparinen ist die **heparininduzierte Thromboyztopenie** (HIT), also eine Verminderung der Thromboyztenzahlen. Unterschieden werden HIT Typ 1 und HIT Typ 2. Der Typ 1 ist eher harmlos: Die zunächst innerhalb der ersten 5 Tagen unter <100 000/µl fallende Thrombozytenzahl normalisiert sich meist symptomlos wieder. Der **HIT Typ 2** ist jedoch eine **ernste Autoimmunreaktion** auf die eigenen Thrombozyten. Diese Reaktion tritt meist zwischen dem 5.–14. Tag auf und kann zu schweren **Thrombosen und Embolien** führen. In jedem Fall muss die Heparingabe sofort auf alternative Wirkstoffe (Hirudin, Danaparoid, Fondaparinux) umgestellt werden.

Merke

Die **heparininduzierte Thrombozytopenie** ist eine wichtige Nebenwirkung der Heparingabe. Die HIT führt jedoch nicht zu Blutungen, sondern im Gegenteil zu **Thrombembolien!**

4.8.1.2 Nichtmedikamentöse Thromboseprophylaxe

Die nichtmedikamentöse Thromboseprophylaxe hat ebenfalls einen hohen Stellenwert: Vermeidung von Bettlägerigkeit durch frühe Mobilisierung, minimalinvasive Eingriffe sowie Kompressionsverbände und -strümpfe sind dabei die wichtigsten Faktoren in unserem Fachgebiet.

Tab. 4.3 Indikationen zur medikamentösen perioperativen Thromboseprophylaxe

Risikostufe	Eingriffe	Beispiel
Niedriges Risiko	Kleine und mittlere operative Eingriffe mit wenig Weichteiltrauma	Handchirurgische Eingriffe, Arthroskopien, Weichteileingriffe ohne Verminderung der Mobilität
Mittleres Risiko	Lange Operationen, Immobilisierung der unteren Extremität	Sprunggelenkoperationen, Meniskusoperationen
Hohes Risiko	Größere Eingriffe mit großem Weichteiltrauma oder nach schwerem Unfall	Wirbelsäulen- und Beckenverletzungen, Eingriff in Körperhöhlen wie Bauch und Thorax, Polytrauma

4.8.2 Analgetikatherapie

Bei der Analgetikatherapie kann man zwischen einer temporären Anwendung für einen Eingriff (von der Infiltrationsanästhesie mit einem Lokalanästhetikum bis zur Opiatgabe bei einer Vollnarkose) und einer länger dauernden Therapie (entweder perioperativ oder als Dauergabe) unterscheiden.

4.8.2.1 Orale und intravenöse Medikation

Die **medikamentöse Schmerztherapie** orientiert sich idealerweise an dem **WHO-Stufenschema** (► Tab. 4.4). Die Basistherapie sollte wenn möglich mit peripher wirksamen Wirkstoffen begonnen werden und kann je nach Bedarf durch Opiate erweitert werden. Ist eine orale Gabe nicht möglich oder ist ein schneller Wirkeintritt notwendig, ist die intravenöse Gabe notwendig. Basis der meisten Schmerzmedikationen sind die nichtsteroidalen Entzündungshemmer (**NSAIDs** – non-steroid antiinflammatory drugs, manchmal auch **NSAR** – nichtsteroidale Antirheumatika genannt), welche über die Hemmung der Zyklooxygenase (COX) wirken und dadurch Schmerz, Entzündung und Fieber senken. Typische Vertreter sind Propionsäurederivate wie **Ibuprofen,** aber auch Salicylate wie Acetylsalicylsäure **(ASS)** oder Essigsäurederivate wie **Diclofenac.**

Die spezifischen **COX-2-Hemmer** wie Celecoxib sind neuere Wirkstoffe; da sie die COX1 nicht hemmen, gehen sie mit einem verminderten Risiko für Magenschleimhautentzündungen/-ulzera und entsprechende Blutungen einher.

Metamizol (Novalgin) und **Paracetamol** werden ebenso breit angewandt, sind aber chemisch eine andere Substanzgruppe mit anderem Wirkmechanismus.

Niedrigpotente Opiate haben neben der guten Wirksamkeit den Vorteil, dass sie einfach verordnet werden können. Stärkere Opiate unterliegen dem Betäubungsmittelgesetz (BTMG) und werden daher als **BTM** bezeichnet. Sie müssen im ambulanten Bereich über spezielle BTM-Rezepte verschrieben werden.

Praxistipp

Eine gute Möglichkeit, die Schmerzintensität zu quantifizieren ist entweder die visuelle Analogskala **(VAS)** oder die Numerical Rating Scale **(NRS)** (► Kap. 1.2). So kann der Patient entweder durch die Auswahl eines schmerzverzerrten Gesichts oder anhand einer Skala von 1–10 Feedback geben. Ab einem Schmerz von 4–5 sollte über eine Intensivierung der Therapie nachgedacht werden (z. B. Dosis erhöhen oder nächste WHO-Stufe).

Lerntipp

Neben der medikamentösen Schmerztherapie stehen auch nichtmedikamentöse (z. B. Psychotherapie, Entspannungstechniken) zur Verfügung. Aber auch bestimmte Eingriffe gehören hierzu, darunter die **Kyphoplastie:** Bei schmerzhaften Kompressionsfrakturen von Wirbelkörpern wird spezieller Knochenzement in den Wirbelkörper gespritzt und dieser dadurch „stabilisiert". Dies führt bei vielen Patienten zur deutlichen Schmerzlinderung oder gar -beseitigung.

4.8.3 Anästhesie

4.8.3.1 Lokalanästhesie

Für kleinere Eingriffe an der Haut (Platzwunden am Kopf, Schnittwunden) oder an Fingern und Zehen empfiehlt sich die Lokalanästhesie. Meist funktioniert diese über eine Blockade der schnellen Natriumkanäle, sodass die Schmerzübertragung gehemmt wird. Zu unterscheiden ist (► Abb. 4.36)

- die **Infiltrationsanästhesie** (flächiges Einbringen über eine Nadel, meist aus der Wunde heraus) von der
- **Leitungsanästhesie** (klassisch: Oberst-Leitungsanästhesie der Finger, bei der nicht die Enden der Schmerzfasern, sondern der Nerv selbst in seinem Verlauf ausgeschaltet wird).

Tab. 4.4 WHO-Stufenschema

WHO Stufe	Schmerzintensität	Analgetika	Beispiel
I	Niedrig	NSAIDs, andere periphere Analgetika	Ibuprofen, Diclofenac, Paracetamol, Metamizol
II	Mittel	Stufe I + niedrigpotente Opiate	Tramadol, Tilidin + Naloxon
III	Stark	Stufe I + starke Opiate	Oxycodon, Morphin, Piritramid (alles BTM)

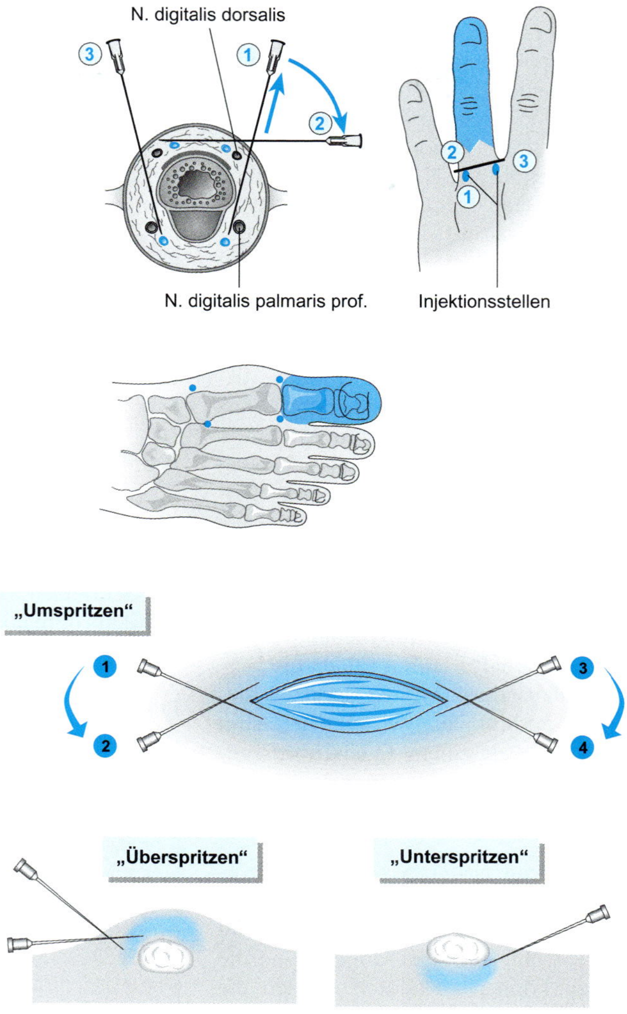

Abb. 4.36 **a** Oberst-Leitungsanästhesie, **b** Infiltrationsanästhesie. [L106]

Die verwendeten Substanzen sind für beide Verfahren praktisch dieselben (▸ Tab. 4.5). Die Beimischung von Adrenalin zur Verlängerung der Wirkdauer wird nur noch selten angewandt und ist bei den Fingern und Zehen kontraindiziert.

Merke

Im entzündlichen Gewebe (z. B. bei Abszessen etc.) ist die Wirksamkeit der Lokalanästhetika aufgrund des erniedrigten pH-Werts stark vermindert. Häufig wird daher auf Alternativen wie die Vereisung zurückgegriffen (Dauer wenige Sekunden, häufig nicht ausreichend effektiv).

Tab. 4.5 Typische lokale Analgetika für Infiltrations- und Leitungsanästhesie

Wirkstoff	Wirkeintritt und -dauer	Besonderheiten
Lidocain	Schnell, 1–2 h	Klassischer Vertreter, auch als Oberflächenanästhetikum
Mepivacain	Schnell, 1,5–3 h	Längere Wirkdauer als Lidocain
Bupivacain	Langsam, 4–5 h	z. B. bei Gelenkinfiltrationen sinnvoll

4.8.3.2 Periphere Nervenblockaden

Sowohl zur Vorbereitung von operativen Eingriffen als auch zur postoperativen Schmerztherapie (optimalerweise beides gleichzeitig) haben sich periphere Nervenblockaden bewährt (► Tab. 4.6). Meistens werden unter Ultraschallkontrolle Nadeln zu großen peripheren Nerven vorgeschoben und es wird dort eine Leitungsanästhesie (typischerweise mit Ropivacain) durchgeführt. In der Regel wird dort ein kleiner Schlauch implantiert (**„Schmerzkatheter"**), sodass im Verlauf beliebig nachinjiziert werden kann.

Während des operativen Eingriffs braucht der Patient daher deutlich weniger zentral wirksame Analgosedierung und kann in vielen Fällen sogar ganz wach bleiben. Postoperativ kann ein liegender Schmerzkatheter an einen Perfusor angeschlossen werden, sodass der Patient eine wirksame, opioidsparende Schmerztherapie erhält. Gerade alte Patienten profitieren dadurch sehr, da Nebenwirkungen reduziert werden können.

4.8.3.3 Rückenmarksnahe Anästhesie

Ebenso zu den Regionalverfahren zählen die Verfahren wie Spinalanästhesie und Epiduralanästhesie (auch PDA: Periduralanästhesie). Hier kann eine Analgesie ähnlich einem Querschnittssyndrom erreicht werden – durch Seitenlagerung ist aber eine Verstärkung auf einer Seite bei Bedarf möglich.

Das Prinzip ist es, eine Nadel zwischen den Dornfortsätzen entweder in den Epiduralraum zu schieben (Epiduralanästhesie, hier wird meist ein Schlauch eingebracht, um auch längere Eingriffe durchführen zu können). Dadurch werden die Nervenwurzeln betäubt. Durch Weiterschieben einer Nadel und Perforation der Dura kann im Rahmen der Spinalanästhesie das Anästhetikum sogar direkt ans Rückenmark injiziert werden. Viele Eingriffe werden somit ohne Narkose möglich oder Narkotika können gespart werden.

4.8.3.4 Patientenkontrollierte Anästhesie (PCA)

Hat der Patient, etwa nach großen operativen Eingriffen, mit starken Schmerzen zu kämpfen, ist die patientenkontrollierte Anästhesie (PCA) oft eine gute Lösung. Auf Knopfdruck kann sich der Patient seine Schmerzmittelgabe (üblicherweise ein starkes Opiat wie z. B. Piritramid) je nach Bedarf über den i. v.-Zugang abrufen. Die Menge des Bolus sowie die minimalen Intervalle zwischen zwei Gaben werden durch die Schmerztherapeuten im Gerät programmiert und automatisch dokumentiert. Zum einen werden Über- und Unterdosierungen weitgehend vermindert. Zum anderen gewinnt der Patient die **Autonomie** über seine Schmerzen zurück.

4.8.4 Antibiotikaprophylaxe und -therapie

Bei Eingriffen von größerer Dauer und Trauma oder wenn Fremdmaterial implantiert wird (Platten, Schrauben, künstliche Gelenke), ist eine **Antibiotikaprophylaxe** perioperativ dringend empfohlen. Die Zahl der Infektionen kann damit mit einer **„Single-Shot"-Gabe** effektiv gesenkt werden. Nur in seltenen Fällen wird eine Prophylaxe über mehrere Tage notwendig.

Praxistipp

Typische Antibiotika und Alternativen: Bei Eingriffen an Knochen und Gelenken hat sich **Cefuroxim** oder alternativ ein Β-Laktamantibiotikum mit Penicillinasehemmer (z. B. Ampicillin + Sulbactam) durchgesetzt. Bei Penicillinallergie stehen Clindamycin oder Fluorchinolone wie Ciprofloxacin zur Verfügung.

Liegt eine Infektion oder der Verdacht darauf vor, ist eine **Antibiotikatherapie** notwendig (► Tab. 4.7). Da zunächst der Keim meist nicht bekannt ist, muss man zunächst mit einer **kalkulierten Therapie** beginnen (d. h. ein Antibiotikum mit vermutlich ausreichendem Wirkungs-

Tab. 4.6 Typische Nervenblockaden

Bezeichnung	Wirkgebiet	Anwendungsbeispiel
Skalenusblock	Schulter und Oberarm	ASK Schulter, Rotatorenmanschettenrekonstruktion
Axillarisblock	Unterarm und Hand	Distale Radiusfraktur, Eingriffe an der Hand
Femoralis- und Ischiadikusblock	Untere Extremität	Hüftendoprothetik, Knie-TEP

Tab. 4.7 Typische Infekte bei stationären Patienten

Infektart	Diagnostik	Mikrobiologie	kalkulierte Therapie (Bsp.)
Nosokomiale Pneumonie	Röntgen Thorax in 2 Ebenen	Selten Sputum	Piperacillin + Tazobactam
Komplizierter Harnwegsinfekt	Urostix, Sediment	Uro-Bakteriologie	Ciprofloxacin oder Piperacillin + Tazobactam
Weichteilinfektionen	Körperliche Untersuchung, Inspektion		Ampicillin + Sulbactam oder Ciprofloxacin
Erysipel	Klinischer Blick	keine	Penicillin G (fast immer Streptokokken Gruppe A)

spektrum) und versuchen, möglichst **vorher** eine Probe (z. B. intraoperativer Abstrich) zu gewinnen, die man mikrobiologisch untersuchen kann. Liegt das Ergebnis vor und ist der Keim bekannt, muss auf eine **spezifische Therapie** auf diesen Erreger umgestellt werden (das Antibiogramm hilft bei der Auswahl des besten Präparats).

4.9 Rehabilitation

Ziel der Rehabilitation ist die möglichst **vollständige Wiederherstellung** der vorherigen **Funktion** eines Patienten zur **Aktivität und Teilhabe** am täglichen Leben. Wurde ein Patient operiert, beginnt diese Phase unmittelbar nach dem Eingriff. Ein Beispiel ist die **Frühmobilisierung** auf Station und der Beginn der krankengymnastischen Therapie.
Die Hauptphase der Rehabilitation beginnt jedoch meist erst mit der **Anschlussheilbehandlung** (AHB) oder, im Falle von alten und häufig morbiden Patienten, einer **geriatrischen Reha-Behandlung** (GRB). Sie geschieht meist nach Verlegung des Patienten in eine spezielle Rehaklinik.
Eine solche Maßnahme muss jedoch von der Krankenkasse (bzw. bei arbeitenden Patienten von der Rentenversicherung) genehmigt werden. Gute Chancen haben besonders Patienten mit Zustand nach Hüft- oder Kniegelenkersatz oder Frakturen der erwähnten Gelenke.

Lerntipp

Die bereits stationär einsetzenden Rehabilitationsmaßnahmen werden als **„Frührehabilitation"** bezeichnet und können bei Bedarf bereits schon auf der Intensivstation stattfinden. Ziel ist es, drohenden Folgen der Erkrankung bzw. der dadurch bedingten Immobilisation vorzubeugen, während zugleich noch akutmedizinische Therapie indiziert ist. Davon abgegrenzt wird die Rehabilitation im Anschluss an die akutmedizinische Behandlung in der Klinik.

II Erkrankungen und Verletzungen nach Lokalisation

Andreas Ficklscherer und Simon Weidert

5 Schultergürtel

IMPP-Hits

„Hoch die Hände, Wochenende" – daran ist nicht zu denken, wenn was mit der Schulter nicht stimmt. Sehen Sie sich darum das Unterkapitel *Tendinitis calcarea* genau an.

5.1 Wegweiser

Die obere Extremität reicht vom Schultergürtel (inklusive Klavikula und Skapula) bis zu den Fingern. Häufige Frakturlokalisationen beim jungen Menschen sind die Klavikula und der distale Radius, bei älteren Patienten der Humeruskopf und der distale Radius. Häufige orthopädische Beschwerden betreffen das Schultergelenk (Arthrose, Tendinitis, Rotatorenmanschettenläsionen) sowie den Ellenbogen (Tennis- und Golferellenbogen). Besonders die Schulter ist eine häufige Quelle von chronischen Beschwerden.

5.2 Funktionelle Anatomie der Schulter

Das **Hauptgelenk** der Schulter ist das **Glenohumeralgelenk,** es wird gebildet aus den beiden Gelenkpartnern, dem Humeruskopf und dem Glenoid, das zur Skapula gehört. Neben diesem Gelenk existieren drei **Nebengelenke:**

1. Das **Akromioklavikulargelenk** ist das Gelenk zwischen dem Akromion und der Klavikula, das **Sternoklavikulargelenk** zwischen Sternum und Klavikula. Besonders bei der Elevation des Arms findet hier viel Bewegung statt.
2. Das **thorakoskapuläre Gelenk** lässt eine Gleit- und Drehbewegung der Skapula auf der hinteren Thoraxwand zu. Es wird besonders bewegt, wenn der Patient den Arm nach vorne streckt oder den Arm über die Schulterebene hinaus anhebt.
3. Das **subakromiale Gelenk** befindet sich zwischen dem Akromion und dem Humeruskopf und wird v. a. bei Abduktion des Arms beansprucht.

Das Schultergelenk ist das Gelenk mit den höchsten Freiheitsgraden im menschlichen Körper. Zu unterscheiden sind folgende Bewegungen (► Abb. 1.2):

- **Anteversion** und **Retroversion** (Bewegen des ausgestreckten Arms in der Sagittalebene nach vorne und zurück);
- **Abduktion** und **Adduktion** (Bewegen des ausgestreckten Arms in der Frontalebene nach lateral und medial);

- **Außenrotation** und **Innenrotation** (Rotation des Oberams nach außen und innen).

Anteversion und Abduktion sind im Normalfall bis 90° und bei jungen Menschen etwas darüber hinaus möglich. Von **Elevation** spricht man, wenn der Arm darüber hinaus angehoben wird (etwa beim vollständigen Heben des Arms). Diese wird nur möglich, weil sich die Skapula im thorakoskapulären Nebengelenk dreht und das Glenoid nach oben rotiert.

Praxistipp

Um sich den Bewegungsumfang des Schultergelenks zu verdeutlichen, sollte man sich einfach einmal hinter den Patienten stellen und die Skapula mit der Hand tasten. Hält man dann bei Abduktion und Elevation des Arms den Kontakt zur Skapula, wird klar, wie stark sie sich bewegt (Rotation nach innen und Gleiten nach vorne).

Cave

Wichtig ist eine korrekte Untersuchung des Schultergelenks, da sonst z. B. ein Defizit in Abduktion oder Außenrotation schnell übersehen werden kann. Durch die oben beschriebene Skapuladrehung kann es dazu kommen, dass die Abduktion eines Patienten schon bei 70° endet, mithilfe der Rotation der Skapula ihm aber scheinbar eine Abduktion von 90° möglich ist. Deshalb gilt: Der Untersucher muss seine Hand auf die Schulter des Patienten legen und damit die Drehung der Skapula vermeiden!

Der hohe Freiheitsgrad des Schultergelenks hat einen Preis: eine knöcherne Stabilität ist nur rudimentär vorhanden. Die Stabilisierung des Gelenks erfolgt fast ausschließlich über Weichteile (► Abb. 5.1, ► Abb. 5.2):

- Die **Rotatorenmanschette** wird aus den sehnigen Enden der Mm. supraspinatus, infraspinatus, teres minor und subscapularis gebildet. Diese Sehnenmanschette umfasst und stabilisiert den Humeruskopf und zentriert diesen zugleich im Glenoid (Cuff-tear-Arthropathie, ► Kap. 5.4.4).
- Die **Gelenkkapsel** umfasst vom Glenoidhals aus unter der Ebene der Rotatorenmanschette den Kopf. In sie sind mehrere, verstärkende Bänder eingelassen: Ligg. glenohumeralia (Pars superius, medius und inferius).
- Das **Labrum glenoidale** des Glenoids stellt eine Gelenklippe dar, wie man sie auch am Hüftgelenk findet. Sie vergrößert die Kontaktfläche des Gelenks.

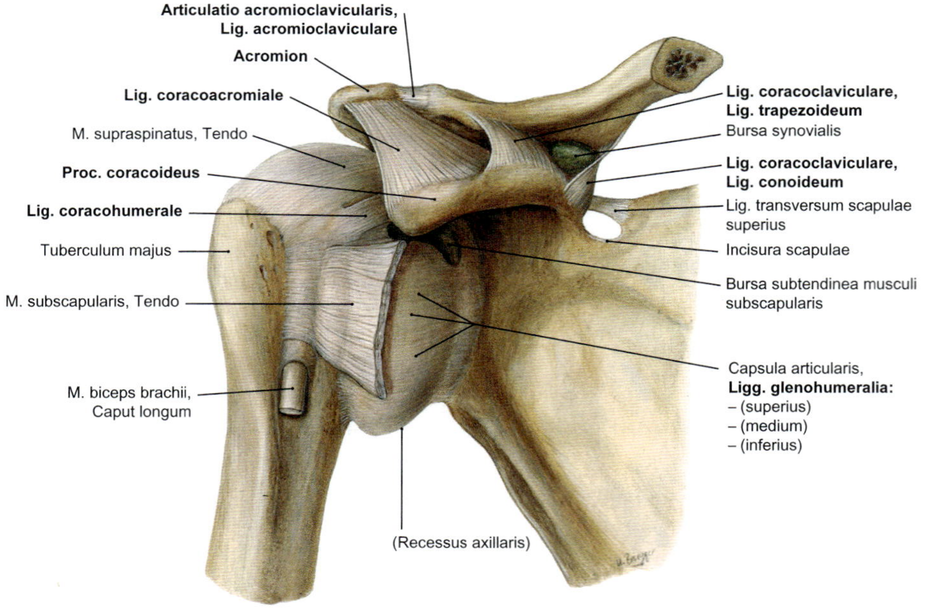

Abb. 5.1 Stabilisierung des Schultergelenks durch Rotatorenmanschette und Bandapparat; Ansicht von vorne. [S700]

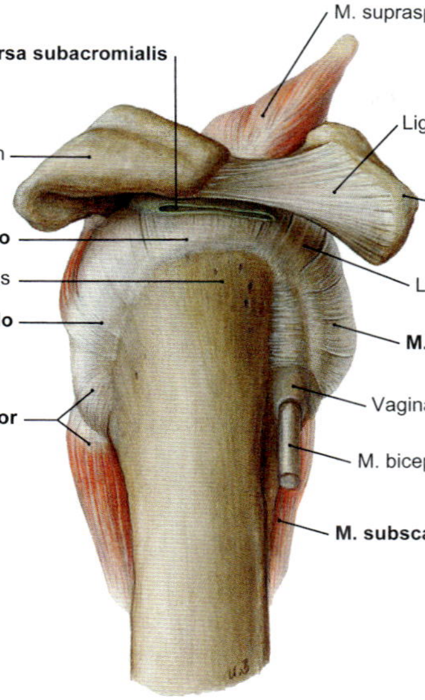

Abb. 5.2 Stabilisierung des Schultergelenks durch Rotatorenmanschette und Bandapparat; Ansicht von lateral. [S700]

Im **subakromialen Gelenk,** auch als **Subakromialraum** bezeichnet, befindet sich hauptsächlich ein Schleimbeutel, die **Bursa subacromialis.** Außerdem zieht die Sehne des **M. supraspinatus** durch diesen Raum. Bei Abduktion und Elevation des Arms kommt es zu einer Kompression dieser Strukturen – eine **Degeneration der Sehne** oder eine **Bursitis** sind die häufig zu beobachtenden Folgen.

Im **Akromioklavikulargelenk** findet hauptsächlich Bewegung statt, wenn die Schulter nach oben (Heben des Arms) oder nach unten gezogen wird. Aber auch beim Vornehmen und Zurücknehmen der Schulter bewegt sich dieses Gelenk besonders deutlich. Dabei kommt es auch immer zu einer Bewegung im korrespondierenden **Sternoklavikulargelenk,** das ebenfalls noch dem Schultergürtel zuzurechnen ist (▸ Abb. 5.3).

Ein wichtiger Stabilisator der Klavikula ist der **korakoklavikuläre Bandkomplex,** der vom Proc. coracoideus ausgehend an der Klavikula ansetzt (▸ Abb. 5.1). Er spielt v. a. in der Einzeilung der lateralen Klavikulafrakturen eine wichtige Rolle.

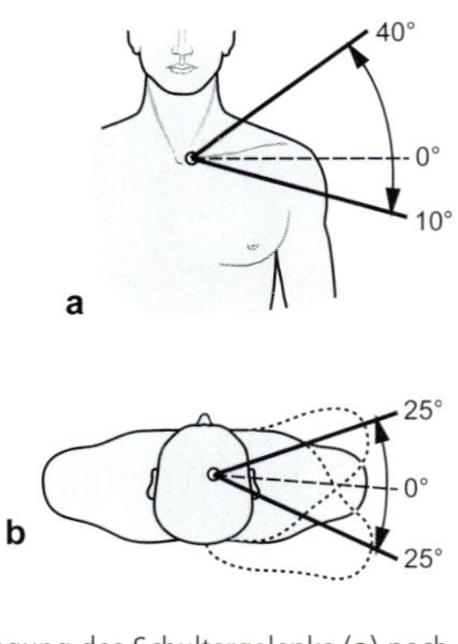

Abb. 5.3 Bewegung des Schultergelenks (**a**) nach oben und unten sowie (**b**) nach vorne und hinten. [S700]

5.3 Klinische Untersuchung des Schultergelenks

5.3.1 Inspektion

Beim Entkleiden können sich häufig erste Anzeichen für eine Einschränkung der Beweglichkeit zeigen und dem Untersucher wichtige Hinweise geben, welche Aspekte genauer untersucht werden sollten. Um sich problemlos einen Pullover auszuziehen, ist z. B. eine recht vollständige Beweglichkeit beider Schultergelenke und der Armmuskeln nötig.

Am entkleideten Patienten achtet man auf **Rötungen, Schwellungen,** vorhandene (Operations-) **Narben** oder offensichtliche **Fehlstellungen** (z. B. hochstehende Klavikula). Vorhandene **Muskelatrophien** können bereits erste oder zusätzliche

Hinweise auf die Diagnose geben, z. B. eine Atrophie des M. supraspinatus bei Rotatorenmanschettenruptur (▶ Kap. 5.4.4). Ein tief stehender Bauch des M. biceps brachii ist typisch für eine Ruptur der langen Bizepssehne (sog. **„Popeye-sign"**).
Zur Inspektion zählt auch die Beschreibung der Schulterreliefs und des Schulterstands (seitengleich, Tiefstand), der Schulterblätter, des Sternoklavikular- und Akromioklavikulargelenks.

Sind etwa Strukturen des Akromioklavikulargelenks verletzt, kann die Klavikula deutlich nach oben verschoben sein (Klaviertastenphänomen).

5.3.2 Palpation

An den Gelenken werden die vorstehenden knöchernen Strukturen und ligamentären Verbindungen auf Schmerzhaftigkeit hin abgetastet. Das sind an der Schulter das Sterno- und Akromioklavikulargelenk, die Klavikula, der Processus coracoideus, das Akromion, die Spina scapulae, das Tuberculum majus et minus mit dem Sulcus intertubercularis.

5.3.3 Bewegungsausmaß

Die Beschreibung der Beweglichkeit erfolgt nach der Neutral-Null-Methode.
Die Normwerte für die einzelnen Gelenke finden Sie in ▶ Abb. 1.2. Wichtig ist es, sowohl die **aktive** als auch die **passive** Beweglichkeit zu prüfen (z. B. ist bei einer Frozen Shoulder [▶ Kap. 5.5.3] beides, bei einer Rotatorenmanschettenruptur [▶ Kap. 5.4.4] lediglich die aktive Beweglichkeit eingeschränkt.
Am Schultergelenk erhält man einen ersten Überblick über das Bewegungsausmaß, indem man den Patienten den **Nackengriff** (Hände hinter den Hals führen) und den **Schürzengriff** (Hände wie zum Schürze zubinden hinter den Rücken) ausführen lässt. Dadurch werden die Abduktion und Außenrotation (Nackengriff) bzw. Adduktion und Innenrotation (Schürzengriff) geprüft.

5.3.4 Funktionstests

5.3.4.1 Prüfung der Rotatorenmanschette

Drop arm sign: Dieser Test zeigt mit guter Sensitivität an, ob eine Läsion der Rotatorenmanschette vorliegt. Hierzu fixiert der Untersucher die Skapula der betroffenen Seite und führt den Arm in 90°-Abduktion. Nun wird der Patient gebeten den Arm in dieser Position gegen die Schwerkraft zu halten. Der Test wird als positiv gewertet, wenn der Arm spontan in die Adduktion zurückfällt.

5.3.4.2 Prüfung der Supraspinatussehne

Jobe-Test (Empty-can-Test): Mit diesem Test lässt sich die Integrität der Supraspinatussehne überprüfen. Hierbei steht der Untersucher hinter dem Patienten. Dieser hat beide Arme um 90° abduziert, um 30° antevertiert und die Unterarme um 45° proniert (▶ Abb. 5.4). Der Untersucher drückt nun beide Arme nach unten und überprüft die Kraft im Seitenvergleich. Schmerzen und ein Kraftdefizit sprechen für eine Supraspinatusläsion.
Starter-Test (0°-Abduktions-Test): Der Patient versucht, den herabhängenden Arm gegen den Widerstand des Untersuchers zu abduzieren. Schmerzen und/oder eine Kraftminderung im Seitenvergleich deuten auf eine Läsion der Supraspinatussehne hin.

5.3.4.3 Prüfung der Infraspinatus- und der Teres-minor-Sehne

Hornblower-Zeichen: Die Außenrotatoren können mit einer sehr hohen Sensitivität und Spezifität durch das Hornblower-Zeichen überprüft werden. Der Patient wird gebeten, seine Hand an den Mund zu führen. Liegt eine Läsion der Sehnen des M. infraspinatus und M. teres minor vor, überwiegen die Innenrotatoren. Der Patient versucht das zu kompensieren, indem der Arm vermehrt in die Abduktion gebracht wird.
ARO-Lag-Zeichen: Mit diesem Test lässt sich die aktive Außenrotationsfähigkeit des um 90° im Ellenbogengelenk gebeugten Arms überprüfen. Zum

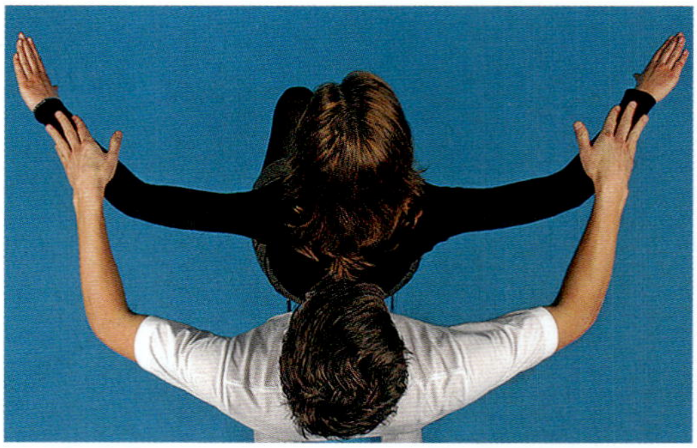

Abb. 5.4 Durchführung des Jobe-Tests zur Prüfung der Integrität der Supraspinatussehne: Der Untersucher drückt von oben auf die pronierten abgespreizten Arme des Patienten. [M332]

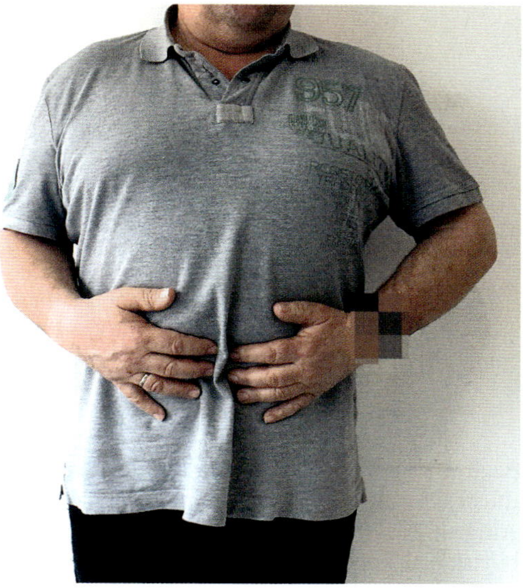

Abb. 5.5 Patient mit Läsion der Supskapularissehne auf der rechten Seite. [M332, P183]

Test des ARO-Lag-Zeichens (ARO = Außenrotation) führt man den im Ellenbogengelenk um 90° gebeugten Arm passiv in Außenrotation und bitten den Patienten, diesen in der eingenommenen Position zu halten. Kommt es zu einer spontanen Innenrotation, ist der Test positiv, d. h. die Außenrotation ist eingeschränkt.

5.3.4.4 Subskapularissehne

Belly-press-Test: Der Patient wird angewiesen, mit beiden Handflächen und voller Kraft gegen seinen eigenen Bauch zu drücken. Hierbei sollen die Handgelenke durchgestreckt und das Ellenbogengelenk vorne gehalten werden. Ist dies nicht möglich, so ist der Test positiv für eine Subskapularisläsion (► Abb. 5.5).

Lift-off-Test (Gerber-Test): Dieser Test dient der Funktionsprüfung des M. subscapularis. Der Patient innenrotiert beide Arme und legt die Handrückflächen auf das Gesäß. Dann wird er aufgefordert (evtl. gegen Widerstand) die Handflächen nach hinten vom Körper wegzudrücken.

5.3.4.5 Impingement-Tests

Mit den im Folgenden beschriebenen Tests lässt sich prüfen, ob ein Impingement-Syndrom vorliegt.

Painful Arc: Lässt man den Patienten den Arm aus der Neutral-0°-Stellung in Normalrotation (die Handflächen liegen dem Oberschenkel an) und mit gestrecktem Ellenbogen abduzieren, deuten Schmerzen zwischen 60°- und 120°-Abduktion auf ein subakromiales Impingement **(Painful Arc)** (► Kap. 5.2.2) hin. Wird der Arm mehr als 120° abduziert, sollten normalerweise keine Schmerzen verspürt werden. Liegt aber zusätzlich eine Akromioklavikulargelenkarthrose vor (► Kap. 5.1.1), kommt es ab einer Abduktion von 120° zu einer Kompression des Akromioklavikulargelenks und somit zu Schmerzen.

Neer-Zeichen: Der Untersucher steht hinter dem Patienten und fixiert mit einer Hand die Skapula. Mit der anderen Hand wird der innenrotierte Patientenarm in die forcierte Elevation geführt. Schmerz wird als positives Zeichen gewertet.

Hawkins-Test: Der Untersucher führt den Arm des Patienten in 90° Anteversion. Der Ellenbogen ist hierbei um 90° angewinkelt und parallel zum Boden. Der Test ist positiv im Sinne einer subakromialen Enge, wenn bei weiterer Innenrotation Schmerzen auftreten.

5.3.4.6 Stabilitätsprüfung

Sulcus sign: Am stehenden Patienten zieht der Untersucher am herabhängenden Patientenarm. Besteht eine Instabilität, kommt es zu einer Rinnenbildung am Akromion (► Abb. 5.6).

Apprehension-Test: Der Untersucher führt den Arm des Patienten in 90° Abduktion und Außenrotation und drückt gleichzeitig mit dem Daumen der kontralateralen Hand den Humeruskopf nach ventral (► Abb. 5.7). Kommt es hierbei zu einer plötzlichen muskulären Anspannung oder einem Ausweichen des Patienten aus dieser Haltung, ist der Test positiv und spricht für eine vordere Instabilität.

5.3.4.7 Prüfung der langen Bizepssehne

Speed-Test: Der Patient wird aufgefordert, den im Schultergelenk um 90° antevertierten, vollständig supinierten und gestreckten Arm gegen den Widerstand des Untersuchers zu halten. Durch das Anspannen der langen Bizepssehne kommt es zur Schmerzprovokation. Der Test gilt als positiv, wenn Schmerzen im Sulcus bicipitalis angegeben werden.

Yergason-Test: Der Patient soll gegen Widerstand bei 90° Flexion im Ellenbogengelenk supinieren. Dies gelingt nur problemlos, wenn die lange Bi-

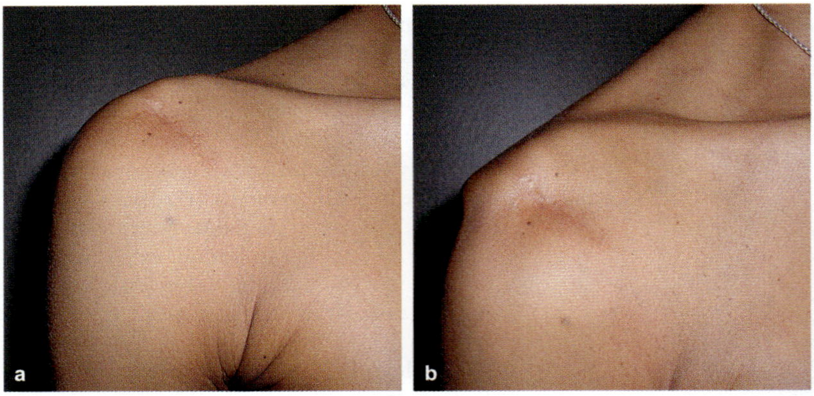

Abb. 5.6 Sulcus sign als Zeichen für eine Instabilität im Schultergelenk. In **a** hängt der Arm locker herab. Wird er in **b** nach unten gezogen, wird beim positiven Sulcus sign eine Rinne im Bereich des Akromions erkennbar. [M332]

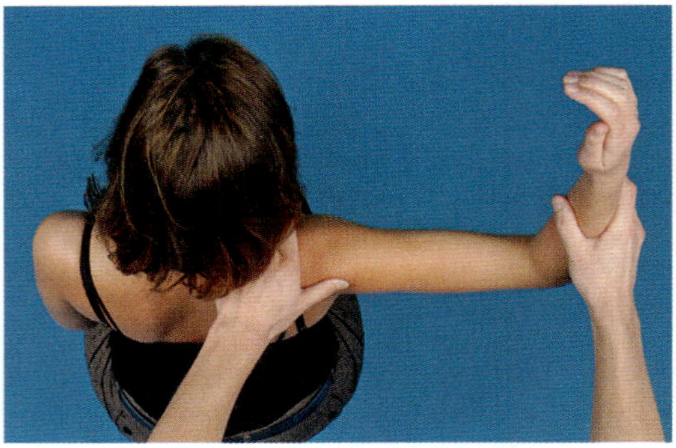

Abb. 5.7 Apprehension-Test zum Nachweis einer vorderen Instabilität (Einzelheiten im Text). [M332]

zepssehne intakt ist. Dieser häufig erwähnte Test enttäuscht allerdings oft im klinischen Alltag.

O'Brien-Test: Der Patient hält seinen ausgestreckten Arm 90° im Schultergelenk antevertiert, 10°–15° adduziert und in kompletter Innenrotation (Daumen nach unten). Der Untersucher drückt nun den Patientenarm gegen Widerstand nach unten. Anschließend dreht der Patient den Arm in Außenrotation (Handfläche nach oben) und muss den Arm erneut gegen Widerstand halten. Der Test ist positiv, wenn bei Innenrotation Schmerzen auftreten, die bei der Außenrotation nicht oder deutlich geringer vorhanden sind.

5.4 Schulterverletzungen

5.4.1 Klavikulafrakturen

Epidemiologie

Die Frakturen der Klavikula treten meist bei adoleszenten und sportlich aktiven, meist männlichen Patienten auf. Diese Verletzung ist in dieser Gruppe die zweithäufigste Fraktur nach den distalen Radiusfrakturen.

Aufgrund des engen Durchtritts durch den Geburtskanal kommt es in unter 10 % der Fälle bei Neugeborenen zu geburtstraumatischen Klavikulafrakturen.

Einteilung

Die einfachste Einteilung der Klavikulafrakturen ist nach **Allmann,** bei der die Klavikula in Drittel aufgeteilt wird. Die weit überwiegende Anzahl aller Klavikulafrakturen (ca. 80 %) betrifft das **mittlere Drittel** des Schlüsselbeins. Brüche des **medialen (sternalen) Drittels** sind sehr selten (5 %). In ca. 15 % der Fälle kommt es zu **lateralen Klavikulafrakturen.**

Für die häufigeren **Frakturen des mittleren Drittels** existiert eine AO-Klassifikation:

- **Typ A:** Einfache Frakturen: spiral, oblique, transvers
- **Typ B:** Keilfrakturen: spiral wedge, bending wedge, fragmented wedge
- **Typ C:** Komplexe (Trümmer-)Frakturen: spiral, segmental, irregulär

Die **lateralen Klavikulafrakturen** werden aufgrund der anatomischen Beziehung zum **korakoklavikulären Bandkomplex** und dessen funktionellen Bedeutung nach **Jäger und Breitner** eingeteilt (► Abb. 5.8).

- **Typ 1: stabile Fraktur.** Der Frakturverlauf liegt lateral der korakoklavikulären Bänder.
- **Typ 2a:** Der Frakturspalt liegt zwischen dem Ansatz der Pars trapezoidea und der Pars coronoidea des Lig. coracoclaviculare, wobei die Pars coronoidea gerissen ist. Dies führt dazu, dass der medialen Teil der Klavikula durch den M. sternocleidomastoideus angehoben wird, wäh-

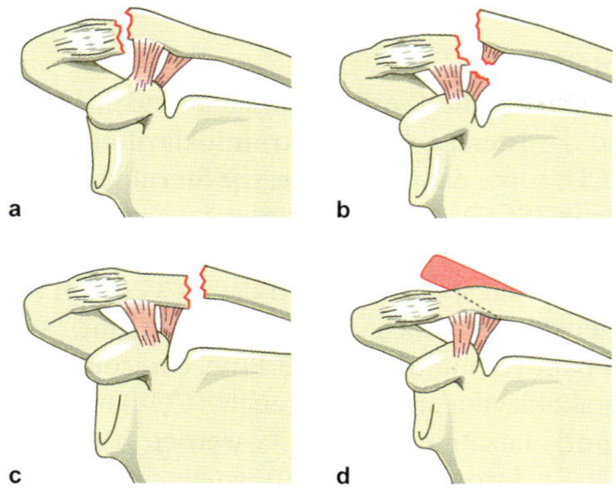

Abb. 5.8 Einteilung der Klavikulafrakturen nach Jäger und Breitner. **a** Typ 1 (stabil), **b** Typ 2a (instabil), **c** Typ 3 (instabil), **d** kindlicher Typ. [L157]

rend der laterale Teil durch das Gewicht des Arms nach unten gezogen wird. Diese Fraktur ist als **instabil** zu werten.

- **Typ 2b:** Der Frakturspalt liegt zwischen dem Ansatz der Pars trapezoidea und der Pars coronoidea wobei eine Ruptur der Pars trapezoidea vorliegt; die Pars coronoidea ist intakt, die Fraktur ist meist kaum disloziert und üblicherweise als **stabil** zu werten.
- **Typ 3:** Die Fraktur liegt medial der Pars coronoidea, funktionell ähnlich einer Fraktur des mittleren Drittels. Oft deutliche Dislokation und **Instabilität.**
- **Typ 4:** Eine Fraktur des **Wachstumsalters,** bei der das Klavikulafragment aus dem kräftigen Periostschlauch herausbricht. Die Bandstrukturen sind intakt.

Ätiologie

In den allermeisten Fällen ist die Klavikulafraktur Resultat eines indirekten Traumas bei seitlichem Anprall der Schulter oder Sturz auf den ausgestreckten Arm.

Klinik

Typische Symptome: Schwellung im Bereich der Klavikula mit Asymmetrie im Seitenvergleich und Schmerzen bei Bewegung der Schulter, lokaler Druckschmerz. Manchmal ist die Fraktur direkt unter der Haut tastbar. Bei spitzem Fragment besteht manchmal **Perforationsgefahr.**

Auch wenn bei dislozierter Klavikulafraktur das Fragment manuell heruntergedrückt werden kann, so wird der Terminus **„Klaviertastenphänomen"** eher im Zusammenhang mit der AC-Gelenksprengung benutzt (nach Zerreißen der korakoklavikulären Bänder steht die an sich unverletzte Klavikula lateral hoch und lässt sich wie eine Klaviertaste leicht herunterdrücken). Dieser Test ist bei Fraktur sehr schmerzhaft und zu vermeiden.

Diagnostik

Diagnostisches Mittel der ersten Wahl ist die **Röntgenaufnahme der Klavikula in zwei Ebenen.** Hier ist die Fraktur meist eindeutig zu erkennen, da es durch den Zug des M. scalenus und das Absinken der Schulter zu einer Dislokation kommt (► Abb. 5.9a). Leider liegt in vielen Fällen eine mehrfragmentäre Fraktur vor.

Therapie

Liegt eine Indikation zur Operation vor, kann diese zumeist als elektiver Eingriff innerhalb einer Woche geplant werden. Die operative Stabilisierung findet meist durch eine **Plattenosteosynthese**

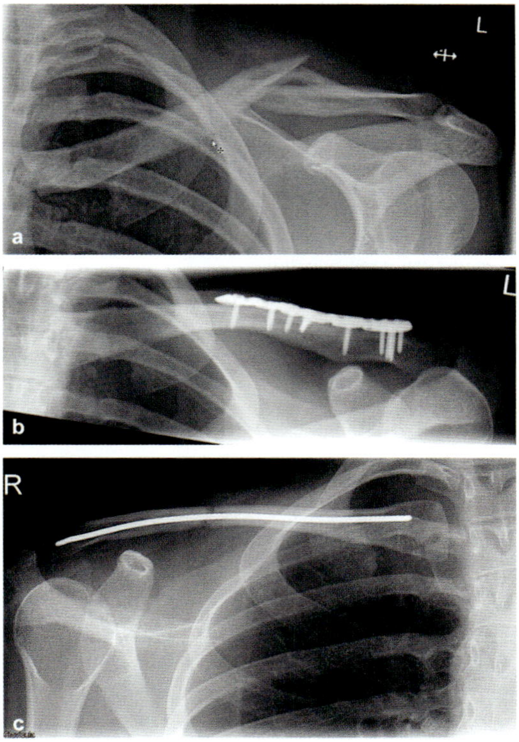

Abb. 5.9 **a** Klavikulafraktur des mittleren Drittels: Die Dislokation der Klavikula durch den Zug des M. scalenus ist deutlich zu erkennen. **b** Die Klavikulafraktur nach der operativen Versorgung mit einer winkelstabilen anatomisch geformten Platte (Plattenosteosynthese). **c** Mit einem ESIN-Nagel versorgte Klavikulafraktur. [P183]

statt (► Abb. 5.9b), kann aber auch durch einen **elastischen Titannagel** (ESIN) minimalinvasiv erfolgen (ein minimalinvasives Vorgehen ist jedoch nur angezeigt, wenn keine Mehrfragmentfrakturen und keine Spiralfrakturen vorliegen, da diese zur Verkürzung neigen).

Praxistipp

OP-Indikation bei Klavikulaschaftfrakturen:
- Seitliche Verschiebung um mehr als Schaftbreite
- Längsverschiebung um >2 cm
- Hoher funktioneller oder ästhetischer Anspruch
- Mehrfragment- oder Trümmerfraktur (Typ B und C nach AO)

Prinzipiell ist in vielen Fällen auch bei leichter Dislokation eine **konservative Therapie** möglich. Die Behandlung durch einen redressierenden **Rucksackverband** (► Kap. 4.2.2) wurde in vielen Kliniken aufgrund der möglichen Gefäß-Nerven-Schädigungen in der Axilla verlassen. Stattdessen kommt der **Gilchrist-Verband** (► Kap. 4.2.2) zum Einsatz. Hier sind oft zwei Wochen Ruhigstellung im Gilchristverband ausreichend mit Beginn von Pendelübungen ab der dritten Woche. Röntgenkontrollen nach 1, 3 und 6 Wochen sind zum Ausschluss einer zunehmenden Dislokation notwendig. Tritt diese auf, so muss eine operative Stabilisierung erwogen werden.
Es können v. a. bei konservativer Therapie häufig **Pseudarthrosen** (► Kap. 3) auftreten (bis zu 20 %), die dann sekundär operativ behandelt bzw. revidiert werden müssen.

5.4.2 Luxationen der Klavikulargelenke

Einteilung

Die sich an die Klavikula anschließenden Gelenke sind das lateral gelegene **Akromioklavikulargelenk (ACG)** sowie das medial gelegene **Sternoklavikulargelenk (SCG).** Die allermeisten Luxationen treten im ACG auf, Luxationen des SCG sind eine Rarität.
Anatomisch stabilisiert wird das ACG durch seine Gelenkkapsel (auch AC-Bänder genannt) sowie die Bandverbindungen zum Proc. coracoideus, die Korakoklavikularbänder (auch CC-Bänder genannt). Luxationen im ACG werden nach **Tossy bzw. Rockwood** (► Abb. 5.10) eingeteilt. Von zentraler Bedeutung ist dabei, welche Bänder geschädigt sind und wie stark die Luxation ist. Dabei ist die Rockwood die erweiterte Klassifikation (Tossy I–III entspricht Rockwood I–III):
- Rockwood Typ I: Zerrung der AC- und CC-Bänder ohne Ruptur. Im Röntgen regelrechte Artikulation.
- Rockwood Typ II: (Teil-)Ruptur der AC-Bänder. Leichter Hochstand im Röntgen.
- Rockwood Typ III: Ruptur der AC- und der CC-Bänder. Deutlicher Hochstand im Röntgen um ca. eine Schaftbreite.
- Rockwood Typ IV: Ruptur der AC- und CC-Bänder sowie Verletzung der Fascia deltoidopectoralis. Horizontale Dislokation nach dorsal – kann im a. p.-Röntgen übersehen werden, daher axiale Aufnahme notwendig!
- Rockwood Typ V: Komplette Ruptur der AC- und CC-Bänder sowie der Fascia deltoidopektoralis. Starker Hochstand im Röntgen um deutlich mehr als eine Schaftbreite.

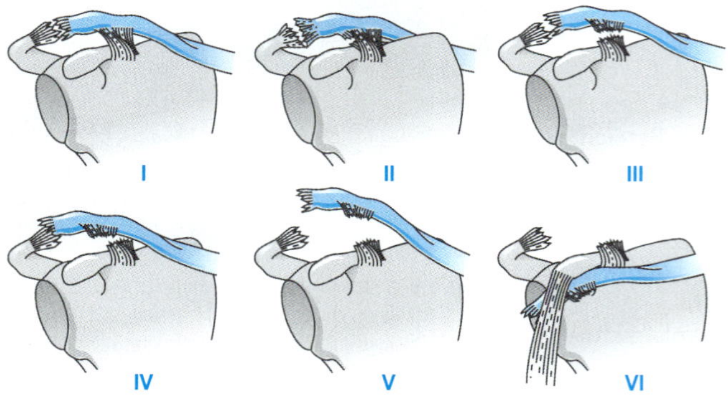

Abb. 5.10 Einteilung der Akromioklavikulargelenkluxationen nach Rockwood. [L106]

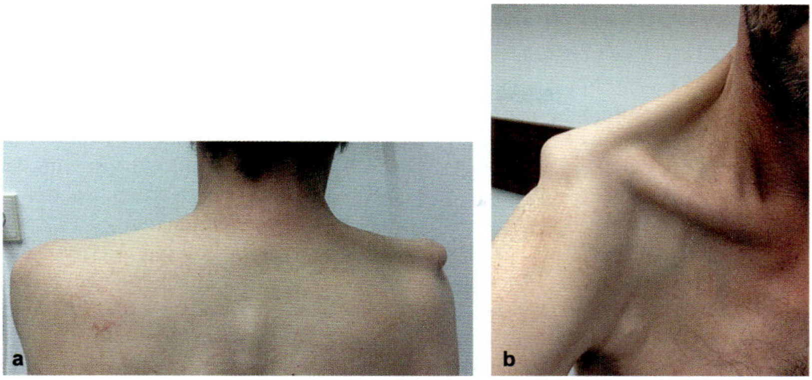

Abb. 5.11 a, b Deutliche, hochgradige Luxation des Akromioklavikulargelenks in der Ansicht von hinten und von vorne (Rockwood Typ III). [P183]

- Rockwood Typ VI: Groteske Luxation und Einklemmung der Klavikula unterhalb des Proc. coracoideus. Eine absolute Rarität.

Klinik

Im Seitenvergleich ist eine Schwellung im Bereich des betroffenen Akromioklavikulargelenks erkennbar. Bei Bewegung der Schulter, insbesondere bei Abduktion und Elevation des Arms, gibt der Patient Schmerzen an. Steht nach Zerreißen der korakoklavikulären Bänder die laterale Klavikula hoch, zeigt sich das **„Klaviertastenphänomen“** (▸ Kap. 5.4.1).

Diagnostik

Zunächst erfolgt der Ausschluss einer Schulterfraktur im Röntgen (zwei Ebenen, ▸ Abb. 5.11). Wenn Hinweise auf eine ACG-Luxation vorliegen, ist eine **Panoramaaufnahme** mit Belastung (Gewichte in beiden Händen) sinnvoll. Ergänzend ist eine **axiale Aufnahme der Schulter** zu empfehlen, um eine Dislokation des ACG in der Horizontalebene auszuschließen (Rockwood IV).

> **Cave**
>
> Eine **Belastungsaufnahme der Klavikula** (Frage: ACG-Luxation) sollte erst nach radiologisch ausgeschlossener Fraktur erwogen werden!

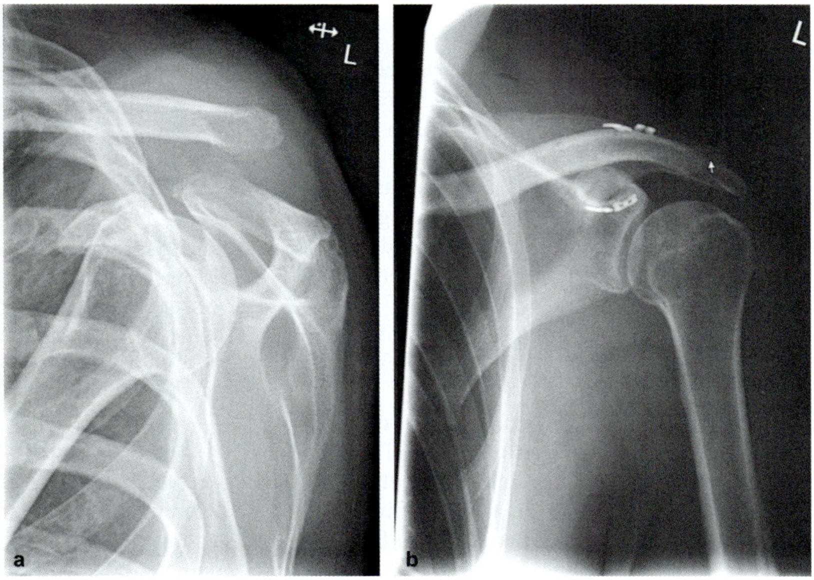

Abb. 5.12 a ACG-Luxation Rockwood III in der Röntgenaufnahme nach Alexander. **b** ACG-Luxation Rockwood III nach operativer Korrektur mittels arthroskopischer Rekonstruktion der CC-Bänder (zwischen den Metallplättchen sind vertikal zwei Bündel dicken Fadenmaterials ähnlich wie bei einem Seilzug gespannt). Dadurch wird die Klavikula wieder ans Korakoid befestigt und so das AC-Gelenk stabilisiert. [P183]

Praxistipp

Statt einer Panoramaaufnahme unter Belastung kann bei Verdacht auf eine ACG-Luxation auch die sehr sensitive **„Röntgenaufnahme des ACG nach Alexander"** durchgeführt werden (► Abb. 5.12), bei der die Schulter gegen die Wand gedrückt wird. Da dies recht schmerzhaft sein kann, empfiehlt sich diese Aufnahme v. a. einige Tage nach dem Trauma.

Luxationen des **Sternoklavikulargelenks** werden im Röntgenbild gerne übersehen. Am besten zu beurteilen sind sie auf einer Panoramaaufnahme (Seitenvergleich) oder besser gleich im CT.

Therapie

ACG-Luxationen des Typs Rockwood/Tossy I und II (► Abb. 5.10) sollten prinzipiell **konservativ** therapiert werden. Liegt eine zusätzliche Zerreißung des Lig. coracoclaviculare vor, steht die Klavikula meist sehr hoch (Typ III, **Klaviertastenphänomen)** und die operative Stabilisierung ist empfohlen. Die Transfixierung mit **Kirschner-Drähten** wird kaum noch angewendet. Die Versorgung geschieht entweder mittels **Hakenplatte** (muss nach 3 Monaten wieder entfernt werden) oder arthroskopisch durch einen **Ersatz des Lig. coracoacromiale** z. B. mittels TightRope®, wodurch die Klavikula kaudalisiert wird und wieder normal im ACG steht.

5.4.3 Schulterluxation und Schulterinstabilität

Einteilung

Das Glenohumeralgelenk ist das beweglichste Gelenk des Menschen, da hier eine knöcherne Formgebung fehlt, die Gelenkpfanne sehr klein und der Humeruskopf verhältnismäßig groß ist. Die Stabilität des Gelenks ist allein durch Ligamente und Muskeln gesichert: Daher kommt es häufiger als in anderen Gelenken zu Luxationen. Es werden traumatische von atraumatischen Luxationen unterschieden:

- **Traumatische Schulterluxation:** Diese ist meist Folge einer indirekten, selten einer direkten Gewalteinwirkung.
- **Posttraumatische Schulterinstabilität mit rezidivierender Schulterluxation:** Hierbei kommt es zu wiederholten Luxationen aufgrund nicht diagnostizierter oder nicht verheilter intraartikulärer, struktureller Läsionen (z. B. Bankart-Läsion, Hill-Sachs-Delle; s. unten).
- **Habituelle Schulterluxation:** Das Gelenk luxiert ohne Vorliegen eines Traumas, weil luxationsbegünstigende Faktoren vorliegen, z. B. eine Dysplasie.
- **Willkürliche Luxationen:** Diese Art von (Sub-) Luxation kann vom Patienten willkürlich ausgelöst werden. In der Regel hat er dabei keine Schmerzen.

Die Einteilung der glenohumeralen Instabilität kann nach folgenden Kriterien erfolgen:

- Richtung der Instabilität: unidirektional/multidirektional
- Ursache: traumatisch/habituell/willkürlich
- Ablauf: akut/chronisch
- Häufigkeit: einmalig/rezidivierend
- Ausprägung: Subluxation/Luxation

Im klinischen Alltag ist allerdings eine eindeutige Abgrenzung der einzelnen Formen selten möglich.

Als **Luxatio erecta** wird eine sehr seltene Schulterluxation bezeichnet, bei welcher der Humeruskopf ebenfalls nach kaudal luxiert (kann als harte Vorwölbung in der Axilla getastet werden) und der betroffene Patient den Arm dabei senkrecht nach oben hält.

Ätiologie

In mehr als 90 % der Fälle kommt es durch eine **indirekte Krafteinwirkung** auf den **abduzierten und außenrotierten Arm** zu einer vorderen unteren Schulterluxation. Dies passiert z. B. durch einen Sturz auf den nach hinten gestreckten Arm oder dann, wenn dem Ballwerfer in den Wurfarm gegriffen wird (z. B. beim Handballspielen).

Luxationen nach hinten kommen in ca. 5 % der Fälle vor. Sie treten überwiegend als atraumatische, habituelle Instabilität auf und werden in ca. 50 % der Fälle zunächst übersehen!

Merke

In > 90 % der Fälle kommt es zu einer vorderen Luxation (Humeruskopf liegt unter dem Korakoid), lediglich in 5 % ist das Gelenk nach hinten luxiert. Luxationen nach unten und intrathorakale Luxationen sind mit ca. 1 % sehr selten. Luxationen nach hinten sind häufig nach Reposition sehr instabil.

Begleitverletzungen: Kommt es im Rahmen der Erstluxation zu weiteren Schultergelenkbinnenverletzungen, können diese eine Schulterinstabilität und rezidivierend auftretende, posttraumati-

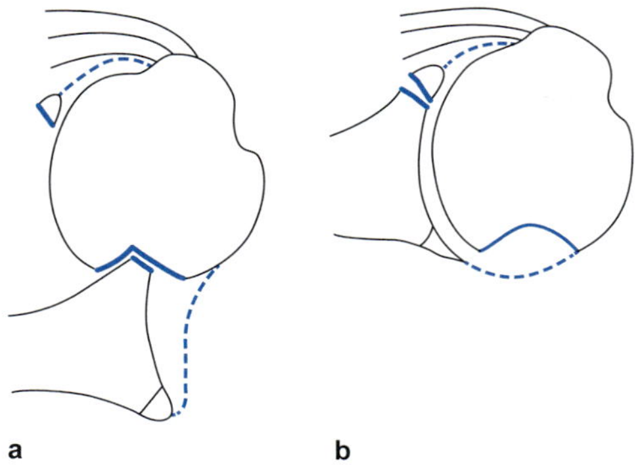

Abb. 5.13 Bankart-Läsion und Hill-Sachs-Delle. **a** Der Humeruskopf luxiert nach vorne und reißt das ventrale Labrum mit ab (klassische Bankart-Läsion). Hier im Bild ist der ventrale knöcherne Pfannenrand mit ausgebrochen (knöcherne Bankart-Läsion); der dorsale Anteil des Humeruskopfs drückt gegen den ventralen Glenoidrand. **b** Nach erfolgter Reposition des Humeruskopfs verbleibt eine Hill-Sachs-Delle am dorsalen Humeruskopf. [L231]

sche Luxationen begünstigen. Zu diesen Begleitverletzungen zählen die **Bankart-Läsion** und die **Hill-Sachs-Delle.**

- **Bankart-Läsion:** Hierbei kommt es zu einem ventralen Labrumabriss. Wird ein Stück vom ventralen Glenoid abgesprengt, so spricht man von einem knöchernen Bankart (▸ Abb. 5.13, ▸ Abb. 5.14).
- **Hill-Sachs-Delle:** Luxiert der Humeruskopf nach vorn, so drückt sich der vordere untere Pfannenrand in den dorsolateralen Anteil des Humeruskopfs und verursacht so eine Impressionsfraktur („Hill-Sachs-Delle“, in ca. 50 % bei Erstluxationen, 70–80 % der chronischen Instabilitäten; ▸ Abb. 5.13). Bei der Luxation nach hinten kann es dementsprechend zu einer „Reversed-Hill-Sachs-Delle“ kommen – meist ventrokranial am Humeruskopf.
- **Weitere Begleitverletzungen:** Plexus-brachialis-Läsion, Kapselüberdehnung, Rotatorenmanschettenruptur (bei älteren Patienten), Tuberculum-majus-Abriss.

Eine Schulterluxation ist **sehr schmerzhaft,** was eine klinische Untersuchung meist nicht oder nur sehr eingeschränkt möglich macht. Inspektorisch fällt das sog. **„Epauletten-Phänomen“** auf. Gemeint ist hiermit das eingefallene Schulterrelief durch das Fehlen des Humeruskopfs in der Gelenkpfanne (Tastbefund einer „Lücke“ direkt unterhalb des Akromions). Die Patienten halten den betroffenen Arm adduziert und innenrotiert. Der Arm ist federnd fixiert.

Merke

Noch bevor weitere diagnostische Schritte eingeleitet werden, ist die Prüfung auf Durchblutung, Motorik und Sensibilität obligat. Eine Schädigung des N. axillaris liegt in bis zu 15 % der Fälle vor und äußert sich durch eine Sensibilitätsstörung über dem M. deltoideus. Dies muss **vor** der Reposition untersucht und dokumentiert werden!

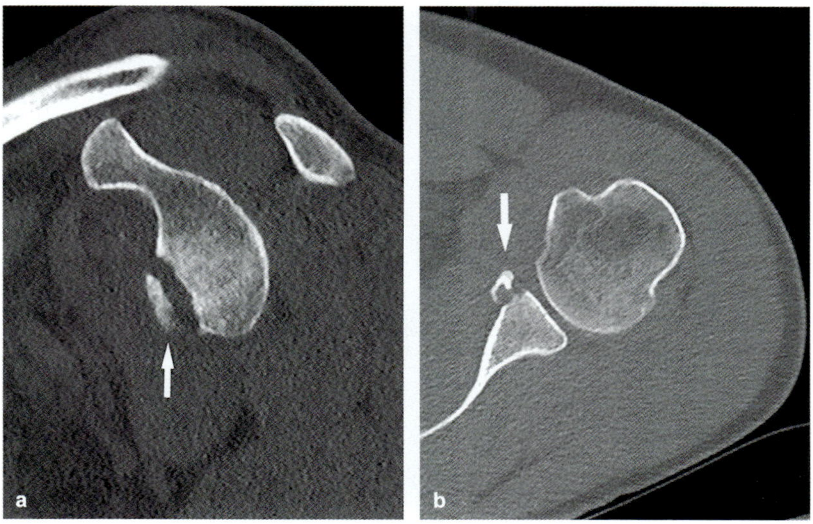

Abb. 5.14 a, b Bankart-Läsion: CT der linken Schulter und Blick von seitlich auf das Glenoid. Die Pfeile markieren ein knöchernes Fragment, welches im Rahmen einer Erstluxation vom Glenoid abgesprengt wurde. [M332]

Diagnostik

Für die Akutdiagnostik ist ein **Röntgenbild** in zwei Ebenen ausreichend (► Abb. 5.15). Hier kann neben der eigentlichen Luxation auch oft eine Hill-Sachs-Delle sowie eine knöcherne Bankart-Läsion diagnostiziert werden (► Abb. 5.13, ► Abb. 5.14).

Im Zuge der weiteren Diagnostik muss zur Abklärung möglicher vorhandener ligamentärer Begleitverletzungen ein **MRT** im Verlauf erfolgen.

Eine **CT-Untersuchung** kann bei knöchernen Verletzungen zur weiteren Therapieplanung hilfreich sein.

Therapie

Nach Abschluss der Röntgendiagnostik muss **umgehend** die **Reposition** erfolgen. Für den Patienten ist es am angenehmsten, wenn diese unter Sedierung und Analgesie erfolgt. Für die Reposition sind unterschiedliche Manöver beschrieben. Am häufigsten werden die Techniken nach **Arlt** und **Hippokrates** vom IMPP gefragt (► Abb. 5.16); im klinischen Alltag haben sich aber meist andere Manöver etabliert (z. B. nach Stimson, s. unten).

- **Reposition nach Arlt:** Der Patient sitzt auf einem Stuhl und lässt den betroffenen Arm über die gepolsterte Stuhllehne hängen. Nun wird zunächst Zug an dem Arm ausgeübt, wobei die Stuhllehne als Hypomochlion dient. Die Reposition erfolgt dann durch die Innenrotation des Arms.
- **Reposition nach Hippokrates:** In der klassischen Form des Repositionsmanövers nach Hippokrates legt der Arzt seinen Fuß in die Achsel des auf dem Rücken liegenden Patienten. Nun zieht er langsam am Arm des Patienten und reponiert das Schultergelenk durch Innenrotation. In einer abgewandelten Variante legt ein Zweithelfer ein großes Tuch in die Achselhöhle und übt hiermit den Gegenzug aus.

Praxistipp

Aufgrund der recht häufigen Plexusläsionen ist die Reposition nach Hippokrates eigentlich nur noch präklinisch als First-line-Option zu vertreten. Im klinischen Alltag haben sich andere **Repositionsmanöver, z. B. nach Stimson** etabliert. Hierbei liegt der Patient in Bauchlage auf einer hohen Liege, und der betroffene Arm hängt herunter. Sinnvoll ist die zusätzliche Extension mit einem an einer Schlaufe am Handgelenk befestigten Gewicht von 2–3 kg über 10–15 Min. Die Reposition erfolgt durch Verschiebung des Angulus inferior der Skapula nach kraniomedial unter gleichzeitiger Rotation und Zug am Arm.

Eine **absolute OP-Indikation** liegt in folgenden Situationen vor:

- bei einer nicht reponierbaren Luxation,
- bei einer begleitenden Gefäß- oder Nervenläsion oder
- bei einer Tuberculum-majus-Fraktur.

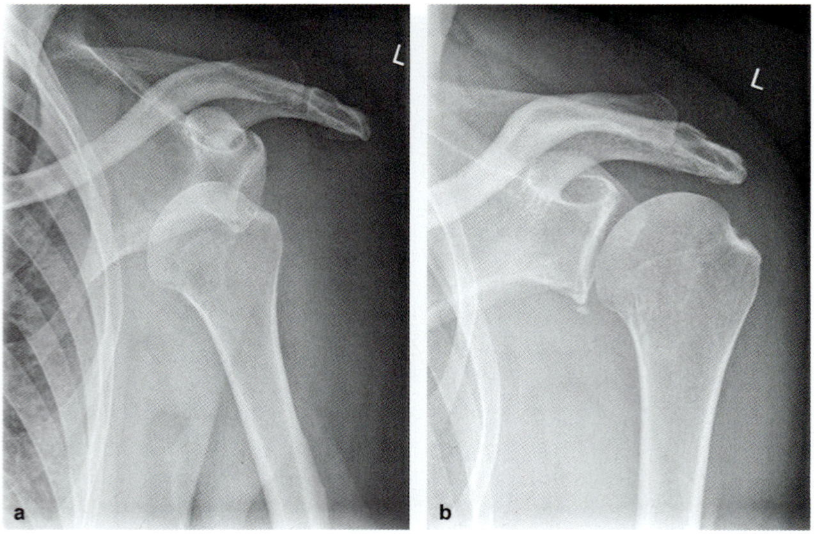

Abb. 5.15 Typische ventrale Schulterluxation im a. p.-Röntgen der Schulter. **a** luxiertes Gelenk, **b** normale Artikulation nach erfolgreicher Reposition. [M332]

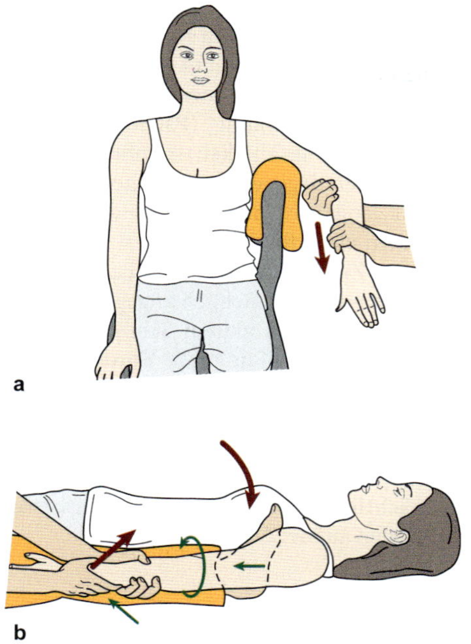

Abb. 5.16 **a** Repositionsmanöver nach Arlt. **b** Repositionsmanöver nach Hippokrates. [L231]

Im Anschluss an die Reposition müssen periphere Durchblutung, Motorik und Sensibilität erneut kontrolliert werden. **Begleitverletzungen** (z. B. Abriss des Labrum glenoidale oder Schäden an der Rotatorenmanschette) sollten im Laufe der folgenden Tage mittels **MRT** ausgeschlossen werden.

Das Repositionsergebnis wird durch eine Röntgenkontrolle dokumentiert, der Arm im Gilchrist-Verband für 2–3 Wochen (abhängig vom Alter des Patienten: je älter, desto kürzer) ruhiggestellt.

Die Grundprinzipien der **Therapie von Begleitverletzungen** lassen sich folgendermaßen beschreiben:

- **Rekonstruktion des Kapsel-Labrum-Komplexes:** Das Glenoid wird mit Knochenankern am Pfannenrand refixiert und mit der Kapsel vernäht. Auf diese Weise können zudem das Kapselvolumen verkleinert und die Kapselwand verstärkt werden (► Abb. 5.17).
- **Vergrößerung des Glenoids:** Ist der vordere Pfannenrand z. B. durch rezidivierende Luxationen nicht mehr in seiner physiologischen Form erhalten, kann durch einen sog. J-Span eine Rekonstruktion versucht werden. Hierbei wird ein Beckenkammspan entnommen, J-förmig zurechtgeschnitten und in den Glenoidrand eingebolzt. Die kurze Seite des „J" verbreitert dann die Gelenkfläche.
- Bei knöchernen **Bankart-Läsionen** gibt es die Option einer offenen **Osteosynthese** mittels Schrauben oder Pins.
- Eine ausgeprägte **Hill-Sachs-Delle** sollte operativ gehoben und die Kongruenz des Gelenks wiederhergestellt werden, um ein erneutes Einklemmen am Glenoidrand zu vermeiden.

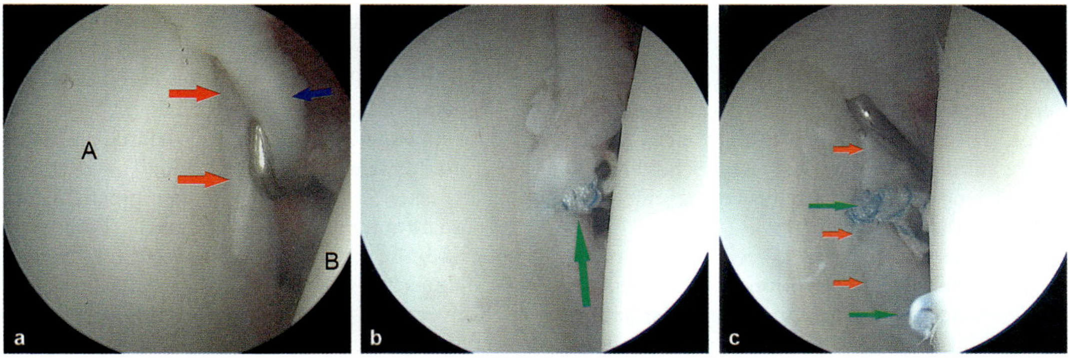

Abb. 5.17 **a** Blick von dorsal in das Glenohumeralgelenk. Mit dem von ventral eingeführten Tasthaken lässt sich das ventrale Labrum vom Glenoid ablösen. **b** Von ventral wird ein Knochenanker in das Glenoid gebohrt. An diesem ist ein Faden befestigt. Dieser wird durch das Labrum geführt und verknotet. **c** Ein zweiter Knochenanker wird eingebracht und der Faden verknotet. Im Anschluss ist das Labrum an das Glenoid refixiert und lässt sich auch durch den Tasthaken nicht mehr abheben. (A = Glenoid, B = Humeruskopf, rote Pfeile markieren die Glenoidvorderkante, der blaue Pfeile markiert das losgelöste Labrum, welches mit dem Tasthaken angehoben werden kann, grüne Pfeile markieren die Fadenanker). [M332]

5.4.4 Rotatorenmanschettenruptur

Klinischer Fall

Eine 71-jährige Patientin stellt sich in der Sprechstunde vor und gibt an, seit ca. 2 Wochen den rechten Arm nicht mehr vollständig anheben zu können. Das Haarekämmen ist mit rechts nicht mehr möglich. Vorausgegangen war ein plötzlich einschießender Schmerz, nachdem die Patientin eine Tasse aus dem Hochschrank geholt habe.
In der klinischen Untersuchung ist eine aktive Abduktion nur bis 45° möglich. Der Jobe-Test ist positiv. Die passive Beweglichkeit ist nicht eingeschränkt. Im Röntgenbild sind keine knöchernen Veränderungen ersichtlich. Kein Humeruskopfhochstand. Im MRT der rechten Schulter zeigt sich eine komplette Supraspinatussehnen- und partielle Infraspinatussehnenruptur (Rotatorenmanschettenruptur).
Aufgrund der betroffenen dominaten Seite wird der Patientin eine operative Rekonstruktion empfohlen.

Die Rotatorenmanschette setzt sich aus den sehnigen Platten der Mm. supraspinatus, infraspinatus, teres minor und subscapularis zusammen. Sie stabilisiert und **zentriert den Humeruskopf** in der Gelenkpfanne des Glenohumeralgelenks und antagonisiert somit den kräftigen M. deltoideus.
Von einer Rotatorenmanschettenruptur spricht man, wenn es zu einer **partiellen oder vollständigen Kontinuitätsunterbrechung** einer oder mehrerer Sehnen kommt. Männer sind deutlich häufiger betroffen als Frauen; bei beiden überwiegt der dominante Arm.

Ätiologie

Der mit ca. 5–8 % weitaus geringere Anteil an Rotatorenmanschettenrupturen ist **traumatisch bedingt.** Hierbei kommt es infolge eines Unfalls (Sturz auf den ausgetreckten Arm, Schulterluxation) zu einer akuten Durchtrennung einer oder (selten) mehrerer Sehnen.
Die überwiegende Ursache ist eine über Jahre entstandene **Sehnendegeneration.** Daher zählt die Rotatorenmanschettenruptur zu einer der häufigsten Erkrankungen der oberen Extremität und ist, in unterschiedlicher Ausprägung, **bei ca. 35 % aller über 65-Jährigen** vorhanden. Diese Degeneration kann extrinsisch, z. B. durch einen knöchernen Sporn am Akromionunterrand, oder intrinsisch, durch die Sehne selbst, verursacht werden.

Klinik

Während frische Rupturen infolge eines Traumas (Schulterluxation, Sturz auf den ausgestreckten Arm) oft mit starken Schmerzen und einer akuten Bewegungseinschränkung (**Pseudoparalyse,** fehlende Abduktionsfähigkeit) einhergehen, kann sich bei einer degenerativen Genese das Krankheitsbild langsam entwickeln und ähnelt dann häufig dem eines fortgeschrittenen Impingementsyndroms. Zusätzlich wird vom Patienten oft ein Bagatelltrauma als ursächlich angegeben.
Nach Abklingen des akuten Schmerzes steht die Bewegungseinschränkung im Vordergrund: z. B. können die Patienten sich nicht mehr die Haare kämmen oder eine Tasse aus einem hoch angebrachten Regal nehmen. Überkopfarbeiten sind in der Regel nicht mehr möglich. Vielfach wird auch über **nächtlichen Schmerz** geklagt, insbesondere beim Liegen auf der Schulter.

Diagnostik

Bereits inspektorisch können oft erste Hinweise erkannt werden. So liegt infolge des gestörten Synergismus zwischen Innen- und Außenrotatoren eine spontane Innenrotation des Arms vor. Oft ist der **M. supraspinatus** bereits atrophiert (auch eine Atrophie des M. infraspinatus kann vorliegen, ist isoliert aber selten).
Die klinische Untersuchung, wie in ► Kap. 5.3 beschrieben, hat einen hohen Stellenwert und sollte immer auch die Untersuchung der Gegenseite beinhalten. Mithilfe des Jobe- sowie des Starter-Tests lässt sich die Supraspinatussehne überprüfen. Anhand des Hornblower- oder Außenrotations-Lag-Zeichens wird die Sehne des M. infraspinatus und M. teres minor untersucht

Der Lift-off-Test ist ein sehr guter Test, um die Subskapularissehne zu überprüfen.

Die klinische Untersuchung wird durch die **Sonografie** (dynamische Untersuchung!) ergänzt. Als klassisches Zeichen einer Rotatorenmanschetten(partial)ruptur gilt die Konturumkehr (Eindellung der Kontur der Rotatorenmanschette). Hierbei imponiert die Sehne mit einer Aufhebung der Konvexität in der Defektzohne (Konkavitätsphänomen: konkav anstelle von konvex).

Klinischer Fall

Frau Schmied, eine 78-jährige, rüstige Rentnerin, stellt sich bei Ihnen mit intermittierend auftretenden Schul-

terschmerzen rechtsseitig vor. Die Schmerzen stünden nicht im Vordergrund, jedoch eine deutliche Bewegungseinschränkung. So könne Sie ihre Haare mit der rechten Hand nicht mehr kämmen.
Aufgrund des Alters sowie der geschilderten Problematik stellen Sie die Verdachtsdiagnose einer Cuff-tear-Arthropathie und schicken die Patientin zum Röntgen. Hier zeigt sich der rechte Humeruskopf nach kranial unmittelbar unter das Akromion dezentriert (Omarthrose). Eine subchondrale Mehrsklerosierung findet sich sowohl am Glenoid als auch am Humeruskopf. Hier sind auch subchondrale Zysten erkennbar. Sie beraten Frau Schmied (aufgrund der Rotatorenmanschettenmassenruptur → Dezentrierung des Humeruskopfs) hinsichtlich einer inversen Schulterprothese.

Merke

Liegt eine Massenruptur der Rotatorenmanschette vor, so kommt es infolge des **Humeruskopfhochstands** zur Ausbildung einer **Cuff-tear-Arthropathie:** eine Artikulation zwischen Humeruskopf und Akromion. Diese ist im a. p.-Röntgenbild gut darzustellen (► Abb. 5.18).

Die **MRT** ist der Goldstandard bei der Diagnostik einer Rotatorenmanschettenruptur aufgrund der guten Auflösung und der Möglichkeit auch kleinere (Partial-)Rupturen und Begleitverletzungen darzustellen (► Abb. 5.19). Darüber hinaus kann die MRT-Untersuchung eine Aussage über den Sehnenretraktions- und Muskelverfettungsgrad ermöglichen.

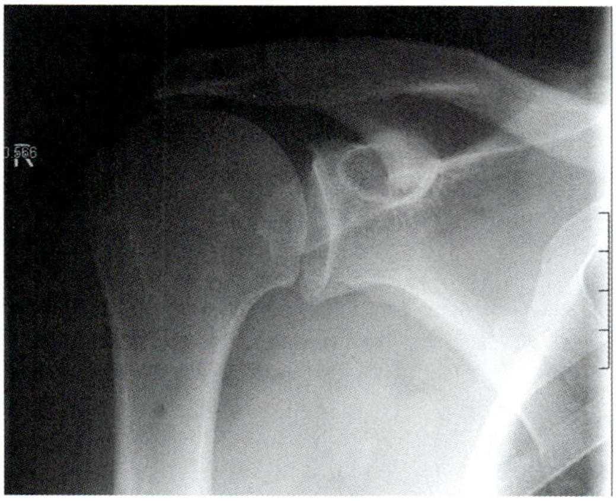

Abb. 5.18 Humeruskopfhochstand mit Dezentrierung, Verkleinerung des akromiohumeralen Abstands und Mehrsklerosierung der Akromionunterfläche. Vgl. auch ► Kap. 5.6.6 und ► Abb. 5.26 und ► Abb. 5.27 (Omarthrose). [M332, P183]

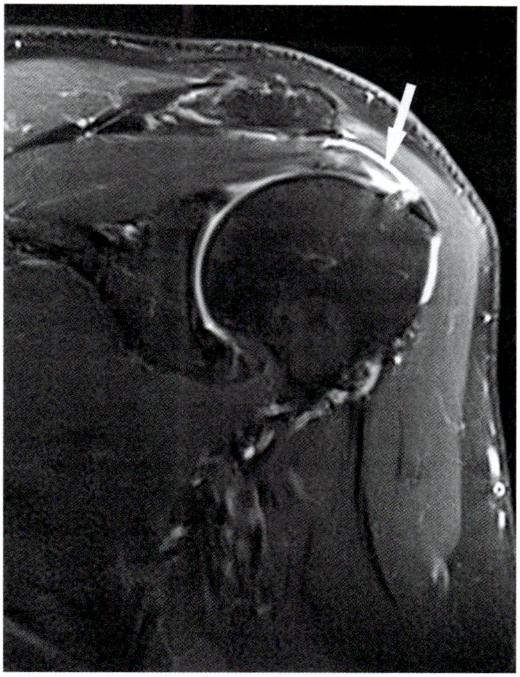

Abb. 5.19 Linkes Schultergelenk, dezenter Humeruskopfhochstand. Der Pfeil markiert die gerissene und leicht retrahierte Supraspinatussehne. [M332]

Therapie

In die Beratung des Patienten und Therapieplanung (► Tab. 5.1) fließen wichtige Faktoren mit ein, wie:

- Alter und Aktivitätsniveau,
- Rupturgröße (wichtigster Faktor),
- Sehnenretraktion und
- Muskelatrophie bzw. -verfettung.

Tab. 5.1 Indikationen zur konservativen und operativen Therapie

Konservativ	Operativ
• Keine oder nur geringe Schmerzen • Langsamer Beginn der Schmerzen • Inaktiver Patient • Non-compliant	• Traumatische Verletzungen der Rotatorenmanschette • Aktiver Patient mit (hohem) Funktionsanspruch • Primäre Subskapularis- oder Infraspinatusruptur (aufgrund der fehlenden Humeruskopfzentrierung)

Die **konservative Therapie** verläuft üblicherweise in drei Phasen:

1. Phase: Kontrolle der Schmerzen durch Schonung, physikalische Therapie, NSAR und ggf. subakromialer Infiltration von Kortikosteroiden.
2. Phase: Passive Mobilisierung des Schultergelenks durch Pendelübungen und manuelle Therapie.
3. Phase: Muskuläres Aufbautraining zur Stärkung der Rotatorenmanschette und periskapulären Muskulatur (Zentrierung des Humeruskopfs).

Die operative Versorgung von RM-Rupturen hat sich in den vergangenen Jahren deutlich weiterentwickelt. Während bis vor einigen Jahren die offene Sehnenrefixation mit einer transossären Naht Standard war, ist die arthroskopische Versorgung heute etabliert und kann als Goldstandard angesehen werden. Durch diese minimalinvasive Technik erfolgt über drei oder vier kleine, ca. 1 cm große Portale die Sehnennaht und Refixierung an den Knochen. Zur Befestigung der Sehnen an den Knochen werden überwiegend Knochenanker verwendet (► Abb. 5.20).

Während frische Rupturen bei jüngeren Patienten in der Regeln gut an den Knochen anheilen und im weiteren Verlauf Rerupturen selten sind, werden diese bei den degenerativen Rupturen häufig gesehen. Gegenstand aktueller Forschung ist es, durch die Applikation von Wachstumsfaktoren oder Stammzellen die biologische Heilung zu unterstützen und auch bei alten Rupturen die Heilung zu unterstützen.

Postoperativ wird der Arm für ca. 6 Wochen in einem Gilchrist-Verband immobilisiert, wobei bereits am 1. postoperativen Tag mit Krankengymnastik begonnen wird. Zum Schutz der Nahtstelle stehen zunächst lediglich passive Bewegungsübungen im Vordergrund. Die Freigabe für aktive Übungen erfolgt erst nach 6 Wochen.

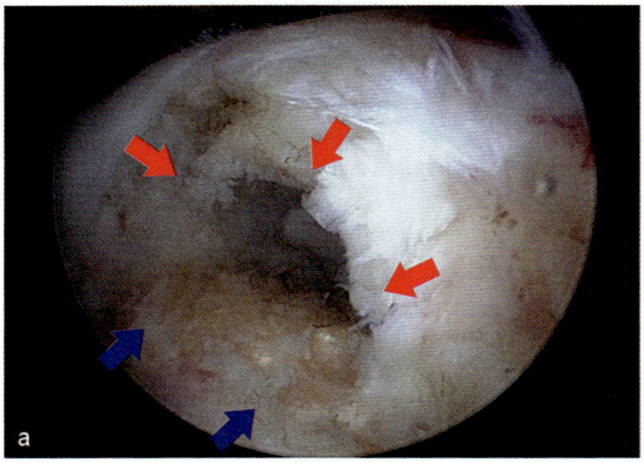

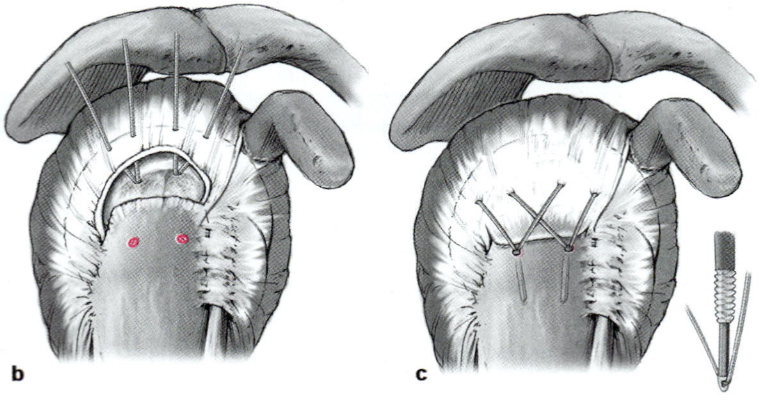

Abb. 5.20 a Arthroskopischer Blick von subakromial auf die rupturierte Supraspinatussehne. Die roten Pfeile markieren den retrahierten Sehnenrand. Die blauen Pfeile zeigen den sog. Footprint, die Stellen am Tuberculum majus, an welchem die Sehne inseriert. **b, c** Schematische Darstellung der Rotatorenmanschettennaht in zweireihiger (Double-Row) Technik. [M332, R115–04]

5.4.5 Skapulafrakturen

Ätiologie

Skapulafrakturen sind meist Resultat eines stumpfen Thoraxtraumas und eines direkten Anpralls. Meist ist das Blatt betroffen, da hier der Knochen sehr dünn ist. Spezialfälle sind Frakturen des Glenoids.

Klinik

Der Patient hält den Arm in Schonhaltung, es bestehen Schmerzen und Druckschmerz im Bereich des Schulterblatts. Möglich sind Hämatome und Prellmarken.

Diagnostik

Skapulafrakturen sind im Röntgenbild häufig schwierig zu erkennen (praktisch nur in der Outlet-View). Am besten sind sie in der Computertomografie darstellbar.

Therapie

Bis auf wenige Einzelfälle (z. B. Floating Shoulder, Glenoidverletzungen) werden Skapulafrakturen **konservativ** mit Ruhigstellung im Gilchrist-Verband behandelt.

Die seltene operative Behandlung erfolgt durch einzelne **Schrauben** am Glenoid oder bei Frakturen der Spina scapulae mit einer **Plattenosteosynthese.** Der dünne Teil ist praktisch nicht operabel, da hier das Material sofort ausreißen würde.

> **Praxistipp**
>
> **Floating Shoulder** ist eine Kombinationsverletzung von **glenoidnaher Skapulafraktur** mit zusätzlicher **Klavikulaschaftfraktur.** Hier ist eine Osteosynthese zumindest der Klavikula, oft auch des Glenoids empfohlen, um die komplett **instabile Schulteraufhängung** wieder zu stabilisieren.

5.5 Erkrankungen

5.5.1 Arthrose des Akromioklavikulargelenks

Die Arthrose des Akromioklavikulargelenks (ACG) ist eine normale Verschleißerscheinung. Radiologische Veränderungen im Sinne einer ACG-Arthrose finden sich häufig schon im mittleren Lebensabschnitt, gehen jedoch eher selten mit einer klinischen Schmerzproblematik einher.

> **Praxistipp**
>
> Die große Herausforderung ist es, die zumeist unspezifischen Schulterschmerzen durch diagnostische Tests genau zu lokalisieren, um nicht ein im Röntgenbild auffälliges, aber schmerzfreies ACG zu versorgen und die eigentlich Pathologie zu übersehen.

Klinik

In der klinischen Untersuchung findet sich bei Palpation des ACG ein Druckschmerz direkt über dem Gelenk, manchmal fällt bei der Inspektion eine Schwellung im Seitenvergleich auf.

Der Patient gibt Schmerzen über der Schulter nach Überlastung an. Passive Abduktion und Flexion sind schmerzhaft. **Painful Arc:** Schmerzen bei Elevation ab 120°.

Der **Crossover- oder Cross-body-Test** kann im Seitenvergleich hinweisend sein: Der 90° antevertierte Arm wird aktiv zur Gegenseite gezogen. Ist dies schmerzhaft, ist der Test positiv. Häufig ist es jedoch schwierig, die Beschwerden bei ACG-Arthrose von einem subakromialen Impingement-Syndrom und anderen Schulterpathologien zu unterscheiden.

Diagnostik

Im **Röntgenbild** sieht man einen verschmälerten Gelenkspalt und manchmal osteophytäre Auftreibungen, was jedoch unspezifisch ist. Besser ist ein klinischer Test durch eine Probeinfiltration mit Lokalanästhetika (Neer-Test). Im Zweifel kann eine MRT durch Darstellung eines Ödems eine Gelenkaffektion bestätigen (nach Infiltration ist dies jedoch zunächst nicht sinnvoll, man sollte dann mindestens 2 Wochen abwarten, um keine falsch positiven Befunde zu erhalten).

> **Praxistipp**
>
> Die ACG-Arthrose hat ohne entsprechende klinische Beschwerden keinen Krankheitswert. Es empfiehlt sich daher ein **Neer-Test:** Hier erfolgt eine sequenzielle **Infiltration** von Lokalanästhetika in Subakromialraum, Glenohumeralgelenk und AC-Gelenk. Ist durch die dritte Injektion eine signifikante Schmerzreduktion erreichbar, ist die Beschwerdeursache gesichert.

Therapie

Führt ein **konservativer** Therapieversuch mit NSAR und bis zu drei **Steroidinjektionen** ins ACG nicht zum Erfolg, ist eine **arthroskopische Resektion** des ACG zu erwägen.

5.5.2 Subakromiales Impingement-Syndrom

Klinischer Fall

Ein 56-jähriger Patient berichtet nach einem Wohnungsumzug, bei welchem er verstärkt auch über Kopf arbeiten musste, nun v. a. unter nächtliche Schulterschmerzen zu leiden. Die Schulterabduktion sei ebenfalls ab ca. 70° schmerzhaft, wohingegen das Arbeiten am Schreibtisch schmerzfrei möglich sei.
In der klinischen Untersuchung sind die Rotatorenmanschettentests allesamt ohne pathologischen Befund. Jedoch sind die Impingement-Zeichen sehr schmerzhaft. Das Röntgenbild erbringt keine wesentlichen Auffälligkeiten. Nach einer subakromialen Infiltration mit Triamcinolon und Ropivacain ist der Patient schmerzfrei. Dies bestätigt die Diagnose einer Bursitis subacromialis (Non-outlet-Impingement) infolge einer körperlichen Überlastung.

Einteilung

Unter einem Impingement-Syndrom versteht man Schmerzen, die durch das Einklemmen weichteiliger Strukturen hervorgerufen werden. Unterschieden werden:

Tab. 5.2 Ursachen eines subakromialen Impingement-Syndroms

Primäres Impingement-Syndrom	
Outlet-Impingement	Hakenförmiges Akromion mit nach kaudal abgewinkelter Spitze
	Hypertrophe Akromioklavikulargelenkarthrose
	Os acromiale (persistierende Apophyse des Akromions)
Non-outlet-Impingement	Chronische Bursitis subacromialis
	Tendinitis calcarea
Sekundäres Impingement-Syndrom	
Rotatorenmanschettenruptur mit Dezentrierung des Humeruskopfs	
Glenohumerale Instabilität	

- Subakromiales Impingement
- Subkorakoidales Impingement
- Instabilitäts-Impingement

Weil es vergleichsweise am häufigsten vorkommt, wird hier auf das subakromiale Impingement-Syndrom eingegangen.

Ätiologie

Vereinfacht dargestellt kommt es zu einer **Einengung des subakromialen Raums,** welcher kranial durch das Akromion und kaudal durch den Humeruskopf beschränkt ist. Dazwischen liegt neben der Bursa subacromialis die Rotatorenmanschette. ▸ Tab. 5.2 erklärt die möglichen Ursachen eines subakromialen Impingement-Syndroms.

5.5.2.1 Klinik

Klassisches Merkmal des subakromialen Impingement-Syndroms ist der **Painful Arc** (schmerzhafter Bogen) **zwischen 60° und 130° Abduktion.** Die Patienten geben hierbei sowohl beim Anheben des Arms gegen Widerstand als auch beim Absenken Schmerzen am seitlichen und ventralen Oberarm an. Darüber hinaus treten auch regelmäßig nachts Schmerzen auf.

Das subakromiale Impingement-Syndrom kann nach Neer in drei Stadien eingeteilt werden:

- **Stadium I:** Ödem und Einblutung in die Sehne. Die Beschwerden verschwinden nach konservativer Therapie.
- **Stadium II:** Fibrose und Tendinitis (entzündliche Veränderungen). Betroffene Patienten treiben oft schulterbelastende Sportart (Badminton, Schwimmen, Wurfsportarten). Schmerzen treten nach entsprechender Belastung auf. Die Beschwerden bessern sich meist nach konservativer Therapie und Vermeiden der Belastung.
- **Stadium III:** Rupturen und ossäre Veränderungen.

Diagnostik

Die klinische Untersuchung der Schulter wird in ▸ Kap. 5.3 beschrieben. Grundsätzlich beruhen die Impingement-Zeichen (Painful Arc, Neer, Hawkins) auf einer schmerzhaften Annäherung (Einengung) der Strukturen unter dem Akromion.

Röntgenaufnahmen der Schulter in drei Ebenen lassen eine Aussage bezüglich der Akromionform (hakenförmig?) und des Akromioklavikulargelenks zu (▸ Abb. 5.21). Die Sonografie kann ergänzende Informationen zur Rotatorenmanschette

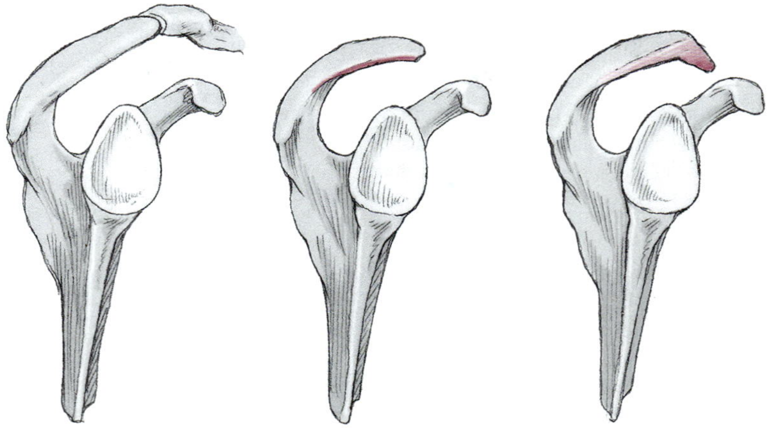

Abb. 5.21 Schematische Darstellung der Akromionkonfigurationen nach Bigliani: flach, bogenförmig, hakenförmig (v. l. n. r.). [R115–04]

und der langen Bizepssehne beisteuern. In vielen Fällen ist eine ergänzende MRT-Diagnostik zur weiteren Therapieplanung sinnvoll.

Praxistipp

Ist die Schmerzlokalisation nach der klinischen Untersuchung nicht sicher auszumachen, hat sich die **diagnostische Infiltration** als sehr probate Technik etabliert. Hierzu wird ein Lokalanästhetikum zunächst nach subakromial gespritzt. Ist der Patient im Anschluss schmerzfrei, so muss die Pathologie im Subakromialraum liegen. Ist dem nicht so, erfolgt eine intraartikuläre Infiltration. Ist auch hierauf keine Schmerzreduktion zu erzielen, liegt das Problem schulterfern.

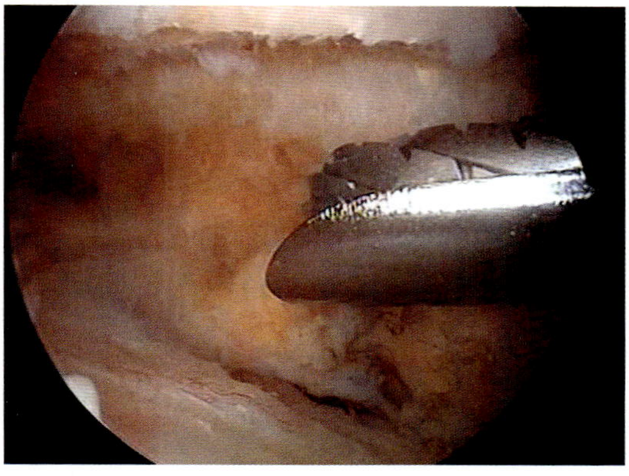

Abb. 5.22 Blick in den Subakromialraum. Rechts im Bild ist die Knochenfräse, darüber das plan gefräste Akromion. Unter der Fräse ist die Supraspinatussehne im Bild. [M332]

Therapie

Grundsätzlich wird zunächst ein konservativer Therapieversuch mit NSAR, Kälteanwendungen und Krankengymnastik unternommen. Subakromiale Infiltrationen mit einem kortisonhaltigen Präparat können ebenfalls zur Schmerzlinderung beitragen. Kommt es im Verlauf nicht zu einer dauerhaften Beschwerdelinderung, so wird die Indikation zur Operation gestellt. Diese wird abhängig von der zugrunde liegenden Pathologie (▶ Tab. 5.2) gewählt. Im Falle einer subakromialen Spornbildung erfolgt eine subakromiale Dekompression (SAD): Der Knochensporn wird mit einer Akromionfräse arthroskopisch abgetragen (▶ Abb. 5.22).

5.5.3 Frozen Shoulder

Klinischer Fall

Ein 47-jähriger Patient stellt sich bei Ihnen aufgrund stärkster Schulterschmerzen und einer dtl. Bewegungseinschränkung in der Sprechstunde vor. Die Beschwerden haben plötzlich und ohne Trauma begonnen. Insbesondere nachts könne der Patient trotz 2-mal tgl. Ibuprofen 800 mg nicht schlafen.
Eine klinische Untersuchung ist wegen der Schmerzen nahezu nicht möglich. Es fällt jedoch eine deutliche Einschränkung der aktiven und passiven Beweglichkeit in allen Ebenen auf. Anamnestisch können Sie einen insulinabhängigen Diabetes mellitus erfragen. In der sonografischen Untersuchung erscheint die Rotatorenmanschette intakt. Ein Kalkdepot ist nicht vorhanden. Unter der Verdachtsdiagnose einer Frozen Shoulder im Stadium 1 lassen Sie ein MRT mit i. v.-Kontrastmittel durch-

führen. Hierbei zeigt sich eine Kontrastmittelanreicherung im Recessus axillaris. Somit ist Ihre Diagnose bestätigt.

Unter einer Frozen Shoulder (auch adhäsive Kapsulitis) versteht man die Fibrosierung und Schrumpfung der Gelenkkapsel mit schmerzhafter Bewegungseinschränkung des Glenohumeralgelenks.

Epidemiologie

Die Erkrankung hat eine Prävalenz von ca. 4 % bzw. ca. 15 % bei Patienten mit Typ-1-Diabetes. Der **Altersgipfel** liegt zwischen dem **40. und 60. Lebensjahr;** die Frozen Shoulder wird nur selten bei jüngeren oder älteren Patienten vorgefunden. Die Erkrankung tritt **in der Regel einseitig,** in 20 % der Fälle jedoch bilateral auf. Frauen sind häufiger betroffen als Männer.

Ätiologie

Das histologische Korrelat ist die **Fibrosierung und Schrumpfung der Gelenkkapsel.** Diese führt zu einer sukzessiven **Einschränkung** der Schulterbeweglichkeit in allen Ebenen. Vorrangig betroffen sind jedoch die **Außenrotation** und **Abduktion.** Bei der primären, idiopathischen Schultersteife können auslösende Faktoren nicht sicher benannt werden.

Auslöser einer sekundären adhäsiven Kapsulitis können folgende Veränderungen sein:

- Länger andauernde Schulterimmobilisation
- Vorausgegangene Schulteroperation
- Trauma
- Entzündliche Erkrankung

Ähnlichkeiten zum Morbus Dupuytren (▶ Kap. 8) bzgl. der Fibrosierung wurden in der Literatur beschrieben.

Klinik

Die Erkrankung verläuft in **drei Phasen** und ist normalerweise **selbstlimitierend.**

- **Phase 1:** Die Erkrankung beginnt mit **plötzlich auftretenden, starken Schmerzen** und zunehmender **Einschränkung der Schulterbeweglichkeit.** In dieser **„Freezing"-Phase** wird die Schulter in einer Adduktionschonhaltung gehalten. Schmerzen bestehen v. a. bei Belastung, jedoch auch in Ruhe; die Nachtruhe ist häufig gestört.
- **Phase 2:** Hier kommt es zu einem **Abklingen der Schmerzen** bei persistierender **Bewegungseinschränkung.**
- **Phase 3 („Thawing"-Phase):** Die Beweglichkeit verbessert sich. Die Erkrankung dauert üblicherweise 12–36 Monate und die Prognose ist meist günstig. In ca. 15 % der Fälle verbleibt jedoch eine Bewegungseinschränkung.

Diagnostik

Maßgeblich entscheidend für die Diagnosestellung ist die Anamnese sowie die **klinische Untersuchung.** Hier fällt eine sowohl **aktiv als auch passiv eingeschränkte Beweglichkeit** im Glenohumeralgelenk auf. Röntgen, Sonografie und Magnetresonanztomografie (ohne Kontrastmittel) sind in der Regel unauffällig.

Wird ein MRT mit i. v.-Kontrastmittel durchgeführt, zeigt sich meist der entzündliche Prozess im Recessus axillaris.

Praxistipp

Weil Diabetiker besonders häufig eine Frozen Shoulder entwickeln, sollte bei dieser Diagnose ein Diabetes mellitus laborchemisch ausgeschlossen werden.

Differenzialdiagnostisch muss an eine Hyperurikämie oder an (infektiöse) Monarthritiden gedacht werden.

Therapie

In der Akutphase steht die zielgerichtete Schmerztherapie im Vordergrund. Hierzu können **NSAR rezeptiert** und **Kortison intraartikulär** injiziert werden. Eine orale Kortisontherapie kann kurzzeitig eine Symptomverbesserung herbeiführen, hat im Langzeitverlauf jedoch keinen positiven Effekt.

Physiotherapie mit aktiven und passiven Bewegungsübungen, die TENS-Behandlung (transkutane elektrische Nervenstimulation) zur Analgesie und kalte oder warme Packungen begleiten die Patienten über alle drei Phasen hinweg.

Die Indikation zur **arthroskopischen Arthrolyse** sollte Patienten vorbehalten bleiben, welche auch nach 6 Monaten konservativer Therapie keinerlei Verbesserung zeigen.

5.5.4 Tendinitis calcarea

Klinischer Fall

Eine 42-jährige Patientin stellt sich aufgrund plötzlich aufgetretener Schulterschmerzen bei Ihnen vor. Die Schmerzen werden im Bereich des M. deltoideus angegeben. Ein Trauma wird verneint.

Schmerzbedingt ist die klinische Untersuchung stark eingeschränkt. Jegliche Bewegung in die Abduktion wird nicht toleriert. Soweit beurteilbar ist die Rotatorenmanschette unauffällig. Im Nativröntgenbild stellt sich ein großes Kalkdepot in Projektion auf das Tuberculum majus dar. Es erfolgt eine subakromiale Infiltration mit Triamcinolon und Ropivacain und eine kurzfristige Immobilisation im Gilchrist-Verband. Zudem wird Diclofenac 75 2-mal tgl. rezeptiert. Hierdurch klingen die Beschwerden binnen zwei Tagen ab. Weil die Patientin binnen der nächsten sechs Monate wiederholt schmerzhafte Episoden erlebt und konservative Maßnahmen nur kurzfristig helfen, wird eine arthroskopisch durchgeführte Kalkdepotausräumung bei Tendinitis calcarea durchgeführt. Im Anschluss daran ist die Patientin dauerhaft schmerzfrei.

Bei der Tendinitis calcarea kommt es zu **reaktiven Kalkablagerungen** in den Sehnenansätzen der **Rotatorenmanschette** aufgrund einer Minderdurchblutung.

Die Erkrankung ist charakterisiert durch einen aktiven, in Phasen ablaufenden, zellvermittelten Prozess, in dessen Folge es zu einer Einlagerung von Hydroxylapatitkristallen zwischen Chondrozyten und Faserknorpel kommt.

Epidemiologie

Die Prävalenz liegt bei ca. 10 %. Von diesen werden ca. 50 % symptomatisch. Der **Altersgipfel liegt zwischen dem 30. und 50. Lebensjahr;** Frauen und die rechte obere Extremität sind häufiger betroffen. Ein beidseitiges Auftreten wurde aber in bis zu 40 % der Fälle beschrieben.

Die **Supraspinatussehne ist in ca. 80 % der Fälle,** die Infraspinatussehne in ca. 15 % der Fälle betroffen. Lokalisiert ist das Kalkdepot darüber hinaus nahezu immer ca. 1,5–2 cm medial des Tuberculum majus.

Ätiologie

Die Ursache der kalzifizierenden Tendinitis ist bisher immer noch unklar. Ein degenerativer Prozess konnte widerlegt werden. **Ein Zusammenhang mit Rotatorenmanschettenrupturen besteht nicht.** Hingegen weisen bis zu 30 % der insulinpflichtigen Diabetiker ein Kalkdepot auf. Die Krankheit läuft in drei Phasen ab:

- Präkalzifikationsstadium
- Formationsphase (Ablagerung von Hydroxylapatitkristallen)
- Resorptionsphase

Vermutlich kommt es infolge eines Absinkens des Sauerstoffpartialdrucks zu einer **chondroiden Metaplasie** und der vermehrten Produktion von Proteoglykanen (Präkalzifikationsstadium). In der Formationsphase lagern sich dann Hydroxylapatitkristalle ab. Es schließt sich eine Ruhephase an, in der es zur Abkapselung des Depots ohne Entzündungszeichen kommt.

Die Resorptionsphase ist gekennzeichnet durch eine Hypervaskularisierung, Verflüssigung und Auflösung des Kalkdepots. Der zeitliche Verlauf kann sich auf wenige Monate beschränken oder über Jahre hinziehen. Letztendlich ist die Kalkschulter eine **selbstlimitierende Erkrankung** mit **hoher Selbstheilungsrate.**

Klinik

Das klinische Erscheinungsbild ist sehr variabel. In der Formationsphase sind meistens keine Schmerzen vorhanden. Diese beginnen charakteristisch in der Resorptionsphase mit **plötzlich auftretendem, stärkstem, nächtlichem Ruheschmerz.** Die Beweglichkeit ist meist in allen Ebenen eingeschränkt, die klinische Untersuchung oft schmerzbedingt nicht möglich.

Eine **akute Bursitis** kann sich nach Durchbruch des Kalkherds in die Bursa entwickeln: Typisch sind ein sehr starker **Dauer-** und **Druckschmerz** im Bereich des Tuberculum majus und ventral davon, **Painful Arc, Überwärmung,** die **Gelenkkonturen** sind evtl. **verstrichen.** Es besteht eine starke schmerzbedingte Bewegungseinschränkung, der Supraspinatustest ist positiv.

In manchen Fällen kann auch das klinische Bild eines septischen Gelenks mit Rötung, Schwellung, Überwärmung und Druckschmerzhaftigkeit vorliegen. Die Entzündungsparameter wie C-reaktives Protein und Leukozyten können leicht erhöht sein.

Diese schmerzintensive Akutphase (Resorptionsstadium mit Auflösung des „Kalkdepots") dauert in der Regel 2–3 Wochen und kann in ein chronisches Stadium mit abgemilderten Beschwerden übergehen.

Diagnostik

Goldstandard sind Röntgenaufnahmen in drei Ebenen (a. p., axial und Y-View, ▸ Abb. 5.23). Eine weiterführende Diagnostik (Sono, MRT) ist in der Regel nicht notwendig.

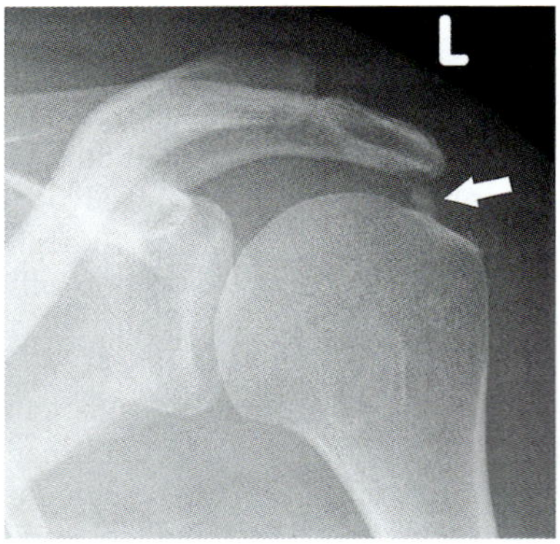

Abb. 5.23 Linkes Schultergelenk. Der Pfeil markiert das Kalkdepot. [M332]

5.5.4.1 Therapie

Primär sollte ein **konservativer Therapieversuch über 3–6 Monate** unternommen werden. Dieser erfolgt mit **NSAR,** ggf. zentral wirksamen Analgetika, **subakromialen Infiltrationen** und einer **kurzfristigen Ruhigstellung.** Die extrakorporale **Stoßwellentherapie** (ESWT) kann ergänzend als Therapieoption mit guten Ergebnissen angewandt werden.

Eine nicht mehr so oft angewandte Option (welche jedoch vom IMPP noch gefragt wird) ist das **„Needling".** Hierbei wird in Lokalanästhesie das Kalkdepot sonografisch aufgesucht und mit einer Kanüle punktiert. Es kann auch der Versuch unternommen werden, Kochsalz in das Kalkdepot zu infiltrieren, um dieses im Anschluss zu aspirieren. Die Ergebnisse des Needlings sind sehr inhomogen.

Eine **operative Intervention** wird nach einem konservativen Therapieversuch unternommen, wenn eine (belastungsabhängige) Beschwerdepersistenz oder -progredienz vorliegt. Hierzu erfolgt primär eine diagnostische **Schulterarthroskopie** mit diagnostischem Rundgang durch das Gelenk (um evtl. vorliegende Begleitpathologien zu erfassen). Das Kalkdepot kann entweder bereits von intraartikulär lokalisiert oder von subakromial aufgesucht werden. Mit einem Skalpell wird die Sehne kurzstreckig inzidiert und das Kalkdepot kürretiert (► Abb. 5.24). Postoperativ erfolgt lediglich eine kurzfristige Ruhigstellung im Gilchrist-Verband bis zum Abklingen der postoperativen Schmerzen.

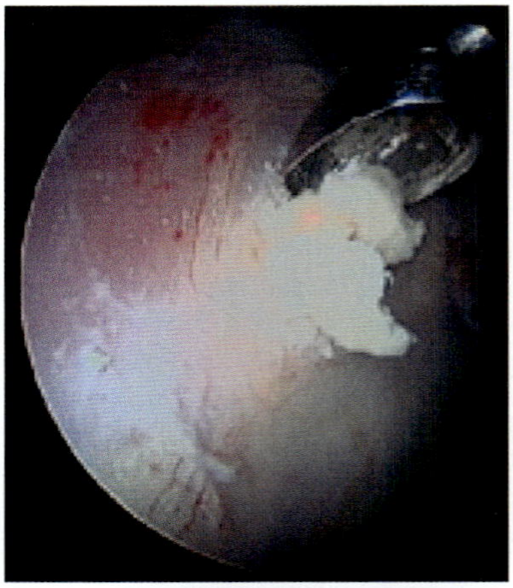

Abb. 5.24 Arthroskopischer Blick auf die Supraspinatussehne. Aus dieser wird mit einem scharfen Löffel das Kalkedpot kürettiert. [M332]

5.5.5 Erkrankungen der langen Bizepssehne

5.5.5.1 Degenerative Erkrankung der LBS

Klinischer Fall

Herr Ruppert, ein 41-jähriger Mann, stellt sich aufgrund intermittierend auftretender Schmerzen an der linken Schulter und des linken Oberarms bei Ihnen vor. Der Patient berichtet, dass die Beschwerden bereits seit ca. 4 Monaten bestehen. Diese treten nur bei bestimmten Bewegungen auf und sind nicht immer vorhanden. Beispielsweise habe er Beschwerden, wenn er einen Gegenstand mit der linken Arm nach vorne wegdrücken müsse. Das Tragen schwerer Gegenstände jedoch mache ihm keine Schmerzen.
Herr Ruppert hatte sich bereits bei einem anderen Orthopäden vorgestellt. Auf den dort angefertigten Röntgenbildern war „alles in Ordnung".
In der klinischen Untersuchung ist das linke Schultergelenk in allen Ebenen frei beweglich. Die Rotatorenmanschettentests sind allesamt unauffällig. Einzig der O'Brien-Test ist positiv. Unter der Verdachtsdiagnose einer SLAP-Läsion veranlassen Sie ein Arthro-MRT. Hier bestätigt sich Ihr Verdacht. Aufgrund der anhaltenden Schmerzen empfehlen Sie dem Patienten eine operative Intervention.

SLAP-Läsion

SLAP ist ein Akronym für „Superior Labrum From Anterior to Posterior" und beschreibt Verletzungen des kranialen Labrum- und Bizepssehnenankerkomplexes.

Ätiologie

Auch wenn eine traumatische Genese möglich ist, z. B. durch den Sturz auf den ausgestreckten Arm oder im Rahmen von Schulterluxationen, so sind in der Regel chronisch repetitive Mikrotraumata ursächlich, z. B. bei Wurf- und Überkopfsportarten.

Klinik

Die Beschwerden werden häufig diffus und uncharakteristisch am Schultergelenk angegeben. Manche Patienten äußern Schmerzen, wenn der betroffene Arm in Supinationsstellung nach vorne einen Widerstand wegdrückt.

Diagnostik

In der klinischen Untersuchung hat sich der **O'Brien-Test** als sehr hilfreich erwiesen. Hierbei hält der Patient seinen ausgestreckten Arm 90° im Schultergelenk flektiert, 10°–15° adduziert und in kompletter Innenrotation (Daumen nach unten). Der Untersucher drückt nun den Patientenarm gegen Widerstand nach unten. Anschließend dreht der Patient den Arm in Außenrotation (Handfläche nach oben) und muss den Arm erneut gegen Widerstand halten. Der Test ist positiv, wenn bei Innenrotation Schmerzen auftreten, die bei Außenrotation nicht oder deutlich geringer vorhanden sind. Röntgenaufnahmen sind unauffällig und auch in der MRT-Untersuchung ist eine SLAP-Läsion häufig nicht zu erkennen. Die diagnostische Wertigkeit des MRT wird deutlich erhöht, wenn Kontrastmittel intraartikulär gespritzt wird **(Arthro-MRT).** Bei entsprechendem klinischem Verdacht und lang anhaltender Beschwerden sollte eine diagnostische Schultergelenkarthroskopie erfolgen.

Die Einteilung der SLAP-Läsion erfolgt nach Snyder in vier Typen (▸ Abb. 5.25).

Therapie

Eine SLAP-Läsion Typ I wird konservativ behandelt. Bezüglich des Typ II besteht keine einhellige Meinung ob nun konservativ oder primär operativ behandelt werden sollte. Abhängig vom (sportlichen) Anspruch kann sicherlich zunächst ein konservativer Therapieversuch unternommen werden. SLAP-Läsionen Typ III und IV werden primär operativ behandelt. In diesen Fällen kann ein SLAP-Repair, also die Refixierung des abgerissenen Anteils mit Knochenankern erfolgen. Diskutiert wird ebenso, aufgrund der langen Rehabilitation nach Refixation, primär eine Tenodese durchzuführen. Dies bedeutet, dass die lange Bizepssehne am Bizepssehnenanker durchtrennt und (arthroskopisch) im Sulcus intertubercularis am Humerus fixiert wird.

Ruptur der LBS

Die Ruptur der langen Bizepssehne wird in ▸ Kap. 6 beschrieben.

5.5.6 Omarthrose

Die **primäre Arthrose** des Glenohumeralgelenks ist im Vergleich zur Kox- und Gonarthrose **selten.** Entscheidend hierfür ist die weniger große Belastung dieses Gelenks. Häufiger sind **sekundäre Omarthrosen** infolge einer Humeruskopffraktur, Cuff-tear-Arthropathie (s. oben, Rotatorenmanschettenruptur) oder entzündlicher Erkrankungen (chronische Polyarthritis).

Klinik

Die Beschwerden beginnen häufig schleichend und gehen mit einer zunehmenden aktiven und passiven Bewegungseinschränkung einher. Nächtliche und bewegungsunabhängige Schmerzen können auftreten.

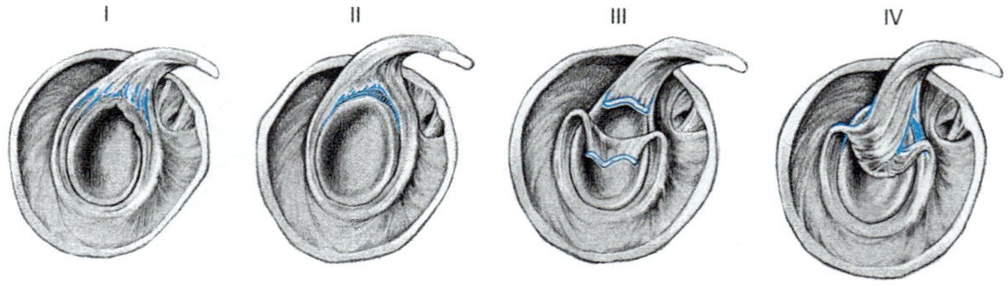

Abb. 5.25 Klassifikation der SLAP-Läsion nach Snyder. [L108]

Diagnostik

Im Röntgenbild zeigen sich die **klassischen Arthrosezeichen** (► Abb. 5.26, ► Abb. 5.27):

- subchondrale Sklerosierung,
- Geröllzysten,
- Gelenkspaltverschmälerung und
- osteophytäre Anbauten.

Liegt eine Cuff-tear-Arthropathie vor, findet sich zudem ein Humeruskopfhochstand als Zeichen der fehlenden Rotatorenmanschette (► Abb. 5.27).

Therapie

Ähnlich der Therapie bei Gon- und Koxarthrose ist nicht das Röntgenbild, sondern der Leidensdruck maßgeblich für die Therapie entscheidend. Grundsätzlich wird zunächst **symptomatisch** und **konservativ** mit NSAR, physikalischer Therapie und intraartikulärer Infiltration von Kortikosteroiden behandelt.

Bringen diese Maßnahmen keinerlei Besserung mehr, so ist ein endoprothetischer Gelenkersatz indiziert.

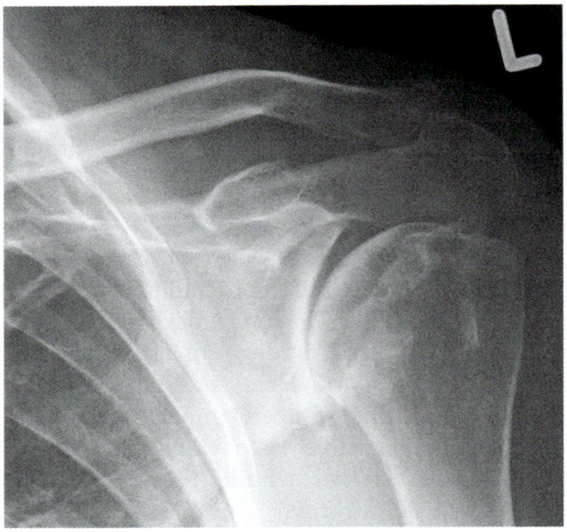

Abb. 5.26 Linkes Schultergelenk in a. p.-Projektion: Gelenkspaltaufhebung, subchondrale Sklerosierung und osteophytäre Anbauten. Der Humeruskopf steht zentriert im Glenoid. [M332]

5.5.7 Omarthritis

Als Omarthritis wird unspezifisch die Entzündung des Schultergelenks (Glenohumeralgelenk) bezeichnet. Von Bedeutung sind hier v. a. die septische (eitrige, bakterielle) sowie die rheumatologische Gelenkentzündung.

Ätiologie

Ursächlich für eine Infektarthritis am Schultergelenk sind v. a. iatrogen bedingte Keimverschleppung durch Infiltrationen oder nach operativen Eingriffen.

Klinik

Die klassischen Entzündungszeichen sind auch bei der Omarthritis vorhanden:

- **Calor:** Überwärmung am Schultergelenk
- **Rubor:** Rötung
- **Tumor:** (Weichteil-)Schwellung
- **Dolor:** lokale Schmerzen
- **Functio laesa:** eingeschränkte Beweglichkeit im Gelenk

Diagnostik

Neben der **klinischen Untersuchung** muss zunächst eine Kontrolle der **Entzündungsparameter**

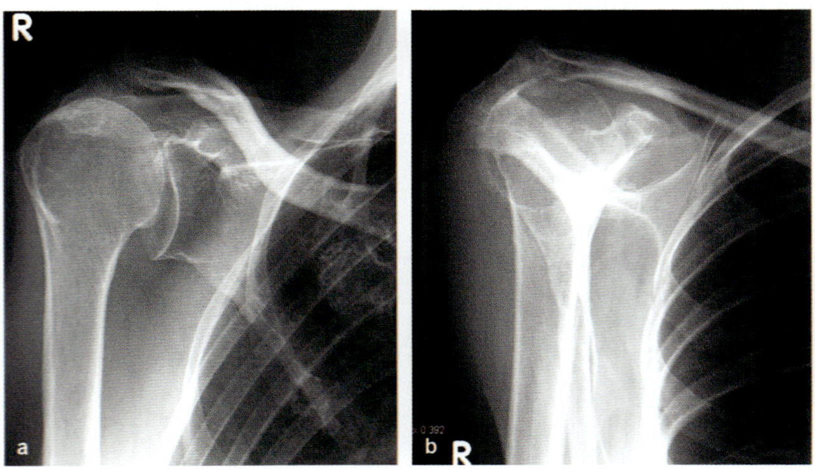

Abb. 5.27 a, b Rechtes Schultergelenk: Die Arthrosezeichen sind nicht besonders ausgeprägt. Aufgrund der fehlenden Rotatorenmanschette ist der Humeruskopf dezentriert und steht nun direkt unter dem Akromion. [M332]

im Blut erfolgen (Leukozyten, C-reaktives Protein, IL-6, Procalcitonin). Sind diese erhöht und/oder erfolgte in der unmittelbaren Vergangenheit eine Gelenkpunktion oder ein operativer Eingriff, sollte eine (erneute) Punktion des Gelenks mit dem Ziel des Erregernachweises erfolgen.

Ist ein direkter Erregernachweis (z. B. im Nachtdienst, Antibiose wurde bereits gegeben) nicht möglich, so kann die **Zellzahl im Punktat** bestimmt werden. Diese gibt einen Hinweis auf die Genese des Ergusses:

- < 250 Zellen/mm^3 = normal
- 250–2.000 Zellen/mm^3 = nicht entzündlich
- 2.000–50.000 Zellen/mm^3 = entzündlich, abakteriell
- > 50.000 Zellen/mm^3 = entzündlich, bakteriell

Das einfache **Nativröntgen** der Schulter kann in der Akutphase nur Differenzialdiagnosen (z. B. Tendinitis calcarea) ausschließen. Die **Skelettszintigrafie** zeigt eine **deutliche Mehranreicherung** an, gehört jedoch nicht zur Routinediagnostik.

Therapie

Liegt eine bakterielle Infektion vor, gilt es, das Gelenk schnellstmöglich operativ durch eine arthroskopische oder offene Spülung zu sanieren.

Im Falle einer rheumatischen Genese kommen zunächst allgemeine therapeutische Prinzipien (NSAR, Modifikation der Basistherapeutika, physikalische Maßnahmen) zum Tragen. Kommt es im Verlauf zu einer Gelenkdestruktion, so ist ein endoprothetischer Gelenkersatz indiziert.

Andreas Ficklscherer und Simon Weidert

Oberarm und Ellenbogen

6

IMPP-Hits

Hier geht es um den Klassiker, den Tennisarm. Wie sah da das klinische Bild nochmal genau aus?

6.1 Wegweiser

Der Oberarm erstreckt sich vom Humeruskopf bis hin zum distalen Humerus, der zusammen mit dem Olekranon (Ulna) und dem Radiusköpfchen das Ellenbogengelenk bildet. Neben den typischen Frakturlokalisationen am Humeruskopf, Olekranon und Radiuskopf sind v.a. die schmerzhaften Zustände im Bereich des Ellenbogens zu nennen, die als Tennis- und Golferellenbogen bekannt sind.

6.2 Funktionelle Anatomie

Die funktionelle Anatomie des Schultergelenks wird im Kapitel 5 beschrieben. Das zweite wichtige Gelenk des Arms ist das Ellenbogengelenk. Dieses besteht eigentlich aus drei Teilgelenken, die sich eine gemeinsame Gelenkkapsel teilen (► Abb. 6.1):

- Das **Humeroulnargelenk** oder Olekranongelenk ist ein typisches **Scharniergelenk** mit nur einem Freiheitsgrad. Es ermöglicht die Flexion und Extension.
- Das **Humeroradialgelenk** zwischen Capitulum humeri und Radiuskopf ist ein **eingeschränktes**

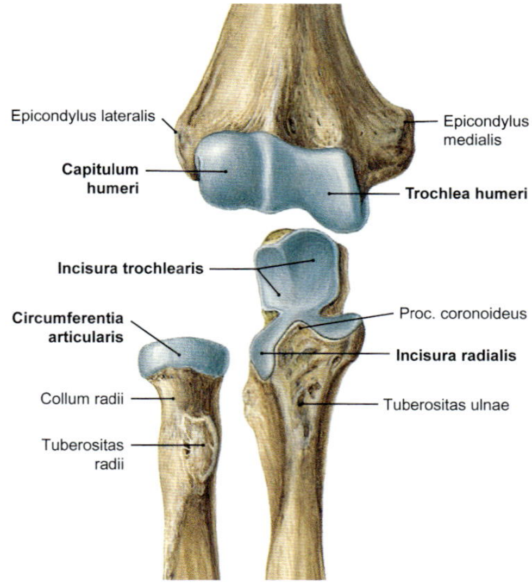

Abb. 6.1 Knöcherne Strukturen des Ellenbogengelenks. [S700]

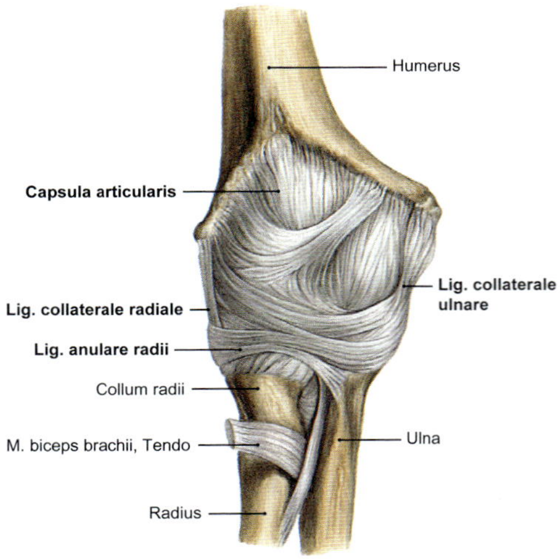

Abb. 6.2 Gelenkkapsel und Ligamente des Ellenbogengelenks. [S700]

Kugelgelenk. Es macht die Flexion und Extension des Ellenbogens mit und kann zusätzlich rotieren, trägt also zur die Pro- und Supination bei. Eine Seitwärtsbewegung ist nicht vorgesehen.
- Das **proximale Radioulnargelenk** (PRUG) zwischen Radiuskopf und Ulnaschaft ist ein Zapfengelenk und nur für die Pro- und Supination zuständig.

Mehrere Bänder stellen sicher, dass das Gelenk eine **stabile ligamentäre Führung** hat (▸ Abb. 6.2):
- Die **Gelenkkapsel** selbst, die alle drei Gelenke umfasst,
- mediale Stabilisatoren: hauptsächlich das **mediale ulnare Kollateralband** (MCL),
- laterale Stabilisatoren: das **laterale ulnare Kollateralband** (LUCL) vom Epicondylus lateralis zur lateralen Ulna und das **radiale Kollateralband,** das zum Radiuskopf zieht.
- Das **Ligamentum anulare radii** schränkt den Radiuskopf in seiner Relativbewegung zur Ulna ein und erlaubt lediglich die Rotation im PRUG.

Im Rahmen einer Ellenbogenluxation kommt es häufig zu einer Verletzung dieser Bänder, was zu einer schmerzhaften Instabilität bis hin zu erneuten Luxationen führen kann (▸ Kap. 6.4.5).
Die Streckung im Ellenbogen geschieht hauptsächlich über den **M. triceps brachii,** weniger durch den **M. anconeus.** Die Beugung wird durch den **M. brachialis,** den **M. brachioradialis** und den **M. biceps brachii** vermittelt. Letzterer ist auch der stärkste Supinator, v. a. in 90° Beugung des Ellenbogengelenks (z. B. beim Schraube eindrehen bei einer Osteosynthese oder beim Aufschließen einer Tür).
Die Beweglichkeit im Scharniergelenk des Ellenbogens ist lediglich Flexion und Extension. Vor allem junge Frauen können hier oft bis zu 10° überstrecken. Zum Unterarm hin finden Supination und Pronation zwischen den Gelenkpartnern Radiuskopf und Capitulum humeri statt (▸ Abb. 1.2).

6.3 Klinische Untersuchung des Oberarms und Ellenbogens

6.3.1 Inspektion

Beim Entkleiden können sich häufig erste Anzeichen für eine Einschränkung der Beweglichkeit zeigen, die dem Untersucher wichtige Hinweise geben, welche Aspekte genauer untersucht werden sollten. Um sich problemlos einen Pullover ausziehen zu können, ist z. B. eine recht vollständige Beweglichkeit beider Schultergelenke und der Oberarmmuskeln sowie eine gesunde Funktion der Ellenbogengelenke nötig.
Am entkleideten Patienten achtet man auf **Rötungen, Schwellungen,** vorhandene (Operations-) **Narben** oder offensichtliche **Fehlstellungen.** Vorhandene **Muskelatrophien** können bereits erste Hinweise auf die Diagnose geben (z. B. Atrophie des M. deltoideus als Spätfolge einer Läsion des N. axillaris nach Schulterluxation). Ein tief stehender Bauch des M. biceps brachii ist typisch für eine Ruptur der langen Bizepssehne (sog. **„Popeye-sign"**) (▸ Kap. 6.4.8) (▸ Abb. 6.12).
Am Ellenbogengelenk wird im Seitenvergleich die Achse begutachtet. Physiologisch besteht bei Männern eine Valgusabweichung zwischen Ober- und Unterarm von bis zu 10°, bei Frauen von bis zu 20° (▸ Kap. 6.5.3).

6.3.2 Palpation

Am Ellenbogengelenk können die Epikondylen medial- und lateralseitig getastet werden; darüber hinaus das Olekranon mit Ansatz der Trizepssehne und das Radiusköpfchen. Ist die Trizepssehne komplett gerissen, lässt sich an der Spitze des Olekranons eine kleine Kuhle tasten.
Auch auf Hauttemperatur, Sensibilität und evtl. Prellmarken, Hämatome oder andere Hautveränderungen ist zu achten.

Der Sulcus ulnaris lässt sich an der Ulna im Bereich des Ellenbogens als knöcherne Rinne gut tasten. Hier verläuft der N. ulnaris recht ungeschützt zwischen Knochen und Haut. Wird er angestoßen, spürt man ein Kribbeln im Unterarm und den Ringfinger und kleinen Finger („Musikantenknochen"). Dieser Nerv ist beim Sulcus-ulnaris-Syndrom gereizt (▸ Kap. 6.5.5).

6.3.3 Bewegungsausmaß

Die Beschreibung der Beweglichkeit erfolgt nach der Neutral-Null-Methode. Die Normwerte für die einzelnen Gelenke finden Sie in ▸ Abb. 1.2. Wichtig ist, sowohl die **aktive** als auch die **passive** Beweglichkeit zu prüfen, da der Patient bei Vorliegen von Schmerzen häufig reflektorisch nicht den gesamten Bewegungsumfang ausnutzen kann (z. B. 20°-Streckdefizit bei aktiver Streckung, aber bei vorsichtiger passiver Streckung durch den Arzt Erreichen der 0°-Neutralstellung).

6.3.4 Funktionstests

6.3.4.1 Tests zur Überprüfung der langen Bizepssehne

Speed-Test: Der Patient wird aufgefordert, den im Schultergelenk um 90° flektierten, vollständig supinierten und gestreckten Arm gegen den Widerstand des Untersuchers zu halten. Durch das Anspannen der langen Bizepssehne kommt es zur Schmerzprovokation. Der Test gilt als positiv, wenn Schmerzen im Sulcus bicipitalis angegeben werden.
Yergason-Test: Der Patient soll gegen Widerstand bei 90°-Flexion im Ellenbogengelenk supinieren. Dieser häufig erwähnte Test enttäuscht leider oft im klinischen Alltag.
O'Brien-Test: Der Patient hält seinen ausgestreckten Arm 90° im Schultergelenk flektiert, 10°–15° adduziert und in kompletter Innenrotation (Daumen nach unten). Der Untersucher drückt nun den Patientenarm gegen Widerstand nach unten. Anschließend dreht der Patient den Arm in Außenrotation (Handfläche nach oben) und muss den Arm erneut gegen Widerstand halten. Der Test ist positiv, wenn bei Innenrotation Schmerzen auftreten, die bei der Außenrotation nicht oder deutlich geringer vorhanden sind.

6.3.4.2 Ellenbogengelenk

Stabilitätsprüfung

Die Untersuchung der Bandstabilität erfolgt ähnlich wie am Kniegelenk durch einen Varus- und Valgus-Stress-Test.
Valgus-Stress-Test: Zur Überprüfung des medialen Bandapparats umfasst der Untersucher den Oberarm von lateral und führt den Unterarm in Abduktion. Der Test ist positiv (auffällig), wenn eine Instabilität (Aufklappbarkeit) vorliegt oder hierdurch Schmerzen auftreten.
Varus-Stress-Test: Um die Stabilität des lateralen Kollateralbands zu prüfen, wird der Oberarm medial gefasst und der Unterarm in Adduktion geführt. Der Test ist positiv (auffällig), wenn eine Instabilität (Aufklappbarkeit) vorliegt oder hierdurch Schmerzen auftreten.

Epikondylitiszeichen

Diese Untersuchungsmanöver basieren alle auf die Schmerzprovokation am medialen bzw. lateralen Epikondylus.
Thomson-Test: Der Patient versucht, bei komplett gestrecktem Ellenbogen das Handgelenk gegen einen Widerstand zu extendieren.
Cozen-Test: Dieser Test funktioniert ähnlich wie der Thomson-Test. Der Patient schließt seine Hand zur Faust und extendiert das Handgelenk gegen den Widerstand des Untersuchers.

Beide Tests sind positiv (schmerzhaft) bei einer Epicondylitis humeri radialis („Tennisellenbogen") und können in umgekehrter Bewegungsrichtung auch für die Epicondylitis humeri ulnaris („Golferellenbogen") getestet werden.

6.4 Verletzungen

6.4.1 Humeruskopffraktur

Ätiologie

Frakturen des Humeruskopfs entstehen häufig durch ein direktes Anpralltrauma durch Sturz auf die Schulter oder den Oberarm und sind typisch für ältere, meist weibliche Patienten. Sie werden auch als **Humeruskopffrakturen** oder **subkapitale Humerusfrakturen** (wenn der Kopf selbst intakt ist) bezeichnet. Dabei ist das **Collum chirurgicum** die typische Frakturstelle.

Merke

Die proximale Humerusfraktur ist oft mit einer Osteoporose assoziiert (sog. „Indikatorfraktur"). Eine Osteoporose-Abklärung im Verlauf ist daher Pflicht.

Klinik

Auffällig ist die Schonhaltung des betroffenen Arms mit starken **Bewegungsschmerzen** der Schulter. Außer einer Schwellung im Seitenvergleich sind häufig keine äußeren Auffälligkeiten zu sehen. Möglich sind Prellmarken oder ein Hämatom, das der Schwerkraft folgend sich innerhalb von einigen Stunden im Bereich der Achsel und im Bereich des proximalen Oberarmschafts zeigt und sich innerhalb weniger Tage Richtung distalem Oberarm ausbreitet.

Diagnostik

Praxistipp

Differenzialdiagnostisch ist v. a. bei jungen Patienten an eine Luxation des Schultergelenks (► Kap. 5) zu denken. Luxationen bei älteren Patienten sind eher selten, da aufgrund des schlechteren Knochens dieser eher bricht als dass das Gelenk luxiert.

Die übliche bildgebende Diagnostik ist eine konventionelle Röntgenaufnahme: **Schulter in zwei Ebenen** (a. p. + Outlet-View). Liegt eine mehrfragmentäre Fraktur vor oder besteht der Verdacht auf einen **Head Split** (Fraktur durch den Kopf bis in

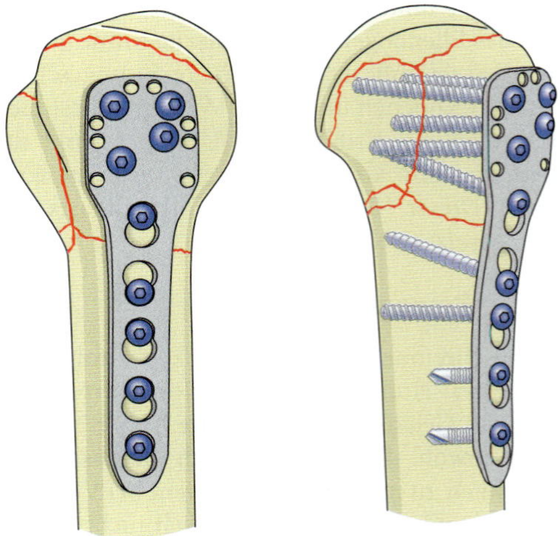

Abb. 6.3 Philosplatte. Die Platte ist anatomisch für den Humeruskopf vorgeformt und kann mit ihren winkelstabilen Schrauben mehrere Fragmente fixieren. [L157]

die Gelenkfläche hinein), wird gerade bei älteren Patienten die Indikation zur **CT** großzügig gestellt, da genauere Befunde Auswirkung auf die Wahl der Therapie haben können: Bei einem „Head Split" oder einer Trümmerfraktur beim alten Patienten beispielsweise ist eine Osteosynthese nicht mehr sinnvoll – hier wird primär eine Endoprothetik, meist mit **inverser Schulterprothese** erwogen.
Der klinische Befund zeigt eine druckschmerzhafte Schulter in Schonhaltung. Durchblutung, Motorik und Sensibilität müssen wie immer überprüft werden (Läsion des N. axillaris?).

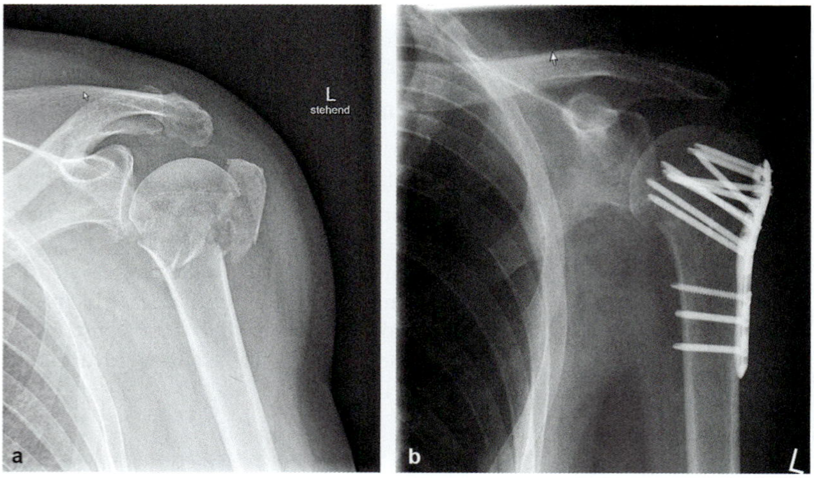

Abb. 6.4 Humeruskopffraktur im a. p.-Röntgenbild (**a**) und postoperativ mit Philosplatte (**b**). [P183]

Therapie

Entscheidend für die **Therapieentscheidung** ist die **Anzahl der Fragmente** und deren Dislokation. Zeigt sich eine eingestauchte Fraktur mit minimaler Dislokation, kann **konservativ** behandelt werden (Kriterien siehe unten). Es erfolgen eine Ruhigstellung im Gilchrist-Verband für 1–2 Wochen und dann der Beginn mit Pendelübungen aus dem Verband heraus, um eine Einsteifung zu vermeiden. **Röntgenkontrollen** nach zumindest 1, 2 und 6 Wochen sind zum **Ausschluss einer sekundären Dislokation** und Dokumentation des Heilverlaufs notwendig. In dem Falle einer zunehmenden Dislokation (meist „Abkippen" des Kopfs) ist zu erwägen, die konservative Therapie abzubrechen und eine operative Reposition und Osteosynthese durchzuführen.

Kommt es zu einem seitlichen Versatz von > 1 cm oder einem Abkippen von > 45° (meist nach dorsal) ist üblicherweise eine **Osteosynthese** zu empfehlen. Die Indikation wird heutzutage jedoch schon bei deutlich geringeren Dislokationsgraden gestellt. **Winkelstabile Plattenosteosynthesen** (z. B. PHILOS, ► Abb. 6.3, ► Abb. 6.4) oder kurze **Humerusnägel** sind übliche Verfahren.

Kommt es zu einem **Head Split** (Bruch durch die Gelenkfläche) oder liegt eine Trümmersituation vor, ist meist ein Gelenkersatz erforderlich. Bei alten Patienten ist hier aufgrund der oft insuffizienten Rotatorenmanschette eine **inverse Schulterprothese,** alternativ eine **Fraktur-Hemiprothese** indiziert. Dieses Vorgehen kann auch notwendig werden, falls es im Verlauf nach einer Osteosynthese zu einer **Humeruskopfnekrose** kommt (recht häufige Komplikation nach komplexer Fraktur).

> **Praxistipp**
>
> Obwohl es eine Vielzahl von operativen Verfahren gibt, zeigt die Literatur für die konservative Therapie (temporäre Ruhigstellung in einem Gilchrist-Verband) ebenfalls gute (Langzeit-)Ergebnisse. Für viele, gerade ältere Patienten, kann daher ein konservativer Therapieversuch durchaus sinnvoll sein (Vermeidung des OP-Risikos).

6.4.1.1 Sonderformen

Abriss des Tuberculum majus: Dies ist eine Sonderform der Humeruskopffrakturen, die v. a. bei jungen Patienten beobachtet wird. Solange das Fragment nicht wesentlich disloziert ist (bis 5 mm), kann konservativ behandelt werden. Hier sind **regelmäßige Röntgenkontrollen** (z. B. nach 5, 10 und 15 Tagen sowie nach 6 Wochen) notwendig, um eine mögliche Dislokation frühzeitig zu erkennen und eine operative Behandlung zu planen.

Da der **M. supraspinatus** an dem Fragment ansetzt und dieses nach medial disloziert, besteht absolutes **Abduktionsverbot!** Bei Dislokation sollte die OP-Indikation großzügig gestellt werden. Es bieten sich entweder **Drahtcerclage, Schraubenosteosynthese** oder **Plattenosteosynthese** an (je nach Größe des Fragments und Qualität des Knochens).

> **Merke**
>
> Der M. supraspinatus zieht das Fragment häufig im Verlauf zu sich – dann ist eine operative Refixation notwendig (Schraube, Zuggurtung oder auch Platte). Regelmäßige **Röntgenkontrollen,** v. a. in den ersten 2 Wochen sind daher sehr wichtig.

Hill-Sachs-Delle: Dies bezeichnet eine **Impressionsfraktur der Gelenkfläche** des Humeruskopfs, die auf eine **stattgehabte Schulterluxation** hinweist (► Kap. 5): im Rahmen der Luxation hakt sich der Humeruskopf vorübergehend am Glenoid ein, das ähnlich einem Meißel die Fraktur hervorruft. Um ein **erneutes Einklemmen** zu vermeiden, kann hier eine offene Rekonstruktion der Gelenkfläche sinnvoll sein. Eine weitere Sonderform ist die **Reversed-Hill-Sachs-Delle,** die am ventralen Humeruskopf als Folge einer seltenen dorsalen Schulterluxation auftreten kann (► Kap. 5).

6.4.2 Humerusschaftfrakturen

Humerusschaftfrakturen sind viel seltener als Frakturen des proximalen Humerus. Da hier meist durch Muskelzug eine deutliche **Dislokation** hervorgerufen wird, müssen sie üblicherweise operiert werden. Sie treten bei alten Patienten mit schlechter Knochenqualität auf, aber auch bei jungen Patienten (Unfälle, auffallend oft auch als Resultat eines „Armdrückens").

Klinik

Der Patient hält den verletzten Arm mit dem gesunden Arm in Schonhaltung vor dem Körper. Bei schlanken Personen ist häufig eine Achsabweichung des Oberarms erkennbar. Es zeigt sich meist nach wenigen Stunden ein großes Hämatom, da der Knochenschaft gut durchblutet ist. Die Kontrolle der peripheren Sensomotorik ist sehr wichtig (siehe Kasten).

Diagnostik

Die Diagnosestellung erfolgt durch die Röntgenaufnahme (Oberarm in 2 Ebenen). Wichtig ist, dass die **benachbarten Gelenke** mit abgebildet werden, um ein Auslaufen der Frakturen zum Gelenk hin nicht zu übersehen.

> **Praxistipp**
>
> Der **N. radialis** verläuft im **Sulcus n. radialis** direkt am Humerusschaftknochen. Zum Ausschluss einer Läsion des Nervs ist eine sorgfältige neurologische Untersuchung unabdingbar (Kontrolle von peripherer Durchblutung, Motorik und Sensibilität [DMS]).

Therapie

Besonders elegant kann man Humerusschaftfrakturen mittels **Marknagelosteosynthese** behandeln – es stehen sowohl antegrade als auch retrograde Marknägel zur Verfügung. Üblich sind folgende Zugänge:

- beim antegraden Marknagel am Humeruskopf,
- beim retrograden Marknagel am distalen Humerus oberhalb der Fossa olecrani.

Durch den jeweils nur kleinen operativen Zugang werden die Weichteile und die Frakturregion geschont.

Liegt präoperativ eine **Läsion des N. radialis** vor, ist eine offene OP mit **Plattenosteosynthese** notwendig (► Abb. 6.5), um den Nerv darzustellen, zu dekomprimieren und auf Kontinuität zu prüfen. Der **offene Zugang** zum Humerusschaft ist jedoch nicht ungefährlich, da dabei die Gefahr einer operativen Verletzung des N. radialis sehr hoch ist.

Eine konservative Therapie ist in seltenen Fällen indiziert und wird üblicherweise mit einem Oberarmgips oder einem **Sarmiento-Brace** (umgreifende Schiene am Oberarm, die Schulter- und Ellenbogengelenk freilässt) durchgeführt. Dies kann z. B. in palliativen Situationen sinnvoll sein oder natürlich dann, wenn eine Fraktur ohne Dislokation vorliegt (äußerst selten).

> **Cave**
>
> Unbedingt ist **vor und nach der OP** die **Sensomotorik** zu prüfen! Die **Fallhand** ist typisch bei Verletzung des N. radialis!

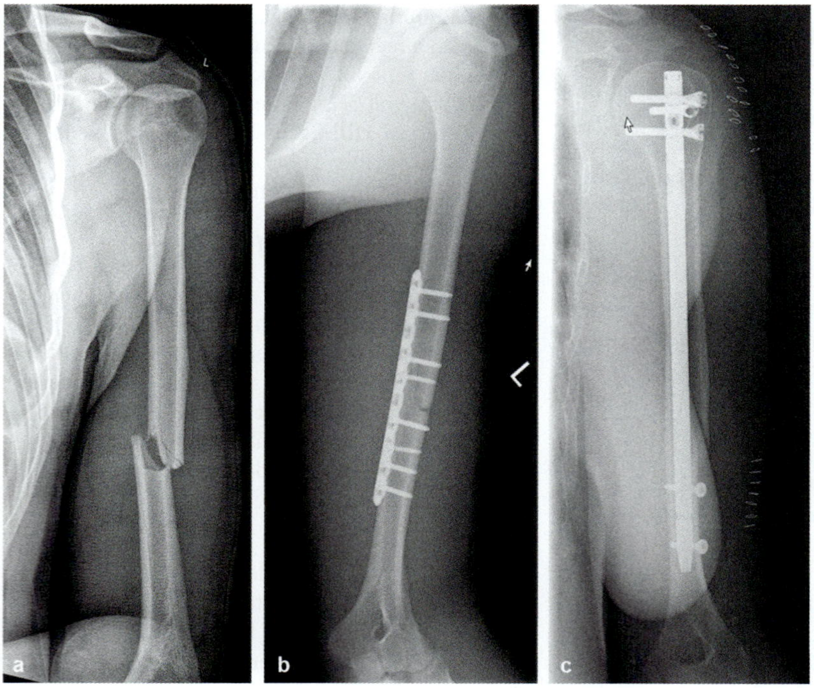

Abb. 6.5 Humerusschaftfraktur im a. p.-Röntgenbild (**a, b**) und postoperativ mit Platte (**c**) oder Nagel. [P183]

6.4.3 Distale Humerusfrakturen

Distale Humerusfrakturen treten meist bei älteren Patienten auf. Vor allem sind Frauen nach Sturz auf den ausgestreckten oder leicht gebeugten Arm betroffen. Meist handelt es sich daher um komplizierte mehrfragmentäre Frakturen bei schlechter Knochenqualität. Aber auch junge Patienten und Kinder können eine distale Humerusfraktur aufweisen.

Klinik und Einteilung

Der Patient zeigt eine schmerzhafte Bewegungseinschränkung und meist rasch zunehmende Schwellung im Bereich des Ellenbogens. Schäden der Nerven (N. ulnaris, N. radialis, N. medianus) und der Durchblutung müssen klinisch unbedingt ausgeschlossen werden.

Die deskriptive Einteilung erfolgt in **suprakondyläre** und **transkondyläre Humerusfrakturen** – bei letzteren kommt es häufig zu **Gelenkbeteiligungen.** Hilfreich ist auch die **Einteilung der AO:**

- **Typ A:** suprakondyläre Frakturen (metaphysär gelegen) oder Avulsionsfraktur des Epikondylus,
- **Typ B:** einfache Gelenkfraktur in Sagittal- oder Frontalebene,
- **Typ C:** komplexe Gelenkfraktur, mit meist multiplen Fragmenten.

Merke

Die AO-Einteilung eignet sich für Frakturen an allen Knochen oder Gelenken. Bei den Gelenken steht A für extraartikuläre, B für partielle Gelenkfraktur und C für vollständige Gelenkfraktur. Am Knochenschaft bezeichnet A eine einfache Fraktur, B eine Keilfraktur und C eine komplexe Fraktur.

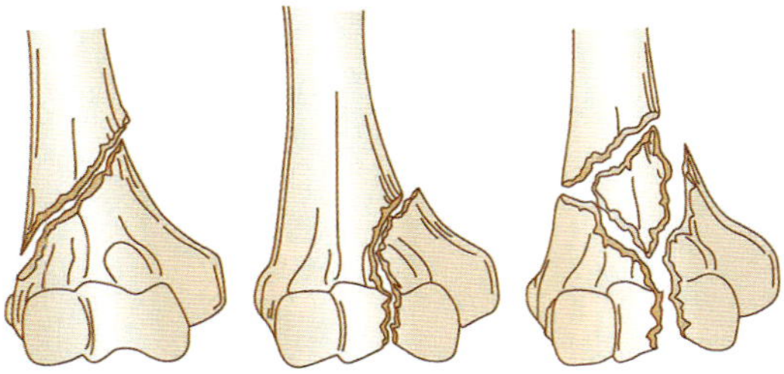

Abb. 6.6 Die AO-Einteilung der distalen Humerusschaftfraktur. [G643]

Diagnostik

Zeigt die **Röntgendiagnostik** (Ellenbogen in 2 Ebenen) eine Fraktur des distalen Humerus, sollten Aufnahmen des Humerusschafts (Ausdehnung der Fraktur nach proximal?) oder bei komplexer Fraktur ein **CT** (Beteiligung des Gelenks?) ergänzt werden.

Therapie

Handelt es sich um eine nicht dislozierte Typ-A-Fraktur, so kann besonders beim alten Patienten eine **konservative Therapie** im Gips erwogen werden. Meist jedoch liegt eine Dislokation bei mehreren Fragmenten vor, sodass eine **operative Behandlung** kaum vermieden werden kann. Je nachdem wie ausgedehnt die Fraktur ist, wird eine einseitige **winkelstabile Plattenosteosynthese** oder eine **Doppelplattenosteosynthese** von ulnar und radial durchgeführt.

Die OP wird üblicherweise in Bauchlage durchgeführt, wobei der Patient seinen Unterarm herabhängen lässt. Dabei ist darauf zu achten, den **N. ulnaris** in seinem Sulcus am medialen Epikondylus nicht zu verletzen. Meist wird er sauber präpariert und **neurolysiert,** (vorsichtiges Lösen des Nervs aus seinem bindegewebigem Verbund, um Zugschäden bei der Operation zu vermeiden), damit man ihn beim Anbringen der Platte weghalten kann. Manchmal wird er auch komplett nach ventral verlagert.

Bei Gelenkbeteiligung wird meist eine **Olekranonosteotomie** notwendig. Mit einer oszillierenden Säge wird dabei das Olekranon im Gelenk gespalten und der am proximalen Fragment hängende Trizeps nach oben hochgeklappt. Dadurch ist das Gelenk gut einsehbar und eine Reposition der Gelenkfragmente wird häufig erst möglich. Am Ende der OP muss das Olekranon mittels **K-Draht und Cerclage** wieder stabilisiert werden.

Durch eine postoperative **frühfunktionelle Therapie** soll die gefürchtete **Arthrofibrose** (Einsteifung des Gelenks) verhindert werden.

Bei **Kindern** wird vornehmlich konservativ behandelt. Bei **Dislokation der Fragmente** ist eine operative Reposition und Fixierung mittels gekreuzten **Kirschner-Drähten** (retrograde Einbringung von Epicondylus radialis und ulnaris) ausreichend.

6.4.4 Olekranonfraktur

Ätiologie

Olekranonfrakturen resultieren meist aus einem direkten Anpralltrauma am Ellenbogen infolge eines Sturzes.

Klinik

Es zeigt sich eine schmerzhafte Immobilisierung des Ellenbogengelenks mit einer deutlichen Schwellung im Seitenvergleich. Die Streckung gegen Widerstand ist aufgehoben. Manchmal kann man die Frakturlücke am Olekranon deutlich tasten.

Diagnostik

Die Diagnosestellung erfolgt mittels **Röntgen des Ellenbogens in zwei Ebenen:** Da der Zug des **M. triceps brachii** meist dazu führt, dass die Fraktur deutlich disloziert, ist sie gut im seitlichen Röntgenbild zu erkennen.
Durchblutung, Motorik und Sensibilität müssen überprüft werden (Schädigung des N. ulnaris?).

Therapie

Da Olekranonfrakturen meist durch die **Gelenkfläche** gehen und dort aufgrund des Zugs des **M. triceps brachii** eine Dislokation entsteht, müssen sie fast immer operiert werden. Eine **konservative Therapie** ist nur bei undislozierten Frakturen sinnvoll und benötigt engmaschige Röntgenkontrollen, da eine **sekundäre Dislokation** sehr wahrscheinlich ist. Typischerweise wird entweder eine **Zuggurtungsosteosynthese** (bei einfacher Fraktur) oder eine **winkelstabile Plattenosteosynthese** (bei mehreren Fragmenten oder Osteoporose) durchgeführt (► Abb. 6.7). Wichtig ist in dem Fall, besonders bei kleinem proximalem Fragment, die **Neutralisation des Zugs des M. triceps brachii** mittels einer zusätzlichen **Fadencerclage** (z. B. FibreWire®).
Im Anschluss an die Operation muss durch früh funktionelle Behandlung und Physiotherapie ein Einsteifen des Gelenks verhindert werden. Entscheidend ist eine möglichst akkurate Wiederherstellung der Gelenkkongruenz, um eine **sekundäre Arthrose** zu verhindern.

Eine typische **Komplikation** ist ein Ausreißen des proximalen Fragments durch den Muskelzug des M. triceps brachii, was durch die erwähnte Fadencerclage verhindert werden soll.

6.4.5 Luxationen im Bereich des Ellenbogens

Ätiologie

Hierbei handelt es sich meist um die Folge eines indirekten Traumas, z. B. beim Sturz auf den ausgestreckten Arm. Hier sind meist junge, sportliche Menschen betroffen, etwa durch einen Sturz bei körperlicher Aktivität.

Klinik und Diagnostik

Die Patienten klagen über Schmerzen des gesamten Unterarms, oft mit Beteiligung von Ellenbogen und Handgelenk. Häufig sieht man eine massive Schwellung am dorsalen Ellenbogen, die durch die luxierte Ulna hervorgerufen wird. Eine zusätzliche Verletzung des Handgelenks sollte durch sorgfältige Untersuchung ausgeschlossen werden (Stichwort „ablenkende Verletzung“).
Röntgennativaufnahme des Ellenbogens in zwei Ebenen (► Abb. 6.8). Im Röntgenbild ist die Luxation eindeutig erkennbar.

> **Praxistipp**
>
> Wichtig ist, zusätzliche Frakturen auszuschließen, da die geschlossene Reposition dann keinen Sinn macht und eine OP-Indikation gestellt werden muss. Die **„Terrible Triad“** des Ellenbogens: Luxation + Radiuskopffraktur + ulnare Bandverletzung führt zu Instabilität und schlechten Ergebnissen.

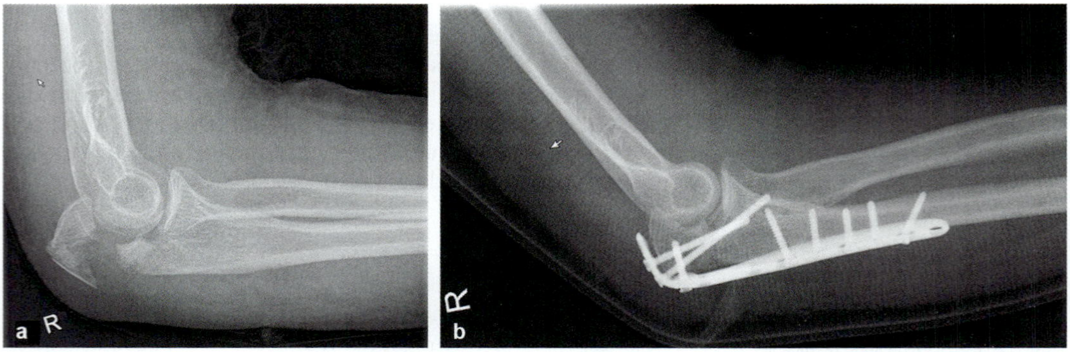

Abb. 6.7 Olekranonfraktur (**a**) und operative Versorgung mit einer Plattenosteosynthese (**b**). [P183]

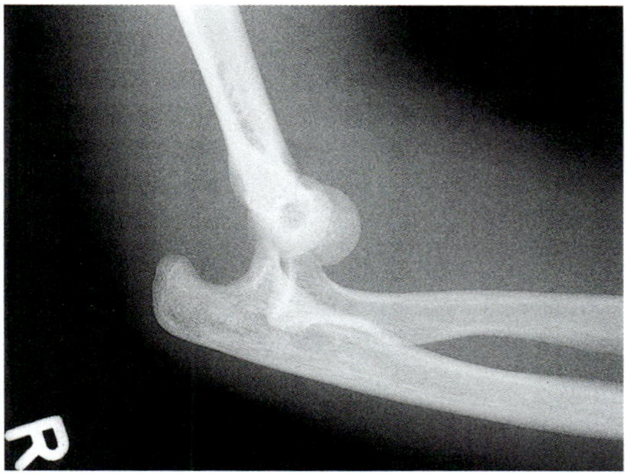

Abb. 6.8 Ellenbogenluxation. [R234]

Klinisch sollten unbedingt Durchblutung, Motorik und Sensibilität geprüft sowie nach Hinweisen für **Weichteiltrauma** (Kompartmentsyndrom) oder **offene Verletzungen** gesucht werden.

Therapie

Entscheidend ist die **umgehende Reposition** des Ellenbogens: Unter **Längszug** und manueller Kontrolle am Olekranon lässt sich das Gelenk reponieren; danach muss man langsam unter Zug in die Flexion gehen. Ist eine 90° Flexion erreicht, wird der Arm mit einer Schiene ruhiggestellt. Dies ist meist nur in einer **Kurznarkose** möglich, da die Reposition für den Patienten sehr schmerzhaft und eine Muskelentspannung entscheidend ist. Anschließend sind unbedingt **Durchblutung, Motorik und Sensibilität** zu überprüfen und das Ergebnis mittels **Röntgenaufnahmen** zu dokumentieren. Lässt sich die Luxation nicht reponieren oder kommt es zu einer direkten Reluxation, ist eine umgehende OP notwendig. Meist ist zunächst ein **Fixateur externe** eine gute Wahl, um dann nach Abschwellen die **ligamentären Schäden,** die zur Instabilität führen, zu reparieren (z. B. mit Fadenankern).

Auch nach einer erfolgreichen geschlossenen Reposition ist es bei den meist jungen Patienten empfehlenswert, ein **MRT** zum Ausschluss eventuell operationspflichtiger **ligamentärer Verletzungen** durchführen zu lassen. Eine Ruhigstellung mit Schiene ist nicht länger als 2 Wochen als konservative Therapie sinnvoll. Nach einer Woche sollte eine klinische Untersuchung des Gelenks durch einen Fachmann durchgeführt werden, um eventuelle Instabilitäten nicht zu übersehen, da diese zu Folgeschäden führen können.

> **Praxistipp**
>
> Eine **Luxation des Radiusköpfchens** tritt beim Erwachsenen meist in Verbindung mit **Frakturen der Ulna** auf, was als **Monteggia-Fraktur** (► Kap. 7.4.3) bezeichnet wird. Praktisch das Gegenteil ist die **Galeazzi-Fraktur** (Fraktur des Radiusschafts mit Luxation der distalen Ulna) (► Kap. 7.4.4).

6.4.6 Radiusköpfchensubluxation (Chassaignac-Luxation)

Ätiologie

Hierbei handelt es sich um eine Verletzung im Kleinkindesalter, die durch einen plötzlichen Zug in Längsrichtung an der Hand des Kindes, meist nach kranial, zustande kommt (Kind lässt sich an der Hand des Erwachsen nach unten fallen oder wird von diesem plötzlich an der Hand nach oben gezogen). Aufgrund des noch weichen **Lig. anulare,** welches das Radiusköpfchen umschließt und dadurch an die Ulna „fesselt", kommt es zu einer schmerzhaften Subluxation des Radiusköpfchens.

Klinik

Die Kinder halten ihren Arm rechtwinklig im Ellenbogen gebeugt, der Unterarm ist proniert. Das Radiusköpfchen ist druckschmerzhaft. Es kommt, bedingt durch eine **schmerzhafte Beweglichkeit,** zum vollständigen Funktionsverlust **(Pseudoparalyse)** des Arms.

> **Merke**
>
> Ein Synonym für die Chassaignac-Luxation ist auch die Beschreibung **„Pronatio dolorosa",** was im Namen schon die Klinik des Kindes beschreibt (pronierter, schmerzhafter Arm). Im englischen Sprachgebrauch spricht man auch vom **„Nursemaid's Elbow".**

Therapie

Die Reposition erfolgt ohne Analgosedierung oder Narkose durch das **Chassaignac-Manöver:** Der Arzt umgreift hierzu den betroffenen Ellenbogen mit der einen Hand, wobei der Daumen des Untersuchers seitlich dem Radiusköpfchen anliegt. Der Arm wird nun supiniert und gebeugt. Gelegentlich kann ein Schnappen oder Klickgeräusch gehört werden. Nach erfolgreicher Reposition sollte das Kind den Arm unmittelbar wieder schmerzfrei und vollständig bewegen können. Eine Ruhigstel-

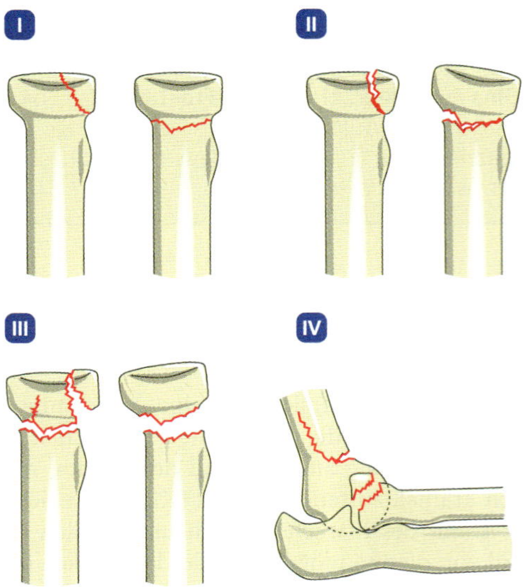

Abb. 6.9 Einteilung der Radiusköpfchenfrakturen nach Mason. [L157]

lung oder Röntgenuntersuchung ist in der Regel nicht notwendig.

6.4.7 Radiuskopffraktur

Ätiologie und Einteilung

Beim Sturz auf die Hand kann es durch indirektes Trauma zu einem Bruch des Radiuskopfs (häufig auch Radiusköpfchen genannt) kommen. Es sind meist junge Patienten betroffen.

Die Einteilung erfolgt nach Mason (I bis IV, ► Abb. 6.9):

- **Mason I:** Fraktur mit oder ohne Gelenkbeteiligung ohne relevante Dislokation
- **Mason II:** Intraartikuläre Stufe > 2 mm oder Fragment > 30 % der Gelenkfläche (► Abb. 6.10)
- **Mason III:** Mehrfragmentär und intraartikulär
- **Mason IV:** Luxationsfraktur

Klinik

Typischerweise schmerzt es bei Palpation am lateralen Ellenbogen und bei Pro- und Supination. Die Flexion im Ellenbogen kann schmerzbedingt eingeschränkt sein. Wichtig ist das Ausschließen von Zusatzverletzungen, etwa am Handgelenk oder der Hand.

Diagnostik

Praxistipp

Beim Sturz auf die Hand muss immer auch der Ellenbogen mit untersucht werden, da hier eine indirekte Fraktur des Radiuskopfs auftreten kann! Im umgekehrten Fall gilt das Gleiche.

Um die Diagnose stellen zu können, sind eine **Röntgenaufnahme des Ellenbogens** in zwei Ebenen und eine **Radiuskopf-Zielaufnahme** üblich. Die meist wenig dislozierten Frakturen kann man

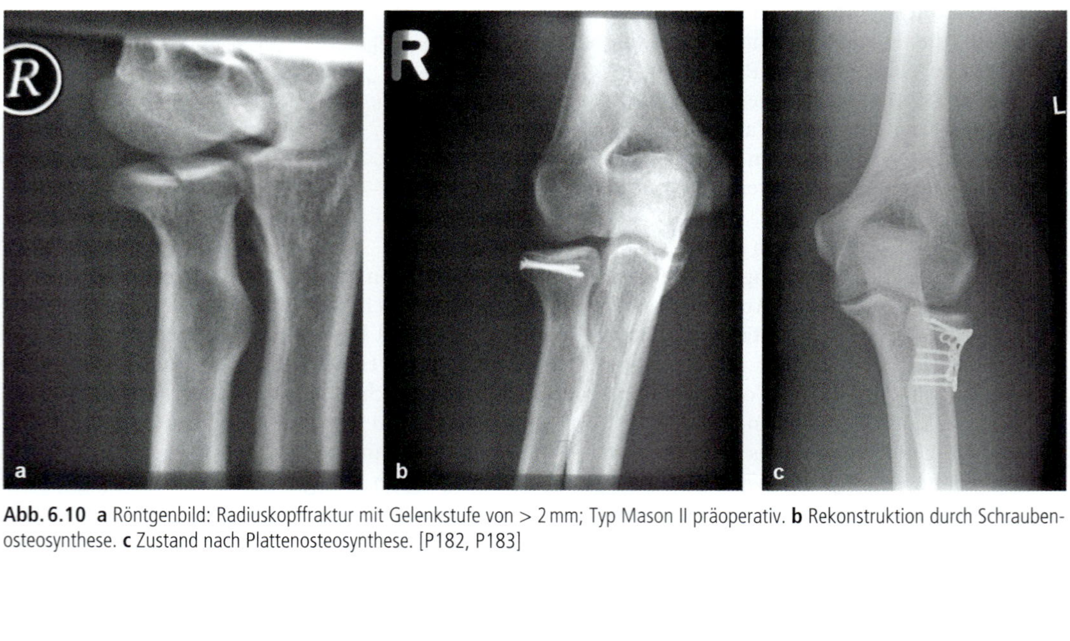

Abb. 6.10 **a** Röntgenbild: Radiuskopffraktur mit Gelenkstufe von > 2 mm; Typ Mason II präoperativ. **b** Rekonstruktion durch Schraubenosteosynthese. **c** Zustand nach Plattenosteosynthese. [P182, P183]

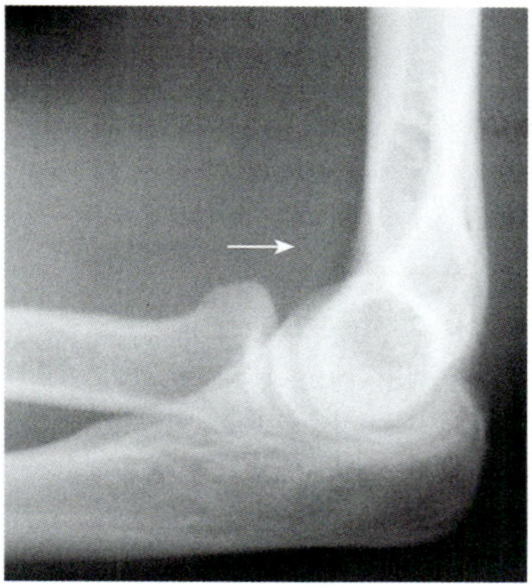

Abb. 6.11 Fat-Pad-Sign als Hinweis auf Gelenkerguss und mögliche Fraktur. [G533]

schnell übersehen, daher ist die zusätzliche **Zielaufnahme** sinnvoll. Im Zweifel sollte man, beispielsweise bei persistierenden Schmerzen nach einer Woche, ein **CT** ergänzen.

Ein **indirektes Zeichen** für eine Fraktur ist das **Fat-Pad-Sign** ventral des Ellenbogens in der lateralen Röntgenaufnahme (► Abb. 6.11). Dieses zeigt sich als dunkles bogiges Polster ventral und dorsal des distalen Humerus als Zeichen eines Hämatoms innerhalb der Gelenkkapsel.

6.4.7.1 Therapie

Die häufige **Mason-I-Fraktur** kann **konservativ** behandelt werden – nach nur 1 Woche Ruhigstellung in einer Schiene kann nach **Röntgenkontrolle** die belastungsfreie Mobilisierung und Krankengymnastik begonnen werden, um eine Gelenksteife zu vermeiden. Weitere Röntgenkontrollen erfolgen üblicherweise nach Woche 2 und 6.

Ab **Mason II** sollte eine Operation erfolgen, um die Gelenkfläche wiederherzustellen. In 20 % der Fälle liegt zusätzlich eine Läsion des **medialen Kollateralbands (MCL)** vor. Meist reichen nach Reposition **1–2 Schräubchen** aus. Bei komplexeren Verletzungen oder Radiushalsfrakturen stehen **kleine winkelstabile Platten** zur Verfügung.

Bei Mason-III-Frakturen und besonders bei Trümmersituationen kann es in manchen Fällen notwendig sein, entweder eine **Resektionsarthroplastik** (Entfernen des Kopfs) vorzunehmen oder eine **Radiuskopfprothese** (diese halten leider oft nur 5–7 Jahre) zu implantieren. Das Ziel einer Osteosynthese ist die Wiederherstellung der Länge, damit der sog. „radiale Pfeiler" das Ellenbogengelenk ausreichend stabilisieren kann.

6.4.8 Proximale und distale Bizepssehnenruptur

6.4.8.1 Ätiologie

Proximale Bizepssehnenruptur: Ruptur der langen Bizepssehne (LBS) im **Sulcus intertubercularis.** Diese Verletzung tritt fast ausschließlich bei Patienten ab dem 45. Lebensjahr auf. Sie ist **fast immer degenerativ** bedingt, obgleich das Auftreten nicht selten in Verbindung mit dem Heben eines Gegenstands steht. Bestand vorher eine schmerzhafte Degeneration der LBS, kann es sogar zu einer plötzlichen Verringerung der Schmerzen kommen.

Distale Bizepssehnenruptur: Rupturen der Bizepssehne am distalen Ende sind selten und treten bei Unfällen auf, v. a. bei schwerem Heben mit plötzlicher Überlastung. Auch hier ist eine zugrunde liegende Degeneration sehr wahrscheinlich.

Klinik und Diagnostik

Proximale Bizepssehnenruptur: Klassisch bei Ruptur der LBS ist das **Popeye-Zeichen** (► Abb. 6.12), eine Schwellung des Muskelbauchs am distalen Unterarm durch den nach distal rutschenden Muskel. Der **Kraftverlust** beträgt lediglich 10–15 %, sodass im Regelfall keine besondere Therapie notwendig wird. Es bestehen ziehende Schmerzen im Schulterbereich und bei Flexion des Ellenbogens gegen Widerstand. Manche Patienten berichten über ein **peitschenartiges Rupturgeräusch,** ähnlich wie bei Ruptur der Achillessehne.

Distale Bizepssehnenruptur: Bei der **distalen Ruptur** überwiegen der spürbare **Kraftverlust** bei der Ellenbogenflexion sowie die Schmerzen am ventralen Ellenbogen bei Provokation: Diese besteht in Beugen des Ellenbogens gegen Widerstand

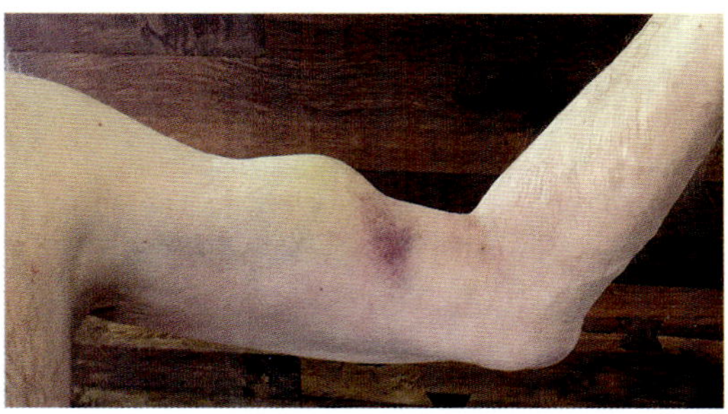

Abb. 6.12 Distalisierung des M. biceps infolge einer LBS-Ruptur (Popeye-Zeichen). [M332]

und Supination gegen Widerstand (der Bizeps ist der stärkste Supinator und setzt knapp hinter dem Radiuskopf an). Ein Popeye-Zeichen besteht nicht. Bei Verdacht auf Ruptur der LBS sollten die typischen klinischen Tests durchgeführt werden, d. h. Palm-Up-Test und Speed-Test (► Kap. 6.3.4). In der Sonografie ist der nun „leere" Sulcus intertubercularis meist gut darzustellen.
Besteht der Verdacht auf eine Ruptur am Ansatz der distalen Bizepssehne, ist eine Sonografie und im Zweifel (komplette Ruptur?) eine **MRT-Diagnostik** durchzuführen.

Therapie

Nur bei **Komplettrupturen der distalen Bizepssehne** ist eine OP empfehlenswert. Dann wird eine Reinsertion, beispielsweise mit Fadenankern oder Knochennaht durchgeführt. Bei den häufigen Teilrupturen kann meist konservativ behandelt werden. Eine frühfunktionelle Therapie ist zur Vermeidung der Gelenkversteifung empfehlenswert.
Die **LBS-Ruptur** wird meist konservativ therapiert. Eine arthroskopische Operation (Tenodese) ist nur bei persistierenden Schmerzen zu erwägen. Bei jungen Patienten nach Trauma ist eine arthroskopische Refixation nach vorangegangener MRT-Diagnostik (Begleitverletzungen?) sinnvoll (s. auch ► Kap. 5: SLAP-Läsion).

6.5 Erkrankungen

6.5.1 Epicondylitis humeri radialis/ulnaris

Klinischer Fall

Eine 34-jährige Sekretärin stellt sich aufgrund wiederholter Schmerzepisoden am rechten Ellenbogengelenk bei Ihnen vor. Sie berichtet, dass sie gehäuft Schmerzen zur Wochenmitte habe und diese über das Wochenende hinweg meistens wieder verschwinden. Derzeit habe sie die Schmerzen aber bereits seit 2 Wochen.
In der klinischen Untersuchung fällt ein deutlicher Druckschmerz am Epicondylus humeri radialis auf. Die vollständige Streckung im Ellenbogengelenk ist möglich, verursacht jedoch Schmerzen. Auch die Extension des Mittelfingers gegen Widerstand und der Chair-lift-Test sind schmerzhaft. Auf eine Röntgenuntersuchung wird verzichtet.
Erklären Sie der Patientin, was ein „Tennisellenbogen" (Epicondylitis humeri) ist und wie dieser entsteht. Aufgrund der derzeitigen Schmerzen infiltrieren Sie den Epikondylus mit einem Kortikoid und stellen eine Arbeitsunfähigkeitsbescheinigung aus. Sie rezeptieren manuelle Therapie und erklären, was die Patientin selbst noch machen kann (Training der Antagonisten, Arbeitsplatz ergonomisch einrichten).

Ätiologie

Eine Epicondylitis humeri radialis/ulnaris bezeichnet eine schmerzhafte Entzündung am Muskelursprung, häufig bedingt durch ein Ungleichgewicht zwischen Flexoren und Extensoren des Unterarms. Im Vordergrund steht die mechanische **Überbeanspruchung** in Beruf und Sport (PC-Tastatur, Tennisspielen) als exogener Auslöser.
Synonym für die Epicondylitis humeri radialis wird der Begriff **„Tennisellenbogen"**, für die Epicondylitis humeri ulnaris **„Golferellenbogen"** benutzt.

Klinik

Die Patienten haben Schmerzen im Bereich des Epicondylus humeri (im Ellenbogen), z. B. **beim Händeschütteln** oder **Anheben von Gegenständen (Chair-lift-Test).** Die Schmerzen können entlang der Flexoren (Golferellenbogen) oder Extensoren (Tennisellenbogen) in den Unterarm ausstrahlen.

Der **kräftige Faustschluss** bzw. das **Strecken des Mittelfingers** (Mittelfingerstrecktest) gegen Widerstand sind **schmerzhaft.** Am Epikondylus kann eine Schwellung vorliegen.

Diagnostik

Cave

Auch wenn die geschilderte Symptomatik eindeutig erscheint, müssen schmerzauslösende Ursachen im Bereich der HWS und der Schulter ausgeschlossen werden.

Der betroffene **Epikondylus** ist typischerweise sehr **druckschmerzhaft.** Die Beweglichkeit im Ellenbogengelenk kann endgradig leicht eingeschränkt sein. Über sog. **Provokationstests** lassen sich Schmerzen auslösen: Beim **„Stuhlanhebetest"** (Chair-lift-Test) hebt der Patient einen (leichten) Stuhl an, indem er mit dem betroffen Arm die Stuhllehne umgreift und die Hand die Unterkante

der Lehne fasst. Ziel ist es, die Sitzfläche horizontal zu halten. Schmerzen im Bereich des Ellenbogens deuten auf eine Epicondylitis humeri radialis.
Das Nativröntgenbild liegt meist ein Normalbefund vor. Knöcherne Reaktionen am Epicondylus humeri radialis/ulnaris können Ausdruck eines chronischen Prozesses sein.

Therapie

Primär muss die schmerzauslösende Belastung vermieden werden. Weitere konservative Optionen sind die temporäre Gabe von **NSAR, Reizstrom-**, Massagetherapie, **Training der Antagonisten** und das Tragen einer sog. **Epikondylitisspange.** Eine extrakorporale Stoßwellentherapie **(ESWT)** ist ebenfalls eine gute nichtinvasive Therapieoption. Die lokale Injektion von **Kortisonpräparaten** führt in der Regel zu einer schnellen Beschwerdebesserung, sollte jedoch aufgrund der möglichen Nebenwirkungen (Sehnendegeneration, Gewebenekrosen, Infektion) nicht sehr häufig angewandt werden.
Ist durch das konservative Vorgehen eine langfristige Beschwerdefreiheit nicht zu erzielen, so ist die **OP nach Wilhelm und Hohmann** ein etabliertes Verfahren (teilweise Ablösung der Muskelursprünge und Denervierung).

6.5.2 Juvenile Osteochondrose (Morbus Panner)

Ätiologie

Die juvenile Osteochondrose bezeichnet eine seltene **avaskuläre Nekrose** am Capitulum humeri (Humerusgelenkrolle). Die Erkrankung betrifft hauptsächlich **Jungen** im Alter von 6–10 Jahren und verläuft in typischen Stadien (s. Diagnostik):

- Initialstadium
- Kondensationsstadium
- Fragmentationsstadium

Als Ursachen werden lokale Zirkulationsstörungen und rezidivierende Mikrotraumata, z. B. durch häufige Belastung des Ellenbogens beim Sport, vermutet.

Klinik

Die Kinder geben **Schmerzen** an, eventuell bestehen sicht- und tastbare **Schwellungen** im Bereich des Ellenbogens. In manchen Fällen zeigen sich deutliche **Einschränkungen der Beweglichkeit** und **Blockierungserscheinungen,** v. a. bei der Streckung.

Diagnostik

Röntgenaufnahmen des Ellenbogens in zwei Ebenen (a. p. und seitlich) dienen der Diagnose und Beurteilung des Stadiums. Im **Initialstadium** (frühe Phase) sind Knochenauflockerung und -verdichtung nebeneinander zu sehen. Im **Kondensationsstadium** kommt es dann zum Substanzverlust und einer **Verschmälerung** des Capitulum humeri. Typisch für das **Fragmentationsstadium** ist der schollige Zerfall des Knochens mit freien Gelenkkörpern (Fragmentierung).
Da im frühen Stadium häufig keine pathologischen Befunde im Röntgenbild zu finden sind, ist hier die MRT Mittel der Wahl. Hiermit lassen sich auch Knochenvitalität und -oberfläche beurteilen.

Therapie

In der Regel wird **konservativ** behandelt. Überlastungen und belastende Sportarten sollten gemieden werden, eventuell ist eine kurzfristige Ruhigstellung des Ellenbogengelenks bis zum Abklingen der Symptome notwendig. Bei freien Gelenkkörpern oder Verformungen der Gelenkoberfläche muss operiert werden.

6.5.3 Cubitus varus und Cubitus valgus

Zwischen Ober- und Unterarm besteht eine physiologische Valgusachse. Diese beträgt bei Frauen < 20° und bei Männern < 10°. Eine Achsabweichung darüber hinaus wird als Cubitus valgus bezeichnet. Liegt eine Achsabweichung im Varussinne vor, so bezeichnet man diese als Cubitus varus (► Abb. 6.13). Angeborene Fehlbildungen sind selten, posttraumatische Veränderungen treten hingegen sehr häufig auf. So liegt die Inzidenz eines Cubitus varus nach suprakondylärer Humerusfraktur bei ca. 20 % (und ist somit die häufigste Komplikation).

Klinik

Achsabweichungen am Ellenbogengelenk stören den Patienten v. a. aus kosmetischen Gründen. Funktionelle Beeinträchtigungen können jedoch auch vorliegen und treten dann insbesondere bei Sportlern (z. B. Turner, Wurfsportarten) in den Vordergrund.

Diagnostik

Die Inspektion erfolgt am ausgestreckten Unterarm. Anhand von Röntgenbildern kann die genaue Achsabweichung quantifiziert werden.

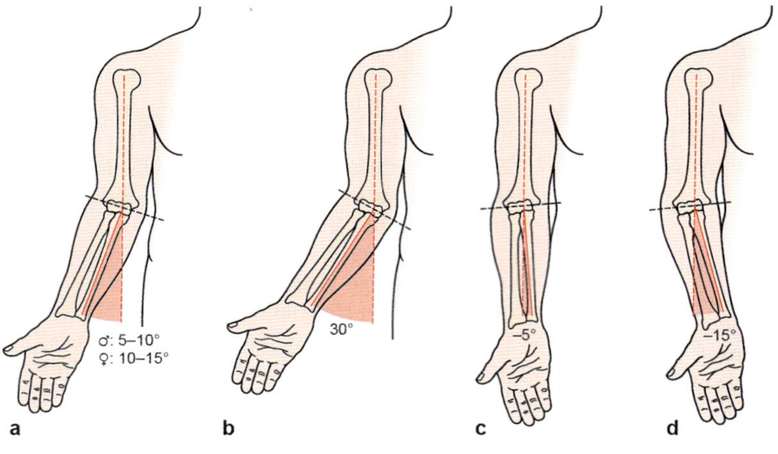

Abb. 6.13 Schematische Darstellung der Achse im Ellenbogengelenk. **a** Unauffällige Achse. **b** Stark ausgeprägter Cubitus valgus. **c** Cubitus varus. **d** „Gun-stock"-Deformität. [E989]

6.5.3.1 Therapie

Bei kosmetisch störenden oder funktionell beeinträchtigenden Achsabweichungen erfolgt eine suprakondyläre Umstellungsosteotomie.

6.5.4 Arthrose des Ellenbogengelenks

Ätiologie

Primäre Arthrosen des Ellenbogengelenks treten selten auf. Meist liegt eine sekundäre Arthrose vor. Diese tritt nach intraartikulären Frakturen, nach entzündlichen Erkrankungen, Chondromatosen oder aseptischen Osteonekrosen (Morbus Panner) auf.

Klinik

Aufgrund der geringeren Belastung des Ellenbogengelenks treten Schmerzen erst recht spät auf. Viel früher sind bereits Einschränkungen der Beweglichkeit (insbesondere der Beuge- und Supinierfähigkeit) vorhanden. Diese können bis hin zum Funktionsverlust des Gelenks führen. Hör- und fühlbares Krepitieren des Gelenks kann vorkommen.

Diagnostik

Neben Anamnese und körperlicher Untersuchung ist ein Nativröntgenbild in zwei Ebenen notwendig um die Diagnose zu sichern (► Abb. 6.14). CT und MRT können präoperativ durchgeführt werden (OP-Planung).

Therapie

Konservative Therapiemaßnahmen wie NSAR, lokale Infiltrationen und Krankengymnastik stehen im Vordergrund. Lassen sich die Beschwerden hierdurch nicht zufriedenstellend beherrschen, so bestehen unterschiedliche operative Therapieoptionen. Wird primär eine Verbesserung der Beweglichkeit gewünscht, kann mithilfe einer Arthrolyse das Gelenk mobilisiert werden, indem störende knöcherne Anteile entfernt werden. Weitere Mög-

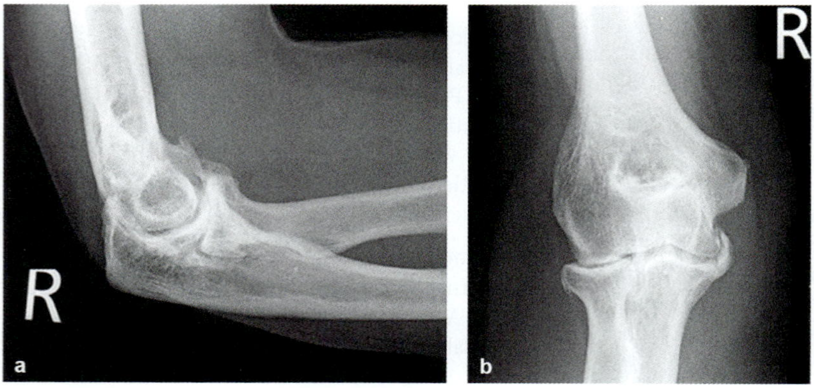

Abb. 6.14 a, b Röntgenbild einer Ellenbogenarthrose in zwei Ebenen. Deutlich erkennbar sind die aufgehobenen Gelenkspalten sowie die osteophytären Anbauten. [M332]

lichkeiten zur Verbesserung der Gelenkbeweglichkeit sind Resektions-/Interpositionsarthroplastiken. Sind Schmerzen das führende Problem, kann zuverlässig mit einer Arthrodese (Gelenkversteifung) Schmerzfreiheit erzielt werden. Der endoprothetische Ersatz ist am Ellenbogengelenk bisher noch nicht derart etabliert, wie wir dies von Schulter-, Knie- und Hüftgelenk her kennen.

6.5.5 Sulcus-ulnaris-Syndrom

Ätiologie

Hierunter versteht man eine meist traumatische Druckschädigung des N. ulnaris im Sulcus des Epicondylus humeri ulnaris (auch an Lagerungsschäden infolge einer Operation denken). Darüber hinaus kann eine chronische Druckschädigung (z. B. durch Cubitus valgus) zu einer irreversiblen Schädigung des N. ulnaris führen.

Klinik

Bei einer traumatischen Schädigung liegt meist eine unmittelbare Parese durch direkte Schädigung vor. Bei langsam entstehender Klinik sind initial Parästhesien und teilweise Schmerzen in der ulnaren Handpartie im Versorgungsgebiet des N. ulnaris vorhanden. Sensible Ausfälle betreffen den kleinen Finger und die ulnare Hälfte des Ringfingers sowie den ulnaren Anteil der Handinnen- und -rückfläche. Paresen und Atrophien entwickeln sich zunächst in der ulnarisinnervierten Handmuskulatur (Krallenstellung des 4. und 5. Fingers) und erst im Verlauf in den ulnarisversorgten Finger- und Handgelenkbeugern.

Diagnostik

Nach Anamnese, klinischer Untersuchung und Röntgendiagnostik (Ursachensuche: Kallusbildung?) muss sich eine elektrophysiologische Untersuchung (u. a. Nervenleitgeschwindigkeit) anschließen.

Therapie

Leichtere Läsionen, z. B. infolge wiederholter exogener Druckeinwirkung, sollten konservativ behandelt werden. Auch akute Druckschädigungen z. B. infolge eines Lagerungsschadens werden konservativ therapiert. Hierzu kann eine Polsterung des Ellenbogengelenks oder eine Schienenverordnung helfen. Unterstützend kann in diesen Fällen Krankengymnastik wirken. Bei akuten neurologischen Ausfällen infolge eines Traumas oder ausbleibender Besserung unter konservativer Therapie erfolgt die operative Verlagerung des N. ulnaris mit oder ohne Dekompression.

6.5.6 Bursitis olecrani

Klinischer Fall

Ein 27-jähriger Student stellt sich bei Ihnen aufgrund einer neu aufgetretenen Schwellung am linken Ellenbogen vor. Diese sei nicht schmerzhaft, nur etwas gerötet und wärmer als die Gegenseite. Er gibt an, in den letzten Wochen ständig am Schreibtisch für seine Prüfungen gelernt zu haben.
Sie sehen lediglich eine dezente Rötung und im Seitenvergleich eine geringe Weichteilschwellung. Palpatorisch fühlt sich das Gewebe wie ein wenig gefülltes Wasserkissen an (Bursitis olecrani). Auf Druck lassen sich keine Schmerzen provozieren.
Aufgrund des geringen Füllungszustands der Bursa olecrani verzichten Sie auf eine Punktion – eine bakterielle Bursitis erscheint unwahrscheinlich. Stattdessen legen Sie einen entzündungshemmenden, komprimierenden Verband an und stellen das Gelenk auf einer Kramer-Schiene für einige Tage ruhig.

Ätiologie

Die Bursa olecrani ist ein **Schleimbeutel** ähnlich der Bursa praepatellaris, der direkt über dem Cubitus olecrani liegt. Seine Aufgabe ist die Druckverteilung und das Bereitstellen einer Verschiebegleitfläche über dem spitzen Knochenvorsprung.
Eine Schleimbeutelentzündung ist meist Folge einer **Überbeanspruchung.** Eine typische Ätiologie ist z. B. langes Arbeiten am Schreibtisch mit Aufstützen der Ellenbögen (sog. **„Studentenellenbogen"**). Hierbei kommt es zu einer sterilen **Reizentzündung** mit Erguss.
Davon zu unterscheiden ist die bakterielle oder **infektiöse Bursitis,** die meist Folge vorangegangener (Mikro-)Traumen ist, bei der Keime in die Bursa gelangt sind. Da diese nicht durchblutet und damit die körpereigene Abwehr nur eingeschränkt möglich ist, ist eine natürliche Anfälligkeit für Infekte gegeben.

Klinik

Meist besteht eine sichtbare Schwellung über dem Cubitus olecrani mit tastbarem Flüssigkeitsverhalt. Eine und liegt ebenfalls häufig vor. Im Fall eines Infekts kann auch eine Überwärmung bestehen, evtl. auch Fieber und ein allgemeines Krankheitsgefühl. Die Haut sollte auf kleine Hautläsionen oder Zeichen einer stattgehabten Verletzung hin untersucht werden. Besonders die Flexion (Hautspannung) ist schmerzhaft.

Diagnostik

Die klinische Untersuchung ist meist richtungsweisend („**Blickdiagnose**"). Der Flüssigkeitsverhalt kann zusätzlich mittels **Sonografie** nachgewiesen und quantifiziert werden. Eine **sterile Punktion** ist empfohlen – hier muss der **visuelle Aspekt des Punktats** beurteilt werden (serös, trübe oder gar eitrig putride?). Zusätzlich wird eine Probe ins Labor gegeben **(Zellzahlbestimmung)** und in die Mikrobiologie **(Keimnachweis).**

Besteht der Verdacht auf einen Infekt, ist auch eine Laboruntersuchung der systemischen Infektparameter sinnvoll (Leukozyten, CRP), v. a. um einen eventuellen Verlauf beurteilen zu können.

Bei rezidivierender Reizbursitis sollte man ein **seitliches Röntgenbild** des Ellenbogens durchführen, um einen Knochensporn am Olekranon als (therapierbare) Ursache der Beschwerden auszuschließen.

Therapie

Die diagnostische Punktion ist auch häufig schon der erste Schritt zur Therapie. Bei einem **Reizerguss** kann nach vollständigem Abpunktieren der Flüssigkeit ein **elastischer Verband** angelegt werden und das Gelenk mittels **Schiene** ein paar Tage im Sinne einer **konservativen Therapie** ruhiggestellt werden.

Beim **Verdacht auf einen Infekt** (z. B. Eiter, massive Rötung und erhöhte Entzündungsparameter) sollte die Bursa operativ eröffnet, gespült und mit scharfem Löffel débridiert werden. Durch das Einlegen einer Lasche wird eine **offene Wundbehandlung** begonnen. Nach Beruhigung des Lokalbefunds ist eine **vollständige operative Entfernung** der Bursa mit sekundärem Wundverschluss zu erwägen. Eine frühzeitige **Antibiotikatherapie** ist unmittelbar nach Entnahme der mikrobiologischen Probe zu beginnen.

Kommt es bei einer Reizbursitis zu **Rezidiven,** was leider sehr häufig ist, ist ebenfalls eine operative Bursektomie sinnvoll.

Simon Weidert und Andreas Ficklscherer

7 Unterarm und Handgelenk

IMPP-Hits

Eines der Gelenke, das wir wohl am häufigsten im Alltag benutzen und ohne das uns viele Sachen um einiges schwerer fallen würden, ist das Handgelenk. Daher ist es von hoher Bedeutung, dass wir dieses ohne Beeinträchtigung und vor allem ohne Schmerzen benutzen können. Das sieht das IMPP genauso und fokussiert sich daher auf das *komplexe regionale Schmerzsyndrom (CRPS I).*

7.1 Wegweiser

Unterarm und Handgelenk sind häufige Lokalisationen von Verletzungen des Erwachsenen und des Kindes. Da die gesunde (Fein-)Funktion der Hände für viele berufliche Tätigkeiten notwendig ist, können Ausfälle schnell zu längerer Arbeitsunfähigkeit oder gar Berufsunfähigkeit führen. Auch im Alltag wird die Selbstständigkeit durch Einschränkungen der Funktion der Hände zum Teil erheblich beeinträchtigt. Eine differenzierte Diagnostik und Therapie sind daher unabdingbar.
Dieses Kapitel handelt von den Verletzungen, Verletzungsfolgen und degenerativ bedingten Schäden, die den Unterarm und/oder das Handgelenk betreffen können.

7.2 Funktionelle Anatomie

Der Unterarm besteht aus dem Radius (Speiche) und der Ulna (Elle), die beide proximal mit dem distalen Humerus und distal mit der Handwurzel in Gelenken interagieren. Dabei bilden sie zusammen eine komplexe Funktionseinheit. Am Scharniergelenk des Ellenbogens übernimmt die Ulna den Großteil der Kraftüberleitung; am Handgelenk übernimmt dies jedoch der Radius. Der kleinere Gelenkpartner (der Radiuskopf proximal, der Ulnakopf distal) hat dabei jeweils eher eine stabilisierende Funktion und ist für die Pro- und Supinationsbewegung verantwortlich.
Am proximalen Unterarm findet die Pro- und Supination im **proximalen Radioulnargelenk (PRUG)** statt. Am distalen Unterarm gibt es ein entsprechendes Gelenk zwischen Ulna und Radius: das **distale Radioulnargelenk (DRUG).** Auch dieses ist ein Zapfengelenk und ermöglicht die Drehung der distalen Ulna in der Inzisur des distalen Radius (► Abb. 1.2). Um Ulna und Radius gegeneinander zu stabilisieren, gibt es eine Membrana interossea aus straffem Bindegewebe.
Die **Supination** wird über folgende Muskeln durchgeführt:

- **M. biceps brachii** (stärkster Supinator in 90° Flexion)

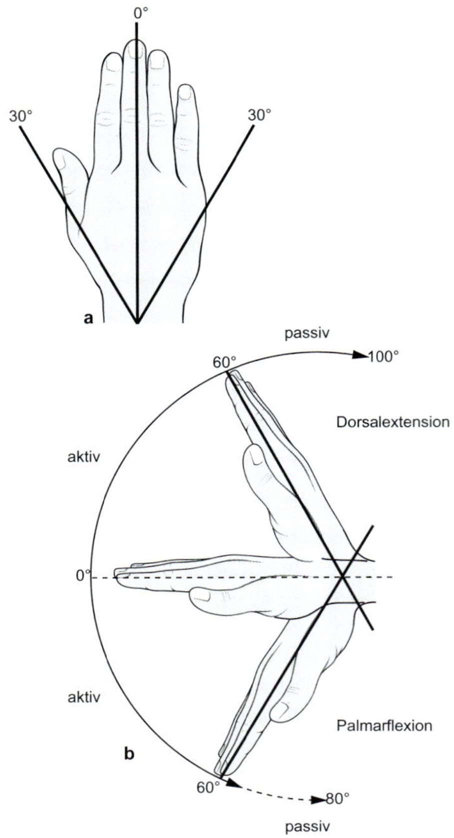

Abb. 7.1 Freiheitsgrade im karporadialen Gelenk: Das Handgelenk erlaubt **a** die Radial- und Ulnaabduktion sowie **b** die Flexion/Extension. [S700-L126]/[G1062]

- **M. brachioradialis** (supiniert bei proniertem Unterarm)
  M. supinator (am proximalen Unterarm)

Die **Pronation** bewerkstelligen folgenden Muskeln:

- **M. brachioradialis** (proniert beim supinierten Unterarm)
- **M. pronator quadratus** (am distalen Unterarm)
- **M. pronator teres** (am proximalen Unterarm)

Das **karporadiale Gelenk,** auch Handgelenk genannt, hat zwei Freiheitsgrade: Extension und Flexion sowie Radial- und Ulnarabduktion (► Abb. 7.1). In dem im Röntgen sichtbaren Raum zwischen distaler Ulna und Os triquetrum befindet sich der Discus triangularis (Discus articularis), auch **TFCC** (triangulärer fibro-cartilaginärer Complex) genannt (► Abb. 7.2).

7.3 Klinische Untersuchung des Unterarms und des Handgelenks

7.3.1 Inspektion

Beim Entkleiden können sich häufig erste Anzeichen für eine Einschränkung der Beweglichkeit zeigen und dem Untersucher wichtige Hinweise geben, welche Aspekte genauer untersucht werden sollten. Sind ein Unterarm oder ein Handgelenk teilweise oder komplett unbeweglich, schmerzhaft, verletzt oder liegt hier eine Fehlstellung vor, so wird es dem Patienten wahrscheinlich schwerfallen, einen Reißverschluss zu öffnen oder Pullover problemlos auszuziehen.

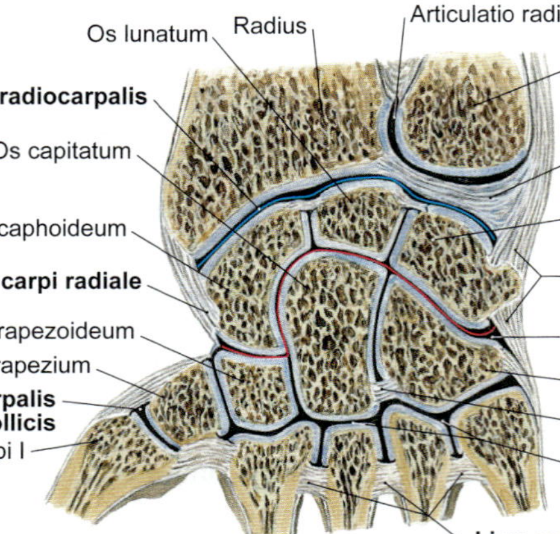

Abb. 7.2 Distaler Radius, distale Ulna und Handwurzelknochen. [S700]

Am entkleideten Patienten achtet man auf **Rötungen, Schwellungen,** vorhandene (Operations-) **Narben** oder offensichtliche **Fehlstellungen** (z. B. Handgelenkdeformitäten). Typische Deformitäten am Handgelenk treten z. B. im Rahmen einer Arthrose nach unzureichend verheilter Fraktur des Os naviculare oder des Os lunatum auf.

Vorhandene **Muskelatrophien** können bereits erste Hinweise auf die Diagnose geben; ein atrophischer Daumenballen beispielsweise kann auf ein lange bestehendes Karpaltunnelsyndrom hinweisen.

7.3.2 Palpation

An allen Gelenken werden die vorstehenden knöchernen Strukturen und ligamentären Verbindungen auf Schmerzhaftigkeit abgetastet. Am Ellenbogengelenk können die Epikondylen medial- und lateralseitig getastet werden; darüber hinaus das Olekranon mit Ansatz der Trizepssehne und das Radiusköpfchen.

An der Hand werden die Handwurzelknochen untersucht. Einen ersten Eindruck über Beweglichkeit und Kraft in Handgelenk und Hand erhält der Untersucher bereits beim Händedruck. Als **Gänsslen-Zeichen** wird ein unspezifischer Schmerz an den MCP-Gelenken bezeichnet, wenn der Untersucher diese mit seiner Hand kräftig zusammendrückt. Recht häufig klagen zumeist Patientinnen über Schmerzen im Bereich des Handgelenks in Begleitung von Sensibilitätsstörungen in den Fingern, was an ein **Karpaltunnelsyndrom** denken lassen sollte (► Kap. 7.5). Ursache ist eine Kompression des N. medianus durch das Lig. carpi. Mit dem **Hoffmann- Tinel-Zeichen** lässt sich hier eine Diagnose stellen: Klopft man auf den N. medianus, berichten die Patienten über Kribbeln bzw. Missempfindungen im Bereich des von diesem Nerv versorgten Areals, also die Haut über der Handwurzel und dem Daumenballen sowie die Endglieder von Zeige- und Mittelfinger.

7.3.3 Bewegungsausmaß

Die Beschreibung der Beweglichkeit erfolgt nach der Neutral-Null-Methode.

Die Normwerte für die einzelnen Gelenke finden Sie in ► Abb. 1.2. Wichtig ist, sowohl die **aktive** als auch die **passive** Beweglichkeit zu prüfen.

7.3.4 Funktionstests

7.3.4.1 Unterarm

Im Unterarmschaftbereich selbst spielt sich lediglich die Supination und Pronation ab. In der Neutral-Null-Stellung sind bei herabhängendem Arm die Daumen nach vorne gerichtet. Um die Sup- und Pronation zu testen, muss allerdings (um die Bewegung im Schultergelenk zu eliminieren) der Ellenbogen um 90° flektiert werden. Nun soll der Patient die Supination (Handfläche öffnen) und Pronation (Handfläche nach unten drehen) durchführen – ein normales Ergebnis wird nach Neutral-Null-Methode beispielsweise so dokumentiert: Sup./Pron. 90°/0°/90°.

7.3.4.2 Handgelenk/Hand

Zu prüfen ist das Ausmaß der Dorsalextension und Volarflexion sowie der Radial- und Ulnaabduktion (► Abb. 7.1).

Deutlich eingeschränkt sind dorsale Flexion und ulnare Abduktion beispielsweise bei der **Madelung-Deformität.** Diese seltene Wachstumsstörung von Knorpel und Knochen führt meist erst während des Wachstumsschubs bei Pubertierenden zu einer Hemmung des Wachstums der distalen Radiusmetaphyse. Dadurch wird die Ulna prominent, was zur Fehlstellung mit einem bogenförmigen Handgelenk und palmar verlagerter Handwurzel führt. Im Erscheinungsbild erinnert die meist beidseitige Fehlstellung an die Bajonettstellung (s. unten). Trotz eingeschränkter Beweglichkeit bestehen sonst keine Beschwerden.

Im Bereich des Handgelenks bzw. der Handwurzelknochen kann es zudem zu Nervenkompressionssyndromen kommen, die sich anamnestisch und bei der Untersuchung des Handgelenks zeigen. Beim Wartenberg-Syndrom liegt eine Kompression des sensiblen R. superficialis nervi radialis durch den Rand des M. brachioradialis vor, was zu Gefühlsstörungen im Bereich des streckseitigen Daumenballens sowie im Intermetakarpalraum führt. Entsprechend können im Finkelstein-Test in diesem Bereich Druckschmerz/Taubheitsgefühl auftreten.

Finkelstein-Test: Der Patient macht eine Faust und schließt hierbei den Daumen mit ein. Der Untersucher kippt nun das Handgelenk nach ulnar. Falls dies Schmerzen auslöst, könnte eine Tendovaginitis stenosans de Quervain vorliegen.

Watson-Shift-Test: Der Untersucher übt Druck auf das Skaphoid aus, während die Hand nach radial abduziert wird. Schmerzen sind Hinweis auf eine Skaphoidfraktur.

Ballottement-Test distales Radioulnargelenk: Der Untersucher verschiebt den Radius gegen die Ulna palmar bzw. dorsal. Ist das distale Radioulnargelenk instabil, schmerzt diese passive Bewegung; ebenso bei Schäden des Discus articularis im Handgelenk.

Phalen-Test: Die anhaltende Palmarflexion des Handgelenks ist schmerzhaft (reversed Phalen-Test: dauerhafte Dorsalextension des Handgelenks ist schmerzhaft).

TFCC-load-Test: Ist der Discus triangularis (TFCC) geschädigt, verursacht dessen Kompression Schmerzen am Handgelenk. Die Kompression lässt sich durch Verdrehung des Handgelenks in deutlicher Dorsalextension verursachen.

7.4 Verletzungen

7.4.1 Komplette Unterarmfraktur

Ätiologie

Wenn sowohl die Ulna als auch der Radius Frakturen aufweisen, so spricht man von einer kompletten Unterarmfraktur. Ursache kann sowohl eine axiale Krafteinwirkung sein als auch ein Biegetrauma des Unterarms (wenn z. B. ein schwerer Gegenstand auf den Unterarm fällt).

Klinik und Diagnostik

Sehr häufig bestehen große Hämatome und Schwellung. Bei grober Dislokation kann eine sichtbare Achsabweichung vorliegen. Bei distalen Frakturen kann es zu der sog. „Bajonettstellung" kommen (► Abb. 7.3).

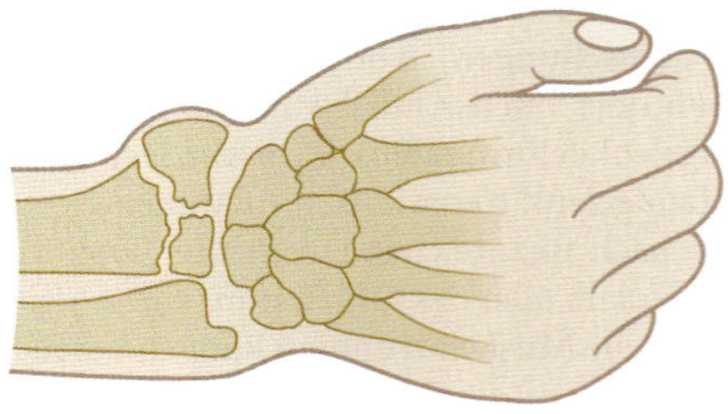

Abb. 7.3 Schema einer Bajonettstellung. [L190]

> **Merke**
>
> Der Begriff „Bajonettstellung" beschreibt die Verschiebung des gebrochenen Radius seitlich nach radial, also Richtung Daumen. Bei (soweit möglich) gestrecktem Unterarm und Handgelenk ist eine deutliche Wölbung des distalen Unterarms und Achsverschiebung im Verhältnis zum Daumenballen zu erkennen, was an die Form eines Bajonetts erinnert.
> Hat sich der Radius jedoch zur Streckseite hin disloziert, spricht man von Fourchette-Stellung (franz.: Gabel).

Bei der klinischen Untersuchung wird auf Druckschmerz, Hämatome, Fehlstellung geachtet. Zudem müssen Durchblutung, Motorik und Sensibilität (DMS) geprüft werden. Eine **Röntgenaufnahme des Unterarms in zwei Ebenen** mit der sicheren Abbildung beider Gelenke (Hand- und Ellenbogengelenk) ist notwendig.

Therapie

Liegt eine sichtbare Achsabweichung vor, ist ein manueller Repositionsversuch und Anlage einer Schiene gerechtfertigt. Dies kann auch – ähnlich wie bei einer Radiusfraktur – im Aushang geschehen. Beim Aushängemanöver (z. B. in Längsextension nach Colles) wird der Arm bei 90° abgewinkeltem Ellenbogen an den Fingern fixiert und gestreckt, wobei gleichzeitig Zug bzw. eine Gewichtskraft am Oberarm wirkt. Dadurch wird der Unterarm möglichst so gestreckt, dass die Frakturenden korrekt ausgerichtet werden.

Aufgrund der Instabilität und Dislokation ist eine konservative Therapie nur im Ausnahmefall sinnvoll. Es ist meist eine Operation indiziert. Hier muss für jeden Knochen ein getrennter operativer Zugang angelegt werden, der je nach Lokalisation (proximaler Bereich, mittlerer Bereich, distaler Schaftbereich) unterschiedlich ist. Nach offener Reposition werden auf beiden Knochen Plattenosteosynthesen (meist winkelstabile LCP-Platten) angebracht (► Abb. 7.4). Besonders ist hier darauf zu achten, dass keine Rotationsfehlstellungen entstehen.

Eine Schienung mit Marknägeln ist aufgrund der Rotationsinstabilität bei Erwachsenen nicht zu empfehlen und eher der Versorgung von Unterarmschaftfrakturen bei Kindern vorbehalten.

Stellt sich nach einem Jahr die Indikation zur Metallentfernung (guter Durchbau, störende Implan-

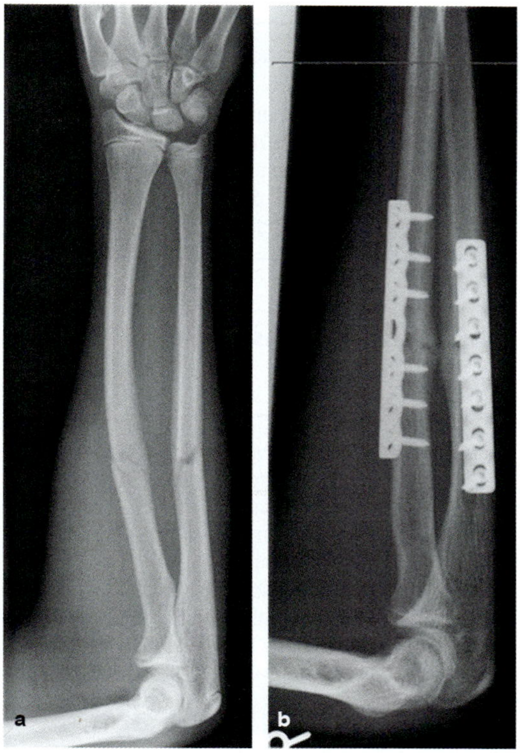

Abb. 7.4 Unterarmschaftfraktur. **a** Unfallbilder. **b** Versorgung mittels Plattenosteosynthese. [P182]

tate), sollten diese **zweizeitig** (Abstand von mind. 3–6 Monaten) entfernt werden, um erneute Frakturen zu vermeiden.

7.4.2 Ulnaschaftfraktur

Klinischer Fall

Einer 33-jährigen Patientin wurde bei der Arbeit der rechte Unterarm durch eine elektrische Tür eingeklemmt. Daraufhin stellte sie sich mit Schmerzen in der Notaufnahme vor.
Befund: Allenfalls leichte Schwellung, aber deutlicher Druckschmerz im Bereich des Ulnaschafts. Pro- und Supination schmerzhaft. Sensomotorik intakt.
Röntgen: Nichtdislozierte, möglicherweise inkomplette Ulnaschaftfraktur (► Kap. 7.4.2).
Therapie: Konservativer Therapieversuch vereinbart. Ruhigstellung mit Oberarmgipsschiene zur Vermeidung von Pro- und Supination.
Verlauf: In den weiteren Röntgenkontrollen zeigt sich keine Knochenheilung – nach 3 Monaten wird die Diagnose „verzögerte Frakturheilung" gestellt. Daher Entscheidung zur Plattenosteosynthese mittels LCP (► Abb. 4.11).
Nach 1 Jahr Metallentfernung nach komplettem Durchbau. Die Patientin ist beschwerdefrei.

Hier liegt eine isolierte Fraktur des Ulnaschafts vor. Abzugrenzen ist diese von den Olekranonfrakturen, die im Bereich des Ellenbogengelenks liegen (► Kap. 6). Ursache für eine solche Schaftfraktur ist typischerweise eine sog. **„Parierverletzung"**, bei der im Rahmen einer Abwehrbewegung ein Schlag gegen die exponierte Ulnakante ausgeführt wird.
In der Diagnostik sind **Begleitverletzungen** (u. a. siehe Monteggia-Fraktur) unbedingt auszuschließen. Bei geringer Dislokation kann eine konservative Therapie erfolgen, ansonsten ist eine operative Reposition und Osteosynthese (entweder offen mit Platte aber auch geschlossen mit ESIN-Nagel, vgl. ► Kap. 5, Klavikulafraktur) möglich.

7.4.3 Monteggia-Fraktur

Die Monteggia-Fraktur ist ein Sonderfall (Einteilung ► Tab. 7.1). Hier kommt es zu einer **Schaftfraktur der Ulna** und einer begleitenden **Luxation des Radiusköpfchens,** meist als Folge eines Sturzes oder Unfalls mit höherer Geschwindigkeit.

Klinik und Diagnostik

Der Arm wird in Schonhaltung gehalten. Klinisch ist diese Frakturart nicht von den anderen Frakturtypen am Unterarm zu unterscheiden. Die Diagnostik erfolgt mittels **Röntgenaufnahmen des Unterarms** in zwei Ebenen. Gegebenenfalls sollte auch der **Ellenbogen in zwei Ebenen** dargestellt werden, um die Position des Radiuskopfs besser zu sehen (► Abb. 7.5).

Cave

Die Monteggia-Fraktur birgt ein hohes Risiko, aufgrund von unzureichender bildgebender Diagnostik übersehen zu werden. Daher ist eine ausreichende Bildgebung notwendig.

Aufgrund des häufig vorliegenden Hochenergietraumas ist eine Kontrolle der Weichteile (Kompartmentsyndrom?) und der Sensomotorik (Durch-

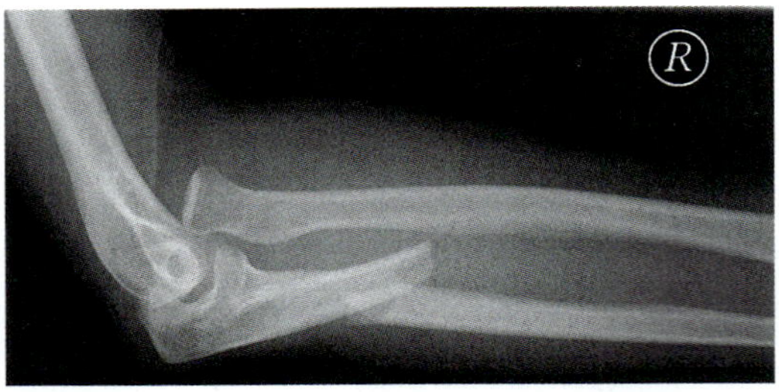

Abb. 7.5 Monteggia-Fraktur (Fraktur der proximalen Ulna und Luxation des Radiuskopfs). [T621]

blutung, Motorik, Sensibilität; DMS) unverzichtbar.

Therapie

Eine möglichst frühe Operation ist ratsam. Nach der Reposition und **Plattenosteosynthese** der Ulna reponiert sich der Radiuskopf meist spontan und bedarf keiner zusätzlichen Stabilisierung. Ist dies nicht der Fall, muss dieser offen reponiert werden. Wird eine Monteggia-Fraktur übersehen und nicht entsprechend behandelt, ist eine **bleibende Bewegungseinschränkung** sehr wahrscheinlich.

7.4.4 Galeazzi-Fraktur

Die Galeazzi-Fraktur ist sozusagen eine „umgedrehte Monteggia-Fraktur": Neben einer **Radiusschaftfraktur** kommt es zur **Luxation des distalen Ulnakopfs.**

Diagnostik und Therapie

Die Diagnose wird mittels **Röntgenaufnahmen** (Unterarm in 2 Ebenen) gestellt (► Abb. 7.6).
Der Radiusschaft wird meist nach Reposition mit einer **Plattenosteosynthese** versorgt. Häufig liegt hier zusätzlich eine Verletzung des **DRUG** vor (distales Radioulnargelenk, s. oben: Funktionelle Anatomie), die zusätzlich behandelt werden muss.

Praxistipp

Eine gerne übersehene Verletzung ist die **Essex-Lopresti-Läsion:** Neben einer Radiuskopffraktur ist hier die gesamte **Membrana interossea** mitsamt des distalen Radioulnargelenks **(DRUG)** gerissen. Wird diese Läsion nicht behandelt, kommt es zu einem zunehmenden Ulnavorschub und chronischen Beschwerden und Funktionseinbußen im Handgelenk.

7.4.5 Distale Radiusfraktur

Klinischer Fall

Eine 70-jährige Patientin war auf einem zugefrorenen See ausgerutscht und hatte sich beim Sturz mit der rechten Handfläche abgefangen. Seither bestehen starke Schmerzen und Schwellung. Daher stellt sie sich am Folgetag in der Notaufnahme vor.
Befund: Handgelenk deutlich geschwollen und druckschmerzhaft. Periphere Sensomotorik ist intakt. Keine offenen Verletzungen.
Röntgen: Intraartikuläre nach dorsal abgekippte C3-Fraktur des distalen Radius. Zusätzliches Instabilitätskriterium: Abriss des Processus styloideus ulnae.
Therapieentscheidung: Zunächst manuelle Reposition unter Bruchspaltanästhesie im Aushang und Anlage eines gespaltenen Weißgips (► Abb. 4.2). Planung einer Operation nach Abschwellen des Befunds.
Operation nach Abschwellen am Tag 6 nach dem Unfall: Offene Reposition über einen volaren Zugang (zwischen A. radialis und der Sehne des Flexor carpi radialis) unter Zuhilfenahme von mehreren temporären K-Drähten in „Kapandji-Technik" zum Aufrichten der Fraktur. Dann winkelstabile Plattenosteosynthese (► Kap. 7.4.5).
Weiterbehandlung: Postoperativ zunächst erneute Ruhigstellung im Gips, nach 3 Tagen Wechsel auf Handgelenkorthese für 3 Wochen bei sehr instabiler Fraktur und zur Vermeidung eines erneuten Abrutschens.

Tab. 7.1 Einteilung der Monteggia-Frakturen nach Bado

Typ	Fraktur	Abknickung	Luxation
I (60 %)	Proximales Drittel der Ulna	Ventral	Ventral
II (15 %)	Proximales Drittel der Ulna	Dorsal	Dorsal
IV (20 %)	Proximale Metaphyse der Ulna	–	(Antero-)lateral
V (5 %)	Proximales Drittel, komplette Unterarmfraktur	–	Ventrale Luxation des Radiuskopffragments

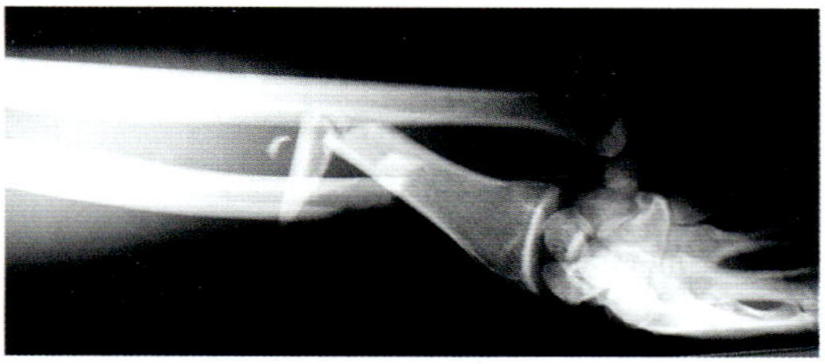

Abb. 7.6 Galeazzi-Fraktur (Radiusschaftfraktur und Luxation des distalen Radioulnargelenks). [T621]

Ätiologie

Die **häufigste Fraktur** des adulten Menschen ist die distale Radiusfraktur. Meist entsteht sie durch einen Sturz auf das nach dorsal extendierte Handgelenk (Extensionsfraktur **„loco typico"** nach **Colles),** bei der das distale Fragment nach **dorsal abkippt.** Beim selteneren Sturz auf die flektierte Hand (weniger als 10 %) entsteht die **Smith-Fraktur,** bei der das Fragment typischerweise nach **volar abkippt** (► Abb. 7.7). Diese ist hoch instabil und oft kommt es zu einer Dislokation der Handwurzel nach ventral – daher muss sie operativ stabilisiert werden.

Klinik und Diagnostik

Schmerzen und Schwellung im Handgelenkbereich, häufig radial betont. Manchmal kann man eine deutliche Fehlstellung nach dorsal **(Fourchette,** s. oben) oder nach radial **(Bajonettstellung)** beobachten.

Bei der klinischen Untersuchung müssen neben der Durchblutung, Motorik und Sensibilität stets auch die Hand selbst und das Ellenbogengelenk klinisch untersucht werden. Die Röntgen-Anforderung lautet: Handgelenk in zwei Ebenen (► Abb. 7.8). Bei Auffälligkeiten können **zusätzliche Verletzungen** (z. B. SL-Bandläsionen, Skaphoidfrakturen, Handfrakturen) vorliegen. Die Röntgendiagnostik muss dann entsprechend erweitert werden. Bei Unsicherheiten, was die Frakturausmaße und Begleitverletzungen betrifft, kann eine **CT** notwendig sein.

Cave

Auch die distale Radiusfraktur des alten Menschen ist eine sog. „Indikatorfraktur" für Osteoporose. Die Abklärung mittels Knochendichtemessung und Bestimmung der Laborparameter sollte nicht vergessen werden.

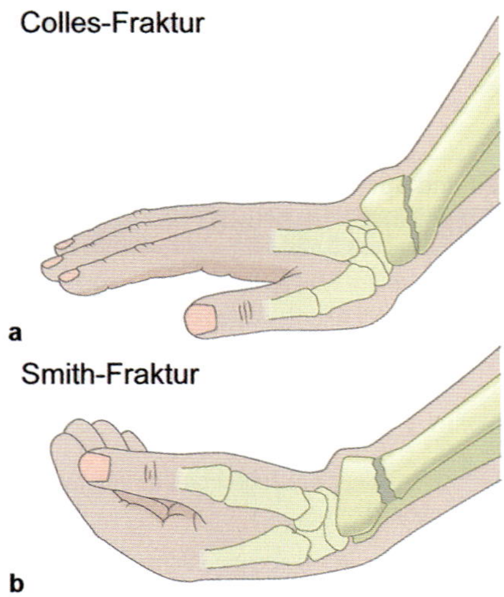

Abb. 7.7 Schemazeichnung einer Radiusfraktur bei Sturz **(a)** auf das gestreckte Handgelenk (Colles) und **(b)** auf das flektierte Handgelenk (Smith). [L190]

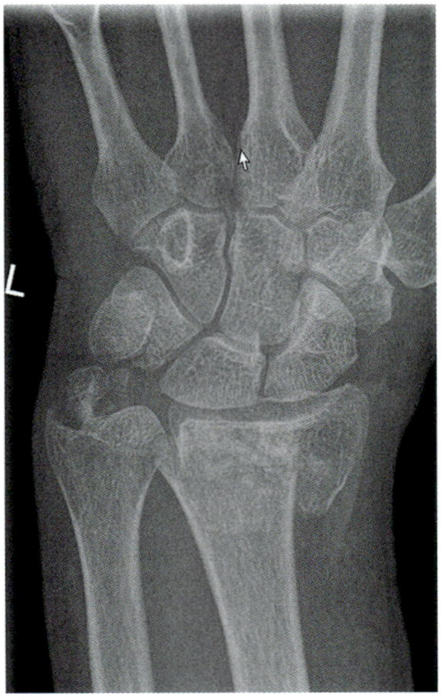

Abb. 7.8 Distale Radiusfraktur in der a. p.-Aufnahme. [P183]

Merke

Vereinfachte Darstellung der Einteilung nach AO (► Kap. 3.2.2):
- A-Frakturen: keine Gelenkbeteiligung, metaphysär gelegen
- B-Frakturen: einfache Gelenkbeteiligung: Bruch senkrecht zur Gelenkfläche entweder in der sagittalen Ebene („Chauffeur-Fraktur") oder horizontalen Ebene (Barton-Fraktur) (► Tab. 7.2)
- C-Frakturen: Gelenkfrakturen mit metaphysärer Frakturkomponente bis hin zu Trümmerfrakturen im Gelenk (C3.3)

Therapie

Die sofortige Therapie besteht üblicherweise in einer Reposition (meist im **„Aushang"**, ► Abb. 4.1) und mit optionaler **Bruchspaltanästhesie** und der Anlage eines Gipses. Danach muss ein **erneutes Röntgenbild** angefertigt werden, um die Reposition zu überprüfen.

Praxistipp

Indikation für die operative Therapie:
- Verkürzung von > 3 mm
- Dorsale Abkippung > 10°
- Intraartikuläre Fraktur mit Stufe ab 2 mm
- Trümmerzone mit Substanzdefekt
- Begleitverletzungen (► Kap. 7.4.6)

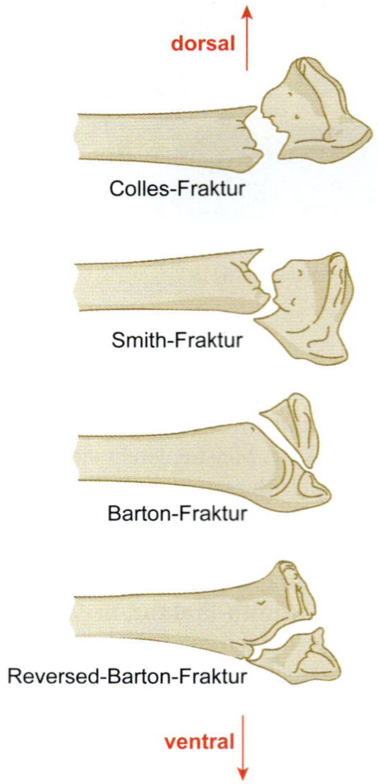

Abb. 7.9 Schemazeichnung der verschiedenen Typen einer distalen Radiusfraktur. [L231]

Tab. 7.2 Einteilung der typischen distalen Radiusfrakturtypen und operative Therapie (► Abb. 7.9)

Name	Frakturform	Therapie (+ Alternativen)
Colles-Fraktur (loco typico, Extensionsfraktur)	Abkippung des distalen Fragments nach dorsal	1. Volare winkelstabile Plattenosteosynthese 2. Streckseitige Plattenosteosynthese 3. K-Drahtspickung nach Kapandji
Smith-Fraktur (Flexionsfraktur)	Abkippen des distalen Fragments nach volar	1. Volare Plattenosteosynthese 2. K-Drahtspickung
Chauffeur-Fraktur	Intraartikuläre Fraktur, die sagittal senkrecht zum Gelenk verläuft	Eine oder zwei Zugschrauben von radial eingebracht
Barton-Fraktur	Intraartikuläre Absprengung des dorsalen Gelenkanteils	1. Dorsale streckseitige Plattenosteosynthese 2. Volare Plattenosteosynthese
Reversed-Barton-Fraktur	Intraartikuläre Absprengung des volaren Gelenkanteils	Volare winkelstabile Plattenosteosynthese

Praxistipp

Konservative Therapie der distalen Radiusfraktur:

- 1. Tag: wenn notwendig, Reposition und Anlage eines gespaltenen Gipses. Erste Röntgenkontrolle.
- Ende der 1. Woche: erneute Röntgenkontrolle.
- Ende der 2. Woche: Röntgenkontrolle. Wechsel auf zirkulären Kunststoffgips.
- Nach 4 Wochen: fakultative Röntgenkontrolle.
- Nach 6 Wochen: Abschluss-Röntgenkontrolle. Bei gutem Durchbau Abnahme der Schienung.

Bei Patienten mit schlechtem Knochen (Osteoporose) kann als Schutz für weitere 2–3 Wochen auf eine Handgelenkorthese (► Abb. 7.10) gewechselt werden.

Besteht eine Indikation zur Operation, wird meist eine **volare Plattenosteosynthese** mit einer winkelstabilen Platte (► Abb. 7.11) durchgeführt, manchmal mit zusätzlichen Kirschner-Drähten. Der operative Zugang liegt zwischen der **A. radialis** und der Sehne des **M. flexor carpi radialis.** Der **M. pronator quadratus** wird längs inzidiert und der **N. medianus** nach ulnar mit einem Haken weggehalten.

Bei der seltenen **Chauffeur-Fraktur** verläuft der Frakturspalt vom Gelenk senkrecht nach proximal in den distalen Radius (► Tab. 7.2). Diese wird mit einer oder zwei parallelen, senkrecht zum Frakturverlauf eingebrachten Schrauben behandelt.

Liegt eine Trümmersituation, eine offene Fraktur oder eine Luxationsfraktur vor, ist oft übergangsweise ein **Fixateur externe** notwendig, der das Gelenk komplett ruhigstellt. Entweder wird in einem zweiten Eingriff auf eine innere Osteosynthese gewechselt oder im Fixateur externe „ausbehandelt". In dem Fall muss leider auf die frühfunktionelle Mobilisierung des Handgelenks verzichtet werden.

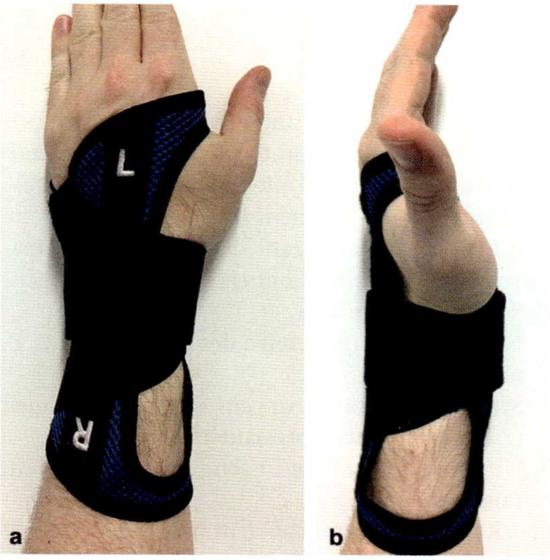

Abb. 7.10 Handgelenkorthese. **a** Ansicht von oben. **b** Ansicht von der Seite. [P183]

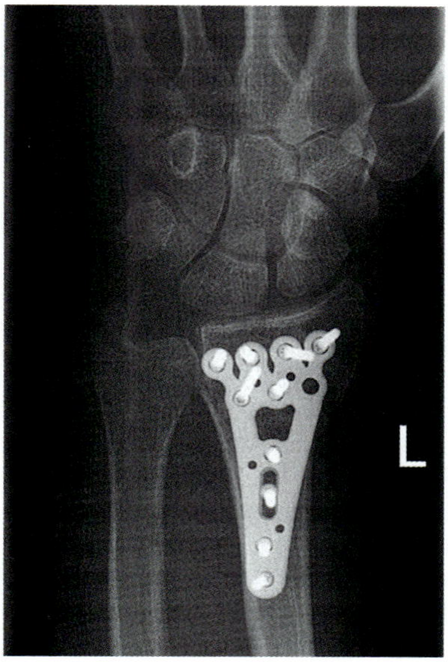

Abb. 7.11 Distale Radiusfraktur postoperativ nach Versorgung mit volarer winkelstabiler Platte. [P183]

Eine früher häufig angewandte Technik ist die **K-Drahtspickung nach Kapandji:** Hier wird über perkutan in den Frakturspalt eingebrachte 1,6–2,0 mm Kirschner-Drähte die Fraktur geschlossen aufgerichtet und durch Verankerung der Drähte in der gegenüberliegenden Kortikalis stabilisiert. Diese vergleichsweise günstige Technik wird heute meist nur noch additiv oder temporär während einer Plattenosteosynthese angewandt.

Das Ziel der Therapie ist die Wiederherstellung der Länge des Radius (durch Auflösung der Einstauchung), der **Handgelenkwinkel nach Böhler** sowie der **Gelenkfläche** bei Gelenkbeteiligung.

Merke

Bei kompletten intraartikulären Trümmerfrakturen (AO-Typ C3.3) bei Patienten > 65 Jahre konnte in einer prospektiv randomisierten Studie kein Vorteil der offenen Reposition und Plattenosteosynthese gegenüber der konservativen Behandlung im Gips nachgewiesen werden.

Merke

Handgelenkwinkel nach Böhler: Bei der Therapie wird versucht, folgende Winkel der distalen Gelenkfläche des Radius wiederherzustellen: Kippung nach **volar 10°,** a.p.-Winkel nach **ulnar 30°** abfallend.

7.4.6 Begleitverletzungen am Handgelenk

Luxationen des **distalen Radioulnargelenks (DRUG)** kommen meist in Verbindung mit Handgelenksfrakturen vor. Meist zeigt sich im Röntgen ein Verdacht, der dann im CT erhärtet wird. Während der OP selbst kann man die Instabilität mithilfe des Bildwandlers im Stresstest gut nachweisen. In dem Fall wird eine **Transfixierung** mit zwei **Kirschner-Drähten** für 6 Wochen notwendig mit zusätzlicher Oberarmschiene, damit die Bandstrukturen heilen können. Die Pro- und Supination ist während dieser Zeit komplett aufgehoben, daher empfiehlt sich die Fixierung in **Neutralstellung** (Daumen nach oben). Die beiden Drähte können im Rahmen der ambulanten Wiedervorstellung problemlos entfernt werden.
Weitere Begleitverletzungen an der Handwurzel sind die **Skaphoidfraktur,** die **skapholunäre Ruptur** (SL-Band-Ruptur) (▸ Kap. 8.4.1) und die **perilunäre Luxation.**

Cave

TFCC-Verletzung: Sowohl als Begleitverletzung als auch bei sonst unauffälligem Röntgenbild können Verletzungen des **Discus ulnaris,** Synonym **Triangular Fibrocartilage Complex (TFCC),** auftreten (▸ Abb. 7.2). Er ist ähnlich dem Meniskus im Kniegelenk relativ mobil gelagert und gleichzeitig am Radius, der Ulna und der Handwurzel befestigt. Pathognomonisch sind Schmerzen bei **Ulnarabduktion** der Hand. Ein MRT verschafft meist Klarheit. Neben der konservativen Therapie (Ruhigstellung) ist die **arthroskopische Resektion oder Naht** möglich.

7.5 Erkrankungen

7.5.1 Radiale Dysplasie

Ätiologie und Klinik

Diese auch radiale Klumphand genannte angeborene Deformität tritt an einer oder an beiden Unterarmen auf. Dabei geht eine Hypoplasie meist der gesamten oberen Extremität, insbesondere aber Hypo- oder auch Aplasie des Radius mit Auffälligkeiten der radialseitigen Unterarmmuskulatur einher. Infolgedessen weicht die Hand im Verhältnis zum Ulnakopf nach radial und palmar ab. Häufig liegen weitere Fehlbildungen vor, u.a. an den Fingern oder an der Handwurzel. Die radiale Klumphand kann isoliert oder auch im Rahmen von komplexen Fehlbildungssyndromen auftreten.

Den Patienten fällt das Greifen schwer, was oft durch eine zusätzlich vorhandene Beugekontraktur im Ellenbogengelenk verstärkt wird.

Diagnostik

Im Röntgenbild erscheinen Ulna und Radius verkürzt bzw. deformiert, der Radius kann völlig fehlen. Zusätzlich sind Veränderungen an den Handwurzelknochen (Fehlen, Deformation oder Synostose) und an Fingerknochen zu sehen.

Therapie

Gleich nach der Geburt ist eine Physiotherapie indiziert, um Weichteilkontrakturen zu verringern. Schienen oder Orthesen können unterstützend wirken. Durch eine komplexe operative Korrektur lässt sich oft eine Stabilisierung erreichen; die Hand wird dabei über dem Ulnakopf zentriert. Eine Operation ist jedoch mit dem Risiko verbunden, die Beweglichkeit noch weiter einzuschränken, weswegen die Indikation sehr sorgfältig gestellt werden sollte.

7.5.2 Karpaltunnelsyndrom

Definition

Kommt es zur **Einengung des N. medianus zwischen dem Retinaculum flexorum und dem knöchernen Karpaltunnel** mit entsprechender Klinik, so spricht man von einem Karpaltunnelsyndrom. Die überwiegende Anzahl der Fälle tritt idiopathisch auf. Ursächlich können jedoch auch folgende Veränderungen sein:

- Fehlstellungen im Bereich der Handwurzel (z. B. **nach Fraktur)**
- Synoviale Veränderungen der Beugesehnen (z. B. **chronischer Polyarthritis)**
- Hormonelle Veränderungen (**Schwangerschaft, Postmenopause)**

Das Karpaltunnelsyndrom tritt bei Frauen doppelt so häufig auf wie bei Männern. Die rechte Seite ist häufiger betroffen und in etwa der Hälfte der Fälle kommt es zu einem doppelseitigen Auftreten.

Klinik und Diagnostik

Die Patienten berichten vor allem über **nächtliche Kribbelparästhesien (Brachialgia paraesthetica nocturna)** des Daumens sowie des Zeige- und Mittelfingers (die drei Finger „schlafen ein"). Häufig geben die Patienten eine Besserung durch ein „Ausschütteln" des Arms an. Im weiteren Verlauf kommt es zu einer Daumenballenatrophie.

Inspektorisch kann eine **Daumenballenatrophie** auffallen. Das **Hoffmann-Tinel-Zeichen** (Schmerzen und Parästhesien im Medianusversorgungsgebiet beim Beklopfen des Retinakulums) und der **Phalen-Test** (zunehmende Parästhesie bei forcierter Flexion im Handgelenk nach 1 Min.) sind positiv. Diagnostisches Mittel der Wahl ist die Bestimmung der **Nervenleitgeschwindigkeit.**

Praxistipp

Phalen-Test: Die anhaltende Palmarflexion des Handgelenks ist schmerzhaft (reversed Phalen-Test: dauerhafte Dorsalextension des Handgelenks ist schmerzhaft).

Therapie

Konservativ können NSAR rezeptiert, lokale Kortikosteroidinjektionen sowie eine nächtliche Ruhigstellung des Handgelenks in einer flektierenden Orthese erfolgen **(Nachtlagerungsschiene).** Therapie der Wahl ist die **offene** oder **endoskopische Spaltung** des **Retinaculum flexorum** zur Entlastung des N. medianus. Rezidive können auftreten.

7.5.3 Complex Regional Pain Syndrome I (Morbus Sudeck)

Ätiologie

Diese auch als **Sudeck-Dystrophie** oder **Algodystrophie** bekannte Erkrankung geht einher mit einer lokal beschränkten **Stoffwechselstörung,** die zu sensiblen, motorischen und autonomen Störungen einer Extremität führt. Meist geht dem CRPS I ein **Trauma** oder ein **operativer Eingriff** voraus. Auch bei Somatisierungsstörungen und Depression kann es zu einem CRPS I kommen, bei dem definitionsgemäß kein **struktureller Nervenschaden** vorliegt.

Die genaue Ätiologie ist unklar aber man geht von einer **Fehlregulation des autonomen Nervensystems** als Ursache aus. Es wurden **Risikofaktoren** identifiziert, die zu einem CRPS I führen können:

- Gelenknahe Frakturen (typisch: distale Radiusfraktur)
- Aufwendige und lange dauernde Reposition
- Zu enge Verbände oder Gips nach Trauma
- Insuffiziente Schmerztherapie

Klinik

Die häufigste Lokalisation ist das Handgelenk und die Hand, gefolgt von der unteren Extremität. In Einzelfällen kann sie auch im Gesicht auftreten. Besonders muss auf trophische Störungen der Haut, auf **Überwärmungen, Rötungen** oder **Schwellung,** häufig kombiniert mit hoher Schmerzempfindlichkeit, geachtet werden (Differenzialdiagnostik: Infekt). In späteren Stadien verändert sich der Befund (siehe Stadien).

Diagnostik

Im ersten Stadium sollte differenzialdiagnostisch eine Infektion ausgeschlossen werden. Eine Röntgenbildgebung ist ebenfalls sinnvoll.

Die Erkrankung zeigt einen stadienhaften Verlauf:

- **Stadium I:** Circa 2–9 Wochen nach dem Trauma. Charakteristische Symptome sind schmerzhafte Berührungsempfindlichkeit, **ödematöse Verquellung, Überwärmung (Hyperämie)** und glänzende, schwitzige Haut **(Hyperhidrose)** der betroffenen Extremität. Die Patienten berichten über einen brennenden **Spontanschmerz.**
- **Stadium II:** Ist durch ein Nachlassen der Schmerzen gekennzeichnet. Die Schwellung geht zurück, die **Haut ist** nun **trocken** und **kühl** aber noch glänzend. **Bewegungsschmerzen** treten in den Vordergrund. Gelenkkontrakturen beginnen sich auszubilden.
- **Stadium III:** Es liegt eine **Muskelatrophie** vor, die **Haut ist blass** und **kälteempfindlich.** Es kommt zu einem Funktionsverlust, die Beweglichkeit ist eingeschränkt **(Einsteifung).**

Zur Bewertung chronischer Schmerzen kann das **Mainzer Stadienmodell der Schmerz-Chronifizierung (MPSS)** zur Anwendung kommen. Berücksichtigt werden bei der Bewertung:

- Zeitliche Aspekte:
  - Häufigkeit des Auftretens
  - Dauer
  - Wechsel der Intensität
- Räumliche Aspekte: monolokulär, bilokulär, multilokulär oder Panalgesie

- Medikamenteneinnahmeverhalten:
  - Medikamenteneinnahme (Häufigkeit und Anzahl)
  - Zahl der Entzugstherapien
- Patientenkarriere:
  - Wechsel des persönlichen Arztes
  - Schmerzbedingte Klinikaufenthalte
  - Schmerzbedingte Operationen
  - Schmerzbedingte Rehabilitationsmaßnahmen

Anamnese und klinisches Erscheinungsbild (Bewegungseinschränkung, Schmerz und autonome Symptome) lassen oft schon eine Diagnosestellung zu. Im **Nativröntgen** ist im **Stadium I** eine **diffus, fleckförmige Entkalkung** des Knochens zu erkennen. **Im Stadium II** kommt eine **Ausdünnung der Spongiosa** und **Aufweitung des Markraums** hinzu. Im **Stadium III** erscheinen die Knochen dann **gläsern durchsichtig.**
Das Routine-Labor ist unauffällig.
In der **MRT** können Weichteilödeme, Hautverdickungen, Gelenkergüsse bei jedoch geringer Sensitivität nachgewiesen werden. Die 3-Phasen-Skelettszintigrafie kann frühe Hinweise auf ein CRPS bieten, ist jedoch in ihrer Aussage recht unspezifisch.

Das Röntgenbild zeigt häufig im frühen Stadium die typischen fleckförmigen Entkalkungen. Zur Komplettierung der Diagnostik sind die 3-Phasen-Skelettszintigrafie sowie das MRT mögliche, jedoch eher unspezifische Optionen. Die **Hauptkriterien** für die Diagnose sind das **Nebeneinander von Schmerz, Bewegungseinschränkung** und **autonomen Symptomen.**

Therapie

Wird die Erkrankung in der frühen Phase richtig diagnostiziert, ist die Prognose in der Regel gut. Von medikamentöser Seite kommen **NSAR, trizyklische Antidepressiva, Calcitonin** und **Bisphosphonate** (nach frakturbedingtem CRPS I) und **Kortikoide** zum Einsatz.
Stellatum- bzw. lumbale **Grenzstrangblockade** (Sympathikusblockade) können, wenn damit innerhalb der ersten 6 Monate nach Krankheitsbeginn begonnen wird, in bis zu 70 % der Fälle deutliche Besserungsraten zeigen. Die komplette Bandbreite der **physikalischen Medizin** (Krankengymnastik, Ergotherapie etc.) begleitet den Patienten durch alle Stadien.

Das **Grundprinzip der Therapie** ist eine **multimodale Therapie** mit Analgesie und Ödemtherapie. Als sinnvolle Begleittherapie ist die **Sympathikusblockade** zu erwägen.

Merke

Entscheidend bei CRPS I ist eine frühzeitige Diagnose gefolgt von einer raschen Einleitung einer interdisziplinären Therapie.

Andreas Ficklscherer und Simon Weidert

8 Hand

IMPP-Hits

Dem Handgelenk folgt die Hand mit ihren Fingern. Auch sie ist vor Abnutzung über die Jahre nicht gewahrt. Viele Menschen klagen über Schmerzen in ihren Fingern bis zur Bewegungseinschränkung. Daher ist es besonders wichtig, sich mit diesen Fünf zu beschäftigen. Das Unterkapitel *Fingergelenkarthrose* ist hier besonders wichtig.

8.1 Wegweiser

Die Hand ist ein kompliziert aufgebauter Körperteil, mit dem der Mensch komplexeste Bewegungen und Funktionen ausführen kann. Jegliche Schädigung birgt die Gefahr, diese Funktion einzuschränken. Selbst kleine Beeinträchtigungen wie beispielsweise eine unvollständige Beugung eines Fingers können wichtige Bewegungen stören und den Menschen merklich behindern. Je nach beruflicher Tätigkeit können bereits mäßige Einschränkungen der Hand-/Fingerbeweglichkeit bedeuten, dass man seinen Beruf weniger gut oder kaum noch ausüben kann. Aber auch feinmotorische tägliche Tätigkeiten wie Kämmen, Zähneputzen oder Essen können eingeschränkt werden.

Die Erkrankungen der Hand lassen sich in drei Gruppen unterteilen: Die Verletzungen und ihre Folgen, die degenerativen Erkrankungen und die Infekte.

Um die Hand und die Therapie der verschiedenen Erkrankungen kümmern sich daher führend die Fachgebiete wie die Orthopädie, Unfallchirurgie und Handchirurgie. Aber auch Rheumatologen und Neurologen werden zur Behandlung bei Bedarf hinzugezogen.

8.2 Funktionelle Anatomie

Der **Karpus** (Handwurzel) besteht aus acht einzelnen Knochen, die mittels vieler Bänder miteinander verbunden sind. Sie bilden auf der Beugeseite den knöchernen Anteil des Karpaltunnels. Daran anschließend befinden sich die fünf **Mittelhandknochen** und die Finger, welche mit Ausnahme des Daumens aus drei **Phalangen** bestehen. Für die Bewegung der Finger stehen jeweils eine **Strecksehne** sowie zwei Beugesehnen (tiefe und **oberflächliche Beugesehne**) zur Verfügung, von denen nur die **tiefe Beugesehne** bis zum Endglied reicht (► Abb. 8.1).

8.3 Klinische Untersuchung der Hand

8.3.1 Inspektion

Beim Entkleiden können sich häufig erste Anzeichen für eine Einschränkung der Beweglichkeit

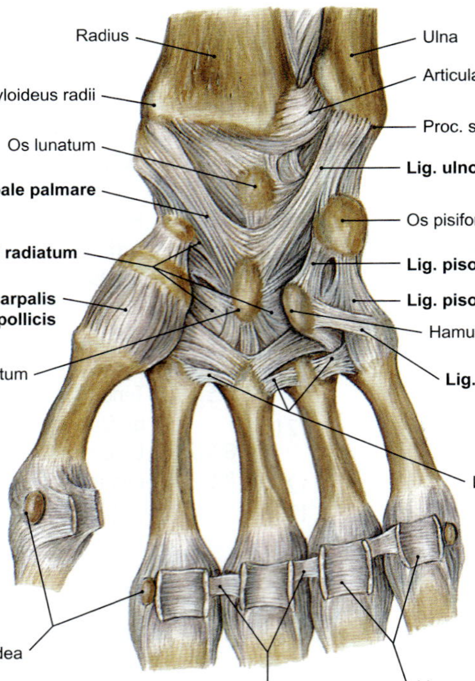

Abb. 8.1 Knochen der Handwurzel mit Bandstrukturen. [S700]

zeigen und dem Untersucher wichtige Hinweise geben, welche Aspekte genauer untersucht werden sollten. Um kleine Knöpfe öffnen zu können, muss der Patient sehr bewegliche Finger haben – eine Arthritis der Fingergelenke oder auch Kontrakturen der Finder oder der Hand machen dies fast unmöglich.

Am entkleideten Patienten achtet man auf **Rötungen, Schwellungen,** vorhandene (Operations-) **Narben** oder offensichtliche **Fehlstellungen** (z.B. typische Fehlstellung der Finger bei rheumatischen Krankheiten [Ulnardeviation], siehe unten „Verletzungen der Sehnen). Vorhandene **Muskelatrophien** können bereits erste Hinweise auf die Diagnose geben; ein atrophischer Daumenballen beispielsweise kann auf ein lange bestehendes Karpaltunnelsyndrom hinweisen.

An der Hand achtet man zudem v.a. auf **Schwellungen** der Fingergelenke, Fehlstellungen (z.B. Ulnardeviation) oder **Kontrakturen** (Morbus Dupuytren, ▸ Kap. 8.5.2).

8.3.2 Palpation

An der Hand werden die Handwurzelknochen und die Fingergelenke untersucht. Als **Gänsslen-Zeichen** wird ein unspezifischer Schmerz an den MCP-Gelenken bezeichnet, wenn der Untersucher diese mit seiner Hand kräftig zusammendrückt.

8.3.3 Bewegungsausmaß

Die Beschreibung der Beweglichkeit erfolgt nach der Neutral-Null-Methode.

Die Normwerte für die einzelnen Gelenke finden Sie in ▸ Abb. 1.2. Wichtig ist, sowohl die **aktive** als auch die **passive** Beweglichkeit zu prüfen (Integrität der Beuge-, Strecksehnen).

8.3.4 Funktionstests

Die Untersuchungsmöglichkeiten der Hand sind sehr umfangreich und komplex. Wir beschränken uns hier daher auf die vom IMPP häufig gefragten und in der Praxis häufig genutzten Untersuchungen.

Finkelstein-Test: Der Patient macht eine Faust und schließt hierbei den Daumen mit ein. Der Untersucher kippt nun das Handgelenk nach ulnar. Schmerzen und Krepitation in den Sehnenfächern der Mm. abductor pollicis longus und extensor pollicis brevis weisen auf eine akute oder chronische **Tendovaginitis de Quervain** hin (► Kap. 8.5.6). Differenzialdiagnostisch kommt das Wartenberg-Syndrom (Kompression des R. superficialis nervi radialis durch den Rand des M. brachioradialis) in Betracht. Dann liegt der Druckschmerz allerdings weiter proximal und man kann keine Krepitation palpieren.

Grinding-Test: Dieser Test überprüft das Vorliegen einer Daumensattelgelenkarthrose (► Kap. 8.5.1). Der Untersucher führt eine kreisende Bewegung des Patientendaumens unter axialer Stauchung im Sattelgelenk durch. Schmerzen sprechen für eine Daumensattelgelenkarthrose.

Um die Beweglichkeit der Finger und der Handwurzelknochen zu prüfen, lässt man den Patienten die Fingerkuppen der langen Finger gegen den Daumen opponieren. Zudem lassen sich Einschränkungen hier auch daran erkennen, wie leicht bzw. ob die Kuppen der Langfinger bei der Beugung (aktiv und passiv) die Hohlhand erreichen. Auch die maximal mögliche Streckung der Langfinger sollte beurteilt werden.

Weitere einzelne Funktionstests der Hand umfassen:

- **Hoffman-Tinel-Zeichen:** Beklopfen des N. medianus im Karpaltunnel führt zu Missempfindungen im Bereich des sensiblen Gebiets des N. medianus (► Kap. 7.5.2).
- **Kraft beim Faustschluss** im Seitenvergleich.
- **Ballottement-Test** der proximalen Handwurzelknochen: Der Arzt lenkt z. B. Skaphoid und Lunatum nach palmar oder dorsal gegeneinander aus. Schmerzen treten auf, wenn im Gelenk eine Arthrose oder Instabilität vorliegt.
- **Mediokarpaler Stabilitätstest:** Hier wird die proximale gegenüber der distalen Handwurzelreihe passiv verschoben; Schmerzen deuten ebenfalls auf Arthrose/Instabilität.
- **Watson-Shift-Test:** Der Untersucher drückt das Skaphoid nach dorsal während einer Radialabduktion. Schmerzen/Geräusche deuten auf Skaphoidfraktur oder Läsion des Lig. scapholunatum interosseum.

8.4 Verletzungen

8.4.1 Verletzungen der Handwurzelknochen

Die häufigsten Verletzungen der Handwurzel sind die **Skaphoidfraktur** und die **skapholunäre Ruptur** (SL-Band-Ruptur). Beide sollten im Regelfall operativ stabilisiert werden, um spätere Komplikationen zu vermeiden.

8.4.1.1 Skaphoidfraktur

Ätiologie

Ursache für eine Fraktur des Skaphoids ist Überstreckung des Handgelenks mit gleichzeitiger Verdrehung, meist durch einen Sturz auf die Hand. Cave: bei jungen Patienten tritt sie nicht selten in Kombination mit einer distalen Radiusfraktur auf und kann gerne übersehen werden!

Sie ist die häufigste Handwurzelfraktur, Männer sind stärker betroffen als Frauen (M:F = 6:1), nicht selten sind hierbei Sportverletzungen bei jungen Männern die Ursache.

Klinik

Klinisch macht sich die Skaphoidfraktur durch **Schmerzen** und **Schwellung** im Seitenvergleich im Bereich des Handgelenks und der Handwurzel bemerkbar. Die **Tabatière** (Mulde an der Streckseite radial, wo typischerweise der Schnupftabak eingestreut wird) **ist druckschmerzhaft,** Radialabduktion und Stauchung des Daumens sind schmerzhaft.

Diagnostik

Ist die Fraktur auf dem **Röntgenbild** (Handgelenk in 2 Ebenen, ► Abb. 8.2) nicht eindeutig sichtbar, kann die Indikation zur CT großzügig gestellt werden.

Therapie

Prinzipiell ist eine konservative Therapie im Gips bei unverschobenen Frakturen möglich, dauert jedoch bis zu 3 Monate. Da Frakturen des Skaphoids jedoch eine **hohe Pseudarthroserate** (5–12 %) aufweisen, ist eine **operative Behandlung empfohlen,** wenn ein klar abgrenzbarer Frakturspalt sichtbar ist. Besonders gilt dies für die Frakturen des proximalen Pols.

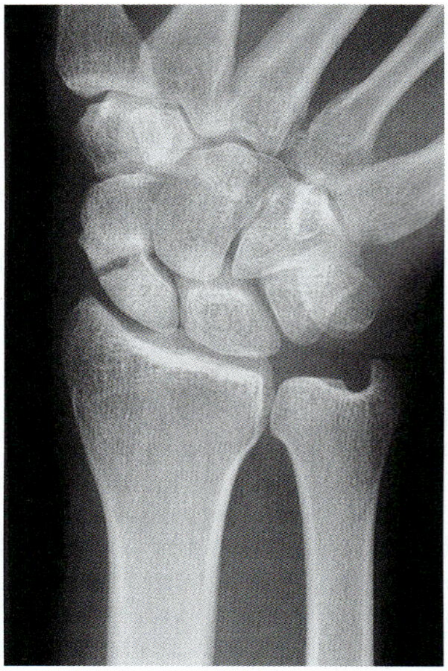

Abb. 8.2 Skaphoidfraktur. [T621]

> **Merke**
>
> Die Blutversorgung des Skaphoids erfolgt **retrograd.** Daher ist besonders bei Frakturen des proximalen Fragments die Gefahr von Nekrose und Pseudarthrose hoch und die Operation sollte favorisiert werden!

Die operative Behandlung erfolgt meist mittels einer sog. **„Herbert-Schraube“,** einer interfragmentären **Zugschraube,** die den Frakturspalt komprimieren soll.

Selbst nach operativer Behandlung kann es noch recht häufig zu Pseudarthrosen kommen. Werden diese nicht behandelt, kann es zu einer sog. **SNAC-Wrist** (scaphoid nonunion advanced collapse) kommen, bei der das gesamte Handgelenk progredient zerstört wird.

8.4.1.2 SL-Band-Läsion

Eine **Ruptur** der Bänder zwischen Skaphoid und Os lunatum (skapholunäres Band, SL-Band) ist im Röntgenbild (Handgelenk in 2 Ebenen, ► Abb. 8.3) schwierig zu erkennen. Da sie häufig in Verbindung mit distalen Radiusfrakturen auftritt, wird meist intraoperativ eine Röntgen-**Funktionsuntersuchung** (Fluoroskopie) mit dem C-Bogen durchgeführt. Zeigt sich hier eine Instabilität, werden die beiden Knochen mittels Kirschner-Drähten transfixiert, üblicherweise für 6 Wochen.

> **Merke**
>
> Wird eine SL-Band-Verletzung übersehen, kann es im Extremfall zu einem **„karpalen Kollaps“** kommen: einem Zusammenbrechen der Handwurzel und einer **schweren Arthrose** des Handgelenks. Dies wird auch **SLAC-Wrist** (scapho-lunate advanced collapse) genannt – bei späteren ausgeprägten Stadien bleibt hier oft nur eine **operative Einsteifung** des Gelenks übrig.

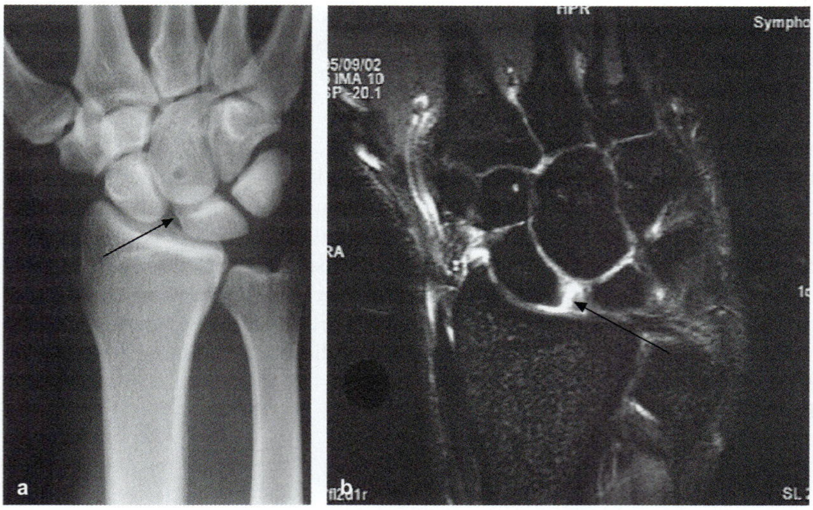

Abb. 8.3 SL-Läsion. **a** Dorsopalmares Röntgenbild des linken Handgelenks mit erweitertem skapholunärem Gelenkspalt als Zeichen einer Bandruptur zwischen den beiden Handwurzelknochen. **b** Das dazugehörige MRT zeigt die Bandverletzung mit Ergussbildung zwischen Skaphoid und Lunatum und der Bandruptur. [T621]

8.4.1.3 Perilunäre Luxation

Ätiologie

Zu einer perilunären Luxation (einem **ligamentären Abreißen** der umgebenden Handwurzelknochen vom **Os lunatum)** kommt es meist durch Sturz auf die Hand, oft im Rahmen von Hochgeschwindigkeitstraumata bei jungen Patienten.

> **De-Quervain-Luxationsfraktur:** Eine Variante der perilunären Luxation, bei der statt der Ruptur des SL-Bands das Skaphoid selbst gebrochen ist (transskaphoidale perilunäre Luxation). Sie gilt als **stabiler als die rein ligamentäre perilunäre Luxation** (da das SL-Band noch intakt ist). Im seitlichen Röntgenbild sieht man die Luxation, im a. p.-Bild die Skaphoidfraktur am besten. Der **N. medianus** kann geschädigt sein!

Klinik

Der Patient klagt oft über Druckschmerz im Bereich der Handwurzel und eine eingeschränkte Beweglichkeit des Handgelenks. Es kann eine sichtbare **Bajonettstellung** vorliegen (▸ Kap. 7). Bei der selteneren **Luxation nach ventral** kann es zur **Kompression des N. medianus** kommen (Hyposensibilität der ersten 3 Finger). Bei **dorsaler Luxation** können **Verletzungen der Strecksehnen** vorkommen.

Diagnostik

Die Diagnose erfolgt mittels Röntgen-Nativaufnahmen des Handgelenks in zwei Ebenen. Besonders im seitlichen Bild, auf dem das Os lunatum wie ein Halbmond (daher der Name) imponiert, kann man die Luxation gut erkennen, da das übliche **Alignment** verloren geht. Bei Hinweisen im **konventionellen Röntgenbild** sollte man großzügig eine **CT** anfertigen. Auch eine **MRT** (Bandläsion?) kann die Diagnostik bei persistierenden Beschwerden sinnvoll ergänzen.

Praxistipp

Ist bei unfallbedingten Schmerzen im Handgelenk eine distale Radiusfraktur ausgeschlossen, so müssen die Handwurzelknochen nochmals genau angeschaut werden, um eine Verletzung derselben nicht zu übersehen.

Therapie

Es ist eine sofortige **manuelle Reposition** unter Längszug notwendig. Prinzipiell kann eine **konservative Therapie** erwogen werden. Zeigt das unmittelbar danach durchgeführte **Kontroll-Röntgen** jedoch keinen zufriedenstellenden Befund (verbleibende Luxation), so ist eine sofortige Operation indiziert.

Liegt eine **Begleitfraktur** vor, ist eine operative Stabilisierung mittels Osteosynthese in jedem Fall empfohlen.

8.4.2 Mittelhandfrakturen

Klinischer Fall

Ein 22-jähriger Patient stürzt mit seinem Motorroller und verletzt sich dabei die Hand. Aufgrund der Tatsache, dass dies auf dem Arbeitsweg geschah, wird der junge Patient in die BG-Ambulanz überwiesen.

Befund: deutliche Schwellung und Schmerzen in der rechten Mittelhand. Sensomotorik intakt. Beweglichkeit schmerzbedingt eingeschränkt.

Röntgen: Spiralfraktur der Mittelhandknochen 3 und 4.

Therapie: zunächst Ruhigstellung, Schonung und Kühlen mittels volarer Schiene in Intrinsic-Plus-Stellung. Aufgrund der Verletzung zweier Mittelhandknochen mit leichter Verschiebung wird eine operative Behandlung vereinbart.

Verlauf: Nach der offenen Reposition und Plattenosteosynthese des MC3 sowie Schraubenosteosynthese des MC4 wird der Patient nach Hause entlassen. Die Röntgenkontrolle zeigte einen regelrechten postoperativen Befund. In der Wiedervorstellung 2 Wochen später kann der Patient bei rückläufiger Schwellung nun die Finger besser flektieren und beim Faustschluss fällt eine Torsionsfehlstellung des 3. Fingers auf (▸ Abb. 8.4). Es wird entschieden, die Rotation im Rahmen eines Revisionseingriffs zu verbessern, was gelingt.

Ätiologie

Anamnestisch liegt meist ein Sturz auf die Hand oder der Schlag mit der Faust gegen einen Gegenstand vor.

Merke

Boxer's Fracture: Eine typische Verletzung nach Schlag mit der Faust ist die distale subkapitale Fraktur des Metacarpale V.

Klinik und Diagnostik

Häufig findet sich eine deutliche **Schwellung der Mittelhand** im Seitenvergleich. Druckschmerzhaf-

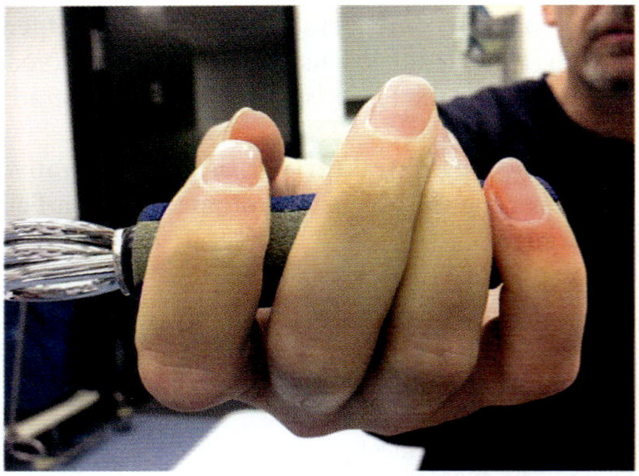

Abb. 8.4 Torsionsfehlstellung bei Fraktur des 3. Mittelhandknochens. [P183]

tigkeit ist oft über dem verletzten Knochen gut lokalisierbar. Die Sensomotorik der Finger muss überprüft werden.

Praxistipp

Ausschluss eines Torsionsfehlers: Den Patienten eine Faust schließen lassen – wenn ein Finger nicht parallel zu den übrigen Fingern beugt, liegt eine Torsionsfehlstellung vor (► Abb. 8.4) und damit eine **OP-Indikation.**

Die Diagnose erfolgt mittels Röntgenaufnahmen der Hand in zwei Ebenen (► Abb. 8.5).

Therapie

Subkapitale Mittelhandfrakturen können bis zu einer Abkippung von 30° (MC IV und V) bzw. 15° (MC II und III) konservativ behandelt werden, wenn kein Torsionsfehler vorliegt. Gelenkbeteiligungen sollten im Regelfall operiert werden. Schaftfrakturen kann man meist nach Ausschluss einer **Torsionsfehlstellung** konservativ behandeln. Ist mehr als ein Strahl beteiligt (Serienfraktur) ist eine OP ebenfalls empfohlen.
Typische **Operationsverfahren** sind die **Kirschner-Draht-Spickung** oder die **Miniplatten-Osteosynthese.** Bei der **konservativen Therapie** wird meist eine volare **Gipsschiene in Intrinsic-Plus-Stellung** verwendet.

Praxistipp

Soll die Hand (mit einer Schiene) ruhiggestellt werden, besteht die Gefahr, dass es zu einer Einsteifung der Gelenke kommt. Die Bänder und Gelenkkapseln können sich innerhalb weniger Tage und Wochen so verkürzen, dass ein starker Funktionsverlust entsteht. Deswegen erfolgt die Ruhigstellung der Hand immer, wenn möglich, in **„Intrinsic-plus"**-Stellung:
- 25° Dorsalextension im Handgelenk
- 79–90° Flexion im MCP-Gelenk
- Fingergelenke gestreckt

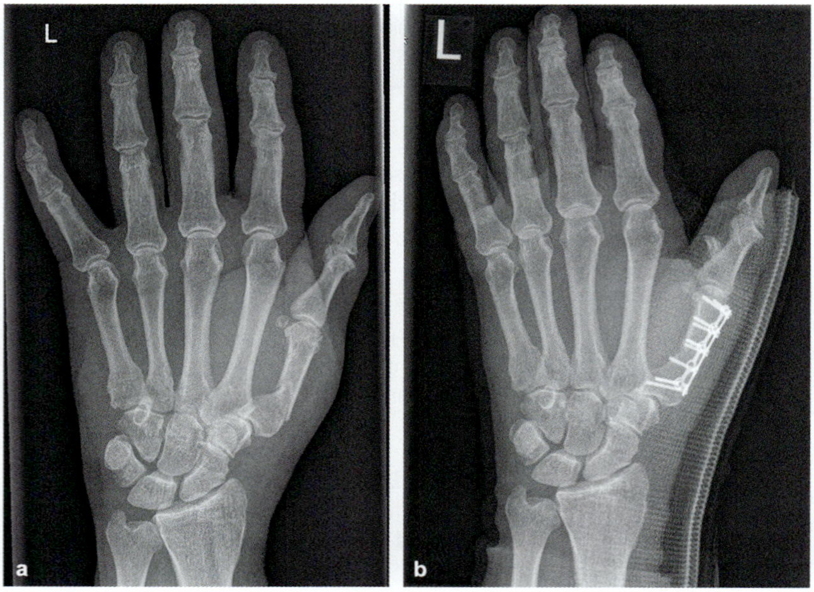

Abb. 8.5 a, b Mittelhandfraktur vor und nach Versorgung mit Platte. [P183]

Ziel dieser Stellung ist es, die Kapsel und Bänder in **ständiger Dehnung** zu halten, um einer Verkürzung und Versteifung vorzubeugen.

8.4.3 Fingerfrakturen

Fingerfrakturen sind eine häufige Folge von Unfällen bei der Arbeit oder beim Sport. Um die Lokalisation der Frakturen zu beschreiben, ist folgende **Terminologie** wichtig:

- Grundglied: Fingergrundgelenk oder Metakarpophalangealgelenk (MCP) zum Mittelhandknochen
- Mittelglied: proximales Interphalangealgelenk (PIP) zum Grundglied
- Endglied: distales Interphalangealgelenk (DIP) zum Mittelglied

Praxistipp

Der **Skidaumen** ist eine typische Verletzung beim Sturz auf die Hand, während ein Skistock sich in der Faust befindet. Durch das seitliche Abspreizen des Daumens zerreißt das **ulnare Kollateralband** am Daumengrundgelenk. Nachweis in einer **Röntgen-Funktionsaufnahme.**

Klinik

Meist besteht eine deutliche Schwellung des betroffenen Fingers mit Schmerzen bei Bewegung und Druck. Auf eine **Torsionsfehlstellung** sollte geachtet werden (► Abb. 8.4). Kontrolle von Durchblutung, motorischer und sensibler Funktion (DMS-Kontrolle).

Diagnostik

Typischerweise **Röntgenaufnahme der Finger** in zwei Ebenen. Bei basisnahen Schmerzen komplett mit dem zugehörigen Metakarpale (z. B. „3. Strahl" in zwei Ebenen).

Therapie

Praxistipp

Eine **Luxation der Fingergelenke** kann häufig durch einen herzhaften **Längszug** schnell reponiert werden (für Erfahrene ist es eine **Blickdiagnose,** im Zweifel einfach vorher röntgen). Danach muss im Röntgen eine Fraktur oder verbleibende Fehlstellung ausgeschlossen werden. Die Kontrolle der Durchblutung, Motorik und Sensibilität vorher und nachher ist Pflicht. Eine Oberst-Leitungsanästhesie vor Reposition kann sinnvoll sein (► Kap. 4.8.3).

Sollte es zu **Dislokationen, Gelenkbeteiligung** oder **Fehlrotationen** kommen, so stehen entweder die Spickung mit Kirschner-Drähten, einzelne Zugschrauben oder Osteosynthesen mit Miniplatten zur Verfügung. Auch **Minifixateure** können sinnvoll sein. Je nach Lokalisation und Frakturtyp gelten unterschiedliche Empfehlungen (► Tab. 8.1)

Wichtig ist die frühe funktionelle Beübung, damit die Beweglichkeit möglichst gut erhalten bleibt.

Nagelkranzfrakturen: Hierbei handelt es sich um Frakturen der distalen Auftreibungen der Fingerendglieder. Sie werden praktisch **immer konservativ** behandelt: Bei schmerzhaftem **subungualem Hämatom** ist eine sterile **Trepanation des Nagels** (Perforation von dorsal) zur Hämatom-Entlastung und dann Ruhigstellung mit **Stack-Schiene** sinnvoll (► Abb. 8.6).

Bennett-Fraktur: Eine Luxationsfraktur der **Basis des Metacarpale I** durch Sturz auf den adduzierten Daumen (► Abb. 8.7). Die Sehne des M. abductor pollicis longus sorgt meist mit ihrem Zug für die Luxation nach proximal. Es besteht ein ulnares Gelenkfragment.

Tab. 8.1 Behandlung von Fingerfrakturen

Lokalisation	Frakturtyp	Therapie
Endglied	Jeder	Konservativ mit Stack-Schiene (► Abb. 8.6)
Endglied	Knöcherner Strecksehnenausriss	Konservativer Versuch in Überstreckung bei wenig Dislokation
Mittelglied	Undisloziert (eher selten)	Schienung zusammen mit dem Nachbarfinger
Mittelglied	Disloziert	Kirschner-Draht-Spickung oder Zugschrauben
Grundglied	Nicht disloziert	Schiene mit 90°-Beugung im MCP-Gelenk
Grundglied	Disloziert	Kirschner-Drähte, Zugschrauben oder Miniplatte

Rolando-Fraktur: Davon abgegrenzt werden müssen **Rolando-Fraktur** (gleiche Stelle, aber drei Fragmente mit **Y-förmig ins Gelenk** ziehender Frakturlinie) und die **Winterstein-Fraktur** (auch Basis des Metacarpale I, aber **ohne Gelenkbeteiligung**).

Bei den Basisfrakturen mit Gelenkbeteiligung ist meistens eine operative Behandlung, z. B. mit **Kirschner-Drähten,** notwendig.

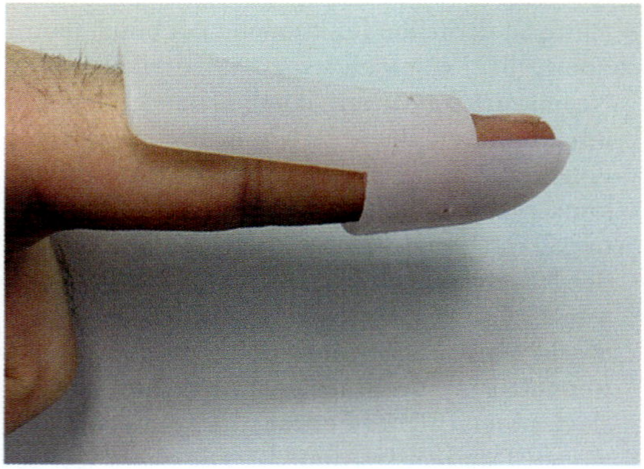

Abb. 8.6 Nagelkranzfraktur: Ruhigstellung mit Stack-Schiene in der Ansicht von seitlich. [P183]

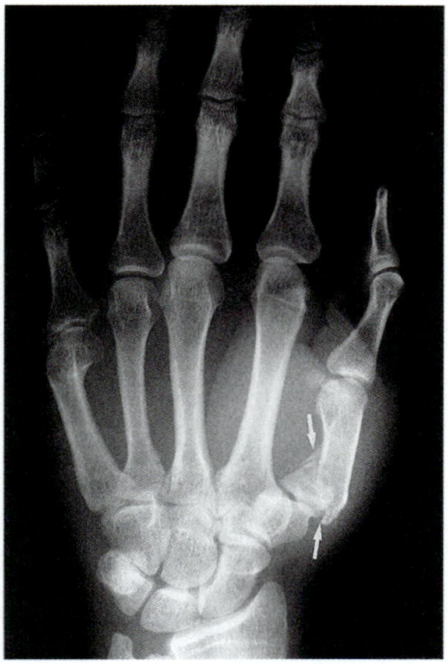

Abb. 8.7 Metacarpale-I-Basisfraktur. [P183]

8.4.4 Sehnenverletzungen der Finger

Ätiologie

Sie treten meist im Zusammenhang mit **Schnittverletzungen** im Bereich der Finger oder der Hand auf. Strecksehnenverletzungen können auch bei forcierter Flexionsbewegung bei gestrecktem Finger (z. B. Fangen eines Balls, Einstopfen eines Bettlakens) auftreten. Aber auch eine degenerative Genese, wie etwa bei der **chronischen Polyarthritis,** ist möglich aber selten.

Während jeder Finger nur eine **Strecksehne** besitzt, existieren sowohl eine **oberflächliche** (reicht bis zum Mittelglied) als auch eine **tiefe Beugesehne** (reicht bis zum Endglied) (► Abb. 8.8).

Klinik

Streckung oder Beugung des betroffenen Fingers ist deutlich vermindert oder total ausgefallen. Bei einer Ruptur der Strecksehne kann es zu einer typischen **Knopflochdeformität** (flektiertes PIP bei überstrecktem DIP, ► Abb. 8.9), bei einer Beugesehnenverletzung zu einer **Schwanenhalsdeformität** kommen (► Abb. 8.10). Beide Bilder treten auch im Rahmen von rheumatischen Erkrankungen auf.

Diagnostik

Cave

Bei Schnittverletzungen der Finger neben Durchblutung und Sensibilität immer die Motorik und **Flexion/Extension gegen Widerstand** testen, um Durchtrennungen der Beuge- und Strecksehnen nicht zu übersehen. Dabei sollte die Streckung und insbesondere Beugung (es gibt eine oberflächliche und eine tiefe Beugesehne) in jedem der kleinen Fingergelenke überprüft und dokumentiert werden!

Cave

Da die Nachbarsehne im Bereich des Handrückens mit der proximal verletzten Strecksehne verbunden sein kann, ist manchmal eine **Reststreckung** möglich. Daher sollte im Falle von Schnittverletzungen die **Wunde ordentlich exploriert** werden und die Unversehrtheit der Sehne sowohl visuell als auch in Funktion (Beugen und Strecken des Fingers sollte die Sehne bewegen) sichergestellt werden.

Die klinische Diagnostik ist oft nicht einfach (siehe Kasten). Dennoch sollte die Beugung und Stre-

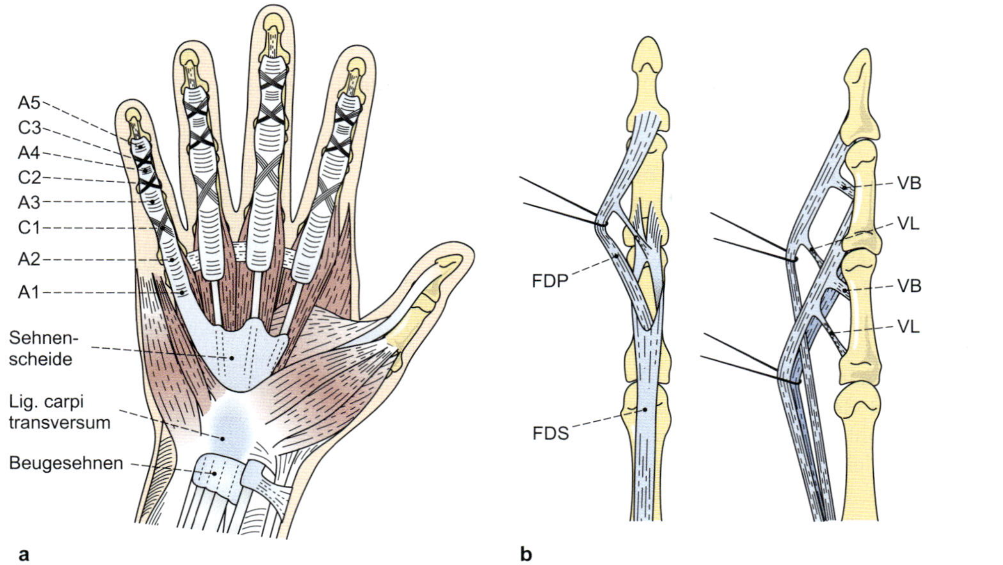

Abb. 8.8 Beugesehnen der Hand. **a** Schematische Darstellung der Hohlhand mit Sehnenscheiden, Sehnen und Ringbandstrukturen (Ringbänder A1–A5, Kreuzbänder C1–C3.) **b** Schematische Darstellung der oberflächlichen (FDS) und tiefen Beugesehnen (FDP) der Langfinger mit Chiasma tendinum und den verschieden langen Vincula tendinum (VL: Vinculum longum; VB: Vinculum breve). [P183]

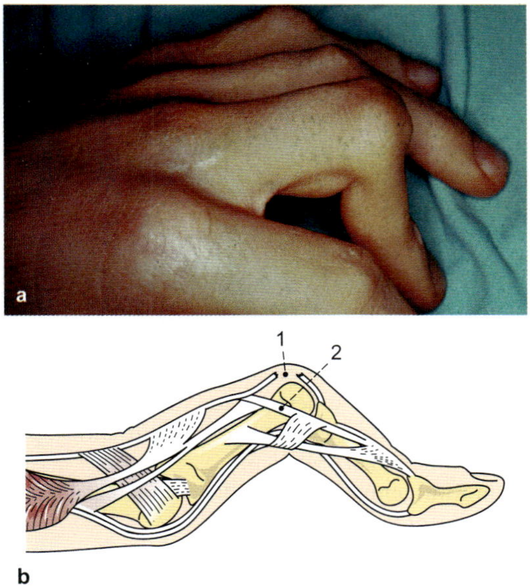

Abb. 8.9 Knopflochdeformität. **a** Klinisches Erscheinungsbild. **b** Durch die Durchtrennung des Mittelzügels über dem PIP-Gelenk (1) kommt es zum Abrutschen der Seitzügel unter die Gelenkachse (2). Daraus resultieren die typische Flexionsfehlstellung im PIP-Gelenk und Hyperextension des DIP-Gelenks. [T621, L106]

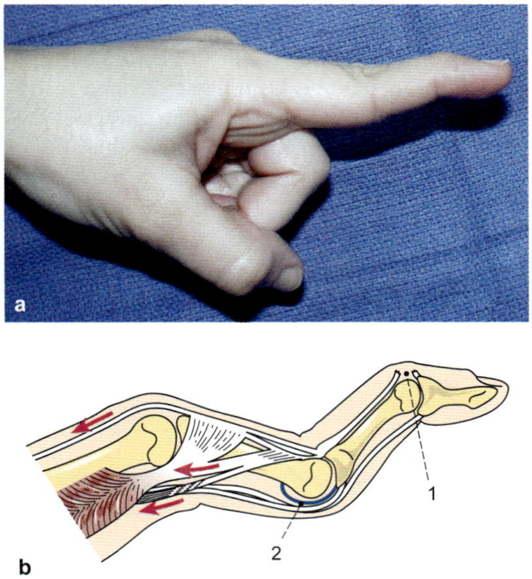

Abb. 8.10 Schwanenhalsdeformität. **a** Klinisches Erscheinungsbild. **b** Durch den Spannungsverlust der Strecksehne über dem DIP-Gelenk (1) resultiert eine Flexionsfehlstellung. Durch die Hyperextension im PIP-Gelenk kommt es zur Überdehnung der volaren Platte (2) und Fixierung der Fehlstellung. [T621, L106]

ckung der Finger (je nach Lokalisation der Verletzung volar oder dorsal) in jedem der kleinen Gelenke überprüft werden. Eine Wundexploration ist Pflicht!

Therapie

Geschlossene **Strecksehnenverletzungen** am Fingerendgelenk ohne knöcherne Beteiligung können **konservativ** mit Schiene in Streckstellung (mind. 8 Wochen) behandelt werden. Liegt ein knöcherner Ausriss der Strecksehne (im seitlichen Röntgenbild als dorsales dreieckiges Ausrissfragment meist gut erkennbar) mit > **30 % Gelenkbeteiligung** oder **Dislokation** vor, so wird stattdessen eine **operative Refixierung** mit Schraube oder K-Draht empfohlen. Offene Strecksehnenverletzungen sollten gleich bei der primären Wundversorgung mittels Sehnennaht versorgt werden. Im Anschluss ebenfalls Ruhigstellung in Schiene für 6–8 Wochen.

Verletzungen der **Beugesehnen** werden am besten direkt bei der Wundversorgung mittels Sehnennaht (nach Kirchmayr-Kessler, ▸ Abb. 8.11) versorgt. Da bei völliger Sehnendurchtrennung der Stumpf jedoch oft weit nach proximal zurückschnellt, muss dies meist im Rahmen einer größeren OP stattfinden. Das hat aber bis zu 7 Tage Zeit, sodass der Patient elektiv zur OP einbestellt werden kann. Um eine Verklebung der Sehnen zu verhindern, wird eine spezielle Bewegungsschiene postoperativ angelegt (Kleinert-Schiene).

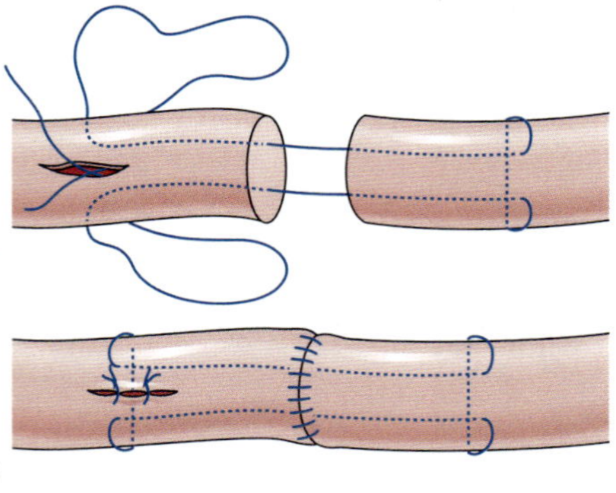

Abb. 8.11 Therapie von Sehnenverletzungen am Finger. Schematische Darstellung der Versorgung einer primären Beugesehnenverletzung (Nahttechnik nach Kirchmayr). **a** Zunächst wird eine u-förmige Naht angelegt. **b** Dann wird die Sehne mit feinerem Nahtmaterial adaptiert. [L106]

Cave

Nach Beugesehnennaht besteht zwischen dem 5. und 21. postoperativen Tag wegen der Umbauvorgänge in der Nahtzone eine erhöhte **Rupturgefahr.** Auf der anderen Seite besteht bei vollständiger Ruhigstellung die **Gefahr von Adhäsionen** – Verklebungen, die im Verlauf die Funktion der Finger stark einschränken können. Um beides zu verhindern wird die **Kleinert-Schiene** verwandt: sie liegt dorsal an und beugt Handgelenk und Fingergrundgelenke um ca. 30–45° um die Beugesehnen zu entlasten. Um eine aktive Beugung bei der Bewegung der Finger unnötig zu machen, werden an dem betroffenen Finger **Gummizügel** angebracht, die den Finger passiv beugen.

8.5 Erkrankungen

8.5.1 Arthrose der Fingergelenke

8.5.1.1 Rhizarthrose

Als Rhizarthrose bezeichnet man die (recht häufige) **Arthrose des Daumensattelgelenks.** Diese kann im Rahmen einer Polyarthrose oder isoliert auftreten. Frauen nach der Menopause sind besonders häufig betroffen.

Klinik

Anamnestisch geben die Patienten meist zunächst **belastungsabhängige Schmerzen,** z. B. beim Aufschrauben von Gläsern oder beim Pinzettengriff an. Im Verlauf kommt es auch zu nächtlichen Schmerzen sowie zur Bewegungseinschränkung.

Diagnostik

In der **klinischen Untersuchung** imponiert ein **druckschmerzhaftes** Daumensattelgelenk. Der **Grinding-Test,** bei dem der Untersucher mit der einen Hand das Handgelenk des Patienten stabilisiert und mit der anderen Hand das Metacarpale I greift und kreisende Bewegungen vollzieht, ist positiv (schmerzhaft).

Im **Röntgenbild** sind die klassischen Zeichen einer Arthrose sichtbar:

- Gelenkspaltverschmälerung
- subchondrale Sklerosierung
- Zystenbildung

Therapie

Primär wird konservativ behandelt. Hierzu erfolgt die temporäre Ruhigstellung in einer Orthese, die

Gabe von NSAR oder die intraartikuläre Infiltration eines Kortikosteroids.

Bei nicht ausreichender Schmerzlinderung kann eine Resektionsinterpositionsarthroplastik erfolgen: Hierbei wird das Os trapezium entfernt, die Sehne des M. flexor carpi radialis gespalten, zusammengerollt und in die entstandene Lücke eingelegt. Alternativ kann auch eine Arthrodese erfolgen (Gelenkversteifung).

8.5.1.2 Bouchard-Arthrose

Die **Arthrose der Fingermittelgelenke** (PIP-Gelenke) bezeichnet man als Bouchard-Arthrose. Diese ist seltener als die Heberden-Arthrose und befällt meist gleich mehrere PIP-Gelenke gleichzeitig. Frauen nach der Menopause sind häufig betroffen.

Klinik

Neben Schmerzen und Bewegungseinschränkung imponiert die Bouchard-Arthrose durch eine Auftreibung der Gelenke.

Therapie

NSAR, die temporäre Ruhigstellung oder Kortikosteroide können kurzfristig helfen. Langfristig kann eine Synovektomie und Denervierung bzw. die Arthrodese sinnvoll sein.

8.5.1.3 Heberden-Arthrose

Die Heberden-Arthrose bezeichnet die **Arthrose der distalen Interphalangealgelenke** (DIP-Gelenke) und ist wesentlich häufiger als die Bouchard-Arthrose.

Klinik

Klinisch imponiert eine **Gelenkauftreibung** mit **Knötchenbildung** und **Beugekontraktur des Fingerendglieds.** Ruheschmerzen sind selten, Schmerzen treten eher beim **kräftigen Zupacken** auf.

Diagnostik

Das **einfache Röntgenbild** kann die klinische Verdachtsdiagnose bestätigen.

Therapie

NSAR können über einen kurzen Zeitraum helfen. Langfristig ist die Arthrodese indiziert.

8.5.2 Morbus Dupuytren

Im Verlauf einer **idiopathischen Proliferation der Palmaraponeurose** mit der Bildung von Knoten und Strängen in der Hohlhand kommt es zur charakteristischen Beugekontraktur eines oder mehrerer Finger. Als **Morbus Ledderhose** bezeichnet man die idiopathische Fibromatose der Plantaraponeurose.

Ätiologie und Epidemiologie

Die Ursache des Morbus Dupuytren bleibt weiterhin unklar. Während eine familiäre Disposition gesichert ist, sind Koinzidenzen mit anderen Erkrankungen nur zufällig.

Klinik

Die Erkrankung tritt langsam, schleichend oder schubweise in Erscheinung. Zunächst fallen den Patienten **schmerzlose Knötchen, Verdickungen und Einziehungen in der Hohlhand** auf (► Abb. 8.12). Grundsätzlich können alle Finger betroffen sein, gehäuft sind allerdings Ring- und Kleinfinger betroffen. Die **Beugekontraktur** beginnt meistens an den Fingergrundgelenken. Sind die PIP-Gelenke mit einbezogen, kommt es zu einer Überstreckung der DIP-Gelenke.

Therapie

Konservative Therapieverfahren (wie etwa Bestrahlung und Glukokortikoidinjektionen) sind erfolglos. **Therapie der Wahl ist die Resektion** der betroffenen Palmaraponeurose. Der Zeitpunkt der operativen Intervention wird stark von der subjektiven Einschränkung abhängig gemacht, wird jedoch grundsätzlich ab einer Beugekontraktur von 30° empfohlen.

Bei sehr stark ausgeprägten Kontrakturen kann in seltenen Fällen eine Fingeramputation notwendig sein. Das Rezidivrisiko ist hoch.

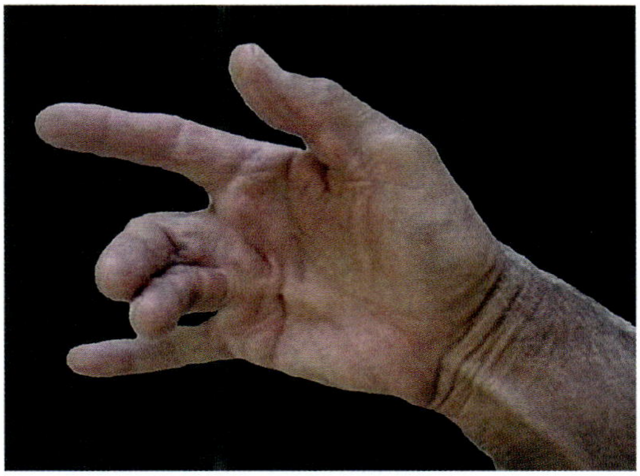

Abb. 8.12 Dupuytren-Kontraktur. [G642]

8.5.3 Phlegmone der Hand

Ätiologie

Hierunter versteht man eine fortschreitende **Ausbreitung einer Infektion,** bevorzugt im lockeren Bindegewebe der Subkutis. Ursächlich sind vor allem hämolysierende Streptokokken, seltener Staphylokokken.

Klinik und Therapie

Typisch ist die unscharfe Abgrenzung gegenüber der Umgebung.

Primär wird durch konsequente Ruhigstellung und systemische Antibiotikagabe (Penicilline) therapiert. Kommt es zur **Ausbreitung in die Hohlhand,** ist eine sofortige chirurgische Eröffnung und **Débridement** notwendig. Wird zu lange gewartet, droht der Verlust der gesamten Hand.

8.5.4 Tendovaginitis

Durch monotone Tätigkeiten (PC-Tastatur) ausgelöste schmerzhafte Entzündung der Sehnenscheiden an Unterarm und Hand.

Klinik

Anamnestisch ist in der Regel eine akute oder chronische Überlastung eruierbar. In der akuten Manifestation ist die Beweglichkeit schmerzbedingt deutlich eingeschränkt. Die persistierende Beanspruchung der Extremität unterhält den Entzündungsreiz.

Diagnostik

Die Diagnose ergibt sich aus Anamnese, Druckschmerz im Sehnenverlauf sowie Dehnungsschmerzen in der klinischen Untersuchung. Eine weiterführende Diagnostik ist nicht notwendig.

Therapie

In der Akutphase erfolgt eine temporäre Ruhigstellung mithilfe einer Orthese oder einer Unterarmgipsschiene. Entzündungshemmende Umschläge, Kühlung und NSAR begleiten die Therapie. In chronischen Fällen wird diese durch manuelle Therapie und physikalische Maßnahmen erweitert.

8.5.5 Tendovaginitis stenosans

Ätiologie

Diese auch als **schnellender Finger** bezeichnete Erkrankung beruht auf einer knötchenartigen Auftreibung der Beuge- oder Strecksehne infolge entzündlicher Veränderungen. Hierdurch kommt es beim Gleiten der Sehne durch das Ringband zu einem stenotischen Widerstand. Wird dieser überwunden, schnellt der Finger nach vorne (Schnappphänomen).

Klinik

Die Patienten haben Schwierigkeiten den betroffenen Finger zu strecken bzw. dies ist nur mit einer schnellenden Bewegung möglich. Oft ist im Sehnenverlauf ein Knötchen zu palpieren.

Diagnostik

Die Diagnose ergibt sich aus Anamnese und klinischer Untersuchung.

Therapie

Konservative Therapiemaßnahmen können hier nicht weiterhelfen, sodass bei entsprechendem Leidensdruck eine **Ringbandspaltung** erfolgt.

8.5.6 Tendovaginitis stenosans de Quervain

Es liegt eine chronische Überlastung der Sehnen im 1. Strecksehnenfach vor (Sehnen der Mm. abductor pollicis longus und extensor pollicis brevis). Es sind meist Frauen mittleren Alters betroffen.

Klinik

Langsam zunehmende Schmerzen im Verlauf des 1. Strecksehnenfachs sind charakteristisch. Diese treten beim Greifen und Halten eines Gegenstands auf. Als sog. **Schneeballknirschen** wird ein palpables Reiben der Sehne im Sehnenfach bei Bewegung bezeichnet.

Diagnostik

Der positive Finkelstein-Test ist pathognomonisch für diese Erkrankung. Hierbei legt der Patient seinen Daumen in die Hohlhand und schließt die Langfinger zur Faust. Der Untersucher nimmt nun die Faust des Patienten und führt eine Ulnarduktion durch. Hierbei werden die Sehnen im 1. Strecksehnenfach gedehnt. Der Test ist positiv, wenn Schmerzen auftreten.

Therapie

Zunächst erfolgt eine Ruhigstellung in einer Orthese oder einer Gipsschiene. Eine Infiltration der Sehnenscheide mit Lokalanästhetika (und einem Kortikosteroid) kann zusätzlich erfolgen. Bei Beschwerdepersistenz erfolgt die operative Spaltung des Retinaculum extensorum des 1. Strecksehnenfachs.

8.5.7 Lunatumnekrose

Die Ursache der auch als **Lunatummalazie** genannten aseptischen Nekrose des Mondbeins ist in der überwiegenden Anzahl der Fälle nicht eruierbar (idiopathisch). Eine chronische, starke, mechanische Belastung (Arbeiten am Presslufthammer) wird ursächlich diskutiert. Der Erkrankungsverlauf gliedert sich in vier Stadien, welche regelhaft durchlaufen werden.

Klinik

Anfangs bestehen unspezifische, oft streckseitige, Handgelenkschmerzen bei Belastung. Im Verlauf kann es zu einer Einschränkung der Beweglichkeit kommen. Kommt es zum Einbruch des Os lunatum, verstärken sich die Schmerzen abrupt.

Diagnostik

Bewegungseinschränkung und druckschmerzhaftes Os lunatum sind hinweisend. Ein Röntgenbild in zwei Ebenen sollte erfolgen. Bei persistierenden Schmerzen und unauffälligem Nativröntgen ist eine MRT indiziert.

Therapie

Nur im Anfangsstadium kommt eine kurzfristige Ruhigstellung und Schonung in Betracht. Ab Stadium 2 erfolgt ein operatives Vorgehen (u. a. Radiusverkürzungsosteotomie zur Druckentlastung).

8.5.8 Panaritium und Paronychie

Ein Panaritium ist ein Infekt im Bereich des Nagels von Finger oder Zeh. Zu unterscheiden sind hier oberflächliche und tiefe Ausprägungen. Die häufigste Form ist das **Panaritium paraungale** (auch **Paronychie** genannt). Hier tritt die Entzündung um den Nagel herum auf. Dabei sieht man häufig eine Rötung, die der Nagelform folgt (daher auch der alte Begriff **„Umlauf"**). Andere Formen sind nach Schweregrad:

- Panaritium cutaneum: oberflächlich, nur die Haut betreffend,
- Panaritium subcutaneum: häufig volare Fingerbeere,
- Panaritium subungale: unter dem Nagel häufig gelb durchscheinend,
- Panaritium tendinosum: tief bis an die Sehne,
- Panaritium articulare: bis ins distale Interphalangealgelenk reichend,
- Panaritium ossale: unter Mitbeteiligung des Knochens.

Ätiologie

In den meisten Fällen ist die Ursache ein **„Einwachsen" des Nagels** in die Haut oder andere kleine **Mikroverletzungen** (z. B. im Rahmen einer unsauberen „Nagelpflege" oder Holzsplitter). Durch ein Eindringen von Bakterien – meistens Hautkeime – kommt es zu einer Infektion und meist zu einem umschriebenen **Abszess.**

Diagnostik

Meist ist dieses Krankheitsbild eine **Blickdiagnose** – allenfalls ist bei ausgeprägter Entzündung eine Labordiagnostik zur Verlaufskontrolle der Entzündungswerte sinnvoll. Ein mikrobiologischer Abstrich macht nur im Ausnahmefall einen Sinn, da die üblichen Hautkeime zu erwarten sind. Bei ausgeprägteren Befunden ist vor der Inzision auch eine **Sonografie** zur Bestimmung der Ausbreitung (Ausbreitung zu den Sehnen oder ins Gelenk?) sinnvoll.

Therapie

Liegt nur eine Rötung und Schwellung ohne Verdacht auf geschlossenen Verhalt vor, so ist – allerdings eher selten – ein **konservativer Behandlungsversuch** möglich. Hier sollte der Patient seinen Finger mehrfach täglich in Kamillentee baden und ruhigstellen (Schiene auf der Infektion abgewandten Seite). Die Einnahme eines Antibiotikums ist dann meist nicht notwendig.
Besteht ein **Hinweis auf Verhalt** (deutliche Schwellung, putride Sekretion, oft auch unter der Haut deutlich gelblich durchscheinender Eiter), so sollte dieser **operativ gespalten** werden. Nach **Oberst-Leitungsanästhesie** (▶ Kap. 4) des betroffenen Fingers und nach ausreichender Desinfektion der Haut sollte mit einem feinen Skalpell in Längsrichtung inzidiert werden. Danach erfolgt ggf. eine Kürettage mit kleinem **scharfem Löffel** und ausreichende Spülung mit NaCl und **Knopfkanüle.** Zum Offenhalten der Wunde sollte ein **Iodoformstreifen** o. Ä. eingelegt werden. Dieser wird **täglich gewechselt** bis zur Besserung des Lokalbefunds. Danach erfolgt meist die unproblematische **sekundäre Wundheilung.** Rezidive sind leider häufig.

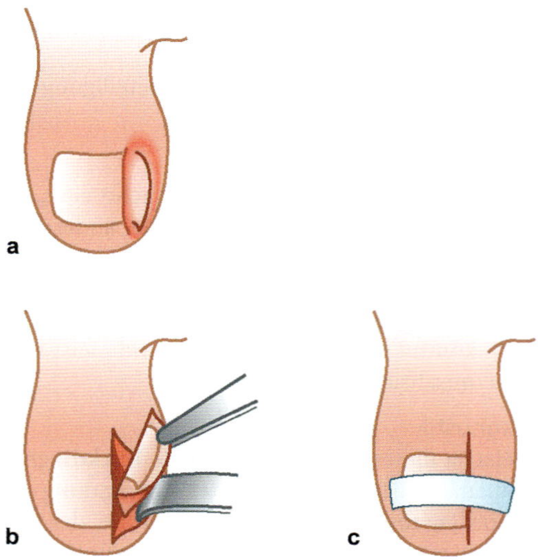

Abb. 8.13 Emmertplastik. **a, b** Längsinzision und Entfernung der betroffenen Nagelseite. **c** Naht. [E909]

War die Ursache ein eingewachsener Nagel, so sollte zur Vermeidung eines Rezidivs eine **Emmertplastik** durchgeführt werden (► Abb. 8.13): Hier wird die eingewachsene Nagelseite nach Längsinzision bis tief ins Nagelbett (wichtig!) mittels spitzer Schere abgetrennt und entfernt. Die entstehende Wunde wird dann proximal zugenäht. Eine unvollständig nach proximal durchgeführter Entnahme des Nagelteils führt häufig zu Rezidiven.

Simon Weidert und Andreas Ficklscherer

9 Thorax

IMPP-Hits

Dieser Bereich wurde in den letzten Jahren vom IMPP nicht abgefragt.

9.1 Wegweiser

In diesem Kapitel werden Störungen abgehandelt, die im Bereich des knöchernen Thorax entweder als Veranlagung (Deformitäten) oder als Unfallfolgen vorliegen. Verletzungen des direkt benachbarten Schultergürtels (► Kap. 5) und der Brustwirbelsäule (► Kap. 10) werden gesondert in ihren eigenen Kapiteln besprochen. Neben den Verletzungen des knöchernen Thorax sind besonders die inneren Verletzungen von Relevanz. Diese reichen vom Pneumothorax, Hämatothorax bis hin zu Verletzungen der Lunge oder des Herzens.

9.2 Funktionelle Anatomie

Der Thorax reicht von der ersten Rippe und der oberen Thoraxapertur bis zum Rippenbogen und dem Zwerchfell (► Abb. 9.1). Lebenswichtige Organe wie die Lunge und das Herz werden vom knöchernen Thorax geschützt – im unteren Bereich sogar auch die Oberbauchorgane wie beispielsweise die Leber und die Milz, die eigentlich im Situs des Abdomens liegen. Der knöcherne Thorax besteht hauptsächlich aus den zwölf Rippen, die beidseits dorsal von den zwölf Brustwirbelkörpern abgehen und mit deren Procc. transversi zusätzlich artikulieren. Üblicherweise verlaufen 9–10 Rippen nach ventral zum

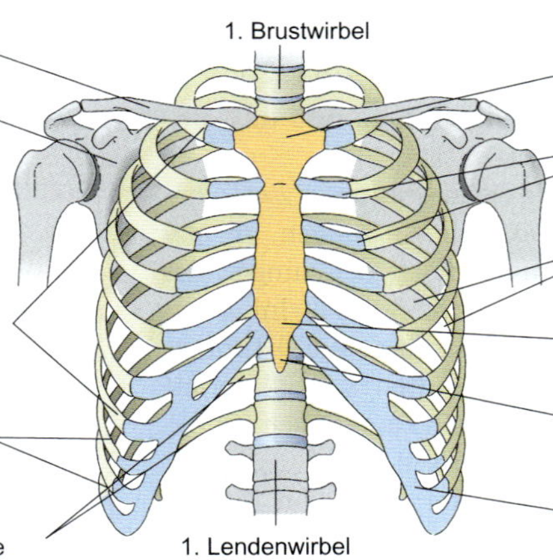

Abb. 9.1 Thorax. [L190]

Sternum, mit dem die unteren Rippen durch Knorpelbrücken verbunden sind. Die Rippen 11 und 12 sind meist nicht komplett ausgeprägt. Angrenzend zum Thorax befindet sich beidseits der Schultergürtel, von dem die Skapula und die Klavikula mit Gelenken direkt verbunden sind.
Die Atmung wird über das Zwerchfell (Bauchatmung) und über den knöchernen Thorax und die Zwischenrippenmuskulatur (Brustkorbatmung) durchgeführt – bei Anstrengung arbeiten beide Systeme gleichzeitig. Zwischen dem Rippenfell (Pleura parietalis) und dem Lungenfell (Pleura visceralis) befindet sich der Pleuraspalt – eine Gleitschicht zwischen Lunge und dem knöchernen Thorax. Im gesunden Zustand befinden sich dort nur ca. 5 ml seröse Flüssigkeit.

9.3 Untersuchungstechniken

Die Untersuchung des Thorax erfolgt zunächst durch **visuelle Inspektion,** geachtet wird auf:

- oberflächliche Traumafolgen wie Prellmarken, Schürfwunden oder Deformierungen,
- Thoraxbewegungen (hebt/senkt sich der Thorax seitengleich?) und
- ggf. auffällige Form (z. B. Trichterbrust, rachitischer Thorax).

Dann sollte die Stabilität des Thorax durch gleichzeitigen beidseitigen Druck mit den Handflächen überprüft werden. Darauf folgend kann in gezielter **Tastuntersuchung** nach druckschmerzhaften Punkten gesucht werden. Dabei sollte auch die Skapula und die Klavikula mit untersucht werden.
Mit dem **Stethoskop** wird idealerweise am stehenden Patienten von dorsal die Lunge auf drei Höhen auskultiert (beidseits vesikuläres Atemgeräusch?), um ggf. Hinweise auf einen Pneumothorax oder einen Erguss zu finden. Auch eine **Perkussion** ist hier möglich, um Seitendifferenzen und die Lungengrenzen zu ermitteln.
Radiologisch ist der Röntgen-Thorax in zwei Ebenen eine der häufigsten Untersuchungen, um pathologische Befunde im Bereich der Lunge oder des knöchernen Thorax nachzuweisen. Im Zweifelsfall oder als Ergänzung kann eine CT-Thorax-Untersuchung (mit Kontrastmittel) sowohl Verletzungsfolgen als auch andere Erkrankungen (Pneumonie, Embolie etc.) nachweisen.
Bei Trauma des unteren Thorax, v. a. im Bereich der Rippenbögen, muss zwingend auch das Abdomen abgetastet werden, da besonders die parenchymatösen Oberbauchorgane wie Leber rechtsseitig und Milz linksseitig verletzt werden können. Dies kann potenziell zu starkem intraabdomeniellem Blutverlust führen – eine Sonografie des Abdomens ist daher ebenfalls eine notwendige Ergänzung. Im Rahmen eines schnellen Assessments im Schockraum (FAST-Sonografie, ►Kap. 19.4.2) kann auch ein traumatischer Perikarderguss und Pleuraerguss sonografisch dargestellt werden.

9.4 Verletzungen

9.4.1 Sternumfrakturen

Ätiologie

Sternumfrakturen werden meist durch direktes Anpralltrauma hervorgerufen **(stumpfes Thoraxtrauma).** Es handelt sich in den meisten Fällen um **Sternumquerfrakturen,** die fast immer konservativ behandelt werden.

Klinik

Der Patient klagt häufig über Brustschmerzen, atemabhängige Schmerzen und Druckschmerz auf dem Sternum. Bei Verkehrsunfällen sind nicht selten Gurtprellmarken am Thorax nachweisbar.

Diagnostik

Wichtig ist es, Nebenverletzungen nicht zu übersehen. Nicht selten besteht auch ein Polytrauma. Am besten ist eine Sternumfraktur im CT-Thorax sichtbar. Im konventionellen Röntgen empfiehlt sich eine Sternum-Seitenaufnahme, da man von a. p. häufig nichts erkennt. Die Lungen sollten sofort per Stethoskop auskultiert werden, hier können sich bereits Hinweise auf einen Pneumothorax ergeben. Vor der Sternum-Aufnahme sollte immer auch eine Röntgen-Thorax p. a.-Aufnahme durchgeführt werden, um einen Pneumothorax bzw. traumatischen Erguss auszuschließen. Ein **transthorakales Echokardiogramm,** ein **EKG** und eine **Bestimmung der Herzenzyme** runden die Diagnostik ab.

> **Merke**
>
> Abklären von Nebenverletzungen bei stumpfem Thoraxtrauma:
>
> - Herzkontusion: 12-Kanal-EKG und Herzenzyme (CK, CK-MB, Troponin) bei schwerem Trauma
> - Pneumothorax/Hämatothorax: CT-Thorax oder Röntgen-Thorax
> - Echokardiografie zur Beurteilung der Herzfunktion

Cave

Liegt eine zusätzliche Sternumfraktur vor, so kann aus einer eigentlich stabilen Fraktur der Brustwirbelsäule (BWS) eine instabile Fraktur entstehen!

Therapie

Die konservative Therapie bei Sternumfraktur besteht aus ausreichender Analgetikatherapie (meist WHO Stufe II, z. B. Ibuprofen und Tramadol retard), Mobilisierung und Atemgymnastik, um Komplikationen wie Pneumonien zu verhindern. Kommt es zu einer Dislokation der Sternumfraktur, besonders wenn eine Gefahr einer Perikardverletzung besteht, ist selten eine offene Reposition und Osteosynthese notwendig, beispielsweise mit Drahtcerclagen.

9.4.2 Skapulafrakturen

Ätiologie

Skapulafrakturen sind ebenfalls meist Resultat eines stupfen Thoraxtraumas oder eines direkten Anpralls. Meist ist das Blatt betroffen, da hier der Knochen sehr dünn ist. Spezialfälle sind Frakturen des Glenoids.

Klinik

Typisch sind Schonhaltung des Arms, Schmerz und Druckschmerz im Bereich des Schulterblatts. Zudem atmet der Patient flach und hat Schmerzen bei der Atmung aufgrund des Thoraxtraumas.

Diagnostik

Skapulafrakturen sind im Röntgenbild häufig schwierig zu erkennen (praktisch nur in der Outlet-View und bei Dislokation). Im CT jedoch sind sie einwandfrei nachweisbar.

Therapie

Bis auf wenige Einzelfälle (z. B. Floating Shoulder, Glenoidverletzungen) werden die Skapulafrakturen konservativ mit Ruhigstellung im Gilchrist-Verband für 1–2 Wochen behandelt.

Die seltene operative Behandlung erfolgt durch einzelne Schrauben am Glenoid oder bei Frakturen der Spina scapulae mit einer Plattenosteosynthese. Der dünne Teil ist praktisch nicht operabel, da hier das Material nicht halten würde.

Praxistipp

Floating Shoulder: Eine Kombinationsverletzung von **glenoidnaher Skapulafraktur** mit zusätzlicher **Klavikulaschaftfraktur.** Hier wird eine Osteosynthese zumindest der Klavikula, oft auch des Glenoids empfohlen, um die komplett instabile Schulteraufhängung wieder zu stabilisieren.

9.4.3 Rippenfrakturen

Ätiologie

Besonders bei alten Patienten (Osteoporose) oder bei Hochrasanztraumata (z. B. Verkehrsunfall) kommt es häufig zu Rippenfrakturen. Tritt eine Rippenfraktur ohne adäquates Trauma auf (z. B. beim Husten), muss immer auch an die Möglichkeit einer Knochenmetastase gedacht werden.

Klinik

Es bestehen Druckschmerz auf der betroffenen Thoraxseite und atemabhängige Schmerzen. Bei großer **Rippenserienfraktur** (Definition: ab 3 benachbarte Rippen) können auch Thoraxdeformitäten und im Extremfall eine **paradoxe Atmung** erkennbar sein.

Praxistipp

Instabiler Thorax: Liegt eine ausgedehnte Rippenserienfraktur (meist auf einer Seite) vor, so kann der Brustkorb so instabil sein, dass der Patient ihn nicht mehr suffizient zum Atmen nutzen kann. Häufig liegt dann auch eine **paradoxe Atmung** vor: Bei Spontanatmung des Patienten senkt sich bei Inspiration die betroffene Brustkorbhälfte anstatt sich zu heben. Grund ist der negative intrathorakale Druck, der beim Einatmen durch die unverletzte Gegenseite hervorgerufen wird.

Diagnostik

Eine Röntgenaufnahme „Thorax p. a. im Stehen“ ist zum Ausschluss eines Pneumothorax oder Ergusses ausreichend. Beim stabilen Patienten ohne pulmonale Einschränkung und nur leichtem Trauma (Sturz aus dem Stand) sind zusätzliche Röntgenaufnahmen zum Nachweis von Rippenfrakturen (z. B. Hemithorax, Rippenthorax) häufig nicht sinnvoll, da keine **therapeutische Konsequenz** ableitbar ist (Ausnahme: „forensische Gründe“ bei Fremdverschulden oder Arbeitsunfall).

Liegt eine Rippenserienfraktur vor und besteht eine Einschränkung der Atmung (Dyspnoe oder erniedrigte SpO_2), ist eine CT-Thorax zu erwägen, um mögliche Lungenverletzungen besser beurteilen zu können.

Therapie

Nur in absoluten Ausnahmefällen ist eine OP sinnvoll:

- instabiler Thorax,
- starke Dislokation,
- Lungenperforation.

Daher reicht es meist aus, **Nebenverletzungen** wie Pneumothorax, Hämatothorax im **a. p.-Röntgenbild** auszuschließen. Die konservative Therapie ist hier ausreichende Analgesie, Mobilisierung und täglich mehrfache Atemgymnastik, um eine Pneumonie zu vermeiden.

Merke

Eine Rippenprellung kann genauso schmerzhaft sein wie eine Rippenfraktur. Auch die Behandlung ist in fast allen Fällen ebenfalls symptomatisch (Analgetika, Schonen, Atemtherapie), sodass zusätzliche Röntgenspezialaufnahmen zum Nachweis einer Rippenfraktur nicht sinnvoll sind. Ein Röntgen-Thorax von vorne ist meist ausreichend.

9.4.4 Pneumothorax und Hämatothorax

Klinischer Fall

Ein 22-jähriger großer und schlanker Student stellt sich in der Notaufnahme vor und klagt über Stechen in der linken Brust und etwas Atemnot. Beim Föhnen der Haare habe er plötzlich einen Stich gespürt und seitdem fühle er sich zunehmend schlecht. In der Auskultation hört man ein abgeschwächtes Atemgeräusch auf der linken Seite. Das a. p.-Röntgenbild im Stehen zeigt links einen ca. 5 cm breiten Mantelpneumothorax. Mit dem Patienten wird das Vorgehen eingehend besprochen. Da der Pneumothorax groß und offensichtlich zunehmend ist, muss eine Thoraxdrainage in Lokalanästhesie gelegt werden. Die Röntgenkontrolle zeigt eine korrekte Lage des Drainageschlauchs und nach Sog eine Rekompensation der Lunge. Nach 3 Tagen stationärer Sogtherapie mit 20 cm Wassersäule Unterdruck wird eine Röntgenkontrolle durchgeführt und die Drainage entfernt. Das Röntgenbild, das 5 h nach Entfernung angefertigt wird, zeigt kein Rezidiv, sodass der Student nach Hause entlassen werden kann.

Im Rahmen von stumpfen (häufig) oder penetrierenden (selten) Thoraxverletzungen kann es zu Luft oder Flüssigkeit (meist Blut) im Pleuraspalt kommen, sodass die Lunge verdrängt und die Atmung zunehmend eingeschränkt wird. Ist Luft im Pleuraspalt, nennt man dies Pneumothorax. Ist Flüssigkeit im Pleuraspalt, besteht ein Pleuraerguss. Im Rahmen von Traumata kommt es häufig zu einem kombinierten Hämatopneumothorax.

Ursächlich für einen Pneumothorax ist meist eine Verletzung der Lunge (etwa durch eine Rippenfraktur), durch die Luft in den Pleuraspalt entweicht. Im Extremfall entsteht ein **Spannungspneumothorax** mit Ventilmechanismus, durch den mit jedem Atemzug noch mehr Luft in den Pleuraspalt gesogen und der Raum für die Lunge dadurch schnell sehr klein wird. Dies kann rasch zum Tod führen, wenn das Herz zur gesunden Seite geschoben wird und die Gefäße (v. a. obere und untere Hohlvene) abknicken, was zum Kreislaufstillstand führt.

Diagnostik

Neben den durch Prellung oder Rippenfrakturen hervorgerufenen Schmerzen im Thorax kann durch Perkussion und v. a. Auskultation eine **Abschwächung des Atemgeräuschs** festgestellt werden. Damit ist die Indikation zur Röntgendiagnostik gegeben: **Röntgen-Thorax p. a.** im Stehen, eine zweite Ebene von der Seite ist zum Ausschluss eines Pneumothorax üblicherweise nicht erforderlich, alternativ CT-Thorax. Einen Pleuraerguss kann man übrigens auch mittels **Sonografie** sensitiv nachweisen (v. a. in Seitenlage).

Merke

Einen traumatischen Pleuraerguss kann man im Röntgenbild erst ab ca. 250 ml nachweisen: Der Rezessus zwischen Thoraxwand und Pleurakuppel sollte im Normalfall spitz zulaufen – bei einem Erguss wird er zunehmend rund. In der Sonografie kann ein geübter Untersucher schon Ergüsse ab 10–20 ml nachweisen.

Therapie

Ein akuter Pneumothorax sowie ein traumatischer Hämatothorax sollten mittels Thoraxdrainage entlastet werden, damit es nicht zu einer bedrohlichen Einschränkung der Atemfunktion kommt (► Abb. 4.34). In der Klinik geschieht dies meist über eine **Bülau-Drainage,** die im 4.–5. ICR in der vorderen Axillarlinie eingebracht wird (► Kap. 4.6.3). Eine Monaldi-Drainage sollte im Fall eines traumatischen Pneumothorax nicht angewendet werden. Im Anschluss wird ein „Wasserschloss" mit Sog an den Schlauch angebracht, damit sich die Lunge wieder entfalten kann. Besteht eine Perforation der Lunge, kommt es häufig zu einem „Fisteln“ – Luft, die weiterhin aus der Lunge in den Pleuraspalt austritt, und dort von der Drainage abgesaugt wird (man sieht dann Luftblasen aus dem Wasserschloss austreten). Die Entfernung der Thoraxdrainage ist dann möglich, wenn keine Fistelung mehr besteht und es nach Abnahme des Sogs zu keinem Rezidiv des Pneumothorax gekommen ist. Eine tägliche seröse Sekretion über den Schlauch von 100–150 ml ist als „Reizerguss“ und als normal anzusehen.

9.5 Erkrankungen

9.5.1 Pektoralisaplasie

Pektoralisaplasie beschreibt das einseitiges Fehlen oder hypoplastische Anlage des M. pectoralis major, gelegentlich auch des M. pectoralis minor. Diese anlagebedingte Fehlbildung ist häufig vergesellschaftet mit einer Aplasie oder Hypoplasie der Mamille und Handfehlbildungen und wird dann als **Poland-Syndrom** bezeichnet. Nachdem der M. pectoralis major oft nicht vollständig fehlt und vom M. pectoralis minor kompensiert werden kann steht eine funktionelle Beeinträchtigung nicht im Vordergrund. Insbesondere bei Mädchen kann jedoch das Fehlen der Brust sehr störend sein, sodass hier ggf. eine Augmentationsplastik nach Wachstumsabschluss notwendig wird.

9.5.2 Trichterbrust

Diese auch als Pectus excavatum bezeichnete Fehlbildung des knöchernen Thorax tritt mit einer Inzidenz von 1:1.000 auf und ist somit die häufigste Thoraxdeformität. Die trichterförmige Einziehung entsteht durch stärker wachsende Rippen und ein zurückbleibendes Sternum.

Klinik

Eine Blickdiagnose ist möglich (▶ Abb. 9.2). Im Vordergrund stehen für den Patienten kosmetische Aspekte und eine oft hiermit einhergehende psychosomatische Belastung. Schmerzen bestehen keine. In seltenen Fällen kann es aufgrund einer massiven Einengung des Mediastinums zu einer kardiopulmonalen Beeinträchtigung kommen.

Diagnostik

Ein Röntgen-Thorax in zwei Ebenen (Verdrängung des Herz- und Gefäßschattens?) ist notwendig. Eine Fotodokumentation zur besseren Beurteilung der Progredienz sollte erfolgen. Besteht der Verdacht einer kardiopulmonalen Beeinträchtigung muss eine internistische Abklärung erfolgen.

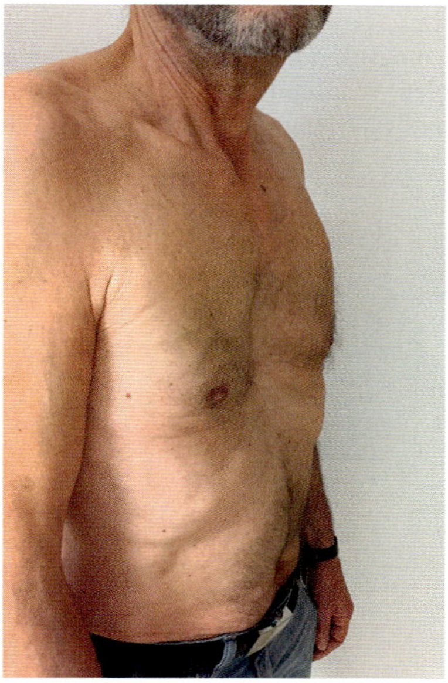

Abb. 9.2 Trichterbrust. [M332]

Therapie

Maßnahmen der konservativen Therapie sind Atemübungen, Krankengymnastik und Haltungskontrolle. Empfohlen werden Ausdauersportarten. Die Wirksamkeit ist jedoch sehr beschränkt. Bezüglich operativer Therapieoptionen sollte, im Falle einer rein kosmetischen Indikationsstellung, Zurückhaltung gewahrt werden. Liegt eine kardiopulmonale Beeinträchtigung vor, erfolgt die operative Therapie durch eine Rippen- und Sternumosteotomie und Anhebung des Brustbeins auf Niveau.

9.5.3 Kielbrust

Die Kiel- oder Hühnerbrust (Pectus carinatum) tritt sehr selten auf und ist gekennzeichnet durch ein kielartiges Hervortreten insbesondere des kaudalen Brustbeins.

Klinik

Funktionelle Beeinträchtigungen treten nicht auf. Schmerzen bestehen keine.

Diagnostik

Auch hier ist die Blickdiagnose möglich. Zur Verlaufskontrolle sollte ein Röntgenbild in zwei Ebenen sowie eine Fotodokumentation erfolgen.

Therapie

Atemgymnastik und Haltungskorrektur werden empfohlen. Während des Wachstums können Pelottenbandagen angelegt werden, ihre Wirksamkeit ist jedoch nicht sicher nachgewiesen. Auch bei der Kielbrust muss die Indikation zur operativen Intervention, aufgrund möglicher Komplikationen, sehr streng gestellt werden.

Andreas Ficklscherer und Simon Weidert

10 Wirbelsäule

IMPP-Hits

Ein wichtiges Charakteristikum des Menschseins ist der aufrechte Gang. Grund dafür ist der besondere Bau unserer Wirbelsäule in einer Doppel-S-Form. In diesem Abschnitt sollte vor allem ein Blick auf die Unterkapitel *Untersuchungstechniken* und *Skoliose* geworfen werden.

10.1 Wegweiser

Die Wirbelsäule ist ein zentrales Element unseres Körpers. Ohne sie wäre der aufrechte Gang nicht möglich und außerdem schützt sie einen großen Teil unseres zentralen Nervensystems, das Rückenmark und einen Großteil des Hirnstamms.
Wirbelkörper und angrenzende Gelenke, Bänder sowie Bandscheiben sind dem Alterungsprozess unterworfen. Dabei kommt es im Laufe des Lebens zu einer Degeneration und Versteifung der Bandscheiben (und häufig auch zu Bandscheibenvorfällen) sowie einer Abnutzung der vielen Zwischenwirbelgelenke (Spondylarthrose). Als Resultat kann es zu Kompressionssyndromen von Rückenmark und Spinalnerven kommen (Spinalkanalstenose, Foramenstenose) sowie allgemein zu (häufig chronifizierten) Rückenschmerzen. Durch Osteoporose bedingte Frakturen der Wirbelkörper führen zu einer zunehmenden Kyphose (bis hin zum „Buckel“) und damit zu einem Verlust der „sagittalen Balance“, der physiologischen Körperhaltung und Verlust von Körpergröße.
Auch im Fall eines Unfalls spielt die Wirbelsäule eine große Rolle. Bei instabilen und vor allem bei verschobenen Frakturen kann es zur Einengung des Spinalkanals, zur Kompression des Rückenmarks oder der Spinalnerven kommen. Im Extremfall kann dies zu dem sog. Querschnittssyn-

drom führen, bei dem der Mensch ab einem gewissen Wirbelsäulensegment die Sensomotorik der Regionen häufig dauerhaft verliert, deren Spinalnerven unterhalb des Schädigungsorts der Wirbelsäule liegen (z. B. Lähmung der Beine bei Schädigung auf Höhe der unteren BWS).
Volkswirtschaftlich haben die Krankheiten der Wirbelsäule eine massive Bedeutung: In den USA suchen 12–14 % der Bevölkerung jedes Jahr einen Arzt wegen Rückenschmerzen auf und verursachen 250 Milliarden US$ jährlich an direkten und indirekten Kosten!

10.2 Funktionelle Anatomie

10.2.1 Aufgaben und Funktion

Die Wirbelsäule besteht aus vielen Einzelsegmenten, die zusammen das **Achsskelett** unseres Körpers bilden. Sie sind mit ihren Nachbarn mit Gelenken verbunden und besitzen **Bandscheiben** zwischen den Wirbelkörpern. Dadurch sind **drei Freiheitsgrade** möglich:

- **Flexion/Extension:** nach vorne und rückwärts neigen
- **Seitneigung:** nach rechts und nach links
- **Rotation:** nach rechts und links um die eigene Achse drehen

Die **Aufgaben der Wirbelsäule** sind:

- **Statische Funktion** für die (aufrechte) Körperhaltung
- **Dynamische Funktion** für die Beweglichkeit
- **Schützende Funktion** für das Rückenmark im Spinalkanal

10.2.2 Aufbau der Wirbelsäule

Die Wirbelsäule kann man in drei Abschnitte unterteilen (► Abb. 10.1, ► Abb. 10.2):

- die **Halswirbelsäule** (HWS),
- die **Brustwirbelsäule** (BWS) und
- die **Lendenwirbelsäule** (LWS).

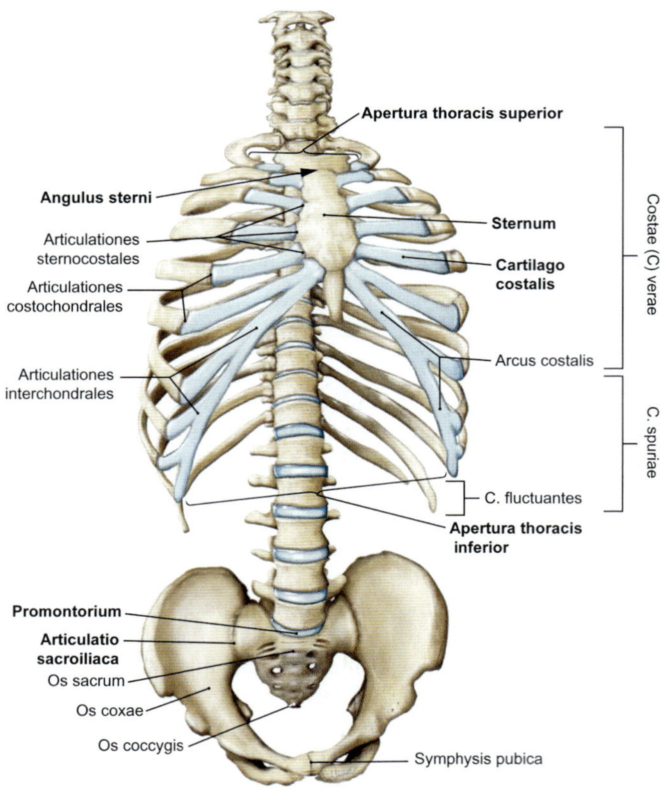

Abb. 10.1 Anatomie von Wirbelsäule, Thorax und Becken. [S700-L127]

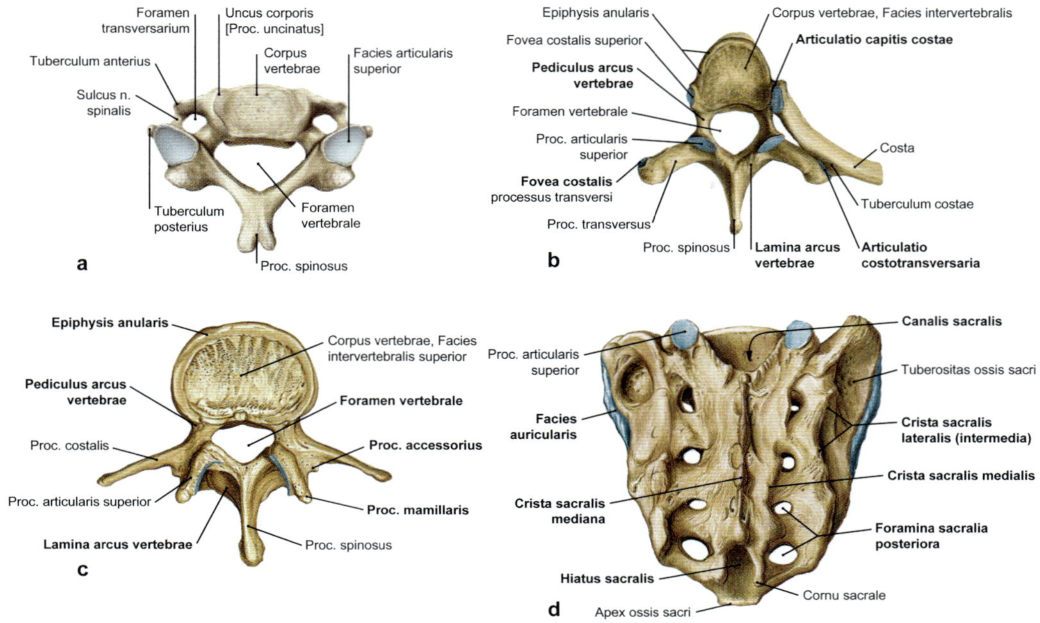

Abb. 10.2 Aufbau einzelner Wirbelkörper und des Os sacrum. **a** Typische Form eines Halswirbelkörpers. **b** Typische Form eines Brustwirbelkörpers mit Gelenk für die Rippe. **c** Typische Form eines Lendenwirbelkörpers mit vergleichsweise größtem Korpus und sagittal konfigurierten Gelenkfortsätzen. **d** Os sacrum: Aus den Neuroforamina treten die sakralen Spinalnerven aus. [S702-L266]/[S700]

Eigentlich gehört auch das **Sakrum,** dessen Wirbelkörper im Laufe der Phylogenese fusioniert sind, dazu. Das Os coccygis (Steißbein) hat keine Funktion mehr und ist ein Überbleibsel dessen, was bei anderen Arten der Schwanz ist.

Die **HWS** besitzt sieben Halswirbelkörper (HWK) und ist in allen drei Freiheitsgraden der beweglichste Abschnitt der Wirbelsäule. Die beiden oberen Wirbelkörper, **Atlas** (HWK 1) und **Axis** (HWK 2) haben eine besondere Anatomie: Während der Atlas eher einem Ring gleicht, keinen Korpus hat und dünn ist, besitzt der Axis ventral einen recht dicken Korpus mit einem nach oben ragenden Zapfen, den Dens axis. Dieser bildet zusammen mit dem Atlas ein **Drehgelenk,** in dem der größte Teil der Rotation der HWS stattfindet.

Lerntipp

Um den 7. Halswirbelkörper im seitlichen Röntgenbild sichtbar zu machen, sollte man beide Arme des Patienten nach kaudal ziehen – sonst „überlagern" die Schultern die untersten Halswirbelkörper. BWK1 und BWK2 kann man seitlich meist nicht im konventionellen Röntgen darstellen.

Merke

Am Übergang zwischen Schädel und HWS kann angeboren oder erworben eine **basiläre Impression** auftreten: Hier ist der Dens axis nach kranial verlagert und engt dadurch die hintere Schädelgrube ein. Betroffene sind oft symptomfrei, es kann aber auch zu Kopf-/Nackenschmerzen, Gangstörungen und Einschränkung der Tiefensensibilität bis zum Bild der Tetraparese kommen.

Lerntipp

Als **Klippel-Feil-Syndrom** wird die angeborene Fusion von zwei benachbarten Halswirbelkörpern bezeichnet. Dies verkürzt die HWS und schränkt deren Beweglichkeit ein und ist häufig vergesellschaftet mit weiteren Knochenfehlbildungen.

Die **BWS** besitzt zwölf Brustwirbelkörper (BWK). Ihre Besonderheit ist, dass von jedem dieser Wirbelkörper ein Paar Rippen ausgeht, die seitlich am Korpus und am Processus transversus mittels eines Gelenks aufgehängt sind (► Abb. 10.3). Durch die fast horizontale Stellung der Facettengelenke

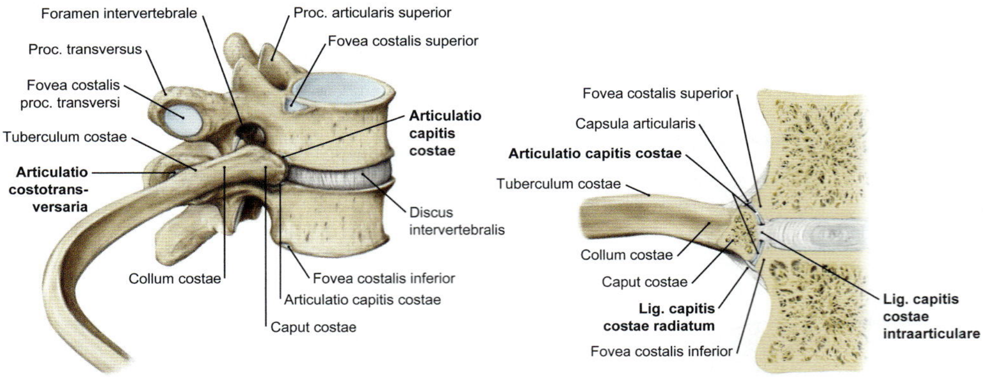

Abb. 10.3 Brustwirbelkörper mit dazugehöriger Rippe. Die Rippe artikuliert in zwei Gelenken mit dem Wirbelkörper: Articulatio capitis costae und Articulatio costotransversarius. [S702-L266]

(► Abb. 10.2b) ist kaum eine Flexion möglich, dafür aber umso mehr Rotation.
Die **LWS** besitzt fünf Lendenwirbelkörper (LWK). Sie sind deutlich größer als die oberen Brustwirbelkörper, da sie mehr Last tragen müssen. Hier setzen keine Rippen mehr an. Durch die sagittale Stellung der Facettengelenke (► Abb. 10.2c) sind sie besonders gut für die Flexion geeignet.
Die **Spinalnerven** treten seitlich durch die Foramina intervertebralia vom Spinalkanal nach außen. Dabei ist jedem Wirbelkörpersegment ein Paar Spinalnerven (ein Segment) zugeordnet. Eine Ausnahme ist das zervikale Segment C8: Es hat keinen Wirbelkörper – auf Höhe HWK 7 wechseln die Spinalnerven den Austritt von oberhalb des Wirbelkörpers zu unterhalb des Wirbelkörpers (d. h. oberhalb des HWK 7 geht das C7-Segment heraus, unterhalb das C8-Segment). Das Rückenmark reicht beim Erwachsenen mit dem **Conus medullaris** ca. bis LWK2. Von dort nach kaudal verläuft die **Cauda equina,** die aus den Spinalnerven L3 bis S5 besteht.

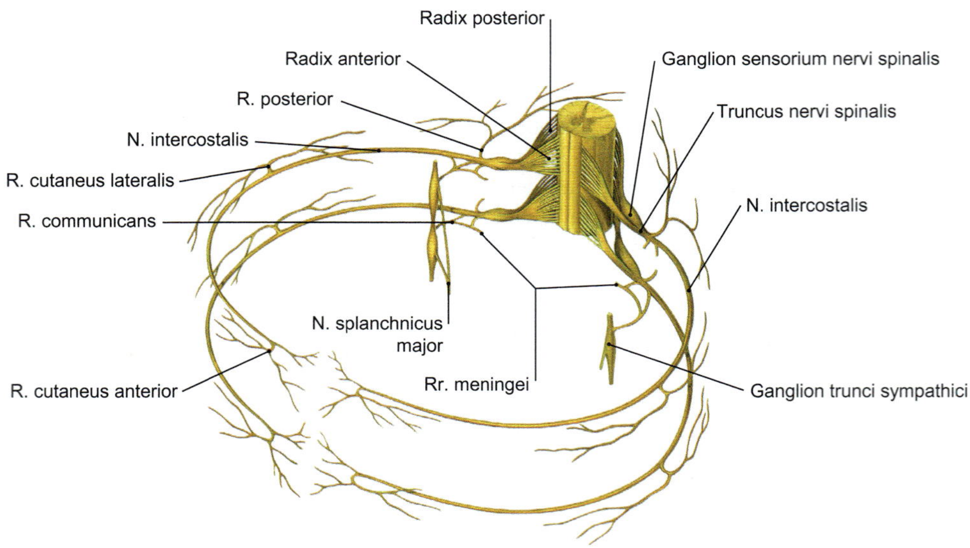

Abb. 10.4 Schematische Darstellung von zwei Paar Spinalnerven, die oberhalb und unterhalb eines Wirbelkörpers aus dem Rückenmark austreten (hier im Bereich der BWS). [S700]

Merke

- 7 Halswirbelkörper (zugeordnet sind 8 zervikale Spinalnerven C1–C8)
- 12 Brustwirbelkörper (zugeordnet sind 12 thorakale Spinalnerven Th1–Th12)
- 5 Lendenwirbelkörper (zugeordnet sind 5 lumbale Spinalnerven L1–L5)
- Os sacrum (zugeordnet sind 5 sakrale Spinalnerven S1–S5)
- Os coccygeum (zugeordnet sind 1–3 Kokzygealnerven)

10.2.3 Stabilität der Wirbelsäule

Die Stabilität der Wirbelsäule wird nicht nur durch die Knochen, sondern auch durch die sog. diskoligamentären Strukturen gewährleistet: die Bänder und die Bandscheiben zwischen den einzelnen Wirbelkörpern (▸ Abb. 10.5). Die wichtigsten sind:

- Vorderes Längsband: verläuft als breites Band ventral an der Wirbelsäule.
- Hinteres Längsband: verläuft dorsal der Korpora der Wirbelkörper und ventral im Spinalkanal.
- Lig. flavum: verläuft ebenso von oben nach unten dorsal im Spinalkanal.
- Lig. interspinale und supraspinale: zwischen den Dornfortsätzen.
- Die Bandscheibe zwischen den Korpora der Wirbelkörper.

Während die Bänder kaum elastisch sind und straff die Wirbelsäule stabilisieren, hat die Bandscheibe eine Dämpfungsfunktion, die jedoch im Laufe des Alterungsprozesses abnimmt. Zwei benachbarte Wirbelkörper mitsamt ihren dazwischenliegenden Bandscheiben und Bändern werden **„Bewegungssegment“** genannt.

Ein anerkanntes simples biomechanisches Modell der Wirbelsäule ist das **3-Säulen-Modell nach Denis** (▸ Abb. 10.6). Ist nur eine einzige Säule durch eine Fraktur beschädigt, kann von einer stabilen knöchernen Situation ausgegangen werden. Ab zwei verletzten Säulen besteht eine **Instabilität.**

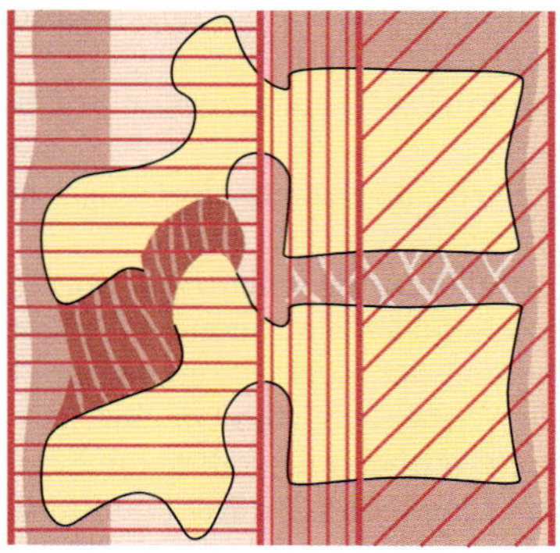

Abb. 10.6 3-Säulenmodell nach Denis. Solange nur eine Säule instabil ist, gilt die Wirbelsäule noch als stabil. Je mehr Säulen instabil sind, desto instabiler wird die Wirbelsäule. [L106]

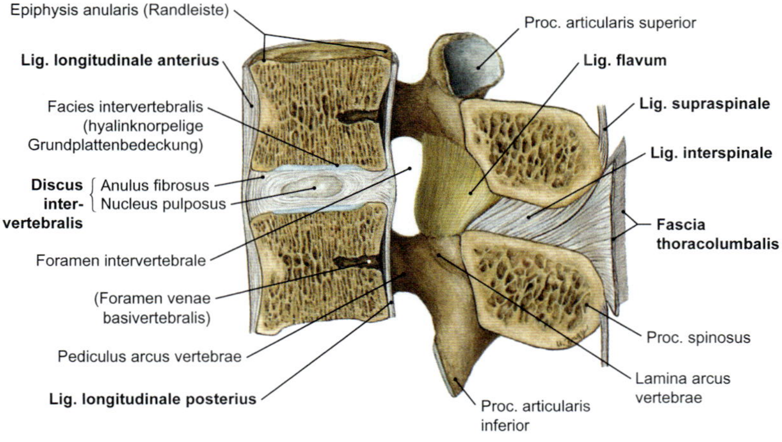

Abb. 10.5 Zwei benachbarte Wirbelkörper (bilden zusammen ein Bewegungssegment der Wirbelsäule) mit der zugehörigen Bandscheibe und den stabilisierenden Bändern. [S700]

10.3 Klinische Untersuchung der Wirbelsäule

10.3.1 Inspektion

Bei der Betrachtung des Patienten von vorne wird auf die Haltung des Kopfs, Stellung des Schultergürtels sowie auf die Form des Thorax (Kiel- oder Trichterbrust) und dessen Atemexkursionen geachtet. Das Abdomen (straff oder vorgewölbt) kann ebenso untersucht werden wie die Stellung des Beckens (Beckentiefstand, Ventralverkippung).

Inspiziert man die Wirbelsäule von der Seite, sollte die **physiologische Kyphose** (HWS und LWS) und **Lordose** (BWS) vorhanden sein. Weitere **Haltungsformen** sind:

- der hohlrunde Rücken (verstärkte Lordose und Kyphose),
- der Rundrücken (lang gezogene Brustkyphose) und
- Flachrücken (abgeflachte physiologische Krümmung).

Eine Stufenbildung zwischen zwei Dornfortsätzen kann hinweisend auf eine Spondylolisthesis sein.

Die Inspektion der Rückseite muss die Frage klären, ob die Wirbelsäule vom Lot abweicht – bei einer geraden Wirbelsäule sollte eine Schnur oder eine fiktive Linie von C7 durch die Rima ani verlaufen. Beim aufrecht stehenden Patienten sollten die **Taillendreiecke,** d. h. die Fläche zwischen dem herabhängenden Arm und der Taille, seitengleich sein. Als sog. **Tannenbaumphänomen** bezeichnet man eine typische Hautfaltung am Rücken bei Patienten mit durch Osteoporose bedingter Wirbelsäulensinterung. Betrachtet man den Patienten von hinten, während er sich nach vorne beugt, so tritt bei vorhandener Skoliose ein Rippenbuckel zum Vorschein **(Vorbeugetest).** Liegt lediglich eine funktionelle Skoliose vor, so gleicht sich diese im Sitzen aus (die strukturelle Skoliose gleicht sich nicht aus, ▶ Kap. 10).

10.3.2 Palpation

Die Palpation beginnt in der Regel mit dem Abklopfen der Wirbelsäule, wobei auch ein leichter Schlag in beide Nierenlager erfolgen kann (Ausschluss einer Pyelonephritis). Danach können einzelne knöcherne Strukturen (Dornfortsätze, Querfortsätze, Kostotransversalgelenke, Iliosakralgelenk) auf **Druckschmerzhaftigkeit** überprüft werden.

Druckschmerz im Bereich einzelner Dornfortsätze lassen sich mit dem **Feder-Test** prüfen. Der Patient liegt ausgestreckt auf dem Bauch; der Untersucher legt beide Hände auf die Wirbelsäule und drückt mit einem Zeigefinger plötzlich auf den entsprechenden Dornfortsatz. Gibt der Patient Schmerzen an, so kann es sich um Verschleißerscheinungen der entsprechenden Bandscheibe handeln.

Die paravertebrale Muskulatur muss auf Tonus, Druckschmerzhaftigkeit und Hartspann untersucht werden. Entlang des N. ischiadicus können bei Irritation desselben (z. B. Bandscheibenprolaps) die sog. **Valleix-Druckpunkte** schmerzhaft getastet werden (▶ Abb. 10.7).

Zur Untersuchung der Wirbelsäule gehört auch immer eine grob orientierende **neurologische Untersuchung.** Als Mindestanforderung sollten die **Muskeleigenreflexe** (ASR, PSR, BSR, TSR, siehe Kasten) und die **Kraftgrade der Kennmuskeln** (▶ Tab. 10.1) der oberen und unteren Extremität überprüft werden.

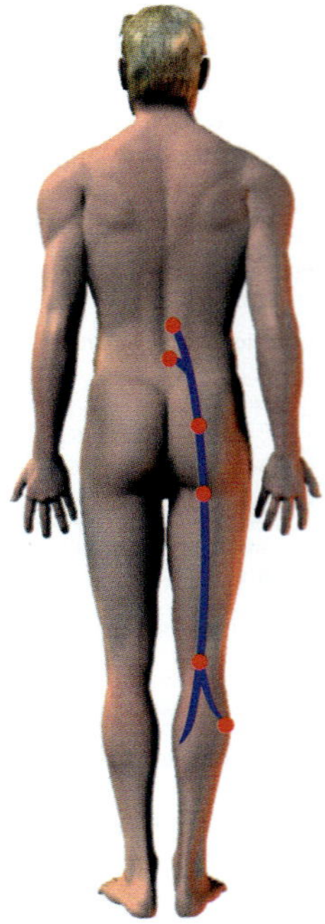

Abb. 10.7 Valleix-Druckpunkte entlang des N. ischiadicus. [L141]

Lerntipp

Sowohl bei den Muskeleigenreflexen als auch bei den Kennmuskeln ist eine Lokalisationsdiagnostik möglich. Aus diesem Grund, und weil dies eine typische Examensfrage ist, sollte man sich die entsprechenden Spinalnerven zu den Muskeleigenreflexen und Kennmuskeln merken.

Achillessehnenreflex (ASR)	S1/S2
Patellarsehnenreflex (PSR)	L3
Bizepssehnenreflex (BSR)	C5
Trizepssehnenreflex (TSR)	C7
Hüftbeuger (M. iliopsoas)	L2
Kniestrecker (M. quadriceps femoris)	L3
Fußheber (M. tibialis anterior)	L4
Großzehenheber (M. extensor hallucis)	L5
Fußsenker (M. gastrocnemius)	S1

Tab. 10.1 Einteilung der Kraftgrade nach Janda. Bei den Kraftgraden 4/5 bis 1/5 spricht man von einer Parese. Kraftgrad 0/5 entspricht einer Plegie

Kraftgrad	Definition des Kraftgrads
5/5	Normale Kraft
4/5	Bewegung gegen leichten Widerstand
3/5	Bewegung gegen die Schwerkraft
2/5	Bewegung unter der Ausschaltung der Schwerkraft möglich
1/5	Muskelkontraktion ohne Bewegung
0/5	Keine Muskelkontraktion

Neben der Untersuchung der Motorik ist auch die Sensibilität ein wichtiger Hinweis auf evtl. vorliegende Läsionen der Spinalnerven aufgrund einer Wirbelsäulenerkrankung (z. B. Bandscheibenvorfall, ► Kap. 10.8.3). Dabei ist die sensible Versorgung der Haut in sog. Dermatomen organisiert; jedem **Dermatom** kann ein Spinalnerv zugeordnet werden (► Abb. 10.8).

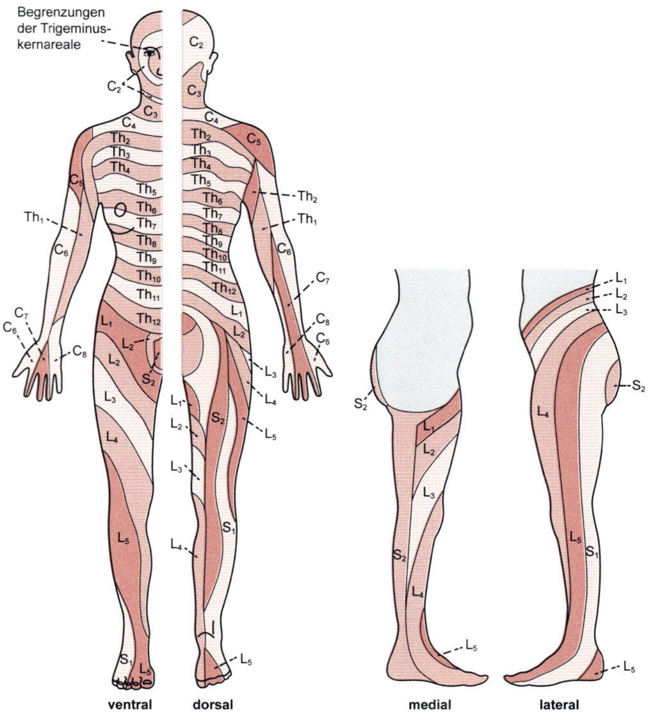

Abb. 10.8 Schematische Darstellung der Dermatome. [L231]

10.3.3 Bewegungsausmaß

Der Bewegungsumfang der Halswirbelsäule wird nach der Neutral-Null-Methode gemessen (▸ Kap. 1.1.3). Wichtig sind hierbei ebenso wie bei der HWS und BWS:

- Flexion/Extension,
- Seitneigung und
- Rotation.

Als weitere Tests haben sich etabliert:

Finger-Boden-Abstand: Mit diesem Test lässt sich die Gesamtbeweglichkeit der LWS und des Hüftgelenks beschreiben. Der Patient beugt sich mit gestreckten Beinen nach vorne und unten; gemessen wird der Abstand von den Fingerspitzen zum Boden. Trotz eingeschränkter Beweglichkeit der LWS kann durch eine vermehrte Hüftbeugung ein unauffälliger FBA erzielt werden (Normwert 0–10 cm) (▸ Abb. 10.9). Hingegen kann durch eine verkürzte ischiokrurale Muskulatur der FBA auffällig vergrößert sein, obwohl LWS und Hüfte ausreichend beweglich sind. Hier gilt es also, genau zu differenzieren.

Ott-Zeichen: Das Ott-Zeichen misst die Entfaltbarkeit der Brustwirbelsäule („**O**tt ist **O**ben"). Hierzu wird am stehenden Patienten der Dornfortsatz C7 sowie ein Punkt A 30 cm kaudal davon markiert. Dann wird der Patient gebeten sich nach vorne zu beugen. Legt man nun erneut das Maßband an C7 und misst 30 cm nach kaudal, so sollte zwischen dem Punkt A und dem Maßbandende eine Strecke von 2–5 cm liegen (▸ Abb. 10.9), die Brustwirbelsäule also gedehnt (entfaltet) sein.

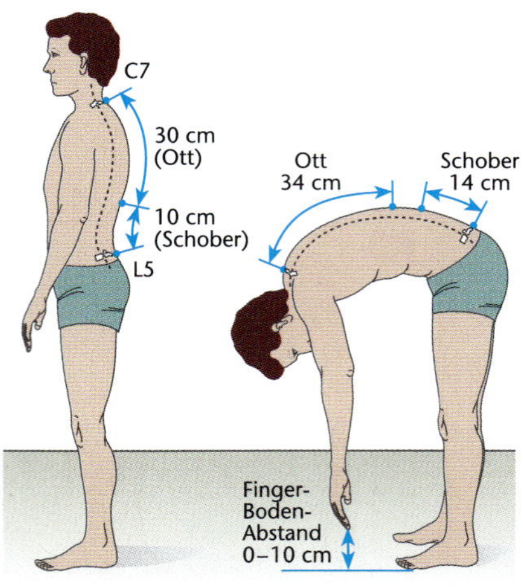

Abb. 10.9 Ott- und Schober-Test. Merkhilfe „Ott ist Oben". [L157]

Schober-Zeichen: Analog zum Ott-Zeichen beschreibt das Schober-Zeichen die Beweglichkeit der LWS. Ausgehend von Dornfortsatz S1 wird ein Punkt A 10 cm kranial markiert und der Patient gebeten, sich nach vorne zu neigen. Das Maßband wird abermals angelegt und 10 cm kranial von S1 ein Punkt B markiert. Die Strecke zwischen Punkt A und B sollte 3–5 cm betragen (▸ Abb. 10.9).

10.3.4 Funktionstests

Psoas-Zeichen: Der Patient liegt auf dem Rücken und hebt das gestreckte Bein aktiv von der Untersuchungsliege ab. Der Untersucher drückt ruckartig auf den distalen Oberschenkel, woraufhin der M. iliopsoas mit Zug an den Querfortsätzen der LWS reflektorisch angespannt wird. Schmerzen werden bei Affektion der LWS oder des Iliosakralgelenks (ISG) sowie bei anderen Pathologien im Verlauf des M. iliopsas (z. B. Abszess) angegeben.

Vorlaufphänomen: Der Untersucher legt seine Daumen von hinten auf beide Spinae iliacae posteriores superiores des vor ihm stehenden Patienten und bittet diesen, sich nach vorne zu beugen. Im Normalfall sollten beide Daumen auf gleicher Höhe bleiben, steht jedoch ein Daumen etwas höher, so spricht dies für eine Hypomobilität des betreffenden ISGs (siehe auch Funktionstests von Becken und Hüftgelenk, ▸ Kap. 11).

Lasègue-Zeichen: Der Patient liegt auf dem Rücken, der Untersucher hebt ein gestrecktes Bein des Patienten langsam bis zu einer Beugung im Hüftgelenk um 90° an. Hierbei kommt es zu einer Dehnung des N. ischiadicus (L4–S2). Liegt im Verlauf dieses Nervs eine Pathologie vor, verspürt der Patient einen einschießenden, scharfen Schmerz. Dokumentiert wird dann, ab welchem Beugungsgrad der Schmerz eingesetzt hat, z. B. Lasègue positiv ab 40°. Bei einem positiven Lasègue-Zeichen senkt man das Bein wieder auf ein schmerzfreies Niveau und führt dann eine Dorsalflexion im Fuß durch. Durch eine erneute Nervendehnung tritt der Schmerz erneut auf **(Bragard-Zeichen).**

Sowohl beim Lasègue- als auch beim Bragard-Test müssen die Schmerzen lumbal bzw. gluteal angegeben werden. Schmerzen im Bereich des dorsalen Oberschenkels und der Kniekehle hingegen rühren von einer Verkürzung der ischiokruralen Muskulatur.

Umgekehrtes Lasègue-Zeichen: Dies gilt als N.-femoralis-Dehnungstest. Der Patient liegt auf dem Bauch, das Kniegelenk wird angewinkelt, das Bein im Hüftgelenk überstreckt. Schmerzen im Bereich des ventralen Oberschenkels bis knapp oberhalb des Kniegelenks werden im Sinne einer Wurzelreizung von L3 bzw. L4 als positiv gewertet.
3-Stufen-Hyperextensionstest (Menell-Test): siehe Funktionstests im Bereich der Hüfte (▸Kap. 11).

10.4 Grundlagen der Wirbelsäulenfrakturen

10.4.1 Beurteilung der Stabilität in der radiologischen Diagnostik

Bei der Beurteilung der bildgebenden Diagnostik sind nicht nur die **direkten Frakturzeichen** relevant (Unterbrechung der Kortikalis etc.), sondern auch die **indirekten Verletzungszeichen.** Diese können auf eine sog. **diskoligamentäre Instabilität** hinweisen und gehören unbedingt weiter abgeklärt (MRT oder Funktionsuntersuchungen). Letztendlich muss die Frage beantwortet werden, ob eine stabile oder instabile Verletzung vorliegt, da bei einer **instabilen Fraktur** die Dislokationswahrscheinlichkeit mit Gefahr eines **Querschnittssyndroms** massiv erhöht ist.
In der **MRT-Untersuchung** können neben **okkulten Frakturen auch Band- und Bandscheibenverletzungen** sehr sensitiv nachgewiesen werden (v. a. in der STIR-Sequenz, ▸Abb. 10.10). Alternativ ist

Tab. 10.2 Beurteilung der Stabilität einer Wirbelsäulenfraktur (▸Abb. 10.6)

Instabilitätskriterium	Grund der Instabilität
Beteiligung der Hinterkante	Vordere **und** mittlere Säule betroffen, Einengung des Spinalkanals möglich (eine isolierte Hinterkantenfraktur tritt praktisch nicht auf)
Berstungsfraktur	Vordere **und** mittlere Säule zerstört, Einengung des Spinalkanals möglich, in mehreren Richtungen (Ebenen) instabil
Bandscheiben- und Bandzerreißungen	Das **Bewegungssegment** zwischen zwei Wirbelkörpern ist komplett destabilisiert

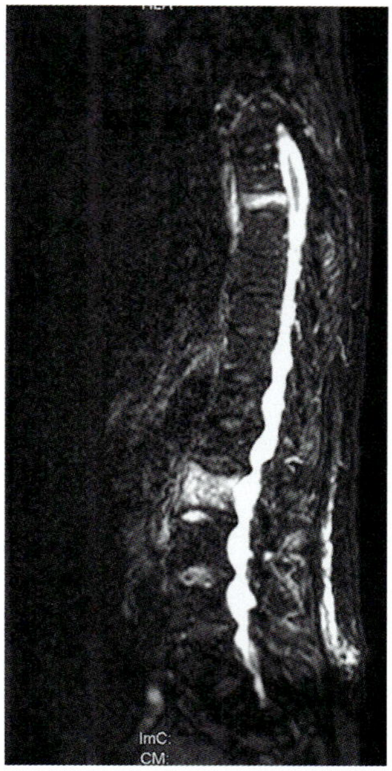

Abb. 10.10 Frische BWS- und LWS-Frakturen im MRT, STIR-Sequenz. [P183]

auch eine **Knochenszintigrafie** möglich (vermehrte Stoffwechselaktivität in der verletzten Region). Bei **Funktionsuntersuchungen,** die v. a. bei der HWS durchgeführt werden, kann eine **abnorme Beweglichkeit** bei diskoligamentären Verletzungen nachgewiesen werden.

Praxistipp

Beispiele für **stabile Frakturen** der Wirbelsäule:
- Isolierte Fraktur des Proc. spinosus (nach Ausschluss Bandverletzung)
- Isolierte Fraktur des Proc. transversus
- Isolierte Fraktur der vorderen Säule (Deckplattenimpression)

Beispiele für **instabile Frakturen** der Wirbelsäule:
- Deckplattenfraktur mit Zerreißung des Lig. interspinale (MRT oder Röntgen-Funktionsaufnahme)
- Fraktur von Korpus und Dornfortsatz gleichzeitig (mindestens zwei Säulen betroffen)

10.4.2 Klassifizierung der Wirbelsäulenverletzungen

Die morphologische und biomechanische Klassifizierung von Wirbelsäulenverletzungen erfolgt anhand von morphologischen Kriterien und der Ver-

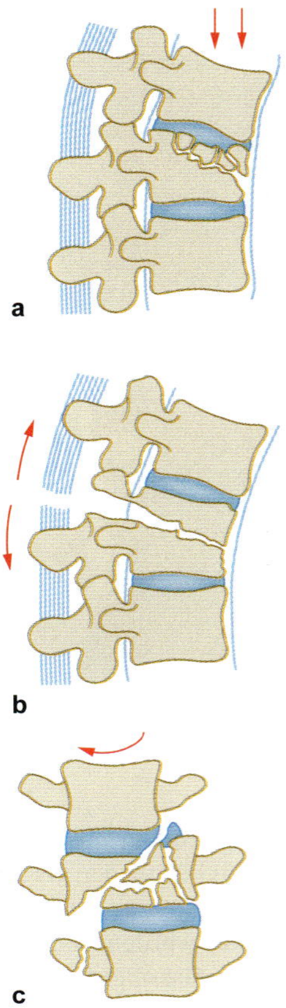

Abb. 10.11 AO-Spine-Klassifikation.
a A-Frakturen: Folge von axialer Kompression, wie sie bei den meisten Stürzen auftritt (meist indirektes Trauma). Hier ist nur die vordere, manchmal auch die mittlere Säule betroffen.
b B-Frakturen: Folge von Distraktion oder Flexion (z. B. beim Verkehrsunfall) – hier ist entweder der posteriore Halteapparat zerrissen oder das vordere Längsband sodass ein „Aufklappen" die Folge ist.
c C-Frakturen sind rotatorisch instabil, meist mit komplexem Frakturmuster mit diskoligamentärem Schaden und oft deutlichem Versatz. [L231]

letzungsbiomechanik. Die gebräuchlichste Klassifikation ist die der AO-Spine (► Abb. 10.11), die jüngst erweitert und vereinfacht wurde (► Tab. 10.3).
Weitere Klassifikationen sind auf bestimmte Abschnitte beschränkt und werden in den einzelnen Kapiteln separat genannt.

Tab. 10.3 AO-Klassifikation der Wirbelsäulenverletzungen

Typ	Verletzung	Biomechanik
A	A0: isolierte Verletzung der Quer- oder Dornfortsätze A1: Isolierte Grund- oder Deckplattenimpression (► Abb. 10.12) A2: Spaltbrüche oder „Kneifzangenbruch" A3: partieller Berstungsbruch (eine Endplatte intakt (► Abb. 10.14)) A4: kompletter Berstungsbruch (► Abb. 10.13)	Axiale **Kompression** der Wirbelsäule
B	B1: „Chance-Fraktur" knöchern vom Korpus bis zum Dornfortsatz frakturierter Wirbelkörper B2: A-Fraktur mit zusätzlich Zerreißung des interspinösen Bandes B3: Durch Hyperextension Zerreißung des vorderen Längsbandes mit Wirbelkörper oder Bandscheibe	Massive **Distraktion** durch eine Flexions- oder Extensionsbewegung
C	Komplette Zerreißung von Bewegungssegment und Wirbelkörper, höchste Instabilität zu allen Seiten	**Rotationsverletzung**

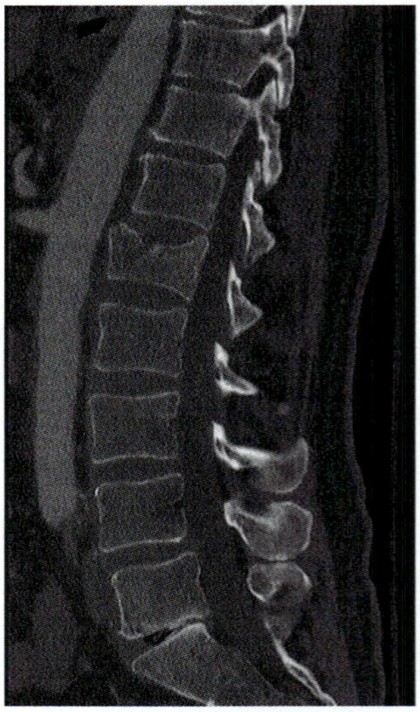

Abb. 10.12 Typ A1-Fraktur LWK 1 im CT (sagittale Rekonstruktion): Die Deckplatte ist eingedrückt (vordere Säule), Hinterkante und dorsale Strukturen sind jedoch intakt. Es handelt sich daher zunächst einmal um eine stabile Fraktur. [P183]

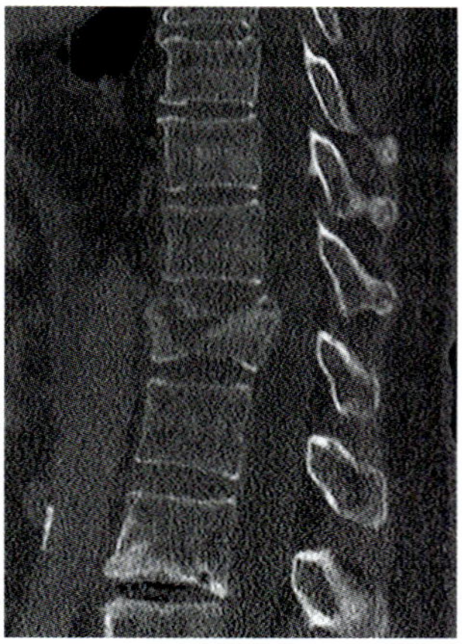

Abb. 10.13 Typ A4-Fraktur LWS in der sagittalen CT-Rekonstruktion: Es liegt eine vollständige Berstungsfraktur vor mit Beteiligung von Deck- und Grundplatte sowie der Hinterkante. Der Spinalkanal ist etwas eingeengt. Eine instabile Fraktur mit klarer Indikation zur Operation. [P183]

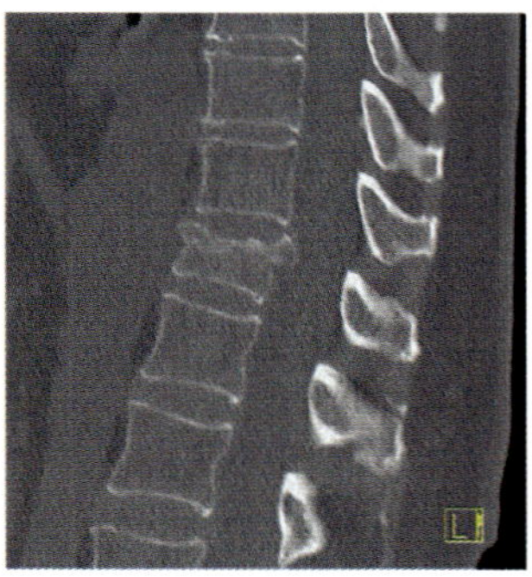

Abb. 10.14 Typ A3-Fraktur LWS im CT sagittal. Ein inkompletter Berstungsbruch mit Beteiligung der Hinterkante. Die Grundplatte ist intakt. Es zeigt sich eine beginnende Einengung des Spinalkanals. Im Regelfall sollte hier eine operative Stabilisierung vorgenommen werden. [P183]

10.5 Verletzungen der HWS

10.5.1 Grundlagen

Die meisten HWS-Verletzungen sind Resultat einer Flexion oder Extension im Rahmen von Stürzen (z. B. Kopfsprung in seichtes Wasser) oder Verkehrsunfällen. Bei älteren Patienten (Osteoporose) kann eine HWS-Verletzung bereits beim Sturz aus dem Stand auftreten.

Der Rettungsdienst sollte bereits einen **Stiffneck** angelegt haben, bevor der Patient in die Notaufnahme kommt. Der überwiegende Teil der Frakturen ist in der unteren HWS lokalisiert.

Cave

Nach z. B. einem Autounfall mit Verdacht auf Verletzung der HWS (Patient klagt z. B. über Nackenschmerzen) muss die HWS präklinisch möglichst ruhig gehalten werden, z. B. durch einen Stiffneck. Der Versuch einer manuellen Reposition ohne vorangegangene Diagnostik ist nicht erlaubt!

Klinik und Diagnostik

Zunächst sollte die periphere Sensomotorik überprüft werden – Kribbelparästhesien oder Lähmungen sind Hinweise auf eine Schädigung des Rückenmarks. Trägt der Patient noch keinen Stiffneck, so kann man manchmal eine **Schiefhaltung** beobachten. Bei niedrigem Risiko und unauffälliger körperlicher Untersuchung (Druckschmerz der paraspinalen Muskeln ist erlaubt, Klopfschmerz über den Dornfortsätzen selbst ist ein Warnzeichen!) kann gemäß der **NEXUS-Kriterien** oder der **Canadian C-Spine Rule** (► Kasten und ► Tab. 10.4) auf eine Bildgebung verzichtet werden.

Tab. 10.4 Canadian C-Spine Rule: Auf eine Röntgenuntersuchung der HWS kann verzichtet werden, wenn folgende Kriterien vorliegen

Keiner dieser Hochrisikofaktor	Nur Niedrigrisikofaktoren	Klinische Untersuchung
• Alter > 65 Jahre • Gefährlicher Unfallmechanismus • Parästhesien an den Extremitäten	• Auffahrunfall angeschnallt mit wenig Impact • Patient kann selbst sitzen • Ambulante Vorstellung, Patient kann laufen • Verzögerter Schmerzbeginn	• Kein Druckschmerz über den Dornfortsätzen • Rotation beidseits > 45° möglich

Kann eine Verletzung nicht ausgeschlossen werden, so sollte ein **Röntgen der HWS in zwei Ebenen** durchgeführt werden, optional mit **Dens-Zielaufnahme.** Bei älteren Patienten (> 65 Jahre) ist gleich ein CT der HWS vertretbar, da Frakturen aufgrund von Degeneration oft schlecht sichtbar sind und in der seitlichen Röntgenaufnahme HWK 6 und 7 häufig wegen der hochstehenden Schultern („kurzer Hals") nicht beurteilbar sind.

Merke

NEXUS-Kriterien: auf eine Röntgenuntersuchung der HWS kann verzichtet werden, wenn alle folgenden Punkte zutreffen:

1. Fehlender Druckschmerz über der Mittellinie der HWS (Dornfortsätze)
2. Kein fokal neurologisches Defizit
3. Keine Vigilanzminderung – GCS 15 (Glasgow Coma Scale)
4. Kein Hinweis auf Intoxikation
5. Keine weitere von der HWS-Verletzung ablenkende schwere Verletzung

10.5.2 HWS-Distorsion

Eine HWS-Distorsion liegt vor, wenn eine Fraktur entweder radiologisch oder anhand der o.g. Kriterien (NEXUS-Kriterien und C-Spine-Rule, ► Tab. 10.4) ausgeschlossen wurde, der Patient aber dennoch über Schmerzen klagt. Hier ist von einer **Zerrung von Bändern oder der Muskulatur** des Halses auszugehen – **eine Instabilität liegt nicht vor.** Dennoch können die Schmerzen beträchtlich sein und im Laufe der Tage sogar noch zunehmen.

Klinische Untersuchung und Diagnostik

Häufig hält der Patient seinen Hals sehr steif und gibt Schmerzen bei einigen Bewegungen (Rotation, Seitneigung, Flexion und Extension) an. Ein Klopfschmerz über den Dornfortsätzen besteht nicht, aber die **paravertebrale Muskulatur** (v.a. der M. trapezius) kann deutlich druckschmerzhaft sein. Zusätzlich sind vegetative Symptome (Schwindel, Kopfschmerz) möglich.

Im Röntgen der HWS liegt keine Fraktur vor – manchmal kann man aber als Ausdruck der Muskelverspannung eine **„Steilstellung der HWS"** mit aufgehobener Lordose feststellen (► Abb. 10.15 im Vergleich zu ► Abb. 10.16).

Therapie

Führend ist die ausreichende **präventive Analgesie** (NSAR wie Ibuprofen beispielsweise), optional sind zudem **muskeltonussenkende Medikamente** (Tizanidin oder Methocarbamol) sinnvoll. Der Patient sollte unbedingt **Kälte am Hals** (Schal etc. tragen) sowie **Bewegungen vermeiden** (v.a. Bremsen im Pkw und Bahn ist kontraproduktiv). Das Verordnen einer **weichen Halsorthese** ist nicht sinnvoll. Der Patient sollte darüber informiert werden, dass die Beschwerden in den ersten 3 Tagen durchaus zunehmen können, bevor eine Besserung eintritt.

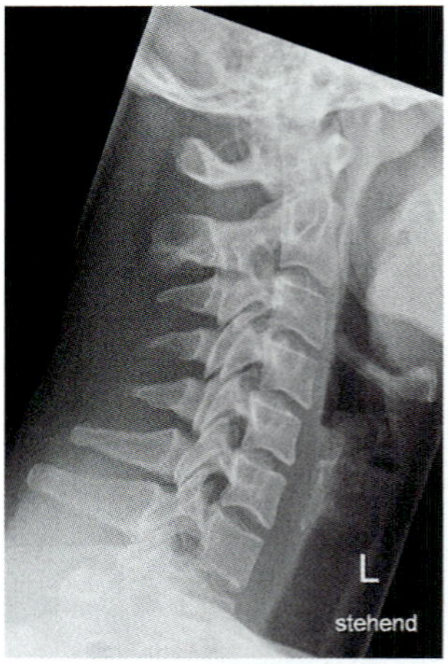

Abb. 10.15 Röntgen seitlich HWS normal (Lordose). [P183]

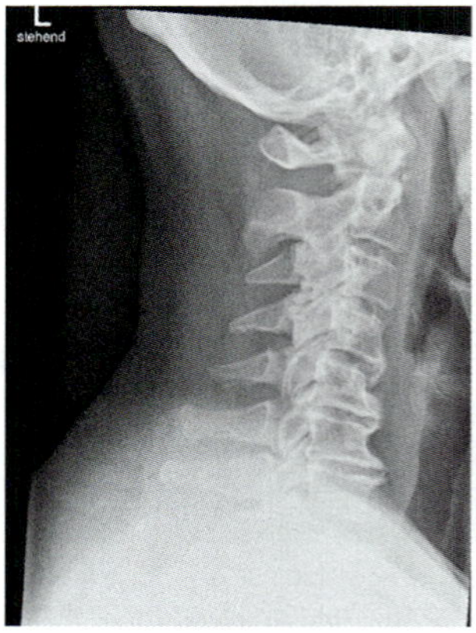

Abb. 10.16 Röntgen seitlich HWS mit Steilstellung bei HWS-Distorsion. [P183]

Cave

Manche Patienten, die Opfer eines **Fremdverschuldens** geworden sind (z. B. Auffahrunfall), streben eine Klage auf Schmerzensgeld an. Dies sollte der aufmerksame Arzt herausfinden, um dementsprechend die Anamnese, Beschwerden und Befunde so zu dokumentieren, dass sie für ein eventuelles **Gutachten** brauchbar sind.

10.5.3 HWS-Frakturen

Die HWS wird traumatologisch in die obere (Hinterhauptskondylen, HWK 1 und HWK 2) und untere HWS (HWK 3 bis HWK 7) unterteilt. Ein Drittel der HWS-Frakturen treten in der oberen HWS auf, zwei Drittel in der unteren HWS.
Besteht nach der **konventionellen Röntgenaufnahme** ein Verdacht auf Fraktur der HWS, so sollte in jedem Falle eine **CT** ergänzt werden. Hier kann die HWS in sagittaler, koronarer und axialer Rekonstruktion beurteilt werden. Man sollte alle drei dieser „Schichtungen" genau anschauen, um keine Verletzungen zu übersehen.

Cave

Liegt eine Fraktur der oberen HWS vor, so muss auch an eine **Verletzung der A. vertebralis** gedacht werden, die durch die Foramina transversalia der oberen 4–5 Halswirbelkörper läuft. Eine **CT-Angiografie** oder, wenn verfügbar, eine **MR-Angiografie** können eine **Vertebralisdissektion** meist ausschließen.

Sind Frakturen erkennbar, so ist v. a. die **Beurteilung der Stabilität** notwendig (▸ Tab. 10.2), da dies entscheidend für die weitere Therapie sein wird. **Instabile Frakturen** sollen primär operiert werden, stabile nicht. Die **konservative Therapie** besteht meist aus einer Ruhigstellung in einer weichen HWS-Orthese oder festen HWS-Orthese (Philadelphia-Kragen, Miami-J-Orthese o. Ä.) (▸ Abb. 10.17).

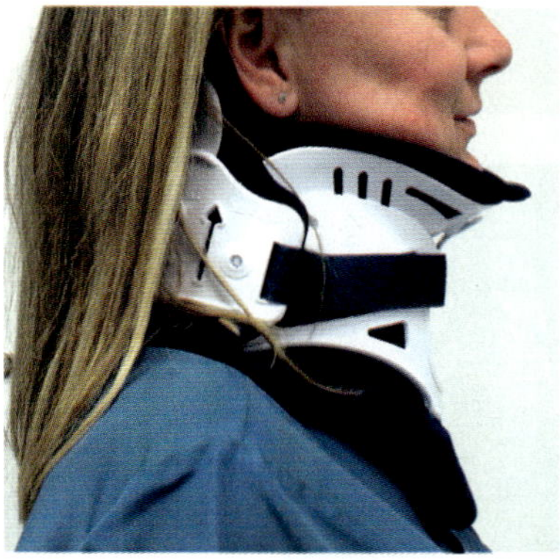

Abb. 10.17 HWS-Orthese Typ Miami J seitlich. [P183]

Praxistipp

Funktionsdiagnostik der HWS: Zum schnellen Ausschluss von **diskoligamentärer Instabilität** kann eine Funktionsuntersuchung durchgeführt werden. Hier schaut man im seitlichen Strahlengang des Röntgens, ob die Bandscheibenfächer bei Extension und Flexion der HWS „aufklappen".

Cave

Auch wenn keine Fraktur der HWS zu sehen ist, sollte man immer an diskoligamentäre Verletzungen denken! Schluckstörungen können auf ein retropharyngeales Hämatom hinweisen (durch Zerreißung des vorderen Längsbands)!

10.5.3.1 Atlasfraktur (HWK 1)

Die Fraktur des HWK 1 tritt v. a. bei alten Patienten häufig auf, ist aber meistens mit anderen Verletzungen der HWS (v. a. HWK 2) vergesellschaftet. Die entscheidende Rolle zur Beurteilung der Stabilität spielt das **Lig. transversum,** das hinter dem Dens verläuft und beide Massae laterales verbindet. Ist es intakt, ist eine konservative Therapie mit HWS-Orthese für 6 Wochen meist ausreichend. Liegt eine Instabilität vor (Jefferson-Fraktur), bietet sich entweder die Extension im **HALO-Fixateur** (▸ Kap. 4, ▸ Abb. 4.6) an oder eine **offene Operation** (Versteifung von HWK 1 und 2 von dorsal bis hin zu okzipitozervikaler Fusion).

Merke

Die Atlasfrakturen werden nach **Gehweiler** in fünf Typen unterteilt. Ein Spezialfall ist die **„Jefferson-Fraktur"**, bei der der Atlas in vier Teile gebrochen ist und das Lig. transversale gerissen ist. Sie ist besonders instabil.

10.5.3.2 Axis- und Dens-axis-Frakturen (HWK 2)

Die häufigsten Frakturen des Axis sind die Frakturen des Dens axis, insbesondere die des Typ Anderson II (Fraktur an der Basis des Dens) (▸ Tab. 10.5).

Tab. 10.5 Klassifikation des Densfrakturen nach Anderson und D'Alonzo

Typ	Frakturverlauf	Bewertung
I	Densspitze	Stabil
II	Densbasis	Instabil: OP-Indikation
III	Unterhalb der Densbasis	Stabil

Die stabilen Frakturtypen werden konservativ mit HWS-Orthese üblicherweise für 6–8 Wochen behandelt. Der Typ II ist instabil und wird üblicherweise mit einer ventralen Schraubenosteosynthese (► Abb. 10.18a–c) oder einer Spondylodese (Versteifung) von HWK 1 und HWK 2 stabilisiert.

Merke

„Hangman-Fraktur": Typischerweise durch Erhängen (aber auch andere Traumata) auftretende **traumatische Spondylolyse** des 2. Halswirbelkörpers; der vordere und hintere Teil sind vollständig getrennt, es besteht höchste Querschnittsgefahr.

10.5.3.3 Frakturen der unteren HWS

Bei instabilen Frakturen der unteren HWS ist eine operative Stabilisierung notwendig. Dies geschieht meist mit einem **ventralen Zugang,** der deutlich weniger aufwendig und blutig ist als der dorsale Zugang. Hier wird der instabile Wirbelkörper oder das instabile Segment mittels einer **ventral anliegenden Platte** stabilisiert (► Abb. 10.19). Eventuell zerstörte Bandscheiben können mit sog. **„Cages"** ersetzt werden. In selteneren Fällen werden von dorsal Schraube und Stäbe angebracht.

10.6 Verletzungen der BWS und LWS

Die häufigste Frakturlokalisation der BWS und LWS ist der **thorakolumbale Übergang** (BWK11–LWK2), da hier biomechanisch die größten Kräfte beim Sturz des alten Menschen einwirken.

Klinische Untersuchung und Diagnostik

Bei der **klinischen Untersuchung** ist insbesondere auf das Vorliegen **neurologischer Defizite** (Paresen, Sensibilitätsstörungen, unkontrollierter Stuhl- oder Urinabgang) zu achten, da diese i. d. R. zur **Indikation einer Notfall-OP** führen. Der Klopfschmerz des betroffenen Segments und Druckschmerz über dem Dornfortsatz wird überprüft.

Die initiale Diagnostik ist meist eine **Röntgenuntersuchung.** Bei unklarer Fraktur oder Verdacht auf instabile Fraktur sollte eine **CT-Untersuchung** ergänzt werden.

Ist die Fraktur nicht instabil (z. B. viele A-Frakturen, bei denen nur die vordere Säule betroffen ist), kann eine **konservative Therapie** versucht werden.

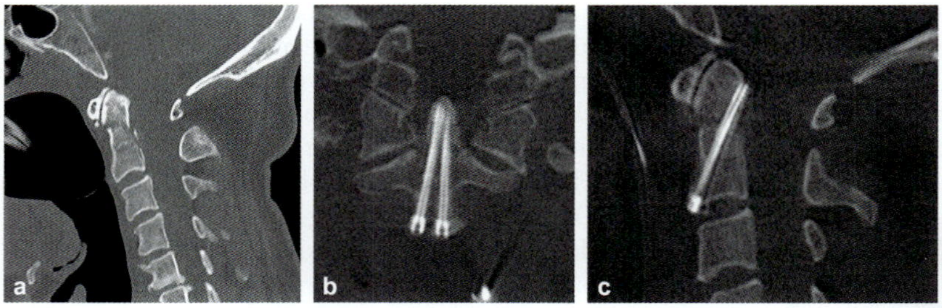

Abb. 10.18 a Densfraktur Typ Anderson 2 im CT. Postoperativ nach Densverschraubung koronar (**b**) und sagittal (**c**). [P183]

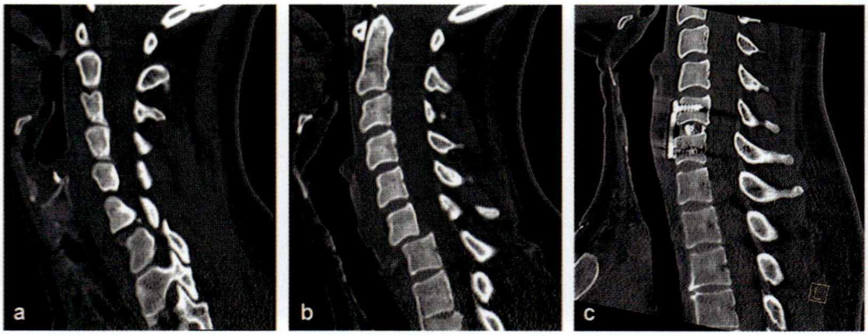

Abb. 10.19 a, b Einseitig „verhakte" (Beachte die Stellung des Facettengelenks zwischen HWK6 und HWK7: Es steht ventral und nicht dorsal, wie es physiologisch wäre.) diskoligamentäre Zerreißung HWK 6–7. **c** Postoperative CT nach ventraler Reposition, Ausräumung der Bandscheibe, Cage-Implantation und ventraler Platte. [P183]

Wichtig sind regelmäßige Röntgenkontrollen, um eine **„Sinterung"** (instabiles Einstauchen) der Fraktur nicht zu übersehen.

Therapie

Die **konservative Therapie** der **stabilen Frakturen** besteht aus:

- Mobilisierung unter Vermeidung von Flexion im Oberkörper
- Aufstehen aus dem Bett nur über Seite des Körpers
- Ausreichende Analgetikatherapie
- Rö-Kontrolle im Stehen nach 1, 2, 4 und 6 Wochen

Kommt es zu einer **Sinterung** (progredientem weiterem Einbrechen) der Fraktur oder zu fortbestehenden Schmerzen mit VAS > 5, ist eine **Operationsindikation** gegeben. Da es sich bei den konservativen Therapieversuchen meist um A1-Frakturen handelt, ist eine **Kyphoplastie** eine mögliche Option (► Abb. 10.20). Alternativ ist eine dorsale Stabilisierung mit Schrauben-Stab-Systemen möglich.

Merke

Kyphoplastie und Vertebroplastie: Beides sind **minimalinvasive Verfahren,** um A1-Frakturen der Wirbelkörper (Deckplattenimpressionen) zu behandeln. Dabei wird eine Arbeitskanüle von dorsal über den Pedikel unter **Röntgenkontrolle** bis in den Wirbelkörper geschoben und der geschädigte Wirbelkörper mit **Zement** stabilisiert.

- **Vertebroplastie:** Zementeinspritzung unter Druck.
- **Kyphoplastie:** vor dem Einspritzen des Zements Aufrichten des Wirbelkörpers **mit einem Ballon.**

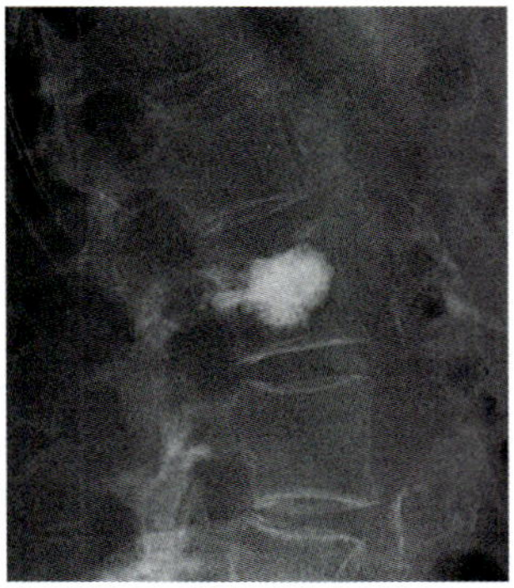

Abb. 10.20 Zustand nach Kyphoplastie des LWK1 im seitlichen Röntgenbild. [P183]

Liegt jedoch a priori eine **instabile Fraktur** vor, ist die Indikation zur operativen Stabilisierung gegeben. Diese geschieht meist mittels in die Pedikel von dorsal eingebrachter Schrauben, die dann mit Stäben zu einem stabilen, die Instabilität überbrückenden Konstrukt verschraubt werden. Diese Operation kann entweder **klassisch „offen"** oder **minimalinvasiv „geschlossen"** über kleine Inzisionen durchgeführt werden. Letzteres bietet sich v. a. **bei alten Patienten** an, bei denen eine geschlossene Reposition durch Lagerungsmanöver meist ausreichend ist – die Operation dauert im Allgemeinen kürzer und der Blutverlust ist geringer bei kleinerem Weichteiltrauma.

Liegt eine **höherwertige Instabilität** vor oder muss bei **neurologischen Symptomen** dekomprimiert werden, ist das **offene Vorgehen** der Standard.

Merke

Laminektomie und Dekompression: Liegt aufgrund der Verletzung eine „spinale Enge" vor mit bestehenden oder drohenden neurologischen Ausfällen (Querschnitt, inkompletter Querschnitt etc.), so muss eine Druckentlastung des Rückenmarks durchgeführt werden. Neben der Reposition der Fraktur ist oftmals eine dorsale Eröffnung des Spinalkanals durch Wegnahme der Lamina (Laminektomie des hinteren Wirbelbogens) und Dekompression notwendig. Im Bereich der LWS kann man manchmal auch das Hinterkantenfragment nach ventral „zurückstößeln", um die Enge aufzuheben. Zusätzlich zu einer solchen Laminektomie wird praktisch immer eine dorsale Instrumentierung mit Pedikelschrauben und Stäben durchgeführt, um das verletzte Segment zu stabilisieren.

Bei bestimmten Frakturen mit (Teil-)Zerstörung des Wirbelkörpers kann zusätzlich ein **ventraler Wirbelkörperersatz** (► Abb. 10.21) nötig werden. Dies ist entweder ein Stück trikortikaler Beckenknochen des Patienten oder ein Titanimplantat ähnlich einem Wagenheber. Im Bereich der BWS und der oberen LWS kann die OP minimalinvasiv durch den Thorax hindurch durchgeführt werden. Im Bereich der unteren LWS jedoch ist ein retroperitonealer Zugang notwendig mit der Gefahr der Verletzung des Plexus lumbalis.

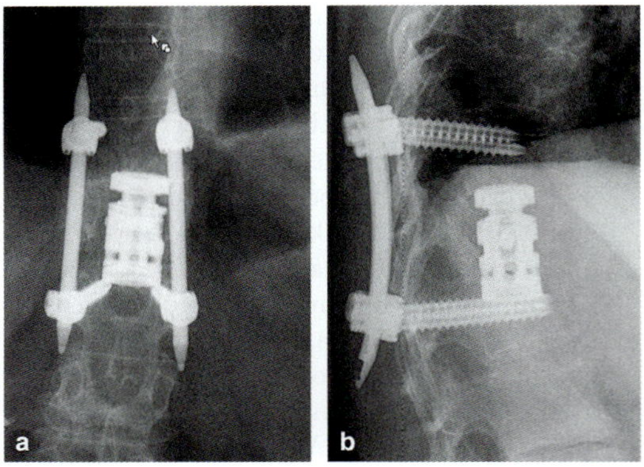

Abb. 10.21 a, b Zustand nach dorsaler Stabilisierung und ventralem WK-Ersatz bei Typ-A4-Berstungsfraktur der LWS. [P183]

Merke

Indikationen für einen **ventralen Wirbelkörperersatz** sind:
- „Nachsintern" der vorderen Säule im Verlauf nach dorsaler Stabilisierung (Korrekturverlust) mit drohendem Materialbruch
- Komplette Berstungs- oder Spaltbrüche
- Rotationsverletzungen (Typ C)
- Therapieresistente Schmerzen nach dorsaler Stabilisierung

10.7 Rückenmarkverletzungen

Einteilung der Rückenmarkverletzungen

Zu Verletzungen des Rückenmarks kommt es in den meisten Fällen durch Unfälle und Instabilitäten der Wirbelsäule verbunden mit Frakturen. Andere Ursachen können jedoch durchaus degenerativ bedingte Instabilitäten (z. B. Bandscheibenvorfälle, ▸ Kap. 10.8.3) oder Tumoren sein.

Für die Beschreibung von Rückenmarkschädigungen und neurologischen Ausfällen gibt es eine Vielzahl von verschiedenen Systematiken und Termini, die hier genannt werden sollten.

Die Rückenmarkverletzungen werden ähnlich wie bei dem Schädel-Hirn-Trauma unterteilt in den **Schweregrad der Schädigung:**
- **Commotio spinalis:** maximal 48 h andauernde segmentale sensomotorische Störungen, die sich selbst im MRT nicht zeigen. Sie sind damit reversibel.
- **Contusio spinalis:** häufig nicht reversible neurologische Schädigungen auf Mikro-Ebene (axonale Schädigungen, Ödeme), die allenfalls im MRT sichtbar sind.
- **Compressio spinalis:** nichtreversible Schädigung mit deutlichen Ausfällen, die in der Bildgebung deutlich sichtbar sind.

Zusätzlich wird anhand des **klinischen Bilds** unterteilt in (▸ Tab. 10.6):
- **Inkomplettes Querschnittssyndrom:** verbliebene Restfunktion unterhalb der Schädigung – z. B. Sensibilität teilweise erhalten bei erloschener Motorik.
- **Komplettes Querschnittssyndrom:** kompletter sensomotorischer Ausfall unterhalb eines definierbaren spinalen Niveaus (z. B. von Th10 abwärts).
- **Brown-Séquard-Syndrom:** halbseitige Rückenmarkschädigung mit typischem Bild:
  - ipsilaterale motorische Lähmung mit Verlust der Tiefensensibilität,
  - kontralateraler Ausfall der Sensorik von Druck, Temperatur und Schmerz (dissoziierte Sensibilitätsstörung).
- **Conus-medullaris-Syndrom:** schlaffe Blasen- und Mastdarmstörung sowie „Reithosenanästhesie" (d. h. Taubheit eines Areals, das dem Ledereinsatz einer Reithose im Bereich des Schritts gleicht) bei Schädigung des Konus. Meist symmetrischer Ausfall und Beschwerden (Abgrenzung zum Cauda-equina-Syndrom).
- **Paraplegie** (-parese): Lähmung der unteren Extremitäten (Schädigung meist tiefer auf der Höhe BWS/LWS).
- **Tetraplegie** (-parese): Lähmung aller vier Extremitäten (Schädigung liegt weiter oben zervikal).
- **Locked-In-Syndrom:** sehr hohe zervikale Schädigung des Rückenmarks, bei der neurologische Funktionen unterhalb des Hirnstamms komplett erlöschen. Außer gezieltem Schließen der Augen bleibt Betroffenen im Extremfall keine Kommunikationsmöglichkeit, das Bewusstsein ist jedoch erhalten.

Klinische Diagnostik

Wichtigstes Diagnostikum, um sensomotorische Ausfälle oder Rückenmarksschädigungen auszuschließen, ist die vollständige klinische Untersuchung.
- Prüfung der **Sensibilität** im Seitenvergleich: Feingefühl, Kälte, Schmerz (▸ Tab. 10.6)
- Prüfung der **Motorik** im Seitenvergleich: Einteilung in Kraftgrade bei der Bewegung der Gelenke (▸ Tab. 10.7)

Tab. 10.6 ASIA Impairment Scale (AIS): Schweregrad der Rückenmarkschädigung

Typ	Klinisches Bild unterhalb der Schädigungshöhe
ASIA A	Komplettes Querschnittssyndrom mit Totalausfall der Sensomotorik
ASIA B	Sensibel inkomplette Lähmung: teilweise erhaltene Sensibilität
ASIA C	Motorisch inkomplette Lähmung: irrelevante Motorik und Sensibilität teilweise erhalten
ASIA D	Motorisch inkomplette Lähmung: funktionell relevante Motorik und Sensorik teilweise erhalten
ASIA E	Vollständig erhaltene sensomotorische Funktion

Tab. 10.7 Einteilung der Muskelkraft in Kraftgrade (auch Paresegrade genannt)

Grad	Klinisches Bild
0	Keine Muskelaktivität
1	Muskelzucken, Faszikulieren
2	Aktive Bewegung unter Ausschaltung der Schwerkraft
3	Aktive Bewegung gegen die Schwerkraft
4	Bewegung nur gegen mäßigen Widerstand möglich
5	Normale Muskelkraft

- **Blasen- und Mastdarmfunktion** erfragen, **Sphinktertonus** prüfen
- Prüfen der **Reflexe: Kennmuskeln** (▸ Kap. 10.3.2, Kennmuskeln)

Praxistipp

Bei der **Prüfung der Sensibilität** kann zum Testen des Kälteempfindens einfach eine Sprühflasche für Desinfektionsmittel (Cutasept o. Ä.) verwendet werden. Vorteil: klar dosierter Kältereiz.

Bildgebende Diagnostik

Bestehen klinische Hinweise auf eine Schädigung des Rückenmarks, ist eine umgehende **Notfall-MRT**-Diagnostik zur genaueren Darstellung des Ausmaßes und der Höhe (z. B. Myelonödem als Zeichen der Schädigung) dringend zu empfehlen.

Therapie

Die Akuttherapie besteht in der sofortigen Behebung der Ursache der Rückenmarkschädigung. Zum Beispiel die Reposition und Stabilisierung der Wirbelsäule mit einer Dekompression des Rückenmarks (siehe oben, Laminektomie).
Der Großteil der Therapie beginnt jedoch mit der **Rehabilitation** des Patienten, meist in einer speziellen stationären Neurorehabilitationseinrichtung, die häufig mehrere Monate dauert. Die **Prognose** einer traumatischen kompletten Rückenmarkschädigung ist jedoch nicht gut. Inkomplette Rückenmarkschädigungen zeigen eine bessere Prognose.

Cave

Die sofortige **Gabe von Kortikoiden** in hohen Dosen war über viele Jahre in der Notfallsituation eines Querschnitts Standard. Da sich die Wirksamkeit nicht durch Studien belegen ließ, wird davon heute jedoch wieder abgeraten.

10.8 Erkrankungen

10.8.1 Rückenschmerzen

Rückenschmerzen sind ein ausgesprochen häufiges Symptom mit unterschiedlichsten Ursachen und von nicht unerheblicher sozioökonomischer Bedeutung. Dabei ist der Ausprägungsgrad der Schmerzen ebenso heterogen wie die möglichen Differenzialdiagnosen (s. u.). Das klinische Bild variiert von leichten Muskelschmerzen im Bereich der BWS oder LWS bis hin zu akuten Schmerzzuständen mit Schmerzausstrahlung, Immobilisation und motorischen Ausfallserscheinungen.

Lerntipp

- **Akuter Rückenschmerz:** Schmerzdauer bis zu 6 Wochen
- **Subakuter Rückenschmerz:** Schmerzdauer bis zu 12 Wochen
- **Chronischer Rückenschmerz:** Schmerzdauer länger als 12 Wochen.

Bei akuten Schmerzen korreliert die Schmerzstärke nur gering, bei chronischen Schmerzen **gar nicht** mit dem Ausmaß der Schädigung! Progrediente Schmerzen sind ein Warnsymptom!

Praxistipp

Folgende Ursachen begünstigen u. a. die Entstehung chronischer Rückenschmerzen:
- Passive Grundeinstellung (kein Ansporn, aus eigener Kraft etwas zu ändern)
- Unzufriedenheit am Arbeitsplatz
- Niedrige berufliche Ausbildung
- Psychosoziale Faktoren (Angst, Depression, chron. Konflikte u. a.)
- Nikotinabusus
- Geringe körperliche Kondition

Primär ist an Erkrankungen eines **Junghans-Bewegungssegments** (zwei aneinandergrenzende Wirbelkörper, eine Bandscheibe, zwei Wirbelgelenke und zwei Spinalnerven) zu denken:
- (Aktivierte) Osteochondrose
- Bandscheibenvorfall
- Spondylitis, Spondylodiszitis
- Facettengelenkarthrose (Spondylarthrose)
- Spondylolisthesis (Wirbelgleiten)
- Pathologische Fraktur (Osteoporose oder Tumor)

Neben den primär orthopädischen Erkrankungen muss bei Rückenschmerzen differenzialdiagnostisch auch an folgende Erkrankungen gedacht werden (Auswahl):
- Nierenerkrankungen (z. B. Pyelonephritis, Urolithiasis)
- Myokardinfarkt
- Pankreatitis
- Lungenembolie
- Gefäßerkrankungen (z. B. Aortendissektion, Aortenaneurysma, Leriche-Syndrom)
- Tumoren (z. B. Metastasen)

Können radikulär ausstrahlende Schmerzen, Kribbelparästhesien und Lähmungen ausgeschlossen werden, handelt es sich um Patienten < 50 Jahren und liegen keine allgemeinen Krankheitssymptome vor, so ist zunächst keine weitere Diagnostik nötig. Unter Therapie mit NSAR, zentralen Muskelrelaxanzien und ggf. niedrig potenten Opioiden sowie Krankengymnastik im Verlauf tritt bei 60 % der Patienten innerhalb von 4 Wochen eine Besserung ein. Ist dies nicht der Fall, muss der Patient einer weiterführenden Diagnostik zugeführt werden.

10.8.2 Lumbago

Als Lumbago bezeichnet man **unspezifische lumbale und lumbosakrale Rückenschmerzen,** die **pseudoradikulär** in das Gesäß und darüber hinaus auch in den Oberschenkel **ausstrahlen** können. Die Patienten sind überwiegend jüngeren Alters.

Ätiologie

Die Ätiologie bleibt meist im Dunkeln und wird nicht aufgeklärt. Unterschiedliche Prozesse können zugrunde liegen, z. B.:
- Blockierungen, ligamentäre Irritationen
- Muskuläre Dysbalancen, Fehlhaltungen
- Extravertebrale Ursachen: Pankreatitis, Nierenerkrankungen, gynäkologische Erkrankungen
- Psychosoziale Faktoren

Klinik

Die Patienten berichten über plötzlich aufgetretene Rückenschmerzen ohne Trauma. Die Schmerzen sind meist lageabhängig. Lageänderungen können eine Schmerzlinderung oder -verstärkung hervorrufen. Die Rückenstreckmuskulatur ist häufig reflektorisch verhärtet **(segmentaler Muskelhartspann).**

Diagnostik

In der klinischen Untersuchung finden sich Bewegungs-, Druck- und Klopfschmerz. Ein neurologisches Defizit liegt nicht vor. Wird im Rahmen der Erstdiagnostik ein Röntgenbild angefertigt, ist dies meist unspezifisch. Degenerative Veränderungen werden an der Wirbelsäule als **Osteochondrose** bezeichnet und sind im Nativröntgenbild durch eine **Verschmälerung des Bandscheibenfachs und Sklerosierung** der Wirbelkörperabschlussplatten gekennzeichnet.

Merke

Als **Spondylosis deformans** (oder Spondylose) und **Osteochondrose** bezeichnet radiologische Veränderungen der Wirbelsäule. Sie stellen keine Diagnose, sondern vielmehr bildgebende Kriterien des Alterungsprozesses dar.
- **Spondylosis deformans:** Spondylophytenbildung, Wulstbildung an den Wirbelkörpern
- **Osteochondrose:** Sklerosierung der Wirbelkörperendplatten bei Bandscheibenverschmälerung

Therapie

Der überwiegende Teil der Schmerzen bildet sich spontan zurück. **NSAR, zentrale Muskelrelaxanzien** sowie **physikalische Anwendungen** können die Genesung beschleunigen. Fakultativ können

Krankengymnastik (zur Kräftigung der Rückenmuskulatur) sowie Rückenschule im schmerzfreien Intervall verordnet werden.

10.8.3 Bandscheibenvorfall und Lumboischialgie

Beim **Bandscheibenvorfall** (Bandscheibenprolaps) kommt es zu einer Zerreißung des Anulus fibrosus und Freisetzung des Nucleus pulposus. Löst sich der prolabierte Nukleusanteil komplett aus dem Bandscheibenverbund, so spricht man von einem **Sequester.** Dieser kann nach kranial oder kaudal umschlagen und so zu einer Irritation der darüber oder darunterliegenden Nervenwurzel führen.
Unter **Lumboischialgie** versteht man den lumbalen Rückenschmerz in Kombination mit einer Schmerzwahrnehmung im Versorgungsgebiet des N. ischiadicus. Analog hierzu gibt es die **Lumbofemoralgie.** Ist lediglich der ausstrahlende Schmerz vorhanden (ohne Kreuzschmerz), so handelt es sich um eine **Ischialgie** bzw. **Femoralgie.**

Ätiologie

Der Protrusion (intakter Anulus fibrosus) bzw. dem Prolaps liegen degenerative Veränderungen der Bandscheiben zugrunde (sog. Diskose), die bereits in einem hohen Prozentsatz ab dem 30. Lebensjahr nachweisbar sind (MRT). Schon ab einem Alter von 20 Jahren können axiale Einrisse in den Anulus fibrosus und Massenverschiebungen innerhalb der Bandscheibe zu Verlagerungen von Nucleus-pulposus-Material über den Anulus fibrosus hinausführen.

Praxistipp

MR-morphologische Zeichen der Diskusdegeneration liegen bei fast jedem dritten, asymptomatischen Individuum vor, bei Menschen jenseits des 60. Lebensjahrs in 100 % der Fälle.

Merke

In ca. **90 %** der Fälle sind die **unteren Lendenwirbelsegmente** betroffen; in absteigender Häufigkeit: L5/S1, L4/5, L3/4.

Als Ursachen sind axiale Belastung, mangelnde Bewegung und die schlechte Stoffwechsellage des bradytrophen Gewebes zu nennen.

Klinik

Plötzlich einschießende, teils stärkste, immobilisierende Schmerzen mit **dermatombezogener („radikulärer") Schmerzausstrahlung** sind führend. Durch Husten oder Pressen kann eine Schmerzverstärkung provoziert werden. Dem Schmerzereignis gehen zumeist unspezifische Bewegungen oder aber typische Belastungen voraus wie z. B. nach vorne beugen und Gegenstand anheben.
Die Patienten nehmen in der Regel eine schmerzerleichternde **Schonhaltung** ein: Der Körperschwerpunkt wird auf die nicht schmerzhafte Seite verlagert, wodurch die Neuroforamina der schmerzhaften Seite aufgeweitet werden. Außerdem berichten sie über **sensible** und/oder **motorische Ausfallserscheinungen** („Taubheitsgefühl im Oberschenkel", „tauber Fußrücken", „unfähig, Vorfuß anzuheben", „Großzeh kann nicht mehr angehoben werden"). Durch massive Bedrängung der Nervenwurzel kann es zum Niedergang derselben kommen. Dieser sog. **Wurzeltod** ist gekennzeichnet durch ein Verschwinden der Schmerzen bei persistierender Muskelparese.
Im weiteren Verlauf verlagert sich der Schmerz ins Gesäß und weiter zu einer beinbetonten Ischialgie/Femoralgie. Diese strahlt zunächst nur in den Oberschenkel, später auch bis in den Fuß aus. Die Patienten berichten des Öfteren über einen **Tag-Nacht-Rhythmus** mit Besserung der Beschwerden während der Nacht. Dies ist durch die Volumenzunahme des hydrophilen Nucleus pulposus während der Nacht zu erklären.

Diagnostik

Allem voran stehen **Anamneseerhebung** und **klinische Untersuchung.** Hierbei muss neben den Untersuchungen der Wirbelsäule (Psoas-Zeichen, Vorlaufphänomen, [umgekehrtes] Lasègue-Zeichen [= Wurzeldehnungszeichen], 3-Stufen-Hyperextensionstest) (▸ Kap. 10.3) auch eine orientierende **neurologische Untersuchung** (Reflexe und Kraftgrade) (▸ Kap. 10.3, ▸ Tab. 10.1) erfolgen und bei Auffälligkeiten erweitert werden.
Neben Parästhesien in den einzelnen Segmenten zugeordneten charakteristischen Dermatomen geben auch Reflexstörungen und Störungen der Motorik Auskunft über die Lokalisation eines Bandscheibenvorfalls. Liegt eine frische Parese oder eine Blasen-/Mastdarmstörung (Cauda-equina-Syndrom) vor, so ist eine notfallmäßige operative In-

tervention indiziert. Der immobilisierende Schmerz oder Parästhesien allein stellen **keine absolute** OP-Indikation dar.

Merke

Beim **Cauda-equina-Syndrom** führt eine Stenose (durch massiven Bandscheibenvorfall, Fraktur, Tumor, Abszess o. Ä.) zu einer Kompression der Nervenwurzeln lumbaler und sakraler Segmente. Typisch sind: Reithosenanästhesie, Blasen-Mastdarm-Störung, Schmerzen, Reflexausfall, Lähmungen von Teilen des Beins. Das Erscheinungsbild ist eher asymmetrisch (Abgrenzung zum Conus-medullaris-Syndrom, ► Kap. 10.7). Nach Diagnosestellung muss dieser Notfall umgehend behandelt werden (meist operativ durch dorsale Dekompression).

Lerntipp

Eine beliebte Frage des IMPP sowie in mündlichen Prüfungen sind die Kennmuskeln der unteren Extremität. Diese sollte man immer parat haben (► Kap. 10.3):

- Hüftbeuger (M. iliopsoas): L2
- Kniestrecker (M. quadriceps femoris): L3
- Fußheber (M. tibialis anterior): L4
- Großzehenheber (M. extensor hallucis): L5
- Fußsenker (M. gastrocnemius): S1

Ein Röntgenbild kann indirekt zur Beurteilung eines Bandscheibenvorfalls herangezogen werden (verschmälerter Intervertebralraum, Höhenminderung, Stellung der Wirbelkörper), zusätzlich dient es zum Ausschluss knöcherner Veränderungen.

Diagnostisches **Mittel der Wahl ist die MRT-Untersuchung** (► Abb. 10.22). In Ausnahmefällen (z. B. bei Herzschrittmacher wegen der Kontraindikation für ein MRT) kann auch eine Computertomografie eine ausreichende Beurteilung ermöglichen.

Therapie

In der akuten Schmerzphase wird symptomatisch mit **Analgetika, Antiphlogistika** (Abschwellung des perineuralen Ödems) zentralen Muskelrelaxanzien ggf. niedrig potenten Opioiden und **Bettruhe** behandelt. Vielen Patienten bringt die sog. **Stufenbettlagerung** eine deutliche Schmerzlinderung. Hierzu wird ein großer Stoffwürfel (oder mehrere Kissen), auf dem der Patient seine Beine ablegt, in das Bett gelegt. Beugung im Hüft- und Kniegelenk bewirkt einerseits eine Entspannung des N. ischiadicus und andererseits, durch die Abflachung der Lendenlordose, eine Erweiterung der Foramina intervertebralia.

Im Anschluss daran können lokale **Wärmeapplikationen,** Elektrotherapie und **Massagen** den schmerzhaften Muskeltonus reduzieren. Krankengymnastik, Haltungs- und Verhaltenstraining **(„Rückenschule“)** sollen Rezidive verhindern. Unter radiologischer Kontrolle kann auch die Infiltration der betroffenen Nervenwurzel mit einem Lokalanästhetikum (in Kombination mit einem Kortikosteroid) erfolgen. Durch die sequenzielle Infiltration unterschiedlicher Bandscheibenhöhen kann bei mehreren Bandscheibenvorfällen eine OP-Planung erleichtert werden.

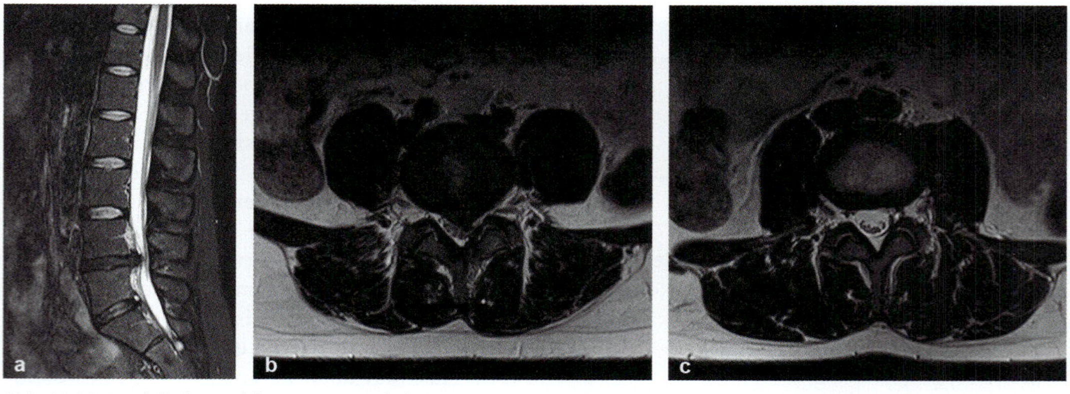

Abb. 10.22 Bandscheibenvorfall. **a** MRT-Sagittalschnitt einer LWS in T2-Wichtung mit Bandscheibenvorfall LWK4/5. Geringfügig höhengeminderter Zwischenwirbelraum mit deutlich niedriger Signalintensität des Bandscheibengewebes (sog. black disc). **b** MRT-Transversalschnitt auf Höhe LWK4/5. Der Bandscheibenprolaps, welcher die Spinalnerven nach dorsal verdrängt, ist gut erkennbar. **c** Transversalschnitt Höhe LWK 3/LWK 4 mit Normalbefund. [T414]

Die **Indikation zur Operation** ist bei entsprechenden neurologischen Defiziten (Paresen, Blasen-Mastdarm-Störung) sowie bei erfolglosen konservativen Therapieversuchen (über mehrere Wochen) und anhaltenden Schmerzen auch ohne Paresen gegeben. Die **Nukleotomie,** also das vollständige Entfernen des prolabierten Gewebes und Ausräumen jener Anteile der Bandscheibe, die gelockert erscheinen, erfolgt über eine dorsale Eröffnung des Intervertebralraums nach Resektion des Lig. flavum. Bei zusätzlicher degenerativer Wirbelkanalstenose kann zeitgleich eine Entfernung des Wirbelbogens (Hemilaminektomie) erfolgen. Mögliche Komplikationen sind Nerven-, Gefäß- und Duralsackverletzungen, Spondylodiszitis sowie postoperative peridurale Verklebungen/Vernarbungen (s. a. Postdiskektomie-/Postnukleotomie-Syndrom).

Merke

Als Postnukleotomie- oder Postdiskektomie-Syndrom (engl. FBSS = failed back surgery syndrome) werden alle anhaltenden Schmerzen nach einer Operation an der Bandscheibe subsumiert, die durch eine segmentale Instabilität oder postoperative Verwachsungen zurückzuführen sind. Ein möglichst atraumatisches, mikrochirurgisches Vorgehen gilt als mögliche Prophylaxe.

10.8.4 Skoliose

Unter einer **Skoliose** versteht man eine **strukturelle, fixierte seitliche Verbiegung der Wirbelsäule,** die weder aktiv noch passiv korrigierbar ist. **Zusätzlich** besteht eine **Torsion der Wirbelkörper** um ihre Längsachse. Hierbei ist der Scheitelwirbel am stärksten verdreht, und zwar zur konvexen Seite hin. Im Bereich der Brustwirbelsäule werden die Rippen von den Wirbelkörpern mitgedreht, sodass es auf der konvexen Seite zu einem **Rippenbuckel** kommt.

Merke

Von einer echten Skoliose spricht man, wenn es zu einer fixierten seitlichen Wirbelsäulenverbiegung mit Rotation der Wirbelkörper kommt. Ist dies nicht der Fall, liegt keine Skoliose, sondern eine skoliotische Fehlhaltung vor.

Von der echten Skoliose ist die **skoliotische Fehlhaltung** zu unterscheiden, die einer funktionellen Störung entspricht und sich durch muskuläre Anstrengung oder Beseitigung der primären Ursache beheben lässt. Je nach Lokalisation unterscheidet man eine thorakale, lumbale, thorakolumbale und eine gemischte Form mit sowohl thorakaler als auch lumbaler Krümmung.

Epidemiologie

Die Angaben bezüglich der **Skoliosehäufigkeit** schwanken je nach Literatur zwischen 2 % und 16 %. **Frauen** erkranken im Verhältnis zu Männern **5-mal häufiger.** Bei 20 % der Betroffenen kann eine positive Familienanamnese erhoben werden.

Ätiologie

In ca. 80 % der Fälle ist die Ursache der Skoliose unbekannt **(idiopathische Skoliose).** Ein multifaktorieller X-chromosomaler Erbgang wird diskutiert.

Bei den übrigen 20 % findet sich eine Vielzahl von Ursachen, z. B.:

- Neuropathische Skoliosen: Poliomyelitis, Zerebralparese, Meningomyelozele, Rückenmarktumoren, traumatische Rückenmarkläsion u. a.
- Myopathische Skoliosen: Muskeldystrophie
- Neurofibromatose (von Recklinghausen)
- Mesenchymstörungen: Ehlers-Danlos-Syndrom, Marfan-Syndrom, Apert-Syndrom
- Posttraumatische Veränderungen: Frakturen, iatrogen (postoperativ, nach Bestrahlung)
- Extraspinale Kontrakturen: z. B. nach Verbrennungen
- Knocheninfektion: akut, chronisch
- Metabolische Erkrankungen: Rachitis, Osteogenesis imperfecta, Homozystinurie

Klassifikation

Es werden grundsätzlich drei Gruppen unterschieden:

- **Infantile Skoliose:** selten. Tritt zwischen dem 1. und 3. Lebensjahr auf, nahezu immer thorakal und linkskonvex mit oftmals ausgeprägter Progredienz.
- **Juvenile Skoliose:** Manifestiert sich zwischen dem 4. Lebensjahr und Beginn der Pubertät. Häufig rechtskonvex mit schlechter Prognose aufgrund der ausgeprägten Progredienz.

- **Adoleszentenskoliose:** häufigste Form, Manifestation zwischen der Pubertät und dem Ende der Skelettreifung. Überwiegend thorakal rechtskonvex. In 10 % S-förmig, d. h. mit zwei Krümmungen. Die Progredienz ist weniger stark ausgeprägt.

Lerntipp

Die idiopathische Adoleszentenskoliose ist schmerzfrei bis zum Abschluss des Wachstums.

Merke

Nicht zu den echten Skoliosen zählt die **Säuglingsskoliose.** Sie entspricht einer skoliotischen Fehlhaltung und tritt meist als thorakolumbaler, lang gestreckter, linkskonvexer C-Bogen auf. Von einer Spontanheilung ist in nahezu allen Fällen auszugehen. In einzelnen Fällen geht die Säuglingsskoliose in eine idiopathische infantile Skoliose über.

Klinik

Beschwerden bzw. Schmerzen treten in der Regel zunächst nicht auf. Die Patienten suchen den Arzt primär aufgrund **kosmetischer Aspekte** auf. Meist fällt den Eltern ein **Rippenbuckel,** eine **hoch stehende Schulter** (asymmetrische Stellung der Schulterblätter), eine kompensatorische **lumbale Gegenkrümmung** der Wirbelsäule, ein **ungleiches Taillendreieck** oder eine vorstehende Hüfte auf.

Schmerzen sind selten und treten in der Regel erst im Erwachsenenalter durch Insuffizienzerscheinungen der überlasteten Muskulatur auf. Patienten die an einer Skoliose erkrankt sind leiden häufig an einer **psychischen Belastung** aufgrund der kosmetischen Auffälligkeiten.

Zu einer Einschränkung der Lebenserwartung kommt es nur in seltenen Fällen mit schweren Deformitäten (v. a. thorakal), welche letztlich zu einer kardiopulmonalen Insuffizienz führen: Verringerung der Vitalkapazität, rezidivierende pulmonale Infekte.

Diagnostik

Die Diagnose kann primär klinisch gestellt werden und ist sehr oft anhand einfacher Untersuchungstechniken zu diagnostizieren. Als wichtigster klinischer Test gilt der **Vorbeugetest (Adams-Test).** Hierzu sitzt der Untersucher hinter dem Patienten. Eine evtl. vorhandene Beinlängendifferenz wird zunächst durch die Unterlage entsprechender Brettchen ausgeglichen. Dann wird der Patient gebeten, sich nach vorne zu beugen (die Arme herabhängend). Am Thorax kann der sog. Rippenbuckel beobachtet werden (► Abb. 10.23), im Bereich der LWS ein sog. einseitiger Lendenwulst.

Die Ausprägung der Torsion und der seitlichen Krümmung ist durch die Nativröntgenaufnahme möglich. Hierzu werden a. p.- und seitliche **Röntgenaufnahmen** der vollständigen BWS und LWS im Stehen angefertigt. Anhand dieser Bildgebung kann der **Cobb-Winkel** bestimmt (► Abb. 10.24), die Torsion der Wirbelkörper nach Nash und Moe eingeschätzt sowie die lumbale Lordose und die thorakale Kyphose gemessen werden.

Der **Cobb-Winkel** dient zur Einschätzung des Schweregrads der Skoliose und zur Bestimmung der Therapiemaßnahmen. Er lässt sich wie folgt ermitteln (► Abb. 10.24): Zunächst werden die beiden Neutralwirbel aufgesucht. Das sind die Wirbel, die sich am oberen und unteren Ende der Krümmung befinden. Sie sind am meisten gegeneinander verkippt und zeigen den Richtungswechsel der Krümmung an. Dann wird an deren Deck- bzw. Grundplatte eine Linie angelegt und jeweils das Lot darauf gefällt. Der Winkel zwischen diesen beiden Linien entspricht dem Cobb-Winkel.

Funktionsaufnahmen in maximaler Seitneigung nach rechts und links (sog. **Bending-Aufnahmen)** zeigen das Ausmaß der Korrigierbarkeit der Haupt- und Nebenkrümmungen an.

Wichtig für die Therapieentscheidung sowie die Prognose ist das Skelettalter. Dieses wird anhand des sog. **Risser-Zeichens** bestimmt (► Abb. 10.25). Hierfür sollte in der a. p.-Aufnahme der LWS noch der Beckenkamm mit abgebildet sein. Die Verknöcherung beginnt lateral, bei Mädchen ca. 4 Monate nach der Menarche, und signalisiert den Höhepunkt des Wachstumsschubs (= Risser I). Ab diesem Zeitpunkt kann für ca. 2 Jahre mit einem deutlichen Wachstum gerechnet werden. Im Stadium IV ist der Wachstumsschub beendet. Bis zum Abschluss der Verknöcherung der Apophyse (Stadium V) ist nur noch mit geringem Wachstum zu rechnen.

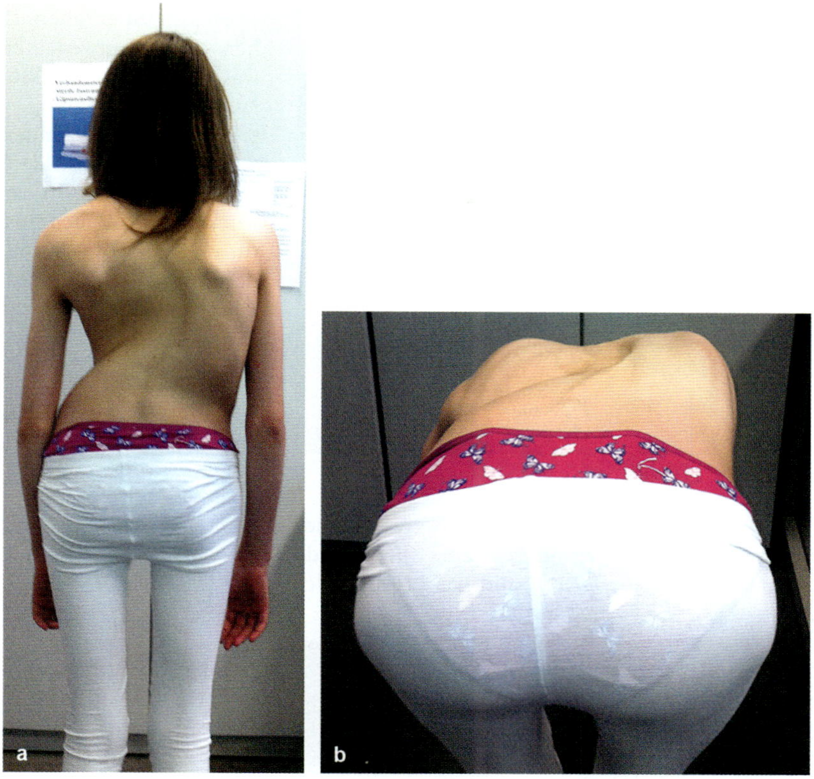

Abb. 10.23 a, b Vorbeugetest. [M332]

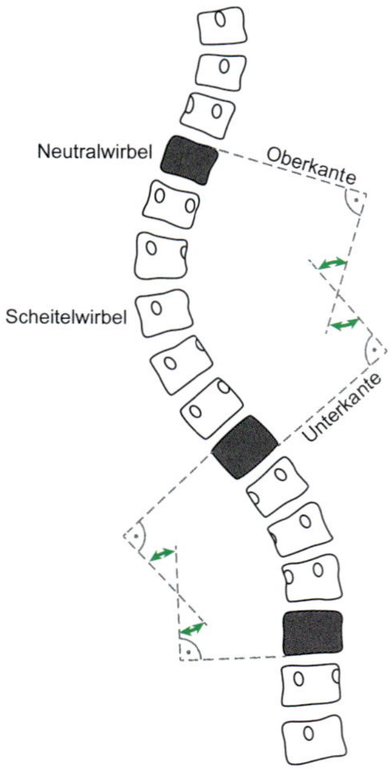

Abb. 10.24 Bestimmung des Cobb-Winkels. Beschreibung im Text. [L231]

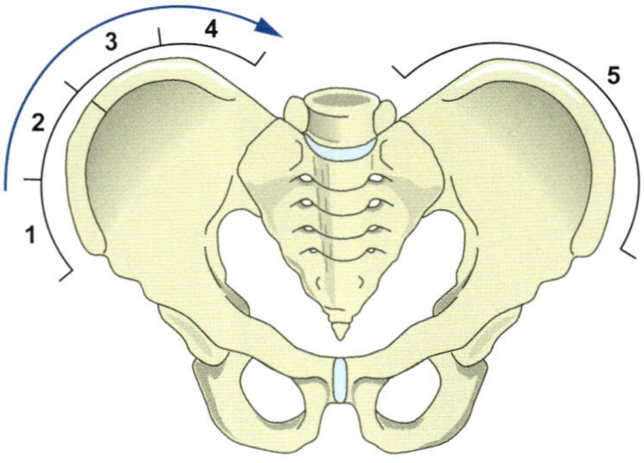

Abb. 10.25 Einteilung der Verknöcherung der Beckenkammapophyse nach Risser. Einzelheiten im Text. [L157]

Tab. 10.8 Therapeutisches Vorgehen bei idiopathischer Skoliose	
Befund (idiopathische Skoliose)	**Therapie**
Cobb-Winkel < 25°	Krankengymnastik
Cobb-Winkel 25–45°	Krankengymnastik und Korsettbehandlung
Cobb-Winkel > 45° (infantile Skoliose)	Kombinierte konvexseitige Epiphyseodese
Cobb-Winkel > 45° (juvenile Skoliose)	Korrekturspondylodese
Cobb-Winkel > 45° (adulte Skoliose)	Befundkontrolle, bei Progredienz ggf. Korrekturspondylodese

Therapie

Das therapeutische Ziel ist es, die **Progredienz** der Erkrankung zu **verhindern,** eine bestehende Krümmung zu korrigieren und das Ergebnis der Korrektur zu erhalten. Das therapeutische Vorgehen erfolgt entweder konservativ oder operativ, was von folgenden Faktoren abhängt:

- Alter des Patienten,
- der zugrundeliegenden Ätiologie sowie
- dem Cobb-Winkel (► Tab. 10.8).

Bei der **Krankengymnastik** steht die Stärkung der Rücken- und Bauchmuskulatur, Haltungskorrektur und Entlordosierung der Wirbelsäule im Vordergrund. Zudem wird eine Verbesserung der Herz-/Lungenfunktion angestrebt.

> **Merke**
>
> Folgende Faktoren sind für die Therapiewahl (konservativ vs. operativ) entscheidend:
> - Alter
> - Risser-Zeichen
> - Bei Mädchen Menarche (zur Abschätzung des Wachstums)
> - Cobb-Winkel

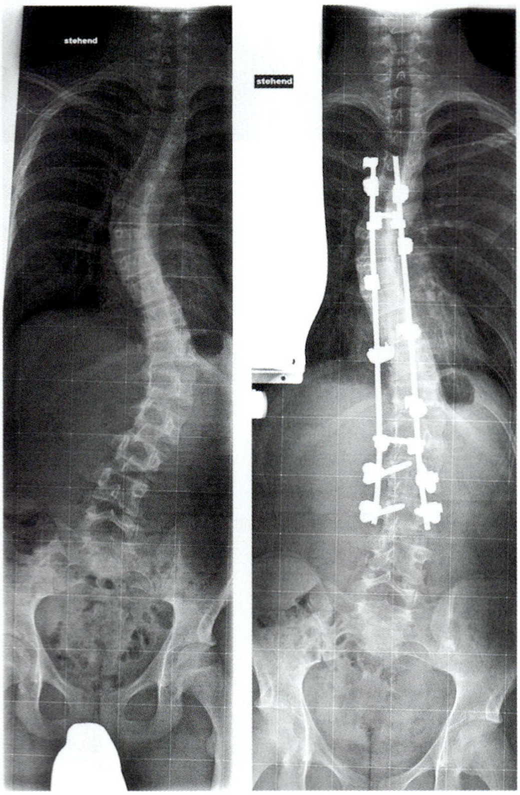

Abb. 10.26 Prä- und postoperative Bilder einer rechtskonvexen Skoliose. [R300]

Ist eine **Korsettbehandlung** indiziert, so muss diese als Aktiv- oder Passiv-Korsett angepasste Orthese 23 h am Tag getragen werden. Die Progredienz der Skoliose kann hierdurch verhindert, der Ist-Zustand jedoch nicht wesentlich verbessert werden. Das bekannteste Aktiv-Korsett ist das **Milwaukee-Korsett.** Dieses besitzt eine Art Beckengurt mit zwei Stäben auf der Rück- und einem Metallstab auf der Vorderseite. Alle drei Metallstäbe ziehen kopfwärts und sind miteinander verbunden. An ihnen sind sogenannte Mahnpelotten befestigt, welche den Patienten anhalten, eine aufrechte Körperhaltung einzunehmen.

Passiv-Korsetts (Boston- oder Cheneau-Korsett) werden i. d. R. individuell nach Abdruck angefertigt und üben durch selektiv eingefügte Pelotten Druck in die korrigierende Richtung aus.

Indikationen für einen operativen Eingriff sind neben dem Cobb-Winkel auch die Skolioseprogredienz nach Wachstumsabschluss, Schmerzen, kardiopulmonale Beschwerden und ästhetische Gründe.

Nur 5–10 % der Patienten müssen **operiert** werden. Bei Mädchen sollte grundsätzlich das 11. bzw. bei Jungen das 12. Lebensjahr abgewartet werden, bevor die Indikation zur Operation gestellt wird. Der Eingriff kann von ventral, dorsal oder kombiniert von dorsoventral erfolgen.

Grundsätzlich ist den klassischen operativen Verfahren die Versteifung bestimmter Wirbelsäulensegmente (Spondylodese) gemein. Die dadurch erzielte feste knöcherne Durchbauung, zusammen mit der Aufrichtung und Derotation der Wirbelsäule, erlaubt die langfristige volle Belastungsfähigkeit (▸ Abb. 10.26). Statistisch gesehen ist die postoperative Infektion die häufigste Komplikation nach einer Skolioseoperation. Neurologische Komplikationen (partielle oder komplette Läsionen, d. h. bis hin zu Querschnittslähmung) treten mit < 2,5 % auf. Zu den Spätkomplikationen zählt v. a. der Korrekturverlust (dieser tritt in aller Regel innerhalb der ersten 3 Jahre auf). Zunehmend finden jetzt auch wachstumslenkende Verfahren Beachtung, die durch spezielle Implantate eine graduelle Korrektur ermöglichen.

10.8.5 Kyphose

Übersteigt die physiologische Schwingung der Wirbelsäule nach dorsal den Normwert oder kann diese durch Aufrichten und Reklination nicht ausgeglichen werden, so liegt eine pathologische Kyphose vor.

Als **Normwert einer physiologischen Kyphose** wird ein Cobb-Winkel zwischen 25° und 45° angegeben.

Neben der Einteilung in angeborene und erworbene Kyphosen ist auch eine folgende Unterscheidung üblich:

- arkuäre Kyphose (Rundbuckel) und
- anguläre (Spitzbuckel, Gibbus;) Kyphosen.

Arkuäre Kyphosen umfassen mehrere Wirbelkörper, erstrecken sich über einen längeren Abschnitt der Wirbelsäule und resultieren gewöhnlich aus einem generalisierten, lang andauernden Geschehen. Im Gegensatz dazu sind anguläre Kyphosen beschränkt auf (akute) Veränderungen eines oder benachbarter Wirbelkörper (▸ Tab. 10.9).

Tab. 10.9 Arkuäre und anguläre Kyphosen

Arkuäre Kyphosen	Anguläre Kyphosen
• Angeborene Formfehler, Wirbelfehlbildungen • Instabilität durch frühzeitige Belastung (Sitzkyphose) • Juvenile Kyphose, Morbus Scheuermann • Morbus Bechterew • Senile Kyphose	• Wirbelfrakturen • Tumoreinbrüche • Spondylitis tuberculosa

10.8.5.1 Morbus Scheuermann (juvenile Kyphose)

Ätiologie und Epidemiologie

Merke

Wachstumsstörung des ventralen Wirbelkörpers mit Ausbildung eines Keilwirbels und einer Kyphose im Verlauf.

Die Ursache der **Wachstumsstörung der Wirbelkörperrandleisten** ist letztlich nicht geklärt. Diskutiert werden eine avaskuläre Nekrose, Deckplatteninstabilitäten sowie eine unzureichende Druckverteilung über die Deckplatte. Das Wachstum der ventralen Wirbelkörperanteile ist verzögert, sodass es im Verlauf zur **Ausbildung von Keilwirbeln** kommt. Mit Abschluss des Wachstums stabilisiert sich der Befund. Ein typischer Befund im Röntgenbild sind die **Schmorl-Knötchen:** Deckplatteneinbrüche mit Verlagerung von Bandscheibengewebe in die Wirbelkörper.

Klinisch charakteristisch ist eine Rundrückenbildung bevorzugt im thorakalen und thorakolumbalen Abschnitt der Wirbelsäule bei Kindern und Jugendlichen im Alter zwischen **12 und 16 Jahren.** Veränderungen im Sinne eines Morbus Scheuermann sind bei ca. 30 % der Bevölkerung nachweisbar, hingegen zeigt sich eine klinisch manifeste Kyphosierung nur bei 0,4–8 %.

Klinik

Eine allgemeine körperliche Leistungsminderung kann vorkommen. Schmerzen treten beim Jugendlichen insgesamt selten auf (nur bei jedem fünften Patienten). Diese treten eher im Erwachsenenalter in den Vordergrund, wenn bandscheibenbedingte Beschwerden resultieren. Durch die vermehrte kompensatorische LWS-Lordose treten hier besonders häufig Beschwerden auf.

Diagnostik

Neben der klinischen Untersuchung ist die Röntgendiagnostik unerlässlich. Auffallend bei Scheuermann-Patienten ist ein nahezu immer vorhandener deutlich vergrößerter Finger-Boden-Abstand.

Typische radiologische Veränderungen sind:
- Schmorl-Knötchen an der Bandscheiben-Deckplatten-Grenze,
- unregelmäßige Bandscheiben-Deckplatten-Grenze,
- verschmälerte Zwischenwirbelräume,
- ausgefranste, abgesplitterte Ecken der Wirbelkörper, besonders an deren Vorderseite,
- Keilform der Wirbelkörper.

Praxistipp

Eine Haltungsschwäche kann mit dem **Haltungstest nach Matthiass** festgestellt werden. Hierzu wird das Kind gebeten, mit geschlossenen Augen und aufrechtem Stand die Arme 30 Sekunden horizontal nach vorne ausgestreckt zu halten. Kann diese Haltung für 30 Sekunden gehalten werden, ist das Kind „haltungsgesund". Andernfalls liegt eine Haltungsschwäche vor: Das Becken schiebt sich nach vorne, der Oberkörper kippt nach hinten.

Therapie

Die **konservative Therapie** ist bis zu einem Kyphosewinkel von ≤ 60° sinnvoll. Das vorrangige Ziel ist die Entlastung der ventralen Wirbelkörperbereiche. Durch **Physiotherapie** kann sowohl eine **Haltungskorrektur** (durch Stärkung der aufrichtenden Muskeln) als auch eine Verbesserung der Beweglichkeit erzielt werden. Schmerzhafte Muskelkontrakturen können gelindert werden. Sportarten mit starker axialer Belastung (z. B. Basketball, Volleyball, Skifahren) sind zu vermeiden.

Schmerzen werden **symptomatisch** mit Analgetika, Wärme und durch Vermeidung körperlicher Belastung behandelt. Während im Wachstumsalter leichte und mittlere Verläufe mittels **Korsett** versorgt werden können (z. B. Boston-Korsett, 23 Stunden am Tag), stellen schwere Kyphosen im Erwachsenenalter durchaus eine Indikation zur **operativen Versorgung** dar.

10.8.5.2 Senile Kyphose

Der weitverbreitete **Altersrundrücken** ist Ausdruck eines physiologischen Involutionsvorgangs v. a. der Bandscheiben im Thorakalbereich (► Abb. 10.27). Aufgrund der Belastungsverhältnisse wirkt sich dieser besonders an den ventralen Anteilen der Bandscheiben aus. Infolge der zusätzlich einsetzenden muskulären Insuffizienz kommt es zu einer schleichend einsetzenden Kyphosierung.

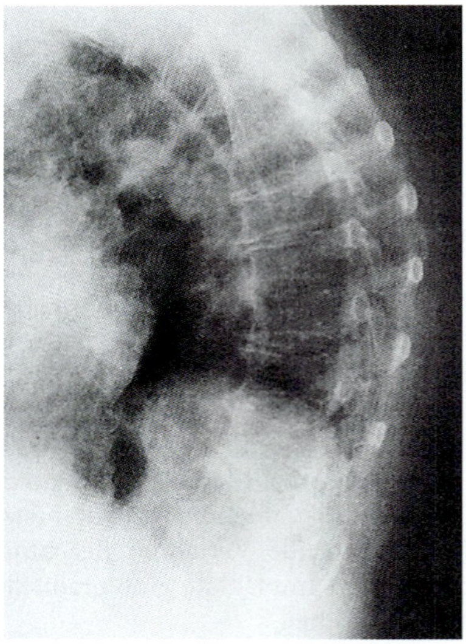

Abb. 10.27 Senile Kyphose. [E284]

Weitere Ursachen der Ausbildung einer Kyphose können traumatisch oder posttraumatisch, postoperativ oder entzündlicher Natur sein.

Die Röntgenaufnahme zeigt altersbedingte Strukturveränderungen (Atrophie), die von einer Osteoporose abzugrenzen sind, sich aber häufig damit überschneiden.

Ist die Kyphose stark ausgeprägt, führt sie nicht selten zu einer muskulären Dekompensation des Patienten und zunehmender Unfähigkeit zum Gehen oder Stehen. Man spricht hier von einem Verlust der sagittalen Balance. Nicht selten kann dies eine komplexe Korrekturspondylodese des gesamten Rückens nötig machen.

10.8.6 Spondylolysis und Spondylolisthesis

Als Spondylolysis vera wird die **Spaltbildung (Spondylolyse)** in der Interartikularportion des Wirbelbogens bezeichnet. Diese gilt als Voraussetzung für die „echte" **Spondylolisthesis** (Wirbelgleiten), das **Verrutschen eines Wirbelkörpers** nach ventral oder dorsal. Im Gegensatz zum „echten" Wirbelgleiten kann es auch ohne Spaltbildung in der Interartikularportion zu einer Verschiebung des Wirbelkörpers nach ventral kommen. Hier liegt meinst eine Instabilität aufgrund eines Bandscheibenprolapses vor.

Epidemiologie
Eine Spondylolyse ist bei ca. 5–7 % der Bevölkerung nachweisbar. Lediglich 2–4 % davon entwickeln eine Spondylolisthesis. Bekannt ist, dass bestimmte Bevölkerungsgruppen häufiger erkranken. Hierzu zählen z. B. Leistungssportler wie Speerwerfer, Judoka, Ringer oder Kunstturner. In ca. 80 % der Fälle ist der LWK5, in 15 % der LWK4 betroffen.

Ätiologie
Spondylolysen in Kombination mit anderen Fehlbildungen (Spina bifida, Fortsatzasymmetrien) und das Auftreten bereits im Kindesalter lassen eine anlagebedingte Dysplasie der Lumbosakralregion vermuten. Letztlich bleibt die Ätiologie aber ungeklärt. Unter zunehmender Belastung kommt es zu strukturellen Umbauvorgängen und Defekten (Lysezonen), welche allerdings durch funktionelle Anpassung meist kompensiert werden können. Zu einer Häufung klinisch manifester Spondylolisthesen kommt es erst zwischen dem 20. und 50. Lebensjahr. Dann kommt durch die parallel stattfindende Degeneration der Bandscheiben eine Instabilität hinzu.

Klassifikation
Die Einteilung des Wirbelgleitens erfolgt nach der **Klassifikation nach Meyerding:** Die Deckplatte unterhalb des Gleitwirbels wird in vier gleiche Segmente unterteilt, das hintere untere Eck des Gleitwirbels gibt den Grad der Verschiebung an (► Abb. 10.28). Rutscht der Wirbelkörper über das vierte Segment hinaus, spricht man von einer Spondyloptose. Dies ist im a. p.-Röntgenbild durch den umgekehrten „Napoleonhut" ersichtlich.

Klinik
Sowohl Spondylolysen als auch Spondylolisthesen **können klinisch stumm** bleiben, verursachen gewöhnlich keine Beschwerden und stellen **meist** einen **Zufallsbefund** dar. Instabile Wirbelsegmente führen zu lagerungsabhängigen Kreuzschmerzen. Treten Schmerzen auf, sind diese **belastungsabhängige, pseudoradikuläre Schmerzen (v. a. in der dorsalen Oberschenkelmuskulatur),** die dem Bild eines Facettensyndroms (bei Spondylarthrose) gleichen. Im Verlauf kann es aber durchaus zu einer Nervenwurzelkompression mit radikulärer Symptomatik kommen.

Diagnostik
In der klinischen Untersuchung kann eine Druckschmerzhaftigkeit des betroffenen Segments auffallen. Als **Sprungschanzen-Phänomen** bezeichnet man eine sichtbare Stufenbildung zwischen zwei Dornfortsätzen. Das Schober-Zeichen zeigt die reduzierte lumbale Beweglichkeit an.
Das a. p.-Röntgenbild zeigt häufig lumbosakrale Anomalien (z. B. Spina bifida). Im seitlichen Strahlengang können der **Ferguson-Winkel** (Lumbosakralwinkel: Winkel zwischen der Linie durch das Bandscheibenfach und der Horizontalen; normalerweise < 34°) und das Ausmaß der Spondylolisthesis bestimmt werden.
Schrägaufnahmen in 45°-Rotation erlauben eine zuverlässige Beurteilung der Interartikularportion und zeigen dort befindliche Lysezonen. Diese Lysezone wird auch gerne als **„Hundehalsband"** (► Abb. 10.29) beschrieben. Über Funktionsaufnahmen in maximaler Flexion und Extension kann die segmentale Beweglichkeit evaluiert werden. Myelografie, CT und MRT werden grundsätzlich nur zur präoperativen Planung angefertigt. Sind neurologische Defizite vorhanden, kann zur Objektivierung eine neurophysiologische Untersuchung (EMG oder NLG) notwendig sein.

Therapie
Das Alter des Patienten, das Beschwerdeausmaß, die Schmerzlokalisation und die Progredienz des Gleitvorgangs bestimmen die Therapieplanung. Mittel der Wahl ist zunächst die **konservative The-**

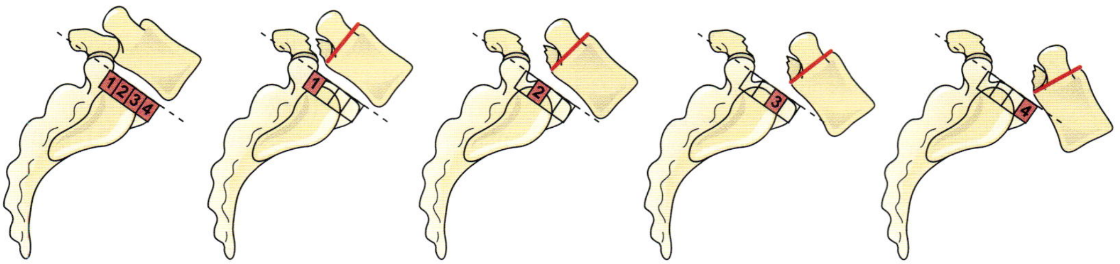

Abb. 10.28 Spondylolisthesis. Ganz links Normalbefund, nach rechts zunehmender Schweregrad, Einteilung nach Meyerding. [L106]

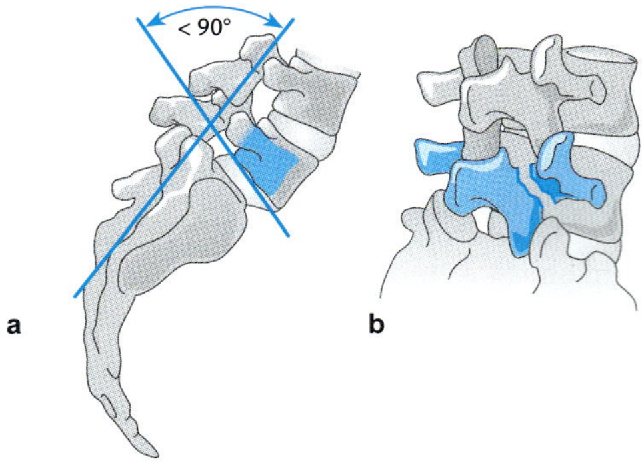

Abb. 10.29 Spondylolisthesis. **a** Pathologische Kyphosierung. **b** „Hundehalsband". [L106]

rapie (Krankengymnastik, Stützmieder) sowie das Vermeiden reklinierender Sportarten (Wurfsportarten, Turnen, Ballett).

Persistiert die Symptomatik oder kommt es zu neurologischen Ausfällen, ist die Indikation zur **Operation** gegeben. Es besteht kein einheitlicher Konsens zu den verschiedenen Operationsmethoden. Durchgeführt werden u. a. **Spondylodese** mit oder ohne Wirbelkörperreposition, alleinige Dekompressionen oder die Rekonstruktion der Interartikularportion.

10.8.7 Spondylitis und Spondylodiszitis

Klinischer Fall

Ein 56-jähriger Patient berichtet, dass er seit ca. 4 Wochen wiederholt, im Verlauf jedoch zunehmende, Schmerzen in der Lendenwirbelsäule verspürte. Zunächst traten die Schmerzen lediglich belastungsabhängig auf. Seit einigen Tagen sei jedoch ein Dauerschmerz vorhanden. Eine Schmerzausstrahlung wird verneint, ebenso ein Trauma. Anamnestisch lässt sich ein Trekking-Urlaub durch Indien 8 Wochen zuvor erfragen. Vorerkrankungen bestünden keine.

Bei der Untersuchung fällt lediglich eine klopfschmerzhafte LWS auf. Als erste Maßnahmen werden eine Röntgenaufnahme und eine Blutuntersuchung inkl. BSG durchgeführt. Das Röntgenbild zeigt eine unscharfe Destruktion des LWK 2. Das Bandscheibenfach LWK 1/2 ist nicht sicher abgrenzbar. Die wahrscheinlichste Diagnose ist eine Spondylodiszitis. Aufgrund der Reiseanamnese muss auch an eine spezifische Spondylodiszitis gedacht werden. Differenzialdiagnostisch ist eine Metastase (z. B. Prostatakarzinom) zu berücksichtigen.

Ätiologie

Infektionen der Wirbelsäule sind insgesamt selten. Unterschieden werden:

- **Endogene Infektionen:** durch Infektionen des Urogenitaltrakts, der Lunge oder abdominaler Organe; häufigste Form.
- **Exogene Infektionen:** überwiegend iatrogen (Punktionen, Operationen), selten traumatisch.

Meist ist eine Immunsuppression im Verlauf anderer Erkrankungen Ursache der bakteriellen Spondylitis.

Ausgangspunkte sind die gut durchbluteten apophysären Randleisten der Grund- und Deckplatten, von wo sich die Infektion in die Spongiosa der Wirbelkörper ausbreitet **(Spondylitis).** Es folgt die Infiltration der angrenzenden, nicht durchbluteten Bandscheibe mit konsekutiv erkennbarer Höhenminderung im Röntgenbild **(Spondylodiszitis).** Das Erregerspektrum umfasst praktisch alle Eitererreger. In bis zu 60 % der Fälle wird jedoch *Staphylococcus aureus* nachgewiesen. Liegt eine tuberkulöse Spondylodiszitis vor, so spricht man von einer spezifischen Infektion (auch Pott-Disease).

Klinik

Unspezifische Symptome dominieren anfangs. Die Patienten geben belastungsabhängige Schmerzen im Bereich des betroffenen Wirbelsäulenabschnitts an. Im Verlauf gehen diese in einen belastungsunabhängigen, bohrenden und therapieresistenten **Ruhe- und Nachtschmerz** über. **Subfebrile bis febrile Temperaturen** können ebenso auftreten wie **Nachtschweiß,** Gewichtsverlust und Leistungseinbruch. Im Rahmen der ossären Destruktion kann es im Verlauf zu **radikulären oder pseudoradikulären Schmerzen** kommen. Durch axiale Stauchung lassen sich die Schmerzen verstärken.

Diagnostik

Entzündungsparameter (BGS, CRP, Leukozyten) sind erhöht. Häufig findet sich im Differenzialblutbild eine **Linksverschiebung.**

Das Nativröntgenbild als erster diagnostischer Schritt zeigt eine Höhenminderung des Wirbelkörpers und unscharfe Aufwerfungen der Deckplatten mit teilweiser Sklerosierung (► Abb. 10.30).

Cave

Differenzialdiagnostisch muss auch an Knochenmetastasen gedacht werden.

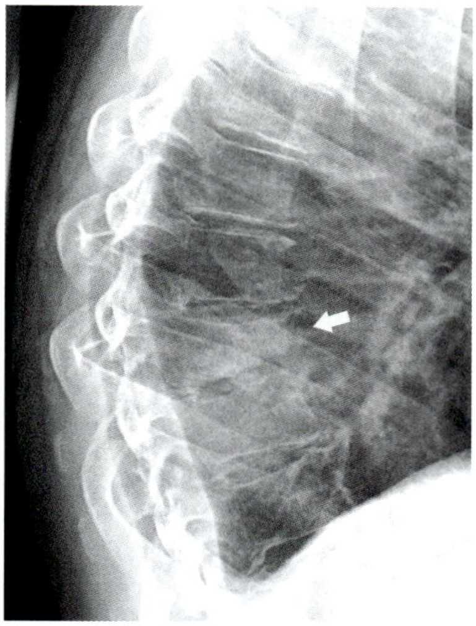

Abb. 10.30 Spondylitis: Seitliches Röntgenbild einer BWS. Mottenfraßähnliche Destruktion von BWK 9 und 10. [M332]

Im Kernspintomogramm sind Höhenminderung des Intervertebralraums, Osteolysen und Markraumödem erkennbar (► Abb. 10.31). Hier auch auf paravertebrale Abszedierungen achten!
Bei begründetem Verdacht auf eine bakterielle Spondylitis sollte eine (CT-gesteuerte) **Punktion** zum Erregernachweis erfolgen. Besteht der Verdacht auf weitere hämatogene Absiedlungen, kann eine Szintigrafie durchgeführt werden.

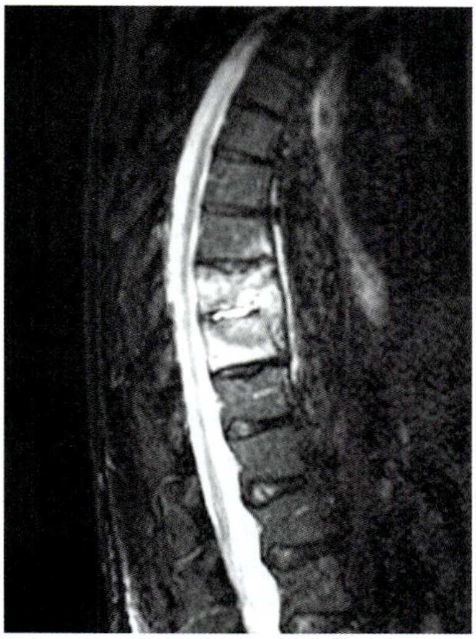

Abb. 10.31 Spondylitis: Destruktion von BWK 9 und 10, Markraumödem, Intervertebralraum fast komplett aufgehoben. [M332]

Merke

Absolute Priorität bei V. a. Spondylodiszitis ist die Isolation des bakteriellen Erregers. Daher ist kalkulierte Antibiose erst erlaubt, nachdem Proben (2 unabhängige Blutkulturen, evtl. CT-gesteuerte Punktion) sicher durchgeführt wurden. Sobald der Erreger bekannt ist, kann die Antibiose dann spezifisch und damit effektiver durchgeführt werden.

Therapie

Liegt ein unkomplizierter Infekt vor (keine Abszedierung, keine epidurale Beteiligung, keine Neurologie und nur geringe ossäre Destruktion) oder ist aufgrund des OP-Risikos (Komorbidität) eine operative Intervention Therapie der zweiten Wahl, so kann eine **konservative Therapie** durchgeführt werden. Hierzu erfolgen zunächst die Immobilisation des betroffenen Segments, eine suffiziente Analgesie und eine **testgerechte Antibiose** (in der Regel für 3 Monate, bei spezifischer Infektion bis zu 24 Monate).
Stellt sich hierunter kein ausreichender Therapieerfolg ein, liegen ein neurologisches Defizit, eine Abszedierung, Sepsis oder eine ausgeprägte ossäre Destruktion (Kyphose) vor, so muss **operativ** vorgegangen werden. Die OP-Technik hängt vom Befalls- und Destruktionsmuster ab. Grundsätzlich erfolgen eine Dekompression (Laminektomie), Débridement und die Stabilisierung des Segments (dorsale Instrumentierung).

10.8.8 Muskulärer Schiefhals (Torticollis)

Der muskuläre Schiefhals, auch Torticollis genannt, ist eine **fixierte Schiefstellung des Kopfs** aufgrund pathologischer **Veränderungen des M. sternocleidomastoideus** und zählt neben der angeborenen Hüftdysplasie und dem Klumpfuß zu den häufigsten angeborenen Fehlbildungen (► Kap. 16). Die rechte Halsseite ist häufiger betroffen. Die Verteilung unter den Geschlechtern ist ausgeglichen. Die Ätiologie ist **unbekannt,** vermutet werden genetische Faktoren sowie intrauterine und geburtstraumatische Ereignisse (50–75 % der Kinder, welche aus Beckenendlage geboren werden, entwickeln einen muskulären Schiefhals).
Differenzialdiagnostisch muss an otogene, okuläre, psychogene, rheumatische, ossäre und postinfektiöse Veränderungen gedacht werden.

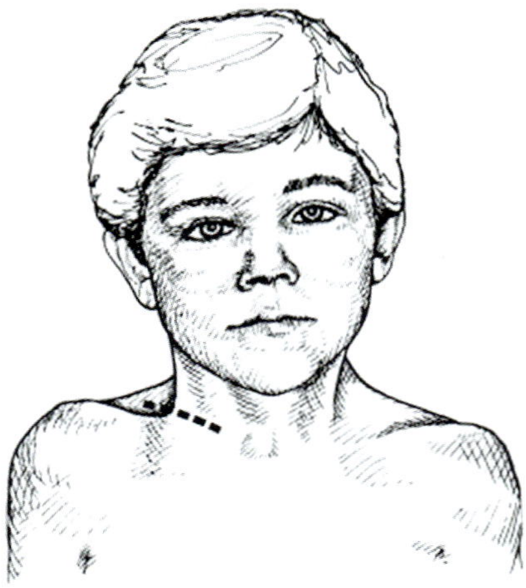

Abb. 10.32 Muskulärer Schiefhals (Torticollis). [E637]

Klinik

Das klinische Bild einer Torticollis manifestiert sich bereits innerhalb der ersten Lebenstage oder -wochen. Das Erscheinungsbild reicht von einer strangförmigen, bleistiftdünnen muskulären Verhärtung bis hin zu der charakteristischen Kopfhaltung, bei der das Kind den Kopf zur erkrankten Seite neigt und zur gesunden Seite dreht (► Abb. 10.32). Nach Ausbildung dieser Primärveränderungen kann es ohne Therapie zu Sekundärveränderungen kommen: skoliotische Abweichungen der HWS, Asymmetrien des Gesichtsschädels („Gesichtsskoliose").

Therapie

Bereits in den ersten Lebenstagen wird mit physikalischer Therapie begonnen; diese basiert im Wesentlichen auf **redressierender Krankengymnastik** (z. B. nach Bobat und Vojta). Bleiben trotz intensiver Therapie Primärveränderungen bestehen bzw. kommt es zu Sekundärveränderungen, so ist die operative Korrektur zwischen dem 3. und 6. Lebensjahr indiziert. Mittel der Wahl ist die **biterminale** (sowohl am mastoidalen als auch am klavikulären und sternalen Ende) offene **Tenotomie des M. sternocleidomastoideus.**

10.8.9 Degenerative Spinalkanalstenose

Klinischer Fall

Frau Paulus, eine 76-jährige Patientin, stellt sich bei Ihnen aufgrund einer Gehstreckeneinschränkung vor. Sie berichtet, dass es ihr im Verlauf des letzten Jahres deutlich schwerer falle, ihre Einkäufe zu erledigen. Auf Spaziergänge mit ihrem Mann musste sie in den vergangenen Monaten verzichten. Aktuell könne sie lediglich 5 Min. schmerzfrei gehen, bevor Schmerzen in beiden Beinen auftreten. Die einzige Aktivität, die Frau Paulus noch machen könne, sei das Ergometer-Fahrrad in ihrer Wohnung. Hier könne sie problemlos 30 Min. fahren. Mit den Venen sei alles in Ordnung – das habe bereits der Hausarzt überprüft.
In der klinischen Untersuchung fallen ein Ausfall des Achillessehnenreflexes rechts sowie ein angedeutetes Tannenbaumphänomen auf. Im Röntgenbild der LWS in zwei Ebenen sind deutliche degenerative Veränderungen (Spondylophyten, Facettengelenkarthrose) sowie eine Betonung der Deckplatten ersichtlich. Unter der Verdachtsdiagnose einer Spinalkanalstenose schicken Sie die Patientin zur Computertomografie.

Hier handelt es sich um eine kombinierte Einengung des Spinalkanals aufgrund degenerativer Veränderungen. Hierzu zählen osteophytäre Anbauten an den Facettengelenken, Hypertrophie des Lig. flavum und das Verschieben der Wirbelkörper gegeneinander aufgrund einer Bandscheibendegeneration.

Merke

Andere Ursachen einer Spinalkanalstenose (Auswahl):
- Hyperlordose
- Spondylolisthesis
- Idiopathisch
- Fehlbildung des Wirbelkörpers
- Postoperativ

Klinik

Charakteristisch für die Spinalkanalstenose ist die, im Volksmund als **Schaufensterkrankheit** bezeichnete, Claudicatio intermittens spinalis. Die Patienten haben hierbei Schmerzen in den Beinen beim (längeren) Gehen und müssen nach bestimmten Gehintervallen stehenbleiben. Das

Vorbeugen des Oberkörpers bringt ebenso Erleichterung. Radfahren (Entlordorsierung) ist schmerzfrei auch über einen langen Zeitraum möglich. Wird dies beim Patienten abgefragt, so lässt sich die wichtige Differenzialdiagnose einer Claudicatio aufgrund einer vaskulären (pAVK) Genese abgrenzen.

Diagnostik

Röntgenaufnahmen lassen das Ausmaß der Wirbelsäulendegeneration erahnen. In den axialen Schichtungen der **Kernspintomografie** lassen sich sowohl die degenerativen Veränderungen (Hypertrophie des Lig. flavum, Arthrose der Facettengelenke, Bandscheibenprotrusion) als auch der Spinalkanal selbst am besten darstellen. Eine Myelografie wird nur noch selten durchgeführt.

Therapie
Primär konservative Therapiemaßnahmen mit Stufenbettlagerung, NSAR und Infiltrationen (mit steroidalen und nichtsteroidalen Antiphlogistika). Stabilisierende Krankengymnastik. Operative Erweiterung des Spinalkanals (Hemilaminektomie) bei therapieresistenten Beschwerden.

10.8.10 Morbus Baastrup

Der Morbus Baastrup bezeichnet lumbale Rückenschmerzen, die durch sich berührende Dornfortsätze verursacht sind (auch kissing-spine disease genannt). Verursacht wird dies entweder durch eine Hyperlordose oder kräftig ausgebildete Dornfortsätze oder einer Kombination aus beidem.

Klinik
Die Patienten leiden häufig bereits lange an lumbalen Rückenschmerzen. Diese verstärken sich bei extendierenden (streckenden) Bewegungen. Die Dornfortsätze sind druckempfindlich.

Diagnostik
Ein Nativröntgenbild reicht häufig bereits aus um die Diagnose zu stellen. Hierbei ist das charakteristische Bild der **„kissing spine"**, dem gegenseitigen Berühren der Dornfortsätze. Begleitende degenerative Veränderungen (Sklerosierung der Dornfortsätze, Verschmälerung der Bandscheibenfächer, Hyperlordose u. a.) sind ebenfalls ersichtlich.

Therapie
Nur in seltenen, therapieresistenten Fällen erfolgt eine operative Intervention (partielle Resektion der Dornfortsätze). Die konservative Therapie erfolgt durch entlordorsierende Krankengymnastik, physikalische Anwendungen (Wärme, Strom) und interspinale Infiltrationen von Schmerzmitteln (Kortikosteroide, Diclofenac).

10.8.11 Morbus Forestier

Der Morbus Forestier ist eine auch **disseminierte idiopathische Skeletthyperostose (DISH-Syndrom)** genannte Erkrankung nicht geklärter Ätiologie. Es kommt zu zuckergussartigen Verkalkungen und Verknöcherungen von mindestens vier aufeinanderfolgenden Wirbelkörpern. Gehäuft tritt diese Krankheit bei Diabetes mellitus auf.

Klinik
Die Erkrankung verläuft relativ asymptomatisch und stellt v. a. eine radiologische Diagnose dar. In der klinischen Untersuchung kann eine Einschränkung der Beweglichkeit der Wirbelsäule auffallen.

Diagnostik
Im Nativröntgenbild fällt eine plumpe, ausladende, Spangenbildung ventrolateral auf.

> **Merke**
>
> Im Röntgenbild sehen sich Morbus Forestier und Morbus Bechterew aufgrund der typischen Anklyosen (Verknöcherung der Wirbelkörpersegmente) sehr ähnlich!

Therapie
Eine Therapie ist in der Regel nicht notwendig.

10.8.12 Kokzygodynie

Hierunter werden Schmerzen im Bereich des Steißbeins verstanden. Frauen zwischen dem 30. und 50. Lebensjahr sind häufiger betroffen. Die idiopathische Kokzygodynie, ohne erkennbare Ursache, wird von der traumatischen unterschieden. Palpatorisch können Schmerzen am Steißbein provoziert werden. Röntgenaufnahmen sind insbesondere nach einem Sturz indiziert. Es erfolgt eine symptomatische Therapie durch Entlastung mit Sitzring, NSAR und manueller Therapie.

Andreas Ficklscherer und Simon Weidert

11 Becken und Hüfte

IMPP-Hits

Das Hüftgelenk ist ein Nussgelenk und besteht aus der Hüftpfanne, dem Azetabulum, und dem Hüftkopf, dem Caput femoris. Im Laufe des Lebens kann es durch die ständige hohe Belastung des knorpeligen Gelenküberzugs zu einer Arthrose kommen. Wie man diese erkennt und behandeln kann, finden Sie in dem Unterkapitel *Koxarthrose.*

11.1 Wegweiser

Das Becken und insbesondere das Hüftgelenk nehmen in der Orthopädie und Unfallchirurgie aus vielerlei Hinsicht einen großen Stellenwert ein. Dies ist sicherlich auch ein Grund dafür, dass das IMPP verhältnismäßig viele Fragen zu diesem Themenkomplex stellt. Erkrankungen dieser Region können in jedem Alter auftreten und zu teils schwerwiegenden Beeinträchtigungen führen.

Wird beispielsweise eine kongenitale **Hüftluxation** beim Neugeborenen übersehen und/oder nicht ausreichend behandelt, so kann diese im Verlauf von vielen Jahren zu einer frühzeitigen Degeneration des Gelenks und im Alter zur Entwicklung einer **Koxarthrose** führen. Auch das heranwachsende Kind **(Morbus Perthes)** und der Jugendliche **(Epiphyseolyis capitis femoris)** sowie der junge Erwachsene **(femoroazetabuläres Impingement)** können am Hüftgelenk erkranken.

Im Alter gewinnen die Frakturen des proximalen Femurs wie **Schenkelhalsfrakturen** und **pertrochantäre Frakturen** eine große Bedeutung. Die umgehende Versorgung mittels Osteosynthese oder Endoprothetik ist entscheidend für die Prognose des Patienten. **Beckenfrakturen** sind im Alter häufig und osteoporotisch bedingt. Bei jungen Patienten treten sie meist im Rahmen von einem Polytrauma und Hochgeschwindigkeitsverletzungen auf und können lebensbedrohlich sein.

11.2 Funktionelle Anatomie

Das Becken verbindet die bewegliche Wirbelsäule mit beiden Beinen, verteilt das Gewicht des Rumpfs hierbei gleichmäßig auf beide Beine und ermöglicht einen sicheren Gang. Sowohl Rumpfmuskulatur als auch Muskeln der Oberschenkel sind an ihm befestigt. Sprechen wir vom Becken, ist eigentlich der gesamte Beckengürtel **(Beckenring)** gemeint (▸ Abb. 11.1). Dieser setzt sich zusammen aus dem **Os sacrum** sowie den **Ossa ilii, ischii und pubis.** Der Ringschluss erfolgt ventral an der **Symphyse** und dorsal an den **Sakroiliakalgelenken.** Genauer gesagt spricht man hier von einer Amphiarthrose. Die Ossa ilii, ischii und pubis verschmelzen zum Os coxae (Hüftbein) und bilden mit dem **Azetabulum** die Hüftgelenkpfanne. Hier artikuliert das Hüftbein mit dem proximalen (koxalen) Femur. Das **Hüftgelen**k ist ein Kugelgelenk mit drei Freiheitsgraden (▸ Abb. 1.3):

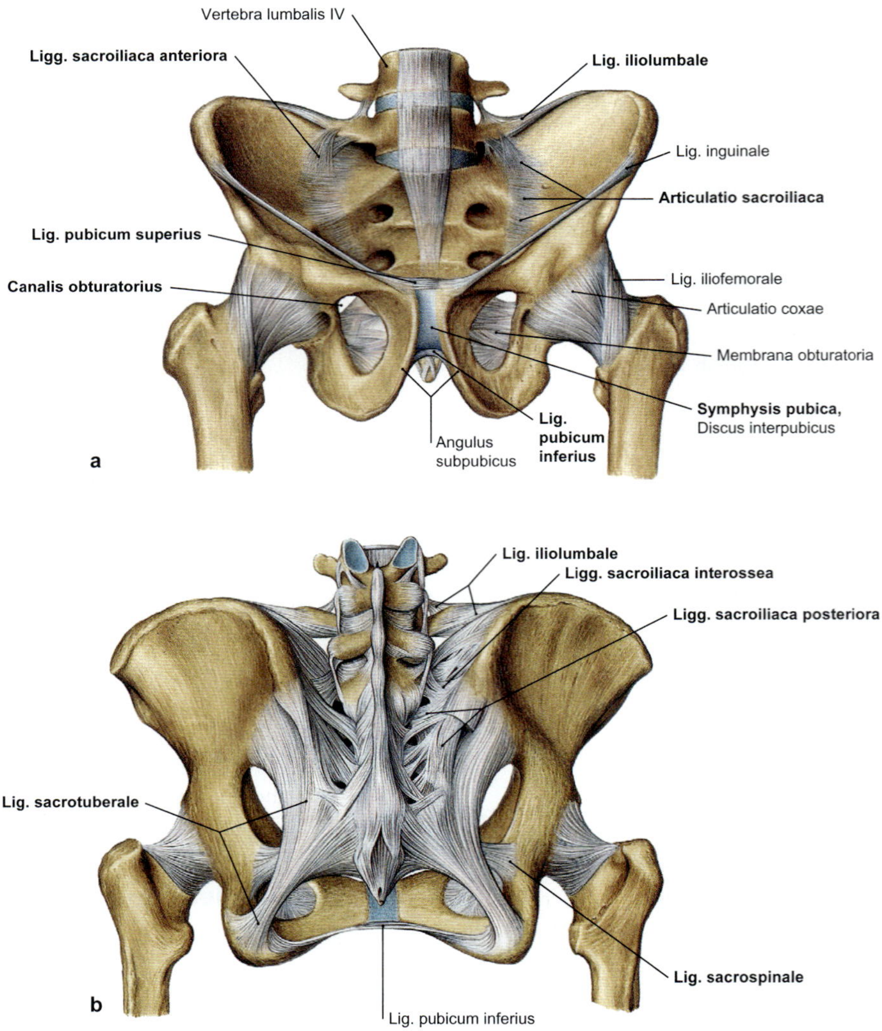

Abb. 11.1 Knochen und Bänder des Beckens; dargestellt sind ebenfalls die Lendenwirbelsäule mit Os sacrum und die beiden Femurköpfe. **a** Ansicht von vorne. **b** Ansicht von hinten. [S700]

- Flexion/Extension
- Abduktion/Adduktion
- Innenrotation/Außenrotation

Die **Stabilität** des Hüftgelenks wird maßgeblich durch die knöcherne Formgebung gewährleistet. Verstärkungsbänder, die von den Hüftbeinknochen entstammen (und entsprechend benannt werden; Ligg. Iliofemorale, ischiofemorale und pubofemorale) strahlen in die **Hüftkapsel** ein und sichern das Gelenk zusätzlich. Bezüglich der **Blutversorgung** befindet sich der Femurkopf in einer kritischen Lage. Besonders bei medialen Schenkelhalsfrakturen kann die **retrograde Durchblutung** des Femurkopfs (das Lig. capitis femoris trägt beim Erwachsenen nicht mehr zur Blutversorgung bei) unterbrochen werden – eine Femurkopfnekrose ist die häufige Folge.

11.3 Klinische Untersuchung von Becken und Hüftgelenk

11.3.1 Inspektion

Die Untersuchung erfolgt am bis auf die Unterhose entkleideten Patienten. Zunächst inspiziert man die **allgemeine Körperhaltung.** Liegt eine auffällige Beckenvorneigung mit Hyperlordose der LWS vor? Oder ist ein **Beckenschiefstand** ersichtlich?
Eine Fehlrotation der Beine ist an der Kniegelenkscheibe und an der Stellung der Füße ersichtlich. Natürlich können auch X- und O-Bein-Fehlstellungen und **Beinlängendifferenzen** (BLD) vorhanden sein (▸ Kap. 8).
Zeitgleich kann die Haut auf (OP-)Narben, Schwellungen, livide Verfärbungen, Effloreszenzen und Rötung, die Muskulatur auf evtl. vorhandene Atrophien in Augenschein genommen werden **(trophische Veränderungen).** Im Anschluss lässt man den Patienten im Untersuchungszimmer auf und ab gehen. Liegt ein **Hinken** vor (▸ Tab. 11.1)?

11.3.2 Palpation

Routinemäßig werden das **Trochantermassiv,** der **Tractus iliotibialis,** die **Leiste,** die **Symphyse** und die schmerzhafte Region palpiert. Am komplett extendierten Bein kann durch einen Faustschlag auf die Ferse von kaudal ein **Klopfschmerz** im Hüftgelenk provoziert werden (schmerzhaft z. B. bei Hüft-TEP-Lockerung). Aus differenzialdiagnostischen Gesichtspunkten erfolgt ebenso die Palpation der Lendenwirbelsäule, der Iliosakralgelenke sowie der Nierenlager.

Tab. 11.1 Verschiedene Formen des Hinkens

Verkürzungshinken	Das Becken steht aufgrund einer Beinlängendifferenz auf der betroffenen Seite tiefer.
Schonhinken	Die Auftrittsphase ist schmerzbedingt verkürzt.
Duchenne-Hinken	Der Patient neigt den Oberkörper beim Gehen zur schmerzhaften Seite. Dadurch werden der Belastungshebel und somit die Schmerzen verringert.
Trendelenburg-Hinken	Das Becken sinkt aufgrund einer Funktionsschwäche des M. gluteus medius und M. gluteus minimus ab (s. unten).

11.3.3 Bewegungsausmaß

Die für das Hüftgelenk geltenden (prüfungsrelevanten) Werte der Neutral-Null-Methode sind in ▸ Abb. 1.3 dargestellt.
Der Untersucher umfasst den Fuß und das Kniegelenk des Patienten und führt das Bein in die einzelnen Bewegungsrichtungen. Hierbei wird grundsätzlich mit der gesunden bzw. weniger schmerzhaften Seite begonnen. Bei 90° Hüftgelenkflexion (und 90° Flexion im Kniegelenk) erfolgt dann die Überprüfung von Innen- und Außenrotation. Eine Einschränkung der Innenrotation gilt als erstes Zeichen einer Koxarthrose. Im Anschluss daran wird die Abduktions- und Adduktionsfähigkeit in (kompletter) Extension geprüft.

Cave

Bei Patienten mit Hüftgelenkprothese wird auf die Überprüfung der Adduktion verzichtet, um eine versehentliche Luxation zu vermeiden.

11.3.4 Funktionstests

Beinlänge: Diese kann sowohl im Liegen als auch im Stehen gemessen werden. Am liegenden Patienten wird die Crista iliaca anterior superior palpiert, um mit einem Maßband die Strecke zum ipsilateralen Malleolus medialis zu messen. So kann im Seitenvergleich eine Beinlängendifferenz aufgedeckt werden.
Eine andere Möglichkeit ist, am stehenden Patienten ein Brettchen (von definierter Dicke, z. B. 0,5 oder 1 cm) unter das Bein zu legen, zu welchem das Becken gekippt ist. Gleicht sich hierdurch ein Beckenschiefstand aus, liegt eine Beinlängendifferenz vor.

Trendelenburg-Zeichen: Liegt eine Lähmung oder Insuffizienz der Hüftabduktoren vor (z. B. nach Hüft-TEP) kommt es zu einem Absinken der gegenseitigen (gesunden) Beckenhälfte im Einbeinstand: Das Trendelenburg-Zeichen ist positiv (▸ Abb. 11.2).

Vorlaufphänomen: Hiermit lässt sich prüfen, ob eine Blockade des Iliosakralgelenks vorliegt. Es kann sowohl im Stehen als auch im Liegen getestet werden. Der Untersucher legt seine Daumen auf beide Spinae iliacae posteriores superiores des vor ihm stehenden Patienten und bittet diesen, sich nach vorne zu beugen. Im Normalfall sollten beide Daumen auf gleicher Höhe bleiben. Gleitet jedoch

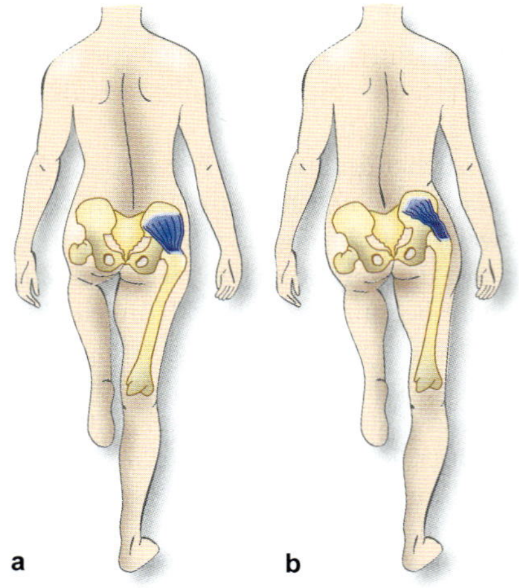

Abb. 11.2 **a** Das Becken kann stabil gehalten werden. **b** Das Becken kippt zur kontralateralen Seite, das Trendelenburg-Zeichen ist positiv. [L141]

ein Daumen etwas höher, so kann dies für eine Hypomobilität des betreffenden Iliosakralgelenks sprechen. Beim liegenden Patienten steht der Untersucher am Fußrand der Untersuchungsliege, nimmt beide Beine an den Innenknöcheln und hebt diese leicht an. Bei einer ISG-Blockierung kann das Bein der betroffenen Seite kürzer erscheinen. Nun lässt der Untersucher den Patienten sich mehrmals aufrichten, wodurch es zu einem Ausgleich der Beinlänge kommen kann.

Thomas-Handgriff: Dieser Test dient dazu, eine Hüftbeugekontraktur (häufig bei Koxarthrose) aufzudecken. Der Patient liegt auf dem Rücken. Der Untersucher fasst das im Kniegelenk gebeugte, gesunde Bein und flektiert es im Hüftgelenk maximal. Zudem greift er mit seiner freien Hand unter die LWS des Patienten und überprüft so, ob die physiologische Ventralkippung des Beckens ausgeglichen und das Becken in die Neutralstellung zurückgeführt wird. Hebt sich nun das kontralaterale Bein von der Untersuchungsliege ab, liegt eine Hüftbeugekontraktur vor (► Abb. 11.3).

Vierer-Zeichen: Testet die Außenrotations- und Abduktionsfähigkeit im Hüftgelenk. Der Patient liegt auf dem Rücken und versucht die Ferse der betroffenen Extremität auf das kontralaterale Kniegelenk zu legen, wobei er im Hüftgelenk maximal abduziert und außenrotiert. Liegt ein Normalbefund vor, so bilden die Beine eine „4".

Drehmann-Zeichen: Das Zeichen ist positiv bei allen Hüftgelenkerkrankungen, die zu einer Einschränkung der Innenrotationsfähigkeit führen (z. B. Epiphysiolysis capitis femoris [ECF, ► Kap. 12], Koxarthrose [► Kap. 11.5]). Der Test ist positiv, wenn das Hüftgelenk während der Flexion in die Außenrotation ausweicht (► Abb. 11.4). Hinweis auf ein **femoroazetabuläres Impingement** kann ein „Einklemmungsschmerz" bei Flexion und Innenrotation sein.

3-Stufen-Hyperextensionstest (Mennell-Test): Zur Differenzierung der Schmerzlokalisation (Hüftgelenk, Iliosakralgelenk, lumbosakraler Übergang). Der Patient liegt dafür auf dem Bauch (► Abb. 11.5):

- **Stufe 1:** Mit der einen Hand fixiert der Untersucher das Ilium gegen die Untersuchungsliege und führt mit der anderen das ipsilaterale Bein in einer Hyperextension. Da eine Bewegung nur im Hüftgelenk möglich ist, deuten Schmerzen auf eine Hüftgelenkaffektion hin.
- **Stufe 2:** Nun wird anstelle des Iliums das Sakrum gegen die Liege fixiert. Hierzu liegt die Hand des Untersuchers in Längsrichtung auf dem Os sacrum. Das Hüftgelenk wird erneut

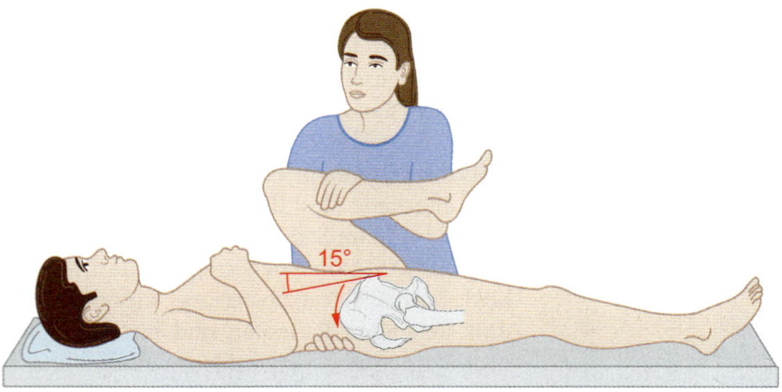

Abb. 11.3 Thomas-Handgriff zur Prüfung einer evtl. vorliegenden Hüftbeugekontraktur. [L231]

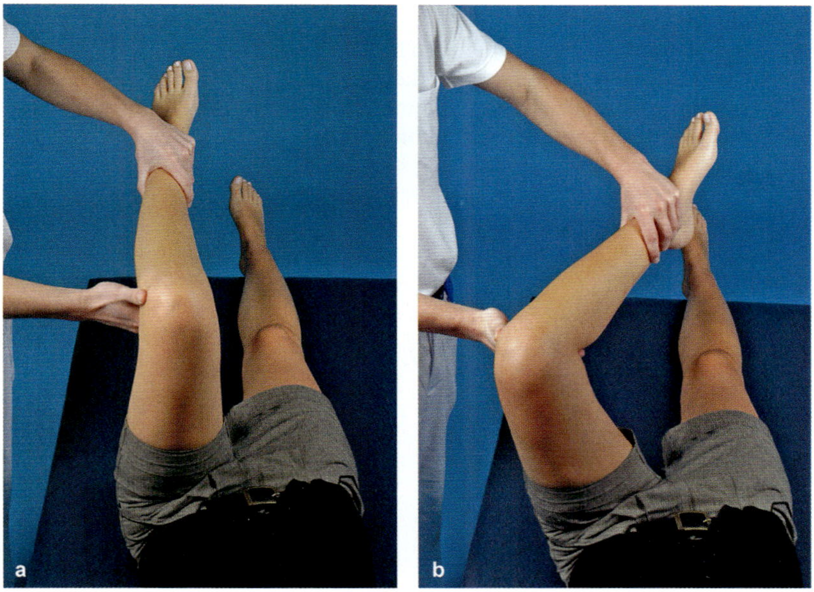

Abb. 11.4 Drehmann-Zeichen zur Prüfung der Innenrotation im Hüftgelenk: Der Patient liegt auf dem Rücken. Der Untersucher führt das Bein in die Flexion. Liegt eine Einschränkung der Innenrotationsfähigkeit vor, so weicht das Bein hierbei in die Außenrotation ab. [M332]

dorsal extendiert. Jetzt auftretende Beschwerden deuten auf eine Irritation des Iliosakralgelenks.

- **Stufe 3:** Die Hand des Untersuchers wird auf die LWS abgelegt ohne Druck auszuüben. Treten bei Hyperextension Schmerzen auf, sind diese auf die Reklination der LWS zurückzuführen (z. B. bei Facettengelenkarthrose).

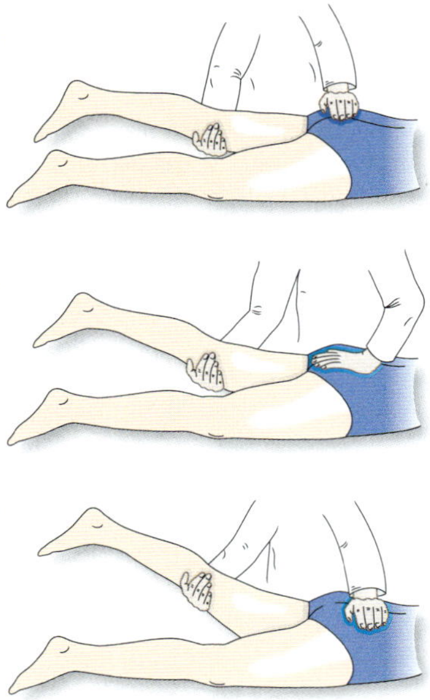

Abb. 11.5 3-Stufen-Hyperextensions(Menell-)Test. Beschreibung im Text. [L141]

Labrum-Test (Impingement-Test): Dieser Test gibt Aufschluss darüber, ob das Labrum acetabulare intakt oder gerissen ist (z. B. Cam-/Pincer-Impingement). Ist dies der Fall, gibt der auf dem Rücken liegende Patient Schmerzen an, wenn sein Bein maximal flektiert (bis 120°), adduziert und innenrotiert oder auch maximal extendiert, abduziert und außenrotiert wird.

11.4 Verletzungen

11.4.1 Beckenringfrakturen

Der Beckenring gewährleistet die Kraftübertragung von unserer Wirbelsäule über die Hüftgelenke auf die Beine. Im Fall einer Fraktur kann eine Instabilität entstehen, sodass keine Belastung mehr möglich ist.

Merke

Faustregel: Ist der Beckenring nur an einer Stelle unterbrochen, ist er noch stabil. Ist er an zwei Stellen unterbrochen, ist er instabil.

Ätiologie und Epidemiologie

Während die Zahl der Beckenfrakturen in Verbindung mit **Hochrasanztraumata** (Verkehrsunfall, Sturz aus Höhe) eher gleichbleibt, nimmt der Anteil der **osteoporotischen Beckenfrakturen** durch die immer älter werdende Bevölkerung stetig zu.

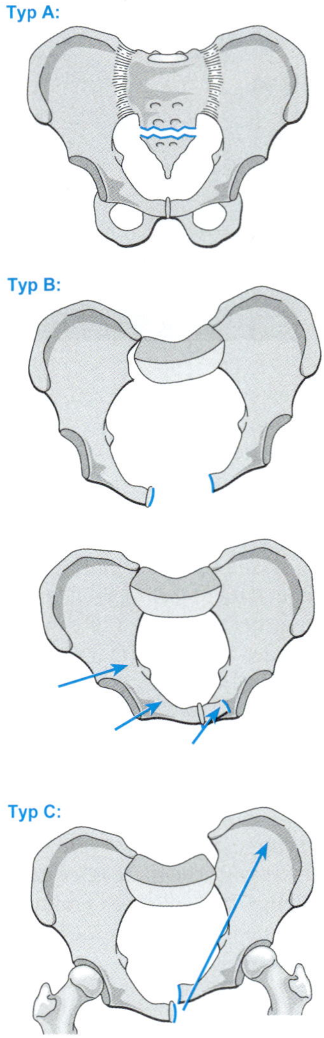

Abb. 11.6 AO-Klassifikation der Beckenfrakturen. [L157]

Einteilung

Dabei erfolgt die Einteilung **in A-, B- und C-Verletzungen** (► Abb. 11.6).

- Typ A: am häufigsten; stabil (meist nur eine einseitige Os-pubis-Fraktur).
- Typ B: partiell instabil (rotationsinstabil): Da der „Ring" vorne **und** hinten beschädigt ist, kann er entweder aufgeklappt werden (sog. open-book injury, ► Kap. 10) oder zugeklappt werden (der häufigste Fall in Folge von seitlicher Kompression bei alten Patienten, die z. B. auf die Hüfte stürzen).
- Typ C: Dieser Typ ist als instabil (rotations- und translationsinstabil) anzusehen. Hier ist nicht nur der „Ring" vorne und hinten durchgebrochen, sondern auch wichtige Bänder sind zerrissen. Dadurch kommt es neben Rotation auch zu im Röntgenbild sichtbaren linearen Verschiebungen zur Seite oder nach oben und unten.

Merke

Sakrumfrakturen, wie sie bei alten Patienten häufig auftreten, sind auch Beckenringfrakturen (sog. osteoporotische „Insuffizienzfrakturen"). Treten sie isoliert auf, gehören sie zum Typ A, bei kombinierter Os-pubis-Fraktur spricht man von Typ B.

Da die Frakturen bei alten Patienten häufig infolge eines minimalen Traumas auftreten, wird zunächst versucht, sie primär konservativ zu behandeln (osteoporotische „Insuffizienzfraktur").

Auch wenn bei solchen Fällen gleichzeitig eine Schambeinastfraktur vorliegt, ist das Becken meist dennoch stabil, da die Bänder typischerweise nicht reißen.

Die meisten dieser Fälle können konservativ behandelt werden. Nur wenn es zu zunehmender Dislokation oder Immobilität kommt, wird operativ stabilisiert.

Merke

Morel-Lavallée Syndrom: Im Rahmen von Hochrasanztraumata des Beckens kann es zu diesem Krankheitsbild kommen. Es handelt sich um eine Zerreißung zwischen Subkutangewebe und Faszie im Sinne eines inneren Dècollements, das von außen nicht sichtbar ist. Man kann es im CT oder im Ultraschall entdecken und es gehört chirurgisch eröffnet, débridiert und drainiert, um schwere Infektionen zu vermeiden.

Klinik und Diagnostik

Traumamechanismus, Schmerzen im Bereich des Beckens, Hämatome und Weichteilschwellungen können hinweisend auf eine Beckenfraktur sein. Häufig finden sich auch Schürfwunden oder Quetschmarken als Zeugen des Traumas. Gegebenenfalls ist die Instabilität manuell festzustellen (beidhändige Kompression von ventral und von der Seite).

Bei C-Verletzungen kommt es regelmäßig zu teils massiven Blutungen aus dem präsakralen/prävesikalen Gefäßen sowie den Frakturen selbst (► Abb. 11.7). Dies kann zu einem **hämorrhagischen Schock** und einer lebensbedrohlichen Situation für den Patienten führen. Bei Verdacht auf instabile Beckenfraktur sollte daher schon präklinisch eine Schlinge (z. B. „Pelvic-Binder") angelegt werden, um diese zu stabilisieren. Im Schockraum kann eventuell eine Beckenzwinge oder ein Fixateur externe im Rahmen eines Notfalleingriffs notwendig werden (► Kap. 4.6.4).

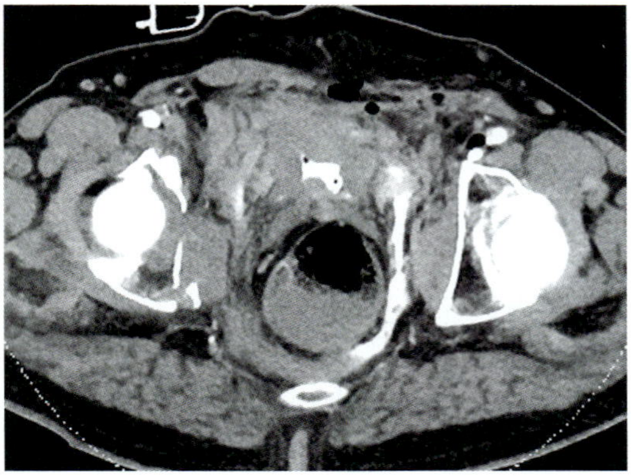

Abb. 11.7 Instabile Beckenfraktur mit massivem Hämatom und Kontrastmittelaustritt im CT (weiße „freie" Flüssigkeit im kleinen Becken). [M332, P183]

Zur Diagnostik von Beckenverletzungen gehört die klinische Untersuchung:

- Prellmarken, Hämatome, Schürf- und Quetschwunden?
- Ist das Becken stabil bei manueller Kompression?
- Besteht Druckschmerz?

Eine Röntgen-Beckenübersicht kann das Ausmaß der Verletzung aufzeigen.

Cave

Um eine Frakturdislokation zu verhindern, sollte nur ein Untersucher einmalig manuellen Druck von vorne und von der Seite ausüben (gleichzeitig mit beiden Händen auf die Beckenschaufeln).

Bei komplexen Frakturen, Verdacht auf Verletzungen des hinteren Beckenrings und Unklarheiten sollte ein Spiral-CT durchgeführt werden.

Cave

Aufpassen bei Beckenfrakturen: Immer an die Gefahr eines **hämorrhagischen Schocks** denken. Typische Begleitverletzungen sind **Blasen- und Harnröhrenverletzungen!**

Therapie

Die Therapie der Beckenverletzungen richtet sich in erster Linie nach der Art der Fraktur (► Tab. 11.2). **A-Verletzungen** gelten als stabil und können daher fast immer konservativ behandelt werden (► Abb. 11.8).

Tab. 11.2 Therapie der Beckenfrakturen

Typ	Beispiele	Therapie
Typ A	Isolierte Schambeinastfrakturen	Konservativ
Typ B	Sakrumfraktur mit Schambeinastfraktur oder Symphysensprengung	Konservativer Versuch, wenn nicht disloziert; alternativ Sakrumverschraubung oder Plattenosteosynthese der Symphyse
Typ C	Dislozierte vordere und hintere Beckenringfraktur	Sofort Beckenzwinge oder Fixateur externe, dann Platten- und Schraubenosteosynthese im Verlauf

B-Verletzungen werden als partiell instabil angesehen. Sind sie kaum disloziert, kann bei den meist alten Patienten ein **konservativer Behandlungsversuch** unternommen werden. Gelingt die Mobilisierung innerhalb einer Woche nicht oder kommt es zu zunehmender Dislokation im Röntgen, ist die Operation empfohlen. Meist reicht es, lediglich den hinteren Beckenring mit **iliosakralen Hohlschrauben** zu stabilisieren (► Abb. 11.9).

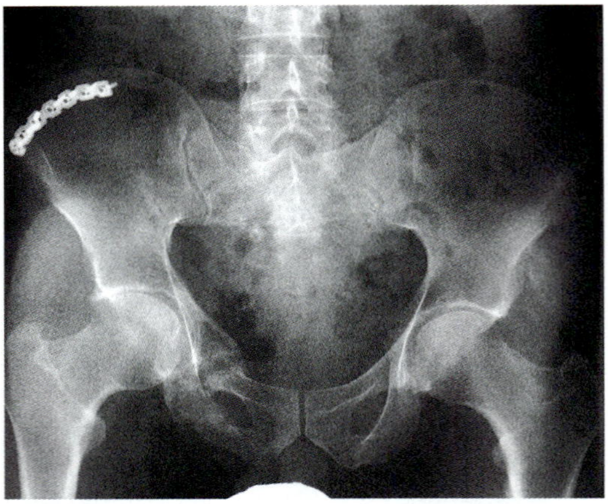

Abb. 11.8 Konservative Therapie der Beckenringfraktur Typ A (Schambeinastfraktur rechts). Die zusätzliche Darmbeinfraktur wurde mit einer Plattenosteosynthese versorgt, da diese aufgrund der Muskelansätze typischerweise dislozieren. [R234]

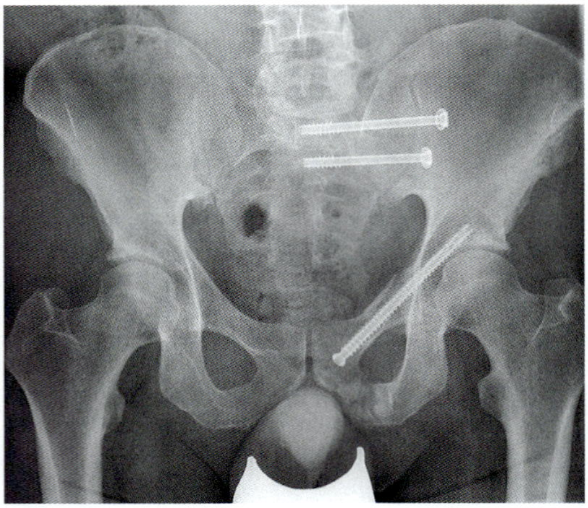

Abb. 11.9 Minimalinvasive Versorgung einer Typ-B-Beckenfraktur: Zwei sogenannte ISG-Schrauben stellen die Fraktur des Sakrums und das angrenzende Iliosakralgelenk (ISG) ruhig. Durch das kurze Gewinde wirken die Schrauben als Zugschrauben und komprimieren die Fraktur. Vorne stabilisiert eine Vollgewindeschraube die Fraktur des oberen Schambeinasts. [P183]

C-Verletzungen müssen **operativ** behandelt werden, da sie instabil sind. Häufig muss umgehend ein supraazetabulärer **Fixateur externe** für den vorderen Beckenring angelegt werden. Alternativ kann der hintere Beckenring mit einer sog. **Beckenzwinge** komprimiert werden (► Kap. 4.6.4). Nach einigen Tagen, wenn sich der Zustand des meist schwerstverletzten Patienten gebessert hat, schließt sich eine **definitive Osteosynthese** (z. B. durch Platten und Schrauben) an.

11.4.2 Azetabulumfrakturen

Hier handelt es sich um Frakturen der Hüftpfanne (Azetabulum) und damit um eine besondere Art der Beckenfrakturen, die einzeln oder gemeinsam mit anderen Frakturen auftreten kann (z. B. Dashboard-Verletzung: Fahrer eines Autos prallt mit dem Kniegelenk bei gebeugtem Hüftgelenk gegen das Armaturenbrett, ► Kap. 12). Das Azetabulum ist ein Teil des Hüftgelenks und eine Unebenheit kann schnell zu einer schweren Arthrose führen.

Tab. 11.3 AO-Klassifikation der Azetabulumfrakturen

A-Frakturen	Beteiligung von nur einem Pfeiler des Azetabulums, während der zweite intakt ist. • **A1:** Frakturen des hinteren Pfannenrands mit Varianten • **A2:** Frakturen des hinteren Pfeilers mit Varianten • **A3:** Frakturen des vorderen Pfannenrands und des vorderen Pfeilers
B-Frakturen	Charakterisiert durch eine quer verlaufende Frakturkomponente, wobei mindestens ein Teil des Pfannendachs intakt ist. • **B1:** Querfrakturen durch die Gelenkpfannen mit/ohne Fraktur des hinteren Pfannenrands • **B2:** T-förmige Frakturen mit verschiedenen Varianten • **B3:** Frakturen des vorderen Pfeilers/Pfannenrands, verbunden mit hinterem „hemitransversalem" Bruch
C-Frakturen	Frakturen beider Pfeiler: Alle gelenkbildenden Fragmente einschließlich des Pfannendachs sind vom restlichen Os ilium getrennt!

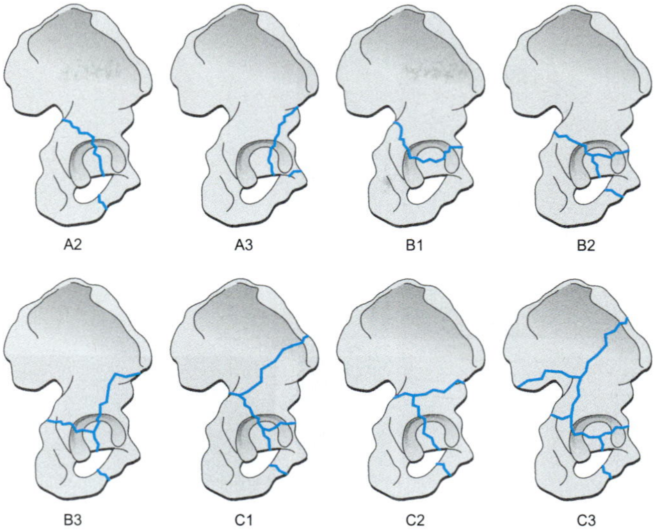

Abb. 11.10 AO-Klassifikation der Azetabulumfrakturen (Beschreibung ► Tab. 11.3). [L106]

Wichtig sind daher v.a. die genaue Analyse des Frakturtyps zur Beurteilung der Stabilität und das Erkennen von Dislokationen. Die AO-Einteilung ist in ► Abb. 11.10 und ► Tab. 11.3 dargestellt.
Die Belastungsübertragung im Azetabulum läuft über den vorderen Pfeiler und den hinteren Pfeiler.

Klinik

Es zeigt sich eine schmerzhafte Immobilisierung des Hüftgelenks, Leistendruckschmerz, evtl. auch eine Beinverkürzung bei relevanter Dislokation des Hüftkopfs (selten).

Diagnostik

Eine Azetabulumfraktur kann man auf einer konventionellen Aufnahme des Beckens (Beckenübersicht) manchmal übersehen. Daher empfiehlt sich zusätzlich eine **Ala-Obturator-Röntgenaufnahme** der betroffenen Seite (im 45°-Winkel geröntgt). Besteht im Röntgen ein Verdacht auf Fraktur, ist zur Beurteilung des genauen Frakturtyps immer eine CT empfohlen.

Therapie

Undislozierte Frakturen können konservativ mit Physiotherapie und Mobilisation unter Teilbelastung behandelt werden – hier sind regelmäßige Röntgenkontrollen (Ausschluss einer sekundären Dislokation) notwendig.

Merke

OP-Indikation der Azetabulumfraktur:

- Dislozierte Frakturen mit Gelenkversatz > 2 mm
- Fragment im Gelenk
- Therapieresistente Schmerzen unter konservativer Therapie

Bei dislozierten oder komplexen Frakturformen, besonders bei Stufen im Gelenk, ist eine aufwendige Operation notwendig. Diese besteht aus Platten- und/oder Schraubenosteosynthesen (► Abb. 11.11). Im Anschluss an die Operation muss der Patient eine Teilbelastung des betroffenen Beins über mindestens 6 Wochen einhalten.

11.5 Degenerative Erkrankungen

11.5.1 Koxarthrose

Klinischer Fall

Herr Paulus, ein 72-jähriger Mann, stellt sich bei Ihnen mit Schmerzen in der rechten Leiste vor. Diese haben bereits 2 Jahre zuvor angefangen und haben sich von intermittierend auftretenden Schmerzen in einen Dauerschmerz verwandelt. Ein schmerzfreies Gehen ist derzeit nicht mehr möglich. Auch nachts habe er hin und wieder Schmerzen.

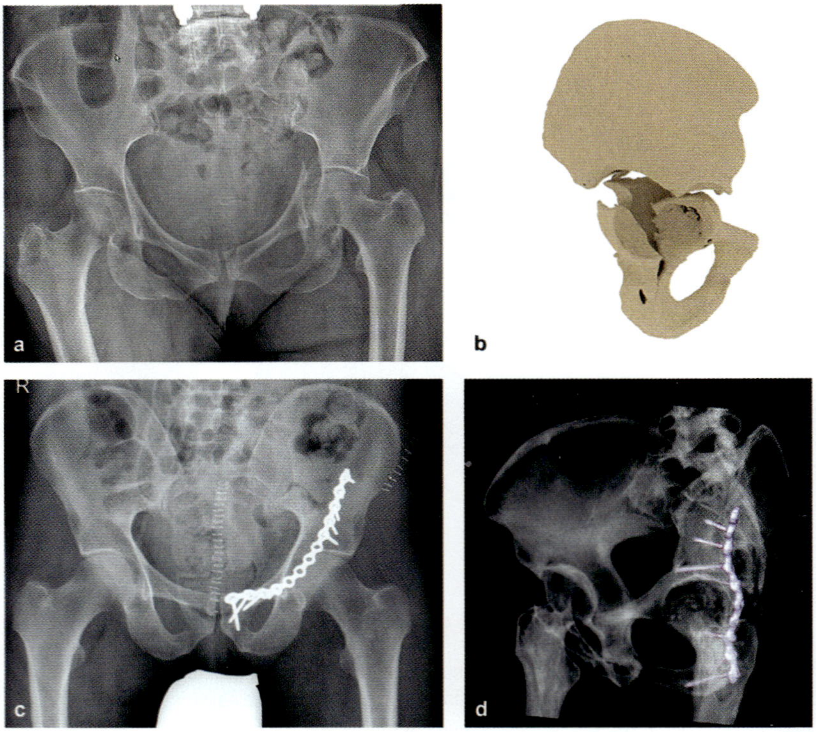

Abb. 11.11 **a** Azetabulumfraktur links in der Beckenübersichtsaufnahme. **b** T-Fraktur des Azetabulums in einer 3D-Rekonstruktion des CTs. **c** Nach Versorgung durch eine von ventral eingebrachte Rekoplatte. **d** Plattenosteosynthese einer Fraktur des hinteren Azetabulumpfeilers durch einen dorsalen Zugang (DRR-Rekonstruktion des CTs). [M332, P183]

In der klinischen Untersuchung fällt Ihnen eine komplett aufgehobene Innenrotationsfähigkeit des rechten Hüftgelenks auf. Der Thomas-Handgriff ist rechts mit ca. 10° positiv (► Abb. 11.3). Sie lassen eine Beckenübersichtsaufnahme und eine Lauensteinaufnahme anfertigen. Auf den Röntgenbildern sehen Sie die klassischen Zeichen einer Koxarthrose (subchondrale Sklerosierung, Gelenkspaltaufhebung und subchondrale Zysten), sodass Sie Ihre Verdachtsdiagnose einer primären Koxarthrose bestätigt sehen.

Degenerativer Verschleiß des Gelenkknorpels durch unterschiedliche biologische und/oder mechanische Einflüsse.

Ätiologie

Ohne Kenntnis der Ätiologie spricht man von einer **primären Koxarthrose.** Bei einer **sekundären Koxarthrose** ist die Ätiologie bekannt. Zu den möglichen Ursachen gehören z. B.:

- Kongenitale Hüftdysplasie,
- Epiphyseolysis capitis femoris,
- Morbus Perthes,
- Intraartikuläre Frakturen,
- Hüftkopfnekrose (u. a. idiopathisch, bei Sichelzellanämie, Kortisontherapie),
- Entzündliche Erkrankungen (rheumatologischer Formenkreis, septische Koxitis),
- Gicht und
- Hämochromatose.

Zu den **Risikofaktoren** zählen v. a. das Alter, Geschlecht und die ethnische Herkunft (so erkranken Asiaten und Schwarzafrikaner seltener). Übergewicht allein ist kein Risikofaktor. Jedoch konnte in Studien gezeigt werden, dass die Koexistenz von Übergewicht und einer präarthrotischen Veränderung häufiger zu einer behandlungsbedürftigen Koxarthrose führt.

Klinik

Anamnestisch berichten die Patienten von einem langsam einsetzenden Krankheitsbeginn mit zunächst nur **geringer Schmerzsymptomatik bei Belastung.** Schmerzen werden grundsätzlich als in Leiste, Gesäß, Oberschenkel oder sogar bis ins

Knie ausstrahlend angegeben. Des Weiteren geben die Patienten eine schnelle Ermüdbarkeit sowie ein **Steifigkeitsgefühl** an. Häufig bestehen die Schmerzen zunächst nur frühmorgens nach dem Aufstehen **(Anlaufschmerz)** und lassen im Tagesverlauf nach, bevor sie zum Abend hin erneut zunehmen.
Im weiteren Krankheitsverlauf kommt es jedoch zu rezidivierenden Synovitiden, die diese charakteristische Schmerzsymptomatik überdecken können und zu **belastungsunabhängigen Dauerschmerzen** (nächtlicher Schmerz) führen.

Diagnostik

Erstes klinisches Merkmal der Koxarthrose ist die **Innenrotations- und Abduktionshemmung.**

In fortgeschrittenen Stadien kann bereits ein deutliches Hinken auffallen. Häufig ist auch ein **Streckdefizit** vorhanden, welches mit dem **Thomas-Handgriff** (= **Beugekontraktur**) festgestellt werden kann (s. oben). Langfristig entwickeln sich eine Oberschenkelmuskelatrophie und/oder eine **Beuge-Außenrotations-Adduktionsfehlstellung.**

Das diagnostische Mittel der Wahl sind **Röntgenaufnahmen** in zwei Ebenen. Anstelle der rein seitlichen Projektion wird eine **Aufnahme nach Lauenstein** angefertigt (► Abb. 11.12). Der Patient befindet sich dazu in Rückenlage, 90° Beugung und 45° Abduktion im Hüftgelenk.

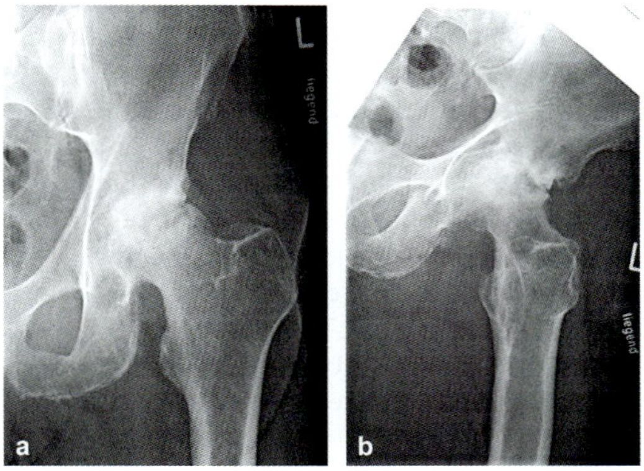

Abb. 11.12 Koxarthrose. Röntgenbilder eines linken Hüftgelenks in zwei Ebenen (**a** a. p., **b** Lauenstein-Aufnahme). Ersichtlich ist hier ein komplett aufgehobener Gelenkspalt, die deutliche subchondrale Mehrsklerosierung sowohl femoral als auch im Bereich des Azetabulums und eine große Geröllzyste femoral. Es liegt ein Stadium 4 vor. [M332, P183]

Tab. 11.4 Schweregrad der Koxarthrose nach Kellgren-Lawrence-Score

Schweregrad	Röntgenbefund
0	Keine Arthrosezeichen
1	Fraglicher Nachweis von Osteophyten
2	Sicherer Nachweis von Osteophyten, keine Gelenkspaltverschmälerung
3	Mäßige Gelenkspaltverschmälerung
4	Gelenkspalt erheblich verschmälert bzw. aufgehoben

Es besteht kein zwingender Zusammenhang zwischen der radiologischen Bildgebung und der vom Patienten geschilderten Symptomatik. So kann eine radiologisch gesicherte massive Koxarthrose mit weitgehender Beschwerdefreiheit einhergehen. Radiologischen Kriterien zufolge leiden 14 % der Bevölkerung jenseits des 55. Lebensjahrs an einer Koxarthrose, nur 5 % zeigen auch eine entsprechende Klinik. In 30–40 % der Fälle tritt die Koxarthrose beidseits auf.
Charakteristische Veränderungen, welche auf eine Arthrose hindeuten und auch vom IMPP gefragt werden, sind **Gelenkspaltverschmälerung, subchondrale Sklerosierung, subchondrale Zysten** („Geröllzysten") und **Osteophyten** (► Tab. 11.4).

Ist eine Schmerzsymptomatik oder deren Ausmaß nicht eindeutig dem Hüftgelenk zuzuordnen, z. B. bei gleichzeitig vorhandenen degenerativen Veränderungen der LWS, so kann eine diagnostische, intraartikuläre Infiltration mit Lokalanästhetika weiterhelfen. Zunächst wird hierbei das betroffene Hüftgelenk infiltriert und abgewartet, ob eine Schmerzlinderung eintritt. Ist dies der Fall, so ist die Diagnose einer symptomatischen Koxarthrose gesichert. Tritt keine, oder lediglich eine unzureichende, nicht zufriedenstellende Schmerzlinderung ein, so können weitere diagnostische Infiltrationen, z. B. der Facettengelenke, unter Umständen notwendig werden.

Therapie

Eine kausale Therapie der Koxarthrose, also die Regeneration des Gelenkknorpels, ist (zumindest in absehbarer Zeit) nicht möglich und ein Fortschreiten der Erkrankung somit unumgänglich.

Ziel **konservativer Therapieoptionen** ist es diesen Erkrankungsverlauf abzubremsen, kurz- und mittelfristig Schmerzen zu reduzieren und die Gelenkbeweglichkeit aufrechtzuerhalten.

Hierzu zählen:
- Gewichtsreduktion,
- sportliche Betätigung ohne Stoßbelastung (Radfahren, Schwimmen) sowie
- die Verordnung von Gehhilfen (Gehstock oder Unterarmgehstützen), Pufferabsätzen/Gelkissen und Physiotherapie.

Nichtsteroidale Antiphlogistika (NSAR) können kurzfristig die Schmerzen lindern. In der Langzeittherapie muss jedoch auf die Nebenwirkungen (gastrointestinal, kardiologisch) geachtet werden. Intraartikuläre **Kortisoninjektionen** werden bei akuter Schmerzexazerbation und nicht operablen Patienten angewandt.

Praxistipp

Gehstöcke können das erkrankte Gelenk entlasten, wenn sie richtig eingesetzt werden. Der Gehstock wird meist auf der **gesunden Seite** verwendet, um das kranke Gelenk zu stützen.

Grundsätzlich sollte die **Indikation zur Operation** abhängig vom Leidensdruck des Patienten gestellt werden (Schmerzen, Einschränkungen im täglichen Leben etc.). Es werden gelenkerhaltende und gelenkersetzende Eingriffe unterschieden.

In Anbetracht der begrenzten Haltbarkeit von Prothesen ist bis zum 60. Lebensjahr bei mäßigen bis mittelschweren Koxarthrosen ein **gelenkerhaltendes Vorgehen** zu favorisieren. Hierzu zählt die intertrochantäre Femurosteotomie, welche oft mit einer Trochanter-major-Versetzung, Beckenosteotomien und/oder Tenotomien kombiniert wird. Ziel dieser Eingriffe ist die Verbesserung der **Gelenkkongruenz** (→ gleichmäßigere Druckverteilung) und der **Gelenkmechanik** (→ größerer Kraftarm). Der endoprothetische Gelenkersatz wird in Kapitel Endoprothetik erklärt (▸ Kap. 4).

Die Hüftgelenkarthrodese, also die operative Versteifung des Gelenks, wurde durch die moderne Endoprothetik nahezu verdrängt und spielt nur noch eine untergeordnete Rolle. Sie ist beispielsweise indiziert bei nicht beherrschbaren Infektsituationen und hochgradiger muskulärer Insuffizienz.

Merke

Nach einer Operation ist das Risiko für Hüftgelenkluxationen erhöht. Der Patient sollte wissen, dass er Bewegungen meiden soll, die eine Luxation begünstigen würden.

11.5.2 Iliosakralgelenkblockierung

Unter einer Blockierung des Iliosakral- oder Kreuzbein-Darmbein-Gelenks (ISG) versteht man eine meist akut eintretende Mobilitäts-/Funktionsstörung infolge eines „Verhebetraumas" (Anheben eines zu schweren Gegenstands) oder auch einen Tritt ins Leere (z. B. beim Verfehlen einer Treppenstufe). Ein großer Teil der Patienten mit „low back pain" leidet unter Beschwerden im ISG.

Klinik

Die Patienten berichten über ziehende Schmerzen über dem Iliosakralgelenk mit pseudoradikulärer Ausstrahlung in die Leiste und den Oberschenkel in Ruhe und unter Belastung. Die Schmerzen können verstärkt werden, wenn sich der Patient nach vorne beugt oder das Bein der betroffenen Seite nach außen dreht.

Diagnostik

Die Diagnose wird durch manualmedizinische Untersuchungstechniken (s. u.) gestellt. Bildgebende Verfahren, allen voran das Nativröntgen, sind in aller Regel unauffällig und werden bei differenzialdiagnostisch relevanten Erkrankungen herangezogen.

Beim **Vorlaufphänomen** legt der Untersucher seine Daumen auf beide Spinae iliacae posteriores superiores des vor ihm stehenden Patienten und bittet diesen, sich mit komplett durchgestreckten Kniegelenken nach vorne zu beugen (▸ Kap. 11.3). Im Normalfall sollten beide Daumen auf gleicher Höhe bleiben. Gleitet jedoch ein Daumen etwas höher, so kann dies für eine Hypomobilität betreffenden Iliosakralgelenks sprechen.

Stufe 2 des **3-Stufen-Hyperextensionstests** prüft die Schmerzhaftigkeit des ISG. Hierzu legt der Untersucher seine Hand in Längsrichtung auf das Os sacrum und umfasst mit seiner anderen Hand den distalen Oberschenkel. Er führt nun eine Dorsalextension durch. Jetzt auftretende Schmerzen deuten auf eine Irritation des Iliosakralgelenks hin (▸ Abb. 11.5).

Auch die Infiltration mit einem Lokalanästhetikum kann bei der Lokalisation der Beschwerdeursache helfen. Ist der Patient nach einer Infiltration des ISG (unter Röntgenkontrolle mit Kontrastmittel) deutlich beschwerdegemindert, spricht dies für eine Schmerzursache im ISG. Wichtig ist die diagnostische Abgrenzung zu anderen Schmerzgeneratoren im unteren Rücken (LWS, muskuläre Beschwerden etc.).

Therapie

Beginnen sollte man die Behandlung mit Physiotherapie und Rückenschule, ggf. auch mit manueller Therapie. Bei ausbleibender Besserung kann eine **intraartikuläre Infiltrationstherapie** durch Injektion eines Lokalanästhetikums in die vermeintlich schmerzhafte ISG-Fuge erfolgen. Durch die Zugabe von Steroiden kann neben einer diagnostischen Information (Beschwerdeminderung von > 70 % beweist das ISG als Schmerzursache) auch eine antiinflammatorische Therapie durchgeführt werden.

Als operative Behandlungsmöglichkeiten stehen von einer **Kryodenervierung** (Lähmung der Nerven durch Kältetherapie) bis hin zur **Arthrodese** (Versteifung des Gelenks) des ISG mittels Osteosynthesematerialien mehrere Möglichkeiten zur Verfügung.

Andreas Ficklscherer und Simon Weidert

12 Oberschenkel und Hüfte

IMPP-Hits

Nicht nur Abnutzung oder Überbelastung kann der Hüfte zusetzen. Auch entzündliche Prozesse spielen eine Rolle in der Klinik, und es ist wichtig, zwischen bakteriellen und abakteriellen Hüftentzündungen zu unterscheiden. Das Augenmerk des IMPP lag in der Vergangenheit auf der *infektiösen Koxitis.*

12.1 Wegweiser

Wie in ▶ Kapitel 11 dargestellt, sind Erkrankungen und Verletzungen im Bereich des Beckens, Hüftgelenks und damit auch Femurs von großer Bedeutung. Hier sind der Morbus Perthes als Krankheit des heranwachsenden Kindes, die Epiphyseolyis capitis femoris als Krankheit des Jugendlichen sowie beim Erwachsenen das femoroazetabuläre Impingement als typische Krankheiten zu nennen. Traumatische Verletzungen dieser Region sind sowohl im Fall von Hoch- als auch Niedrigenergietraumata häufig lebensgefährlich und stellen für den behandelnden Arzt oft eine Herausforderung dar. Im Alter gewinnen die Frakturen des proximalen Femurs wie Schenkelhalsfrakturen und pertrochantäre Frakturen eine große Bedeutung. Die umgehende Versorgung mittels Osteosynthese oder Endoprothetik ist entscheidend für die Prognose des Patienten.

12.2 Funktionelle Anatomie

Das Hüftgelenk ist ein Kugelgelenk mit den drei Freiheitsgraden Flexion/Extension, Adduktion/Abduktion und Außen- sowie Innenrotation (▶ Kap. 11). Die Gelenkpfanne befindet sich im Be-

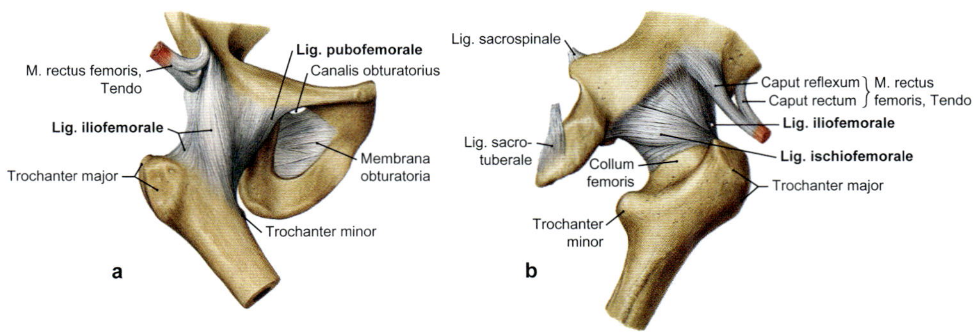

Abb. 12.1 Knöcherne und ligamentäre Strukturen des Hüftgelenks. [S700]

reich des Beckens (Azetabulum), den Gelenkkopf bildet das Femur. Feste Bänder sorgen für die nötige Stabilität (► Kap. 11) (► Abb. 12.1).

12.3 Untersuchungstechniken

Die Techniken zur Untersuchung des Hüftgelenks werden in ► Kap. 11.3 dargestellt.

In leichter Flexion und Außenrotation befindet sich das Hüftgelenk in einer Schonhaltung.

An bildgebenden Verfahren kommen im Bereich des Hüftgelenks je nach Erkrankung folgende bildgebende Verfahren zum Einsatz:

- Verdacht auf Hüftdysplasie beim Säugling: Sonografie (► Kap. 16)
- Frakturen: Röntgen; bei diagnostischer Unsicherheit: CT, MRT
- Verdacht auf Verletzungen der ligamentären Anteile (z. B. Labrum): MRT

12.4 Verletzungen

Besonders bedeutend sind die Frakturen des proximalen Femurs, auch „hüftnahe Frakturen" genannt. Sie treten überwiegend bei alten Patienten mit schlechter Knochenqualität auf. In etwa der Hälfte der Fälle handelt es sich um **Schenkelhalsfrakturen,** die andere Hälfte besteht aus **pertrochantären Femurfrakturen.** Mediale Schenkelhalsfrakturen kommen vereinzelt auch bei jungen Patienten im Rahmen von Unfällen vor. **Femurkopffrakturen** sind selten.

12.4.1 Hüftnahe Frakturen

Klinischer Fall

Die 98-jährige Patientin lebte bisher alleine in ihrem Haushalt. Nach einem Stolpersturz auf dem Weg in die Küche war sie auf die rechte Hüfte gefallen. Die Nachbarn informierten den Rettungsdienst.

Röntgen: komplett dislozierte mediale Schenkelhalsfraktur Typ Garden IV rechtsseitig.

Therapie: Zur Wiederherstellung der sofortigen Belastungsfähigkeit wird über einen anterolateralen Zugang zum Hüftgelenk der Femurkopf reseziert und eine zementierte Duokopfprothese implantiert.

Verlauf: Postoperativ kam es zu einem Delir, von dem sich die Patientin innerhalb einer Woche erholte. Aufgrund der zuvor bestehenden guten Selbstständigkeit wird eine geriatrische Rehabehandlung (GRB) eingeleitet.

Die hüftnahen Frakturen stellen heute einen sehr großen Anteil der stationär behandelten Frakturen dar. Meist handelt es sich um Patienten jenseits des 60. Lebensjahrs und häufig ist Osteoporose mit im Spiel. **Pertrochantäre Frakturen** und **mediale Schenkelhalsfrakturen** bilden zu etwa gleichen Anteilen die häufigsten Krankheitsbilder. Nach der Versorgung mit einer **Osteosynthese** oder einer **Endoprothese** werden die meisten dieser Patienten in die Rehabilitation verlegt.

Merke

Erleidet ein alter Mensch eine hüftnahe Fraktur, kann dies als lebensbedrohlich gelten. Neuere Studien zeigen, dass nach 90 Tagen ca. 8 % der Patienten verstorben sind.

Ätiologie

Die hüftgelenknahen Frakturen sind meist das Ergebnis eines direkten Sturzes auf die Hüfte. In den allermeisten Fällen sind ältere Patienten betroffen. Im Gegensatz zu jungen Patienten, bei denen meist ein starkes Trauma (Sturz beim Klettern, Unfall bei hoher Geschwindigkeit) notwendig ist, reicht bei alten Menschen oft ein Sturz aus dem Stand (siehe auch der entsprechende Kasten in ► Kap. 17, „Traumatologie des alten Menschen"). Die Ursache ist häufig Gangunsicherheit: der klassische „Stolpersturz". Aber auch synkopale Stürze können vorkommen, die dann jedoch einer Abklärung bedürfen. Der Knochen des alten Menschen bricht viel leichter, da häufig eine Osteopenie oder sogar Osteoporose (► Kap. 20) vorliegen. Auch bietet die verminderte Muskelmasse dem Knochen weniger Schutz.

Cave

Synkopaler Sturz: Bei einem Sturzereignis bei alten Menschen sollte immer die Sturzursache geklärt werden. Bei Hinweisen auf einen synkopalen Sturz sind ein EKG und Labor Pflicht. Gegebenenfalls muss während des stationären Aufenthalts weitere Diagnostik (Langzeit-EKG, Halsgefäß-Duplex) durchgeführt werden, um eine therapierbare Ursache zu finden und somit erneute Stürze zu vermeiden.

Klinik

Wenn die hüftgelenknahe Fraktur disloziert, dann wegen des Muskelzugs meist nach kranial. Es resultiert dann das Bild einer **„Verkürzung"** des

Beins, oft vergesellschaftet mit einer sichtbaren **Außenrotation.** Druckschmerz in der Leiste und Schmerzen bei der Kompression von lateral und bei Belastung liegen praktisch immer vor.

Diagnostik

Bei V.a. eine hüftgelenknahe Fraktur besteht die Standarddiagnostik in einer **Beckenübersicht**-Röntgenaufnahme, ergänzt mit einer zweiten Ebene der betroffenen Hüfte (**„Lauensteinaufnahme“** oder **„Hüfte axial“).** Bei Unklarheiten hinsichtlich des Frakturverlaufs kann eine CT durchgeführt werden.

Cave

In sehr seltenen Fällen kann eine **pathologische Fraktur** im Sinne einer Osteolyse vorliegen. Hier ist meist eine osteolytische Metastase eines anderen Primärtumors (Bronchial-, Mamma-, Nierenzellkarzinom) verantwortlich. Wegweisend sind das fehlende oder inadäquate Trauma sowie das Röntgenbild mit Hinweisen auf Osteolyse. Bei Verdacht sollte auf jeden Fall eine CT angefertigt werden!

Therapie

Je nachdem, wo die Fraktur liegt, ob sie disloziert ist und wie der Zustand des Patienten ist, gibt es verschiedene Therapieoptionen, die in den folgenden Abschnitten näher erläutert werden. Die Ziele der Behandlung sind:

- Wiederherstellung der **Stabilität und Belastbarkeit** der Extremität,
- schnelle **Mobilisierung** zur Vermeidung von Komplikationen,
- Wiederherstellung von **Funktion des Gelenks** und der Selbstständigkeit des Patienten.

Die Behandlungsstrategien von jungen und alten Patienten sind daher teilweise sehr unterschiedlich. Bei einem jungen Patienten steht der Gelenkerhalt und somit die Osteosynthese und Vermeidung einer Endoprothese im Vordergrund.

Bei alten Patienten liegt der Fokus auf schneller Mobilisierung und Belastbarkeit, da sonst Muskelverlust und Komplikationen (Pneumonie, Harnwegsinfekt, Thrombosen) drohen, welche die Prognose für den Behandlungserfolg stark verschlechtern.

12.4.2 Schenkelhalsfraktur

Ätiologie

Der Schenkelhals steht durch das Körpergewicht und die Muskelkräfte am Hüftgelenk unter großer Belastung. Am Übergang vom Hüftkopf zum Schenkelhals befindet sich, besonders beim alten Menschen, die schwächste Stelle. Daher kommt es beim direkten Sturz auf die Hüfte häufig zu einer **medialen Schenkelhalsfraktur** (meistens in Adduktion des Beins) und zu einem Abrutschen des Kopfs gegenüber dem Schenkelhals. Mit über 160.000 Fällen pro Jahr in Deutschland ist die mediale Schenkelhalsfraktur eine häufige Fraktur. Die **lateralen Schenkelhalsfrakturen** sind im Vergleich eher selten.

Es gibt verschiedene Kriterien, nach denen sich Schenkelhalsfrakturen einteilen lassen (▸ Tab. 12.1, ▸ Tab. 12.2):

- **Lokalisation:** Man unterscheidet zwischen **medialen** und den selteneren **lateralen Schenkelhalsfrakturen.** Die laterale Schenkelhalsfraktur liegt extrakapsulär, die mediale Schenkelhalsfraktur liegt innerhalb der Gelenkkapsel. Dies ist v.a. für die Ernährung des Femurkopfs relevant (▸ Abb. 12.6), da bei intrakapsulären Frakturen die Gefäße geschädigt werden können und daraus eine Hüftkopfnekrose (▸ Kap. 11) drohen kann.

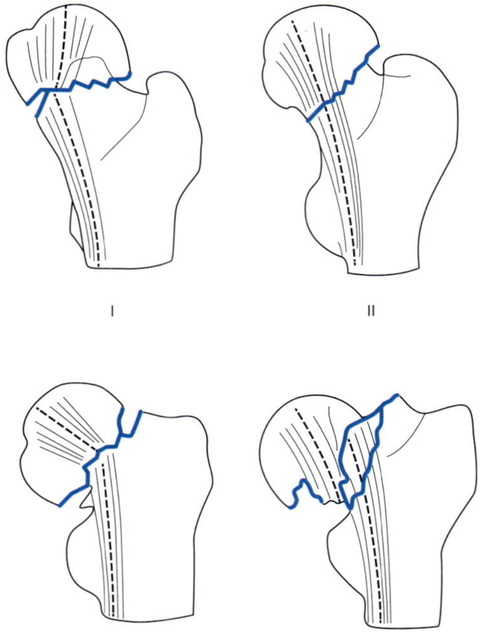

Abb. 12.2 Einteilung der Schenkelhalsfrakturen nach Garden (▸ Tab. 12.2). [L231]

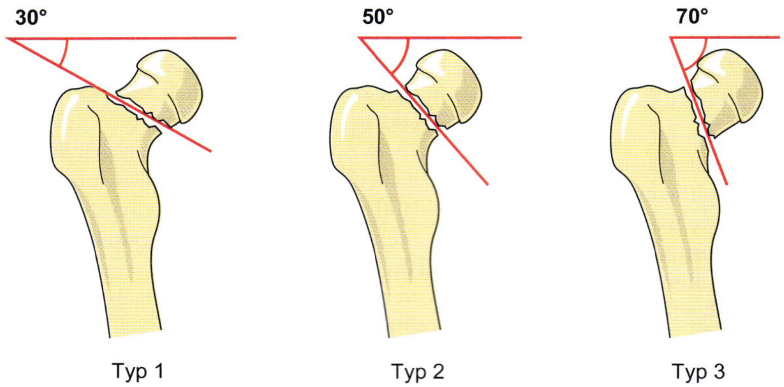

Abb. 12.3 Die Einteilung nach Pauwels richtet sich nach dem Winkel zwischen Frakturlinie und der Horizontalen (► Tab. 12.1). [L106]

- **Fraktur-Biomechanik (bei medialen Schenkelhalsfrakturen):** Im Röntgenbild findet man manchmal Hinweise auf die Art des Sturzes:
  - Bei den häufigeren **Adduktionsfrakturen** war das Bein beim Sturz angelegt. Das Femurkopffragment ist nach medial disloziert und kippt varisch ab.
  - War das Bein während Sturzes abgespreizt, kommt es zu den selteneren **Abduktionsfrakturen.** Das Femurkopffragment ist nach lateral disloziert und valgisch abgekippt sowie meist eingestaucht (z. B. Typ Pauwels 1, ► Tab. 12.1).
- **Frakturverlauf (bei medialen Schenkelhalsfrakturen):** Winkel zwischen der Frakturlinie und der Horizontalen, die Einteilung erfolgt nach Pauwels (► Tab. 12.1, ► Abb. 12.3).
- **Dislokationsgrad:** Einteilung erfolgt nach Garden (► Tab. 12.2, ► Abb. 12.2). Mit ansteigendem Grad wird eine Hüftkopfnekrose (durch Abriss der versorgenden Gefäße) wahrscheinlicher.

Tab. 12.1 Einteilung der Schenkelhalsfrakturen nach Pauwels

Einteilung	Röntgenbild	Bedeutung	Therapie
Pauwels 1 (Abduktionsfraktur)	Frakturwinkel max. 30° steil, oft valgisch eingestaucht	Abrutschen unter Belastung wenig wahrscheinlich	Konservativ oder prophylaktische Stabilisierung
Pauwels 2 (Adduktionsfraktur)	Frakturwinkel zwischen 30° und 70° steil, meist varisch abgekippt	Abrutschen wahrscheinlich	Operation notwendig
Pauwels 3 (Abscherfraktur)	Frakturwinkel > 70° steil, meist varisch abgekippt	Fast immer bereits deutlich disloziert	Operation notwendig

Tab. 12.2 Einteilung der medialen Schenkelhalsfrakturen nach Garden

Einteilung	Röntgenbild	Bedeutung	Therapie
Garden I	Valgisch eingestaucht, nicht disloziert	Entspricht Pauwels 1, gute Prognose für Hüftkopf	Konservative oder prophylaktische Hohlschrauben-Osteosynthese
Garden II	Eingestaucht und kaum abgekippt bei vollem Fragmentkontakt	Gute Prognose für Hüftkopf	Reposition und Osteosynthese empfohlen (z. B. DHS)
Garden III	Deutlich abgekippt mit eingeschränktem Fragmentkontakt	Bei alten Pat. schlechte Prognose für Hüftkopf	Endoprothese empfohlen (Duokopfprothese oder TEP)
Garden IV	Vollständig abgekippt, kein Fragmentkontakt	Hüftkopfnekrose sehr wahrscheinlich	Endoprothese empfohlen (Duokopfprothese oder TEP)

Klinik

Das klassische Bild einer medialen Schenkelhalsfraktur ist eine schmerzhafte **Verkürzung** (durch Trochanterhochstand) und **Außenrotation** des betroffenen Beins, das nicht belastet werden kann. Bei einer eingestauchten Fraktur kann eine Fehlstellung jedoch fehlen. Zusätzlich bestehen meist ein **Druckschmerz in der Leiste** sowie ein **Trochanter-Klopfschmerz.**
Bei Abduktionsfrakturen liegt oft eine stabile Einstauchung der Fraktur vor. Diese Frakturtypen können manchmal symptomarm verlaufen, sodass die Patienten zwar über Schmerzen klagen, aber noch mobil sind.

Diagnostik

Bei der körperlichen Untersuchung müssen Begleitverletzungen sowie Schädigungen der Sensomotorik und der Durchblutung ausgeschlossen werden. Im Anschluss ist meist eine umgehende Röntgendiagnostik notwendig (► Abb. 12.4).
Die apparative Diagnostik umfasst die **konventionelle Beckenübersichtsaufnahme** und wenn möglich eine zweite Ebene. Da die Lauensteinaufnahme (Aufstellen des verletzten Beins) zu schmerzhaft ist, wird meist eine **axiale Aufnahme** durchgeführt, bei der das gesunde Bein angehoben wird (► Abb. 12.5). Ist die Fraktur auf dem Röntgenbild nicht sichtbar, bestehen jedoch der klinischer Frakturverdacht oder die Beschwerden weiterhin fort, dann ist eine CT oder MRT angezeigt.

Therapie

Mediale Schenkelhalsfraktur: Entscheidender Faktor für die Wahl des Therapiekonzepts bei medialer Schenkelhalsfraktur ist die **Durchblutung des Femurkopfs** (► Abb. 12.6) und damit die Gefahr der **Hüftkopfnekrose.** Diese wird wiederum durch Frakturlokalisation, Dislokation sowie Alter

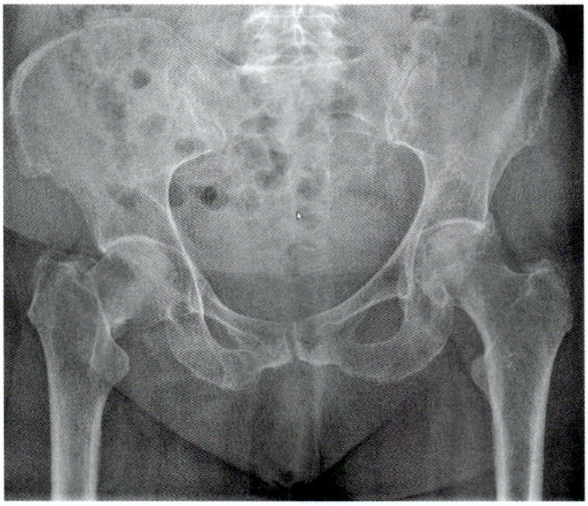

Abb. 12.4 Mediale Schenkelhalsfraktur rechts in der Beckenübersichtsaufnahme. [P183]

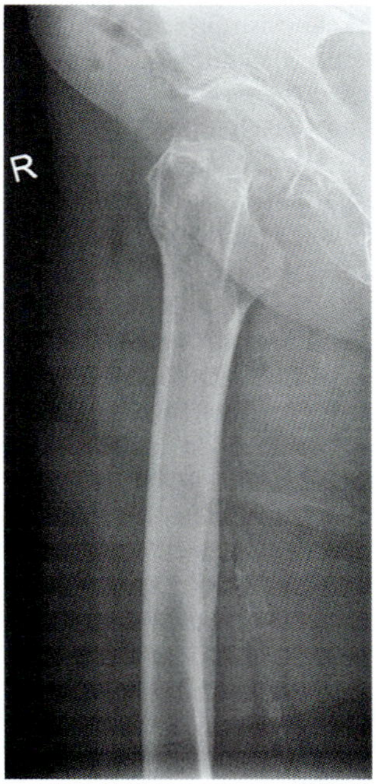

Abb. 12.5 Mediale Schenkelhalsfraktur: Lauensteinaufnahme.

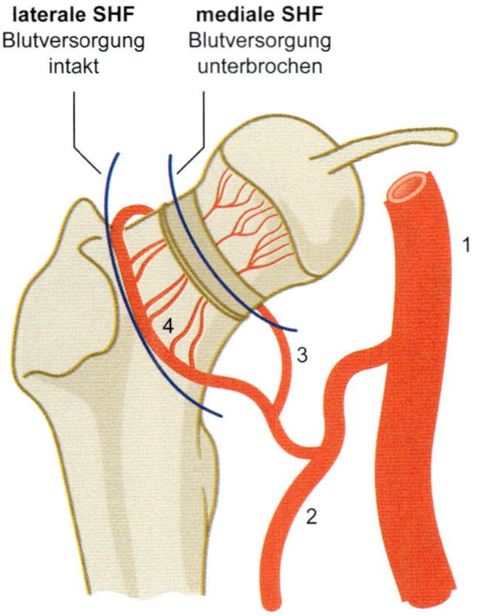

Abb. 12.6 Blutversorgung des Hüftkopfs. 1 A. femoralis profunda, 2 Ramus descendens, 3 A. circumflexa femoris medialis, 4 A. circumflexa femoris lateralis. [L106]

und Nebenerkrankungen des Patienten beeinflusst.

Eine **konservative Therapie** sollte nur bei stabilen, nichtdislozierten Frakturen beim nicht-geriatrischen Patienten in Betracht gezogen werden. Sie besteht aus Teilbelastung und regelmäßigen radiologischen Kontrollen über 6 Wochen. Eine Punktion des Hämarthros als Nekroseprophylaxe ist optional. Eine **ausreichende Schmerztherapie** ist Pflicht.

In den allermeisten Fällen ist die Fraktur disloziert, instabil oder eine Hüftkopfnekrose wahrscheinlich. Dann ist eine operative Behandlung anzustreben. Die Therapieoptionen reichen von (► Abb. 12.7)

- der minimalinvasiven perkutanen Hohlschrauben-Osteosynthese über
- die dynamische Hüftschraube (DHS) bis zum
- Gelenkersatz durch Hemiprothesen (Duokopfprothese) oder auch
- verschiedene Varianten der Totalendoprothese (TEP): unzementierte TEP, teilzementierte TEP (auch „Hybrid-TEP" genannt) oder vollzementierte TEP.

Eine Übersicht über die Indikationen und OP-Verfahren geben ► Tab. 12.1 und ► Tab. 12.2.

Welches Verfahren angewandt wird, richtet sich maßgeblich nach:

- dem Alter des Patienten,
- dem Frakturtyp,
- der Gefahr der Hüftkopfnekrose,
- der Qualität des Knochens und
- dem körperlichen und geistigen Allgemeinzustand sowie dem Anspruch des Patienten.

Während bei den Osteosyntheseverfahren („kopferhaltende Therapie", Hohlschrauben und DHS) das betroffene Bein bis zur Frakturheilung oft entlastet oder teilbelastet werden muss, kann es bei einer zementierten Endoprothese unmittelbar nach der Operation belastet werden, wodurch die Mobilität des Patienten deutlich erhöht wird. Aus diesem Grund und weil bei ihnen die Gefahr der Hüftkopfnekrose viel höher ist, bietet sich der Gelenkersatz v. a. bei älteren Patienten an.

Laterale Schenkelhalsfrakturen: Diese werden meist mit einer dynamischen Hüftschraube (DHS)

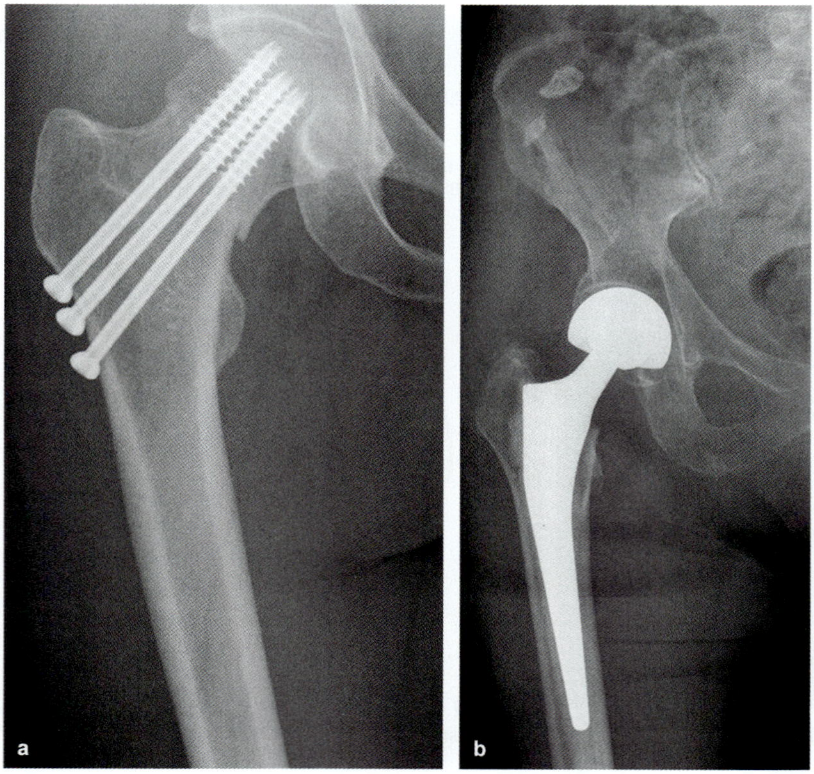

Abb. 12.7 **a** Versorgung einer Garden-I-Fraktur mit kanülierten Hohlschrauben (a. p.). **b** Zementierte Duokopfprothese für alte Patienten. [M332, P183]

oder einem proximalen Femurnagel versorgt, da hier die Gefahr einer Hüftkopfnekrose gering ist.
Bei **jungen Patienten** (< 40 Jahren, keine klare Altersgrenze) wird im Regelfall auch bei Garden III und IV immer eine Reposition und eine Osteosynthese versucht. Durch den **„Gelenkerhalt"** wird versucht, eine Endoprothese in jungen Jahren zu vermeiden, die in den folgenden Jahrzehnten oft mehrere Wechseloperationen notwendig machen würde. Neben der perkutanen Stabilisierung mit drei Hohlschrauben ist auch die DHS eine gängige Option. Kommt es zu einer Hüftkopfnekrose (in ca. 50 % der Fälle), muss später auf eine Endoprothese gewechselt werden.

Cave

Ein **Osteosyntheseversuch** bei dislozierten Schenkelhalsfrakturen (SHF) des älteren Patienten ist meist nicht vertretbar. Sie besitzen eine deutlich höhere perioperative Morbidität und Mortalität, das Risiko für eine Hüftkopfnekrose ist deutlich größer (> 50 % im Falle von dislozierten medialen SHF) und aufgrund des bereits hohen Lebensalters sind deutlich weniger Wechseloperationen der Endoprothese zu erwarten.

Komplikationen

Eine schwerwiegende Komplikation bei „kopferhaltenden" Verfahren ist die **Hüftkopfnekrose,** da der Hüftkopf zunehmend einbricht und eine sekundäre Koxarthrose entsteht. Hier ist in praktisch allen Fällen im Rahmen einer erneuten Operation eine Entfernung des Materials und eine Endoprothese notwendig.
Weitere Komplikationen sind **Pseudarthrosen,** die in 30 % der Fälle bei kopferhaltenden Verfahren auftreten.
Die Komplikationen der Hüftendoprothetik sind im Kapitel Endoprothetik erklärt (► Kap. 4).

12.4.3 Pertrochantäre Fraktur

Ätiologie und Einteilung

Pertrochantäre Frakturen verlaufen durch Trochanter major und minor und liegen extrakapsulär und lateral der lateralen Schenkelhalsfrakturen.
Ähnlich häufig wie die mediale Schenkelfraktur tritt diese Fraktur meist bei Sturz auf die Hüfte und bei alten Patienten auf. Eine pertrochantäre Fraktur beim jungen Menschen ist eine Rarität bei Hochrasanztrauma.
Die Einteilung dieser Frakturen erfolgt nach der AO-Klassifikation (► Abb. 12.8):

- **31 A1:** einfache Fraktur mit guter medialer Abstützung (auch „stabil" genannt)
- **31 A2:** Mehrfragmentfraktur mit Beteiligung des Trochanter minor (instabil)
- **31 A3:** intertrochantärer Verlauf, quer oder „reversed" (hoch instabil)

Klinik und Diagnostik

Der klinische Befund des Patienten mit pertrochantärer Fraktur entscheidet sich kaum von dem einer Schenkelhalsfraktur. Meist liegt jedoch keine so deutliche Beinverkürzung vor. Der Patient klagt über immobilisierende Hüftschmerzen und zeigt einen deutlichen Trochanter-Klopfschmerz. Die Röntgendiagnostik schafft schnell Klarheit.
Als bildgebende Diagnostik werden Röntgenaufnahmen in Beckenübersicht (BÜS) und Hüfte axialer oder Lauenstein-Aufnahme (► Abb. 12.9) durchgeführt.

Therapie

Eine konservative Therapie ist aufgrund der meist starken Schmerzen und des Abrutschens der Fraktur bei Belastung nicht möglich. Behandelt wird diese Frakturart heute praktisch immer operativ mit intramedullären Nagelsystemen mit Schenkelhalskomponente (**PFN-A** oder **Gammanagel).** Ist eine gute mediale Abstützung vorhanden (A1-Frakturen), ist auch die klassische **dynamische Hüftschraube (DHS)** eine Option. Bei Zertrüm-

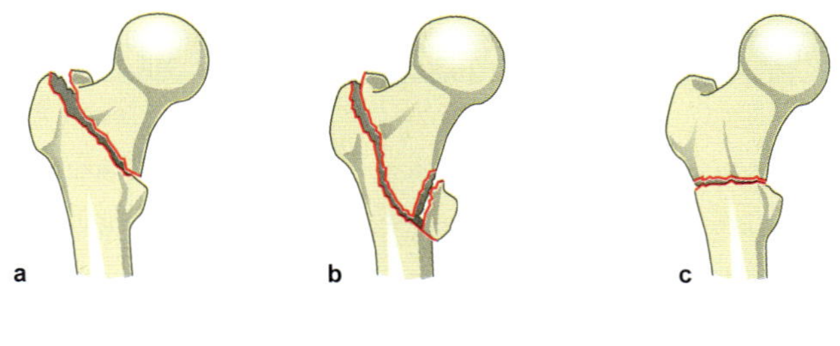

Abb. 12.8 AO-Klassifikation der Frakturen der Trochanterregion. **a** Typ A1: Einfache pertrochantäre Fraktur. **b** Typ A2: Pertrochantäre Mehrfragmentfraktur. **c** Typ A3: Intertrochantäre Fraktur. [L157]

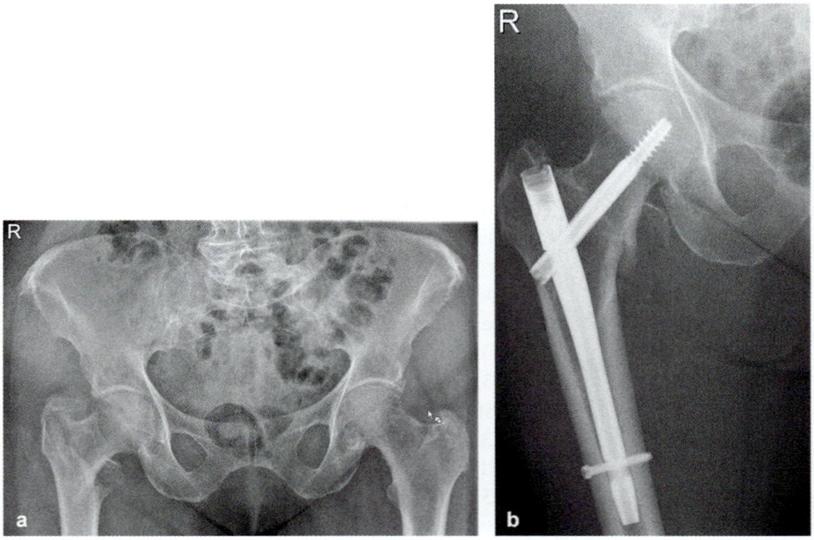

Abb. 12.9 **a** Pertrochantäre A2-Fraktur rechts präoperativ (BÜS) **b** Postoperative Kontrolle nach Versorgung mit Gammanagel. [P183]

merung des Trochantermassivs können entweder zusätzliche Cerclagen als auch gleich eine **Endoprothese** erwogen werden (dann Langschaftprothese mit Abstützung in der Diaphyse).

In den meisten Fällen (insbesondere bei Versorgung mit Nagelsystemen) darf der Patient nach der Operation wieder schmerzabhängig vollbelasten. Dies kommt besonders den alten Patienten zugute. Eine Sonderform der Trochanterfrakturen ist der Abriss des Trochanter major, der durch den Muskelzug des an ihm ansetzenden M. gluteus medius häufig disloziert. Beträgt die Dislokation mehr als 5 mm, so ist eine operative Befestigung notwendig. Meist wird dies mit einer Zuggurtungscerclage durchgeführt (► Abb. 4.22).

12.4.4 Femurkopffraktur und Luxation

Epidemiologie und Einteilung

Luxationen des gesunden Hüftgelenks treten heutzutage recht selten und meist in Verbindung mit Hochrasanztraumata auf. Die Einteilung erfolgt nach der Luxationsrichtung (► Tab. 12.3) (► Abb. 12.10). Am häufigsten ist die Luxatio posterior iliaca nach kranial. Bei der Luxatio anterior pubica kann es zu einer gefährlichen Kompression der Gefäße unterhalb des Leistenbands kommen (A. und V. femoralis).

In sehr seltenen Fällen kommt es zu Frakturen des Femurkopfs. Sie sind meist in Kombination mit anderen Frakturen Resultat einer **Dashboard Injury** beim Anschlagen des Knies am Armaturenbrett oder treten im Rahmen einer Hüftluxation auf. Sie werden nach **Pipkin** eingeteilt (► Tab. 12.4) (► Abb. 12.11). Besonders dann, wenn sie in Verbindung mit anderen Frakturen auftreten (Typen III und IV), werden sie jedoch gerne übersehen.

Klinik

Der klinische Befund zeigt meist immobilisierende Hüftschmerzen sowie eine **Beinverkürzung.** Bei der Luxatio anterior pubica kann neben einer Schwellung der betroffenen Hüfte evtl. eine Abschwächung der Pulse des Beins durch Gefäßkompression vor-

Tab. 12.3 Einteilung der Hüftluxation

Bezeichnung	Luxationsrichtung	Klinische Zeichen
Luxatio posterior iliaca	Nach oben hinten	Leichte Adduktion, deutliche Verkürzung
Luxatio posterior ischiadica	Nach unten hinten	Starke Adduktion
Luxatio anterior pubica	Nach vorne zum Schambein	Schwellung im Bereich der Leiste. Pulsverlust?
Luxatio obturatoria	Nach unten zum Foramen obturatum	Deutliche Abduktion

Tab. 12.4 Einteilung der Femurkopffrakturen nach Pipkin

Einteilung	Frakturtyp	Konsequenz
Pipkin I	Fraktur außerhalb der Belastungszone	Konservativ
Pipkin II	Fraktur durch den kompletten Kopf	Schraubenosteosynthese
Pipkin III	Zusätzliche Schenkelhalsfraktur	**Endoprothese** notwendig
Pipkin IV	Zusätzliche Azetabulumfraktur	Ggf. Versorgung Azetabulum, sonst je nach Fraktur des Hüftkopfs wie Pipkin I oder II

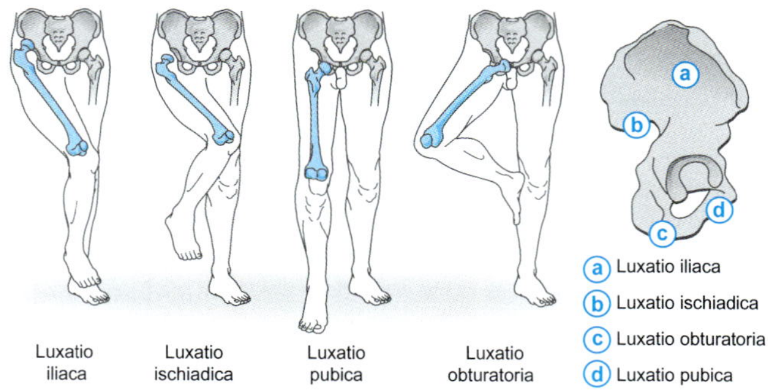

Abb. 12.10 Einteilung der Hüftluxationen. [L106]

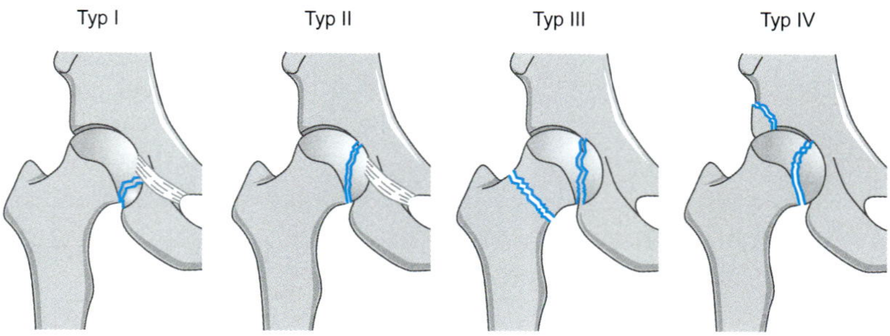

Abb. 12.11 Einteilung der Femurkopffrakturen nach Pipkin. [L157]

liegen. Die Luxatio obturatoria zeigt einen charakteristisch grotesk abduzierten Oberschenkel.

Diagnostik

Auf der normalen Beckenübersichtsaufnahme ist die Luxation kaum zu übersehen. Eine zweite Ebene (axiale Aufnahme der Hüfte) hilft sehr, die Luxationsrichtung zu bestimmen, was bei der geschlossenen Reposition eine große Hilfe sein kann. Nach der Reposition allerdings sollte man mittels CT eine knöcherne Verletzung ausschließen (z. B. Pfannenrandfrakturen).

Hüftluxationen sind häufig mit Begleitverletzungen verbunden. Bei ca. 10–20 % der Hüftluxationen ist der **N. ischiadicus** mitbetroffen, entweder aufgrund einer Dehnung des Nervs bei der dorsalen Luxation oder durch Einklemmung durch den innenrotierten Femurkopf. Eine **Prüfung der peripheren Sensomotorik** darf daher nicht vergessen werden.

Therapie

Praxistipp

Bei einer Luxation des Hüftkopfs nach ventral besteht eine große Gefahr der Verletzung der A. und V. femoralis – eine umgehende und vorsichtige Reposition ist unmittelbar notwendig. Immer die periphere Durchblutung prüfen und dokumentieren!

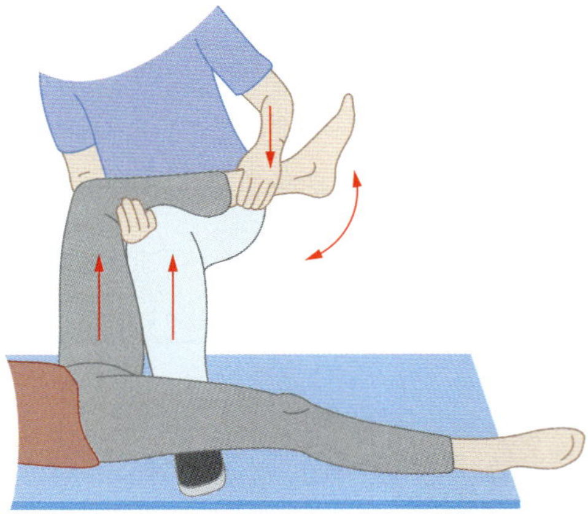

Abb. 12.12 Bei der sog. **Captain-Morgan-Technik** wird das Hüftgelenk reponiert, indem das betroffene Bein des Patienten über den gebeugten Oberschenkel des Helfers gelegt wird. Durch Zug am Oberschenkel und Druck auf den Unterschenkel lässt sich der Hüftkopf zentrieren. [L231]

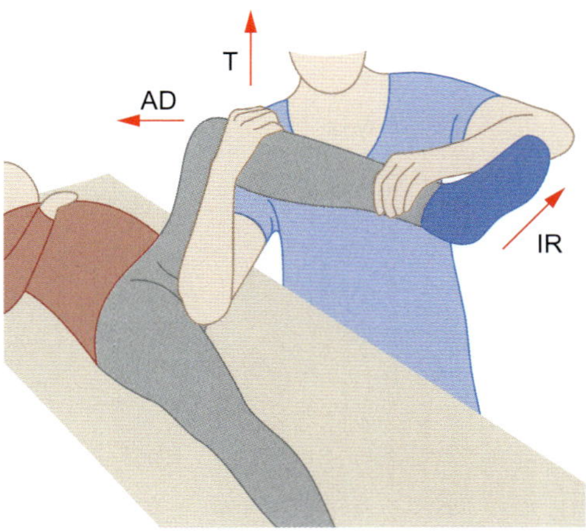

Abb. 12.13 Bei der sog. **Rocketlauncher-Technik** legt der Helfer das im Knie gebeugte Bein des Patienten über seine Schulter: Dabei wird der Oberschenkel des Patienten adduziert (AD), indem der Helfer gegen das Knie drückt. Die Hüfte wird durch Außenrotation des Fußes nach innen rotiert (IR). Dann zieht der Helfer den Oberschenkel nach oben (Traktion, T), indem er den Fuß des Patienten nach unten drückt und seine eigene Schulter als Gegenlager nutzt. [L231]

Tritt eine Hüftluxation auf, so ist eine **umgehende Reposition** indiziert. Aufgrund der Schmerzen und der Muskelspannung, die eine Reposition erschwert, ist eine Narkose mit Muskelrelaxation meist unvermeidbar. Idealerweise wird direkt im OP eine geschlossene Reposition versucht. Gelingt

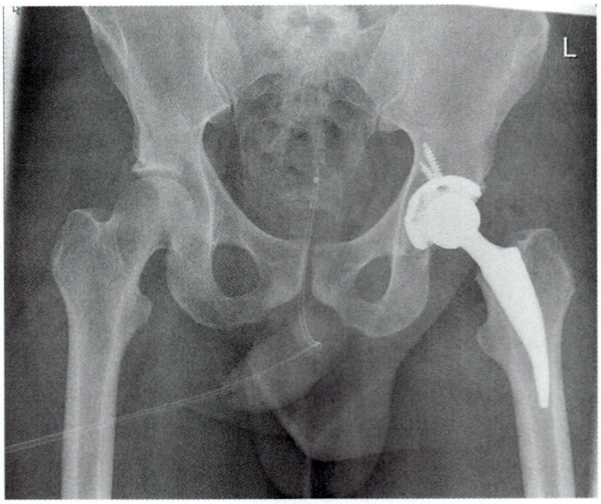

Abb. 12.14 Unzementierte Kurzschaftprothese nach Pipkin-Fraktur. [P183]

dies nicht, kann unmittelbar die offene Reposition durchgeführt werden. Je länger die Luxationsstellung besteht, desto größer wird die Gefahr einer **Hüftkopfnekrose.** Zur manuellen Reposition wurden mehrere Techniken publiziert. Besonders beliebt sind die Techniken „Captain Morgan“ oder „Rocketlauncher“ (► Abb. 12.12, ► Abb. 12.13).
Bei einer komplett dislozierten Pipkin-Fraktur innerhalb der Belastungszone kann auch eine primäre Endoprothetik notwendig werden (► Abb. 12.14), da die Wahrscheinlichkeit einer Femurkopfnekrose auch bei einer erfolgreichen Reposition und Osteosynthese groß ist.

12.4.5 Femurschaftfrakturen

Klinischer Fall

Eine 89-jährige Patientin ist im Treppenhaus gestürzt und mit Gesicht und rechter Hüfte aufgeschlagen. Einlieferung mit Notarzt bei Verdacht auf Fraktur in die Notaufnahme. Druckschmerz am Femurschaft und Außenrotation. Anamnestisch dort außer Haus Revisionsendoprothese erhalten.
Röntgen: Periprothetische Femurschaftfraktur Typ Vancouver A bei Zustand nach Implantation Langschaftrevisionsprothese mit Duokopf.
Therapie: intraoperative Prüfung, ob Prothese locker ist (ist fest), dann Osteosynthese mittels polyaxial winkelstabiler NCB-Platte.
Verlauf: Nach der Operation und Zug der Drainagen kommt es zu einer prolongierten Sekretion aus der Wunde, die jedoch am 6. Tag spontan sistiert. Die Patientin kann erfolgreich mit Gehstützen unter Teilbelas-

tung mobilisiert werden und wird, da sie die Rehabehandlung ablehnt, nach Hause entlassen. Die Osteoporoseabklärung ergibt eine starke Osteoporose. Eine medikamentöse Therapie wird begonnen.

Ätiologie

Femurschaftfrakturen sind meist das Ergebnis entweder stark verminderter Knochenqualität oder eines **Hochrasanztraumas** (dann oft begleitet von ausgedehnten Weichteilschäden mit möglichen Gefäß- und Muskelverletzungen).

In seltenen Fällen kann eine **pathologische Fraktur** aufgrund von Metastasen oder eine **„atypische Femurfraktur"** aufgrund jahrelanger Einnahme von Bisphosphonaten auftreten (dann unbedingt die Gegenseite kontrollieren, da häufig die Knochenschädigung beidseits auftritt).

Unterschieden wird zwischen offenen und geschlossenen Frakturen sowie im Röntgenbild zwischen einfachen (AO Typ A), Keil- und komplexen Frakturen (AO Typ C).

Merke

Dashboard Injury: Die sog. Dashboard-Verletzung entsteht durch den Anprall des Knies am Armaturenbrett im Rahmen eines Hochrasanztraumas. Mögliche Traumafolgen entlang der Kette vom Knie bis zur Hüftpfanne sind:

- Patellafraktur (► Kap. 13)
- Distale (trans- oder suprakondyläre) Femurfraktur (► Kap. 12.4.6)
- Femurschaftfraktur
- Schenkelhalsfraktur (► Kap. 12.4.2)
- Hüftkopfluxation oder -fraktur (► Kap. 12.4.4)
- Azetabulumfraktur (► Kap. 11)

Bei Vorliegen von mehreren Verletzungen an einer Extremität wird häufig von einer **„Kettenverletzung"** gesprochen.

Klinik

Der klinische Befund ist häufig schon hinweisend auf die Fraktur. Aufgrund des starken Muskelzugs am Femurschaft liegt fast immer eine starke Dislokation der Fragmente vor, was eine typische Schwellung hervorruft oder in nicht wenigen Fällen zu einer offenen Fraktur führt.

Diagnostik

Die übliche Diagnostik ist eine **Röntgenaufnahme** des Oberschenkels in zwei Ebenen – die angrenzenden Gelenke sollten ebenfalls dargestellt werden. Im Fall der bei Polytrauma häufigen Spiral-CT sollte diese bis über das Kniegelenk hinaus gefahren werden.

Die Durchblutung, Motorik und Sensibilität distal der Fraktur müssen überprüft werden. In manchen Fällen kann sogar aufgrund des Weichteiltraumas ein **Kompartmentsyndrom** (► Kap. 18) entstehen.

Therapie

Eine konservative Therapie ist aufgrund der Dislokation und des Muskelzugs meist nicht möglich.

Bei der meist **starken Dislokation** oder bei **offenen Frakturen** wird bei dem oft polytraumatisierten Patienten nach dem Damage-Control-Prinzip (► Kap. 19) meist im Rahmen eines Notfalleingriffs ein **Fixateur externe** angebracht. Nach einigen Tagen erfolgt dann meist der Wechsel auf einen **Femurnagel** (antegrad oder retrograd eingebracht). Im Bereich des distalen Femurs wird die Osteosynthese mittels winkelstabilen, teilweise minimalinvasiv eingebrachten Platten favorisiert (► Abb. 12.15).

Cave

Torsionsfehler: Grundsätzlich muss bei der Osteosynthese unbedingt darauf geachtet werden, Torsionsfehler zu vermeiden! Besonders bei Querfrakturen ist die korrekte Reposition der Rotation schwierig. Besonders Innentorsionsfehlstellungen führen dazu, dass der Patient beim Gehen stark eingeschränkt ist.

12.4.6 Distale Femurfrakturen

Bei jungen Patienten treten distale Femurfrakturen praktisch ausschließlich bei Hochrasanztraumata oder Stürzen aus großer Höhe auf, meist verbunden mit anderen schweren Verletzungen. Bei alten Patienten allerdings können sie in Verbindung mit Osteoporose bereits als Folge eines Sturzes aus dem Stand auf die Knie auftreten.

Die Einteilung der distalen Femurfrakturen erfolgt nach der AO-Klassifikation:

- **33 A:** extraartikuläre Fraktur (z. B. suprakondyläre distale Femurfraktur)
- **33 B:** partiell artikuläre Fraktur (senkrecht in das Gelenk verlaufende Frakturlinie)
- **33 C:** komplett artikuläre Fraktur (häufig komplexe Trümmersituation metaphysär)

Diagnostik

Zunächst wird in den meisten Fällen eine Röntgenaufnahme durchgeführt. Zeigt sich eine Ge-

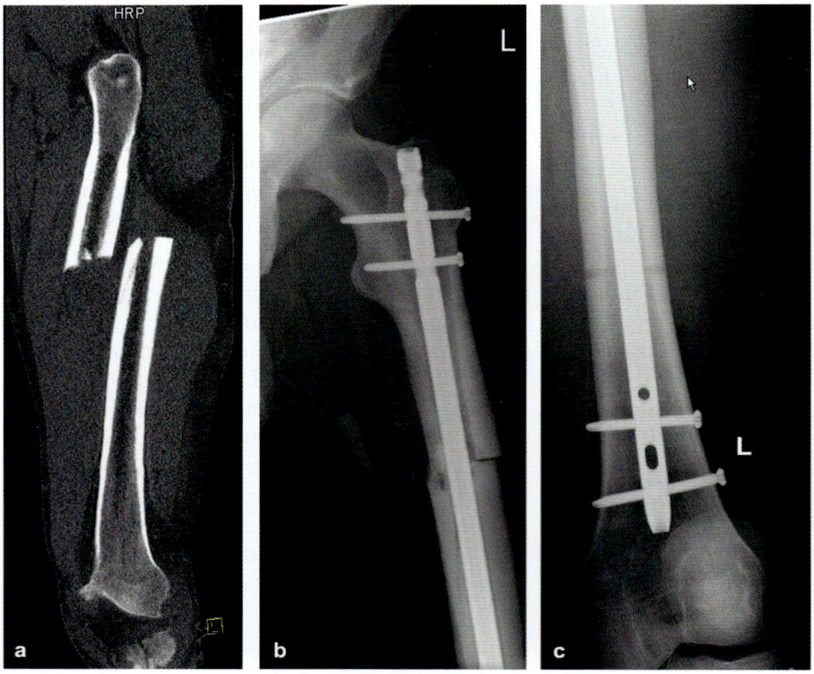

Abb. 12.15 Femurschaftfraktur. **a** Präoperatives CT: Querfraktur des Femurschafts. **b** Postoperative Kontrolle nach antegradem Femurmarknagel, proximales Femur. **c** Postoperative Kontrolle nach antegradem Femurmarknagel, distales Femur. [M332, P183]

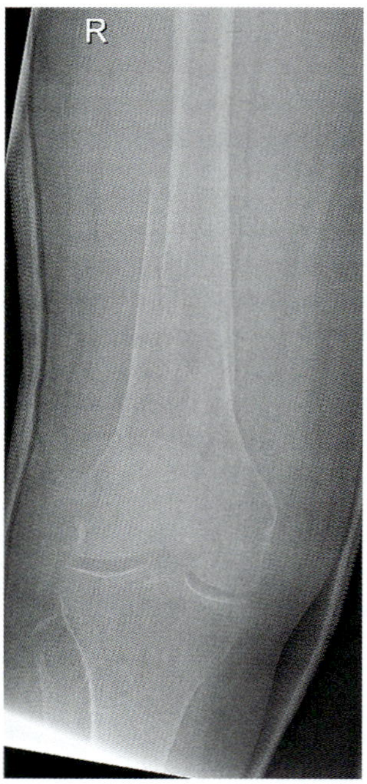

Abb. 12.16 Distale Femurfraktur Typ A im Röntgen a. p. [P183]

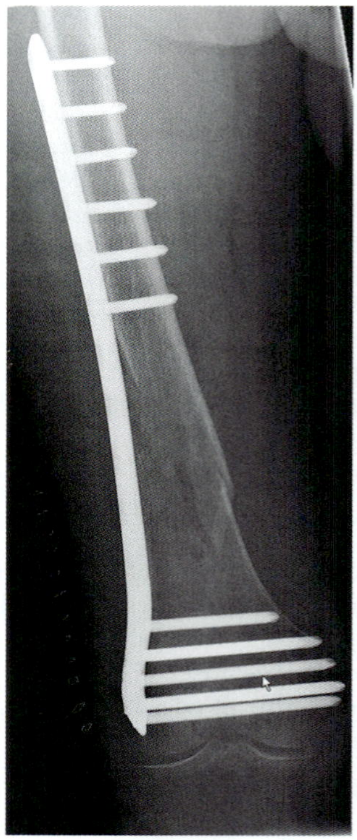

Abb. 12.17 Distale Femurfraktur a. p. – postoperativ nach Osteosynthese mit LISS-Platte. [P183]

lenkbeteiligung, ist eine CT zur operativen Planung empfehlenswert.

Therapie

Nur in ganz seltenen Fällen ist bei A-Frakturen eine konservative Therapie sinnvoll. Üblicherweise ist die operative Behandlung die einzig sinnvolle Option (▸ Abb. 12.16, ▸ Abb. 12.17), um eine vollständige Wiederherstellung der Beinachse sowie der Gelenkfläche zu gewährleisten. Ziel ist die Wiederherstellung einer (Teil-)Belastbarkeit, die Knochenheilung und die Verhinderung einer sekundären Arthrose.

12.5 Erkrankungen

12.5.1 Idiopathische Hüftkopfnekrose

Es handelt sich hierbei um eine **idiopathische aseptische juvenile Osteochondrose der Femurkopfepiphyse** aufgrund einer bisher nicht bekannten Vaskularisationsstörung (▸ Abb. 16.11). Charakteristisch ist ein stadienhafter Verlauf mit kompletter Ausheilung. Kommt es im Heilungsverlauf nicht zur erneuten Ausbildung eines formschlüssigen Gelenks, entsteht meist bereits im 4. Lebensjahrzehnt eine sekundäre Koxarthrose. Synonym werden auch die Begriffe Legg-Calvé-Perthes-Erkrankung oder Osteochondrosis deformans coxae benutzt.

Epidemiologie

Mit einer Prävalenz von 1:2000 bis 1:7000 zählt der Morbus Perthes neben Morbus Scheuermann, Osteochondrosis dissecans und Morbus Osgood-Schlatter zu den häufigsten Osteochondrosen des Kindesalters. Es sind vorwiegend Kinder zwischen dem 2. und 10. Lebensjahr betroffen, wobei ein deutlicher Erkrankungsgipfel zwischen dem **5. und 7. Lebensjahr** zu verzeichnen ist. **Jungen** erkranken **4-mal häufiger** als Mädchen (▸ Kap. 16). Ein doppelseitiger Befall kommt in 10–20 % der Fälle vor. Eine Übersicht weiterer aseptischer Knochennekrosen, welche gelegentlich vom IMPP gefragt werden, gibt ▸ Tab. 12.5.

Tab. 12.5 Übersicht über weitere aseptische Knochennekrosen

Eigenname	Lokalisation
Morbus Ahlbäck	Mediale Femurkondyle
Morbus Kienböck	Os lunatum
Morbus Köhler I	Os naviculare pedis
Morbus Köhler(-Freiberg) II	(Meist 2.) Metatarsalköpfchen
Morbus Osgood-Schlatter	Tibiaapophyse
Morbus Panner	Capitulum humeri

Ätiologie

Die **Ätiologie** bleibt weiterhin **unbekannt,** eine Durchblutungsstörung wird angenommen. In mehreren Untersuchungen konnte gezeigt werden, dass bei Patienten mit Perthes-Erkrankung eine hypoplastische, obliterierte oder gar keine A. circumflexa femoris medialis vorliegt. Andere Ursachen können Gerinnungsstörungen, Mikrotraumata und allgemeine Skelettretardierungen sein.

Der Erkrankungsverlauf gliedert sich in fünf regelhaft nacheinander ablaufende Stadien. In diesen kommt es zunächst zur Nekrose der Femurkopfepiphyse und Abbau des nekrotischen Gewebes. Im Anschluss daran beginnt der Wiederaufbau. Ein günstiger Krankheitsverlauf geht über wenige Monate; in schlechten Fällen zieht sich die Erkrankung über bis zu 5 Jahre. Der natürliche Verlauf hängt u. a. von der Größe der Nekrosezone und dem Alter des Patienten ab (bessere Prognose bei jüngeren Patienten).

- **Initialstadium:** Die enchondrale Ossifikation des Epiphysenkerns wird gestört oder kommt vollständig zum Erliegen, das Knorpelwachstum geht ungehindert voran. Dieses Stadium ist radiologisch allenfalls durch eine diffuse Gelenkspaltverbreiterung zu erkennen.
- **Kondensationsstadium:** Die nekrotischen Bezirke sind röntgenologisch als verdichtete, kondensierte Zonen sichtbar. Bei größeren Nekrosezonen können typische subchondrale Frakturen auftreten.
- **Fragmentationsstadium:** Von peripher einwachsende Gefäße führen zur Resorption der Nekrose. Skleroseränder bleiben aber noch bestehen und führen zum Bild des fragmentierten Hüftkopfs (scholliger Zerfall).
- **Reparationsstadium:** Es kommt zum Wiederaufbau des zerfallenen Knochens. Dieses Stadium ist sehr wichtig, da der Knochen eine hohe Plastizität (Modellierbarkeit) besitzt und die Form des Femurkopfs und somit die Zukunft des Gelenks von dieser Phase abhängen.
- **Endstadium:** Der Femurkopf wird knöchern durchbaut. Im Idealfall liegt eine sphärische Kon-

gruenz vor. Häufiger ist jedoch eine asphärische Kongruenz, selten eine asphärische Inkongruenz.

Klinik

Im Vordergrund steht ein schnell **ermüdbares, hinkendes Kind.** Schmerzen müssen nicht unmittelbar vorhanden sein, treten aber vor allem **belastungsabhängig** und bei Stoßbelastung auf. Besteht eine Bewegungseinschränkung, so äußert sich diese insbesondere in einer **Abspreiz- und Innenrotationshemmung.**

Cave

Schmerzen durch Hüftgelenkerkrankungen werden beim Kind häufig in den Oberschenkel und das Kniegelenk projiziert! Grundsätzlich muss jeder unklare Hüftgelenkbefund bei Kindern zwischen dem 5. und 7. Lebensjahr als „perthesverdächtig" gelten.

Diagnostik

In der klinischen Untersuchung ist besonders auf ein **Schonhinken,** ein **positives Trendelenburg-Zeichen, Vierer-Zeichen, Muskelatrophie und Beinverkürzung** zu achten. Allerdings können diese Befunde auch bei typischem Röntgenbild unauffällig sein. In der **Sonografie** zeigt sich regelhaft ein **Erguss.** Normalerweise sind die **Entzündungszeichen** in der Laboruntersuchung **unauffällig.** Sollte dies nicht der Fall sein, so ist eine Gelenkpunktion durchzuführen. Diese kann auch bei sehr ausgeprägter (schmerzhafter) Ergussbildung durchgeführt werden. Das wichtigste Hilfsmittel zur Diagnosestellung ist die radiologische Untersuchung. Anhand **eines Nativröntgenbilds** können die Stadieneinteilung und die Beurteilung des Nekroseareals (► Tab. 12.6 und ► Tab. 12.7) sowie die Erkrankungsprognose abgeschätzt werden.

Catterall prägte den Begriff der **„Head-at-Risk-Signs"** welche mit einer schlechten Prognose, d. h. einer größeren Gelenkdeformität, einhergehen. Zu **Head-at-Risk-Signs** zählen:

- Kalzifikation der lateralen Epiphysenfuge
- Dezentrierung des Hüftkopfs nach lateral
- Metaphysäre Beteiligung
- Gage-Zeichen (V-förmige Osteolyse am lateralen proximalen Schenkelhals)

Therapie

Die Therapieoptionen richten sich stark nach Erkrankungsalter, Bewegungseinschränkung und Nekroseausdehnung. Ziel jeder Therapie ist die **Verbesserung der Beweglichkeit,** die Entlastung des Gelenks während der Phase verminderter Belastbarkeit und eine Verbesserung der Hüftkopf-Pfannen-Kongruenz **(Containment).** Als „Hinge-Abduction"-Phänomen bezeichnet man die Impression des Azetabulumerkers in den Femurkopf, bei der es zu einem „Aufhebeln" des Gelenks bei Abduktion kommt.

Grundsätzlich kann bei ausreichendem Containment konservativ, d. h. durch Aufklärung über den Krankheitsverlauf, Vermeidung intensiver körperlicher Belastung bis hin zur Teil- oder Entlastung der Extremität (an Unterarmgehstützen oder Roll-

Tab. 12.6 Klassifikation des Morbus Perthes anhand radiologischer Merkmale nach Catterall

Gruppe	Radiologische Merkmale
1	Zentral in der Epiphyse gelegene kleine Nekrose; keine metaphysäre Reaktion, knöcherne Kontur erhalten; gute Prognose
2	Bis 50 % der Epiphyse betroffen; Segmentkollaps und metaphysäre Beteiligung zu erwarten
3	Über 50 % der Epiphyse nekrotisch; immer metaphysäre Beteiligung
4	Nekrose der gesamten Epiphyse, Sequestrierung; ausgeprägte metaphysäre Beteiligung

Tab. 12.7 Klassifikation des Morbus Perthes nach Herring. In der a. p.-Röntgenaufnahme wird das laterale Drittel der Hüftkopfepiphyse beurteilt

Gruppe	Höhe der lateralen Hüftkopfepiphyse	Prognose
A	Normale Höhe	Gut
B	Höhenverlust ≤ 50 %	Mäßig
C	Höhenverlust ≥ 50 %	Schlecht

stuhl) und gelenkmobilisierender Krankengymnastik therapiert und die Revitalisierung des Hüftkopfs abgewartet werden.
Liegt bereits eine **Deformität** vor und/oder droht eine **Gelenkinkongruenz,** so kann grundsätzlich an der Hüftpfanne, am Schenkelhals oder an beiden Gelenkpartner eine **Umstellungsosteotomie** erfolgen. Ziel der operativen Therapie ist die Zentrierung des Hüftkopfs in der Pfanne. Gängige Verfahren sind die intertrochantäre Varisierungsosteotomie, die Beckenosteotomien und die Adduktorentenotomie (zur Verbesserung der Abduktionsfähigkeit). Die Prognose ist stark von den eingetretenen Veränderungen, dem Erkrankungsalter und dem Catterall-Stadium abhängig (▸ Abb. 16.12).

12.5.2 Femoroazetabuläres Impingement (FAI)

Definition

Hierunter versteht man ein Engpasssyndrom des Hüftgelenks zwischen dem **Labrum acetabulare** und dem **Schenkelhals.** Grundsätzlich unterscheidet man

- **Pincer-Impingement** (pincer: engl. Zange) und
- **Cam-Impingement** (cam: engl. Nockenwelle).

Mischformen mit Veränderungen sowohl am Azetabulum als auch am Schenkelhals können natürlich ebenso bestehen. Das Cam-Impingement tritt gehäuft bei sportlich aktiven, jungen Männern auf, das Pincer-Impingement bei Frauen zwischen dem 30. und 40. Lebensjahr.

Ätiologie

Letztlich ist auch hier die genaue Ätiologie noch nicht geklärt. Beim Pincer-Impingement wird ein zu **tiefes Azetabulum** angenommen. Die Taillierungsstörung des Cam-Impingements wird auf eine klinisch **inapparent verlaufende Epiphyseolysis capitis femoris** bzw. auf eine Wachstumsstörung der lateralen Epiphysenfuge zurückgeführt.

Klinik

Die Patienten berichten zunächst über **intermittierend auftretende Leistenschmerzen.** Teilweise wird eine **Schmerzausstrahlung in den Oberschenkel** oder an den Trochanter major angegeben. Häufig können die Patienten die schmerzprovozierende Bewegung angeben.

Diagnostik

Eine **Schmerzprovokation** ist durch die Flexion um 90°, Innenrotation und Adduktion im Hüftgelenk typischerweise möglich. a. p.-Beckenübersicht (▸ Abb. 12.18) und Lauensteinaufnahme bestätigen die Verdachtsdiagnose. Zur operativen Planung und Beurteilung des Labrums sowie der Knorpelverhältnisse ist eine Arthro-MRT (intraartikuläre Applikation von Kontrastmittel) sinnvoll.

Therapie

NSAR, Krankengymnastik und **Sportkarenz** können kurzfristig eine Schmerzlinderung herbeiführen. Die kausale Therapie besteht in der **operativen Abtragung der störenden Strukturen** und Nor-

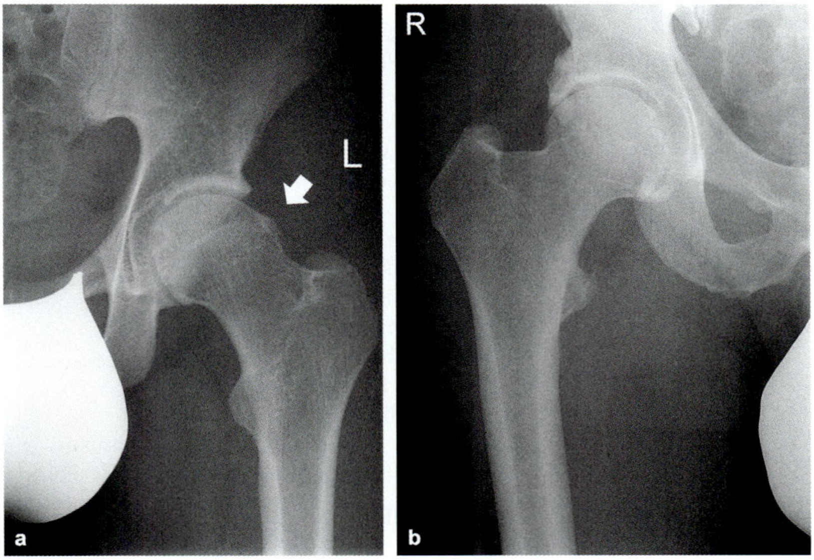

Abb. 12.18 **a** Linkes Hüftgelenk. Der Pfeil markiert die auch als „Bump" bezeichnete Taillierungsstörung am Schenkelhals. **b** Rechtes Hüftgelenk mit einer zangenförmigen Erweiterung des ventralen Azetabulums. [P183]

malisierung der Anatomie. Dieser Eingriff kann sowohl offen als auch **arthroskopisch** durchgeführt werden.

12.5.3 Infektiöse Koxitis

Definition

Hierunter versteht man eine septische, bakterielle Entzündung des Hüftgelenks.

Ätiologie

Die häufigste Ursache ist die hämatogene Keimverschleppung. Dies geschieht beim Säugling/Kleinkind direkt über metaphysär-epiphysäre Gefäßverbindungen und beim Erwachsenen über die hämatogene Streuung in die Synovialis. Insbesondere intensivpflichtige (immunreduzierte) Patienten mit mehreren Kathetern sind gefährdet. Darüber hinaus kann es durch die direkte Kontamination während einer Operation oder intraartikulären Infiltration zur septischen Koxitis kommen. Typische Erreger sind Staphylokokken.

Diagnostik

Die Patienten werden auffällig durch plötzlich auftretende Schmerzen, einer lokalen Rötung und Überwärmung und erhöhter Temperatur/Fieber. Reduktion des Allgemeinzustands und reflektorische Schonhaltung können vorhanden sein.

In der **Sonografie** kann ein Erguss nachgewiesen werden.

In der **Blutuntersuchung** ist auf eine Leukozytose zu achten. Das C-reaktive-Protein (CRP) sowie die Blutsenkungsgeschwindigkeit sind erhöht. Sehr spezifisch für einen bakteriellen Infekt ist das Procalcitonin. Wenn möglich sollte dieser Parameter mitbestimmt werden. Das Interleukin-6 eignet sich hingegen eher als Verlaufsparameter.

Eine **Gelenkpunktion** sollte so schnell wie möglich durchgeführt werden. Oft ist hier bereits ein direkter Erregernachweis möglich.

Es sollte allerdings auch die Zellzahl im Punktat bestimmt werden. Sie ist insbesondere dann sehr hilfreich, wenn der Patient mit Antibiotika anbehandelt wurde. Ist die Zellzahl > 50.000/mm^3, so ist ein bakterieller Infekt sehr wahrscheinlich. Bildgebende Diagnostikverfahren wie etwa Röntgen, MRT und Szintigrafie sind in der Akutdiagnostik von nachrangigem Interesse.

Therapie

Eine systemische Antibiose (unspezifisch mit breiter Wirkung) wird unmittelbar nach Gelenkpunktion und Abnahme von Blutkulturen begonnen, nicht davor.

Eine alleinige konservative Therapie mit systemischer Antibiose ist jedoch nur in Ausnahmefällen und in ganz frühen Stadien Erfolg versprechend. Grundsätzlich erfolgt immer eine operative Intervention durch arthroskopischer Spülung oder Arthrotomie und Synovektomie. Je nach Erkrankungsverlauf (chronischer Infekt, Gelenkdestruktion) kann eine Hüftkopfresektion notwendig werden.

Eine mögliche Komplikation stellt die Versteifung des Gelenks durch die Wirkung leukozytärer Proteasen dar.

12.5.4 Coxa saltans

Klinischer Fall

Ein Patient stellt sich mit einem seit mehreren Wochen bestehenden „komischen" Gefühl am linken Hüftgelenk bei Ihnen vor. Dieses tritt ausschließlich bei Bewegung auf. Gelegentlich treten auch Schmerzen auf. Ein Trauma wird verneint, jedoch gibt der Patient an, in den letzten Wochen vermehrt Fußball gespielt zu haben. In der klinischen Untersuchung finden Sie einen Druckschmerz am Trochanter major und spüren einen sehnigen Strang, welcher in Flexion/Extension über den großen Rollhügel springt. Adduzieren Sie das Hüftgelenk, löst dies Schmerzen aus.

Diagnose: Es handelt sich hierbei um das typische Bild einer Coxa saltans oder schnappenden Hüfte. Hierbei kommt es meist infolge eines Traumas, einer seitlichen Druckbelastung (z. B. Auto[Schalen-]sitz) und insbesondere bei bestimmten Sportarten (Tanzen, Fußball, Laufen, Gewichtheben) zu einer strangartigen Auftreibung des Tractus iliotibialis. Dies führt zu einem ruckartigen Schnalzen des Traktus über den Trochanter major bei Flexion/Extension und lässt sich durch Vorspannen des Traktus (Adduktion) verstärken. In der klinischen Untersuchung kann dieses Schnappen/Schnalzen am Trochanter major palpiert werden. Gelegentlich kommt es sogar zu einem hörbaren Schnappgeräusch.

Therapie: Überwiegend konservativ (NSAR, Dehnübungen, Injektion der unter dem Traktus liegenden Bursa mit einem Kortikosteroid und Trainingsanpassung), selten chirurgisch.

Definition

Die Coxa saltans wird im Volksmund auch „schnappende Hüfte" genannt und bezeichnet das häufig sicht- und spürbare Springen des Tractus iliotibialis über den Trochanter major (externes Schnappphänomen; der Vollständigkeit halber soll erwähnt werden, dass es auch ein internes sowie intraartikuläres Schnappphänomen gibt. Ersteres wird durch das Springen der Iliopsoassehne über den vorderen Pfannenrand, Letzteres durch eine Gelenkinstabilität oder ein femoroazetabuläres Impingement verursacht).

Ätiologie

Ursächlich für das externe Schnappphänomen ist eine Dysbalance des M. tensor fascia lata oder eine strangartige Auftreibung des Tractus iliotibialis. Beides kann durch die Ausübung bestimmter Sportarten (Tanzen, Fußball, Laufen, Gewichtheben) und/oder repetitiver Mikrotraumata hervorgerufen werden.

Diagnostik

Bereits die Symptombeschreibung durch den Patienten ermöglicht in aller Regel die Diagnosestellung. In der klinischen Untersuchung kann das Schnappen über den Trochanter major meist palpiert werden. Gelegentlich kommt es auch zu einem hörbaren Schnappgeräusch.

Liegt darüber hinaus eine **Bursitis trochanterica** vor, ist ein Druckschmerz über dem Trochanter vorhanden und die Schmerzen lassen sich durch eine forcierte Adduktion im Hüftgelenk verstärken.

Das Nativröntgenbild ist unauffällig und wird normalerweise nicht angefertigt. Im MRT bzw. durch die Sonografie kann im Falle einer zusätzlich bestehenden Bursitis trochanterica diese dargestellt werden.

Therapie

Die Coxa saltans ist eine Erkrankung, welche überwiegend konservativ behandelt wird. Hierzu wird durch physiotherapeutische Anleitung eine Dehnung des Tractus iliotibialis durchgeführt. Bei entsprechenden Schmerzen wird diese durch eine antiphlogistische/analgetische Schmerzmedikation begleitet (NSAR). Sollte über einen entsprechend langen Zeitraum die konservative Therapie keinen zufriedenstellenden Erfolg ermöglichen, so kann die Indikation zur Operation (Verlängerung des Traktus durch Z- oder Y-Plastik; hohe Rezidivgefahr) gestellt werden.

Andreas Ficklscherer und Simon Weidert

13 Knie

IMPP-Hits

Hier legt das IMPP Wert auf die *Erkrankungen* des Knies, vor allem *Meniskuserkrankungen.*

13.1 Wegweiser

Das Kniegelenk spielt in unserem Gesundheitssystem und unserer Gesellschaft eine große Rolle. Schmerzen im Bereich des Kniegelenks treten sehr häufig auf und betreffen alle Altersgruppen. Nahezu wöchentlich können wir in den Medien von Knieverletzungen bekannter Sportler lesen und in unserem Sprachgebrauch spiegelt dieses Gelenk unterschiedliche Tätigkeiten oder Eigenschaften wider (denken wir nur an die bevorstehende Prüfung: Hierfür „knien" wir uns voll rein).

13.2 Funktionelle Anatomie

Das Kniegelenk besteht aus dem Femorotibialgelenk und dem Femoropatellargelenk (▸ Abb. 13.1). Beide Teilgelenke sind von einer gemeinsamen Gelenkkapsel umgeben. Dieses relativ inkongruente Gelenk (die Femurkondylen sind konvex, das mediale Tibiaplateau ist bikonkav, das laterale Tibiaplateau hingegen konvex geformt) wird durch eine Reihe aktiver (u. a. M. quadriceps, ▸ Abb. 13.2) und passiver (v. a. Kollateral- und Kreuzbänder) Stabilisatoren stabilisiert. Von besonderer Bedeutung sind der Innen- und Außenmeniskus. Diese gleichen die Inkongruenzen zwischen den Femurkondylen und dem Tibiaplateau aus und nehmen einen Teil der einwirkenden Kräfte auf.

Im Kniegelenk sind folgende Bewegungen möglich (▸ Abb. 13.3):

- Flexion (bei maximaler Flexion berührt die Ferse das Gesäß)
- Extension (ist das hintere Kreuzband gerissen, lässt sich das Gelenk überstrecken)
- Geringe Rotationsfähigkeit

13.3 Klinische Untersuchung des Kniegelenks

13.3.1 Inspektion

Die Inspektion der unteren Extremität beginnt bereits, wenn der Patient das Zimmer betritt:

- Erfolgt ein flüssiger Bewegungsablauf (ausreichende Beugung und Streckung im Knie)?
- Wird das Kniegelenk gebeugt?
- Oder wird die Extremität entlastet (Entlastungshinken)?

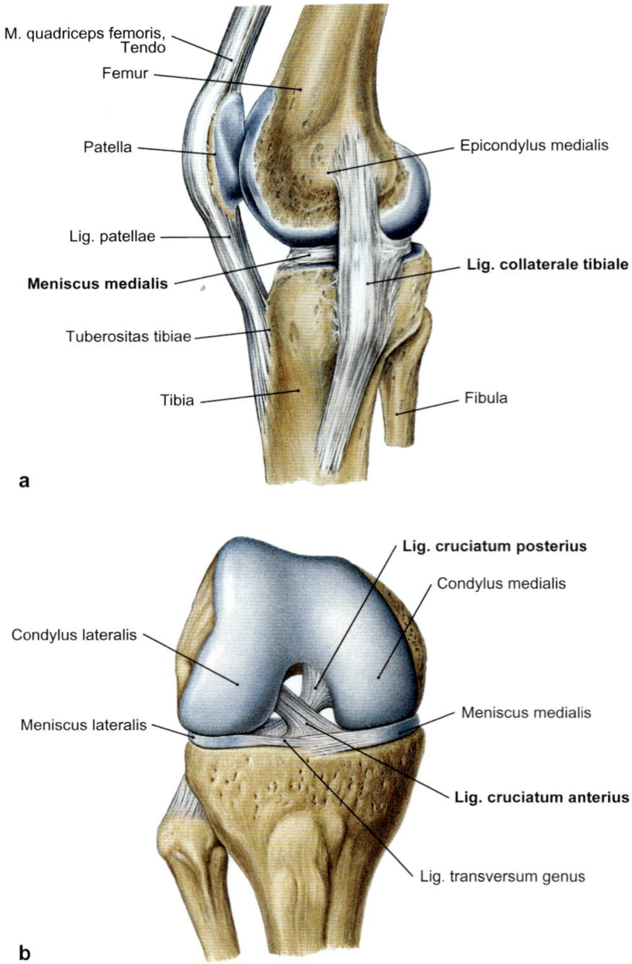

Abb. 13.1 Knochen, Menisken und Bandapparat des Kniegelenks. **a** Gestrecktes Gelenk. **b** Gebeugtes Gelenk. [S700]

Am entkleideten Patienten erfolgt die Untersuchung im Gehen, Stehen und Liegen, wobei zunächst auf die Beinachse geachtet wird. Eine **Achsfehlstellung** kann in der frontalen (**Genu varum** = O-Bein oder **Genu valgum** = X-Bein) Ebene vorliegen (► Abb. 13.4). Diese Abweichung in der frontalen Ebene ist von größter klinischer Relevanz, da sie am häufigsten vorgefunden wird. Auch in der sagittalen Ebene **(Genu recurvatum)** ist eine Fehlstellung möglich (► Kap. 13.5) (zu den Körperebenen ► Abb. 1.1).

Merke

Als Mikulicz-Linie wird die **mechanische Beinachse** verstanden. Diese wird vom Hüftkopfzentrum zum Zentrum des oberen Sprunggelenks eingezeichnet und verläuft unter physiologischen Bedingungen 4 mm medial des Kniegelenkzentrums (► Abb. 13.19). Liegt ein Genu varum vor, ist die Mikulicz-Linie in das mediale, bei einem Genu valgum in das laterale Kniegelenkkompartiment verlagert.

Weitere Faktoren, die bei der Inspektion beachtet werden müssen, sind:

- die Hautbeschaffenheit (Rötung, Schwellung, Ergussbildung, Narben, Prellmarken, Hämatome),
- der muskuläre Status (eine Muskelatrophie ist zuerst am M. vastus medialis zu erkennen) sowie
- die Stellung der Patella (lateralisiert, Hoch-/Tiefstand).

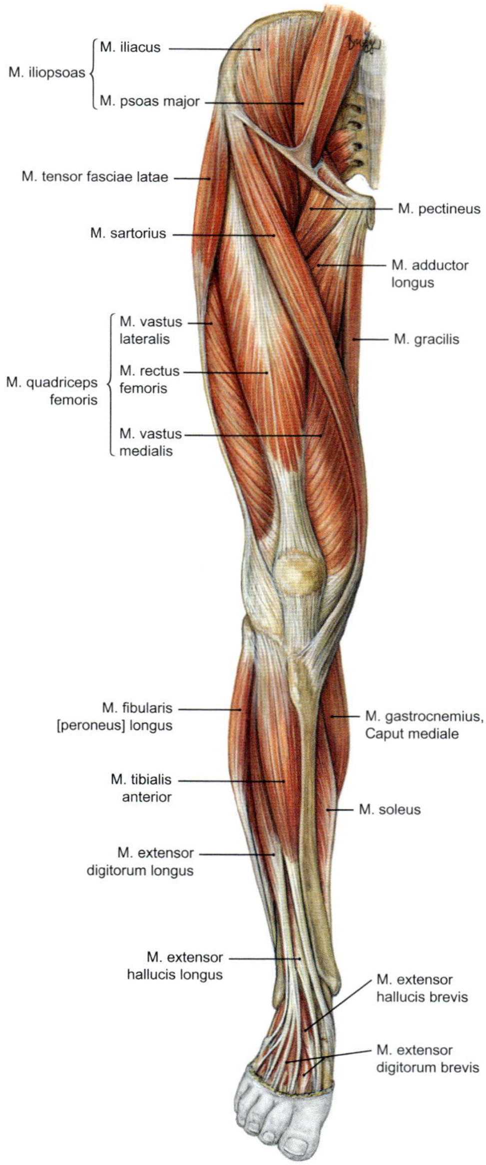

Abb. 13.2 Muskulatur des Ober- und Unterschenkels. Das Kniegelenk wird muskulär v. a. durch den M. quadriceps stabilisiert. [S700]

Cave

Geben Kinder Knieschmerzen an, ist immer auch an das Hüftgelenk zu denken (► Kap. 16)!

13.3.2 Palpation

Durch das Auflegen der Hand kann überprüft werden, ob das betroffene Gelenk überwärmt ist. Dies ist z. B. der Fall bei einem bakteriellen Infekt. Aber auch abakterielle Entzündungen oder Kniegelenke, welche frisch operiert wurden, können im Seitenvergleich deutlich wärmer erscheinen.
Ein intraartikulärer Erguss wird über die sog. **tanzende Patella** nachgewiesen. Hierzu wird mit einer Hand der Recessus superior ausgestrichen. Mit dem Zeigefinger der anderen Hand wird die Kniescheibe getastet und auf die Trochlea femoris gedrückt. Liegt ein intraartikulärer Erguss vor, federt die Patella weich zurück, sie „tanzt".
Teil der palpatorischen Untersuchung ist die Überprüfung der knöchernen Strukturen, des medialen und lateralen Gelenkspalts, der Patellafacetten, des Lig. patellae sowie der Quadrizepssehne auf Schmerzhaftigkeit.
Zohlen-Zeichen: Ausschluss einer retropatellaren Pathologie. Mit der einen Hand wird die Patella distalisiert und fixiert. Man bittet den Patienten nun, den M. quadriceps selbst vorsichtig anzuspannen, wobei sich die Patella unter der Hand des Untersuchers nach proximal bewegt. Hierdurch wird der Patellaanpressdruck erhöht, was u. U. Schmerzen verursacht. Nimmt man die Patella zwischen den Daumen und Zeigefinger und bewegt sie nach medial und lateral, wird das **Patellaspiel,** also die Mobilität, der Kniescheibe geprüft. Dieses ist z. B. bei jungen Mädchen meist sehr ausgeprägt und nach mehrfachen Voroperationen teils deutlich eingeschränkt.
Apprehension-Test: Überprüfung auf eine Subluxations- oder Luxationstendenz. Hierzu lateralisiert der Untersucher die Patella und beugt zudem ggf. das Kniegelenk leicht an. Der Test ist positiv, wenn der Patient eine Abwehr- oder Ausweichbewegung durchführt.

13.3.3 Bewegungsausmaß

Die Bestimmung des Bewegungsausmaßes (ROM; range of motion) erfolgt nach der Neutral-Null-Methode. Dokumentiert werden Extension/Flexion sowie Innen-/Außenrotation (bei 90° Beugung im Kniegelenk) (Normwerte ► Abb. 1.3).

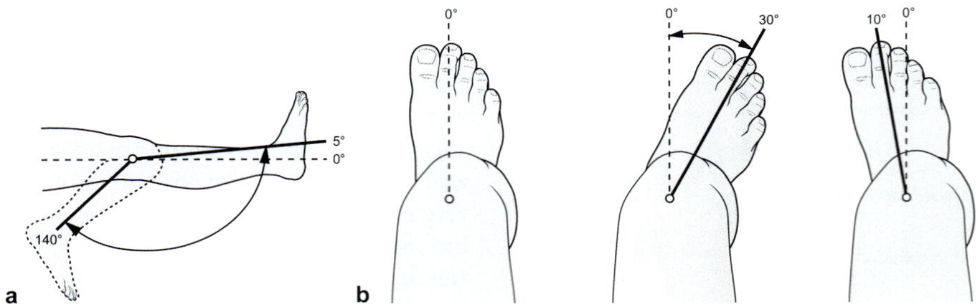

Abb. 13.3 Kniegelenk: **a** Flexion und Extension, **b** Rotation. [S702-L126]/[S700-L126]/[G1067]

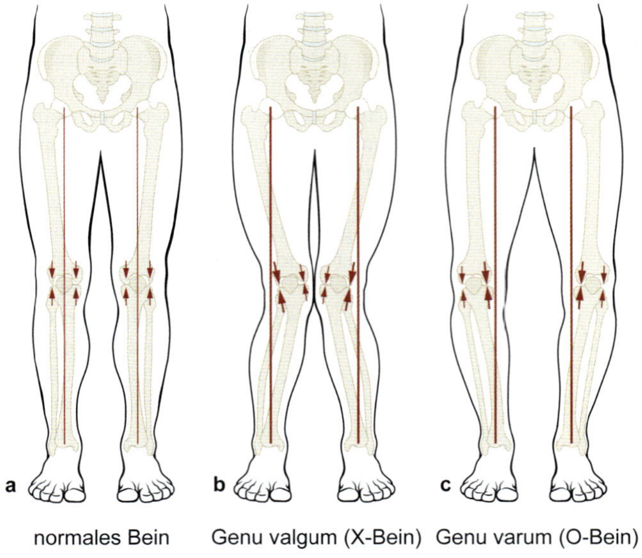

Abb. 13.4 Schematische Darstellung einer normalen Beinachse (**a**), eines Genu varum (**b**) und Genu valgum (**c**). Die senkrechte Achse ist die Mikulicz-Linie. [S700-L126/G1067]

Cave

Ein in geringer Beugung federnd fixiertes Kniegelenk, welches aufgrund starker Schmerzen auch passiv nicht vollständig gestreckt werden kann, spricht für einen eingeklemmten Meniskuskorbhenkelriss.

13.3.4 Funktionstests

13.3.4.1 Kniegelenkstabilität

Prüfung des Innen- und Außenbands

Varus-/Valgusstress: Überprüfung der Kollateralbänder am Kniegelenk. Der Patient befindet sich in Rückenlage, der Untersucher umfasst mit beiden Händen den proximalen Unterschenkel und klemmt diesen zusätzlich mit seinem Unterarm auf Taillenhöhe ein. Nun kann ein Varus- (Adduktion) oder Valgusstress (Abduktion) ausgeübt werden (► Abb. 13.5). Alternativ kann der Untersucher den distalen Unterschenkel fassen und mit der freien Hand von medial oder lateral am Oberschenkel Druck ausüben.

Praxistipp

Der Varusstress übt zeitgleich eine Kompression auf das mediale Gelenkkompartiment (Innenmeniskus! **Böhler-Zeichen)** und Zug am lateralen Gelenkspalt (Außenband!) aus. Somit kann sowohl auf eine Außenbandinstabilität und eine Innenmeniskusläsion hin untersucht werden. Für den Valgusstress gilt dies genau umgekehrt.

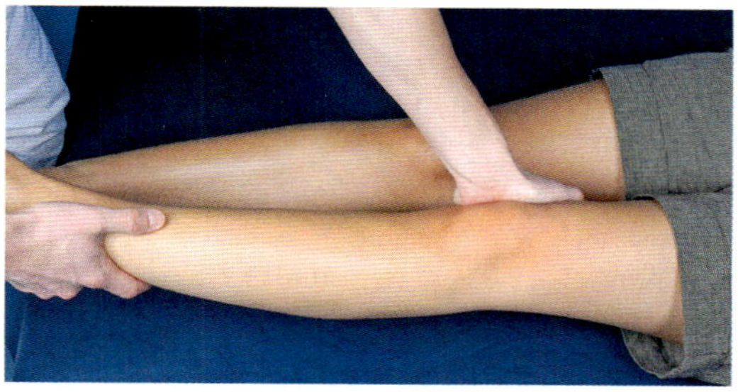

Abb. 13.5 Varusstresstest. Die linke Hand des Untersuchers dient als Widerlager, die rechte Hand führt den Unterschenkel nach medial. [M332]

Wichtig hierbei ist zu wissen, dass in kompletter Extension das Kniegelenk sowohl von den Kollateralbändern als auch vom vorderen Kreuzband sowie der dorsalen Kapsel stabilisiert wird. Zur isolierten Überprüfung des Innen- und Außenbands muss aus diesem Grund das Kniegelenk in 20° Flexion (und leichter Außenrotation) gehalten werden. Die Stabilität des Kniegelenks unterliegt deutlichen physiologischen Schwankungen, sodass immer der Vergleich zur Gegenseite mit einfließen muss. Dokumentiert wird die Stabilität:

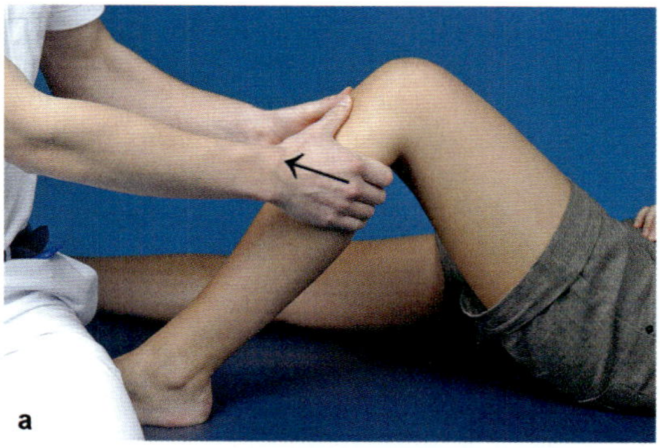

a

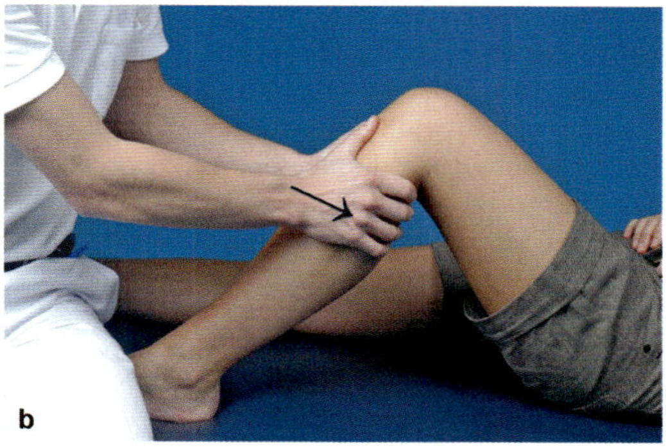

b

Abb. 13.6 Lachman-Test. **a** Vordere Schublade. **b** Hintere Schublade. [M332]

- Leichte Instabilität (Aufklappbarkeit 3–5 mm)
- Mittlere Instabilität (Aufklappbarkeit 5–10 mm)
- Große Instabilität (Aufklappbarkeit > 10 mm)

Prüfung des vorderen und hinteren Kreuzbands

Schubladentest: Dieser Test wird in der Regel am liegenden Patienten durchgeführt. Hierzu wird das Kniegelenk in 90° Beugung auf der Untersuchungsliege aufgestellt, der Untersucher sitzt auf dem Vorfuß und fixiert diesen somit. Nun wird der Tibiakopf mit beiden Händen umfasst, wobei die beiden Daumenendglieder die Femurkondylen palpieren können, und nach ventral gezogen **(vordere Schublade)** bzw. nach dorsal gedrückt **(hintere Schublade)** (▸ Abb. 13.6). Beurteilt wird nun die Translation in a. p-Richtung und die Qualität des vorderen und hinteren Anschlags. Ein harter Anschlag (gekennzeichnet durch ein abruptes Stoppen) liegt bei einem intakten Kreuzband vor, ein weicher Anschlag bei einem gerissenen Band.

Lachman-Test: Der Patient liegt mit leicht angewinkeltem Kniegelenk (ca. 25°) auf dem Rücken. Der Untersucher zieht den Unterschenkel gegen den mit der anderen Hand fixierten Oberschenkel nach ventral und prüft den vorderen Anschlag (▸ Abb. 13.6). Fehlt dieser, so ist der Lachman-Test positiv und somit Zeichen einer vollständigen vorderen Kreuzbandruptur. Bei großen und/oder schwergewichtigen Patienten kann der Untersucher als Hilfestellung den Oberschenkel des Patienten auf seinem eigenen, abgewinkelten Bein lagern und mit einer Hand fixieren.

Pivot-Shift (Subluxationstest): Dieser Test dient zum Nachweis einer Ruptur des vorderen Kreuzbands und wird durchgeführt, indem der Untersucher den Unterschenkel des Patienten innenrotiert und einen Valgusstress (s. oben) ausübt. Hierdurch kommt es beim Vorliegen einer Ruptur des vorderen Kreuzbands zur pathologischen Translation des lateralen Tibiaplateaus nach ventral. Beugt der Untersucher nun das Kniegelenk, kommt es bei ca. 20°–30° zu einer spontanen Reposition (durch Anspannen des Tractus iliotibialis). Patient und Untersucher spüren dies als „Schnappen“ (Test positiv).

Dorsaler Durchhang: So wird das nach dorsal durchhängende Tibiaplateau bei gerissenem hinteren Kreuzband bezeichnet. Dies ist am einfachsten beim 90° angewinkelten Kniegelenk von der Seite her zu erkennen (▸ Abb. 13.7).

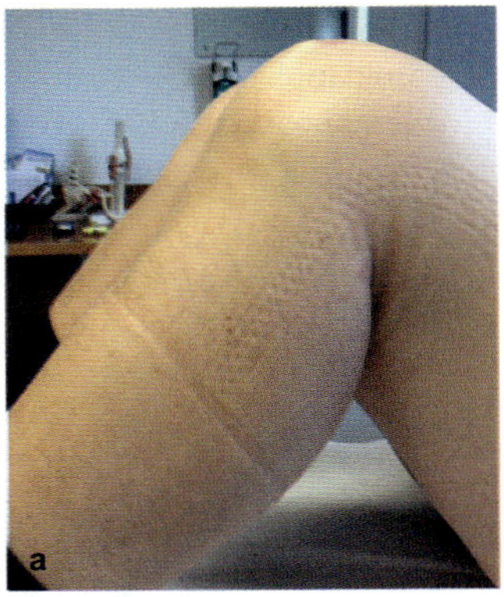

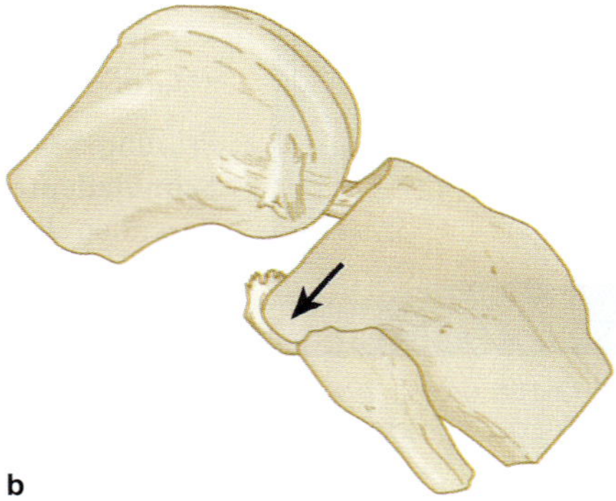

Abb. 13.7 **a** Betrachtet man die Kontur der Tibiavorderkante beider Unterschenkel, fällt der dorsale Durchhang – als Ausdruck eine HKB-Ruptur – am linken Kniegelenk auf. **b** Schematische Darstellung. [M332, P183]

13.3.4.2 Meniskustests

Steinmann-I-Zeichen: Schmerzen bei forcierter Hyperextension sprechen für eine Meniskusvorderhorn-, bei forcierter Hyperflexion für eine Hinterhornläsion. Bei gebeugtem Kniegelenk wird der Unterschenkel ruckartig nach innen rotiert und mit dem Finger zusätzlich Druck auf den jeweiligen Meniskus ausgeübt. Dies führt bei einer Außenmeniskusläsion zu Schmerzen am lateralen Gelenkspalt. Umgekehrt weisen Schmerzen am medialen Gelenkspalt bei Außenrotation auf eine Verletzung des Innenmeniskus hin (▸ Abb. 13.8).

Steinmann-II-Zeichen: Verlagert sich der beim Steinmann I provozierte Schmerz unter zunehmender Kniegelenkbeugung nach dorsal, so ist das Steinmann-II-Zeichen positiv.

Payr-Zeichen: Für diesen spezifischen Test zum Nachweis einer Innenmeniskushinterhornläsion sitzt der Patient im Schneidersitz, während der Untersucher das gebeugte Kniegelenk herunterdrückt. Beklagt der Patient einen Schmerz im medialen Gelenkspalt des Kniegelenks, so liegt eine Schädigung des Innenmeniskus vor.

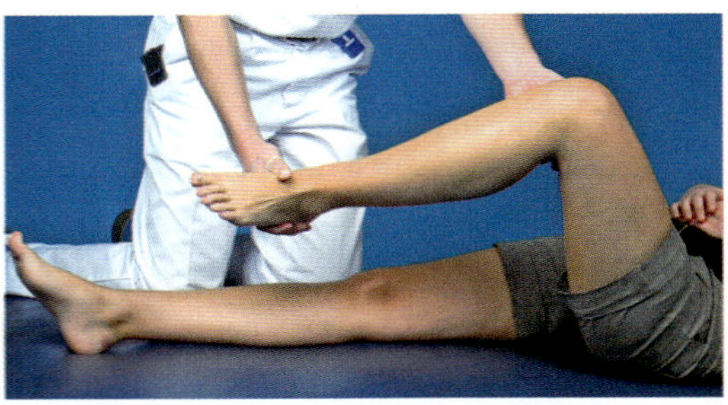

Abb. 13.8 Steinmann-I-Test. [M332]

Cave

Vorsicht vor Verwechslung! Das Payr-Zeichen gibt es auch bei den Internisten bzw. Phlebologen: Ein Schmerz bei Druck auf die (mediale) Fußsohle kann auf eine Venenthrombose oder -entzündung hinweisen.

McMurray-Zeichen: Der Patient befindet sich in Rückenlage mit gebeugtem Hüft- und Kniegelenk. Der Unterschenkel ist maximal nach außen rotiert. Mit der freien Hand palpiert der Untersucher den medialen Gelenkspalt und führt das Kniegelenk in die Extension. Lässt sich hierdurch ein Schmerz auslösen, so spricht dies für eine Innenmeniskusläsion. Durch Innenrotation und Palpation am lateralen Gelenkspalt lässt sich der Außenmeniskus überprüfen.

Thessaly-Test: Der Patient steht auf dem betroffenen Bein, das gesunde kontralaterale Bein wird angehoben. Nun wird das betroffene Kniegelenk leicht gebeugt (ca. 20°) und der Oberkörper über das Kniegelenk nach rechts und links gedreht. Liegt eine Meniskusläsion vor, so verursacht das Drehen unter Belastung Schmerzen im Kniegelenk.

Apley-Zeichen: Der Patient liegt auf dem Bauch, das Knie ist um 90° gebeugt. Während Schmerzen bei Zug und Rotation des Unterschenkels auf eine Kapsel-Band-Läsion hindeuten, sind Schmerzen bei Kompression und Rotation in unterschiedlichen Beugestellungen typisch für eine Meniskusverletzung.

13.3.4.3 Streckapparat des Kniegelenks

Geprüft wird das Streckdefizit (Normal-Null-Methode, ▸ Abb. 1.3). Am gestreckten Kniegelenk lassen sich am Patienten in Rückenlage zudem Hinweise für eine Erkrankung der Patella gewinnen:

- Beim **Zohlen-Zeichen** soll der Patient den M. quadriceps anspannen, während der Untersucher die Patella nach distal schiebt. Schmerzen deuten auf eine Chondropathie bzw. ein peripatellares Syndrom hin.
- Beim **Apprehension-Test** schiebt der Untersucher die Patella nach außen. Spannt der Patient dagegen, spricht dies für eine Patellainstabilität (der Patient spannt die Muskeln aus Furcht an, die Patella könne luxieren).

13.4 Verletzungen

13.4.1 Patellafrakturen

Ätiologie und Einteilung

Patellafrakturen entstehen meist durch direkten Anprall des Knies im Rahmen eines Sturzes oder eines Anpralls. Die Einteilung geschieht meist deskriptiv in:

- Querfrakturen (am häufigsten)
- Längsfrakturen
- Mehrfragmentfrakturen
- Trümmerfrakturen
- Ausrissfrakturen des oberen oder unteren Pols

Klinik

Neben der hinweisenden Anamnese bestehen am betroffenen Knie meist eine deutliche **Schwellung,** ein blutiger **Erguss** sowie ein **Streckausfall.** Bei Dislokation kann man v. a. bei der typischen Querfraktur häufig mit dem Finger den Frakturspalt tasten.

Diagnostik

Die Standardbildgebung ist eine **konventionelle Röntgendiagnostik** des Knies in zwei Ebenen. Die Patella-Tangentialaufnahme ist wünschenswert, häufig jedoch aufgrund der Schmerzen bei der dafür notwendigen Flexion nicht durchführbar.

Therapie

Bei **Patellalängsfrakturen** oder (inkompletten) **Querfrakturen** ohne Dislokation kann eine konservative Therapie im **Tutorgips** (bzw. später Tutorschiene) versucht werden. Hier sind regelmäßige Röntgenkontrollen notwendig und der Patient muss compliant sein. Bei Quer- oder Mehrfragmentfrakturen liegt jedoch meist eine deutliche Dislokation der Fragmente aufgrund des massiven **Muskelzugs** des M. quadriceps femoris vor, die nur operativ sinnvoll behandelt werden kann.

Die klassische Operationstechnik ist die **Zuggurtungsosteosynthese.** Hierbei werden nach Reposition mit Zangen zwei Kirschner-Drähte quer zur Fraktur eingebracht. Um diese wird eine 8er-Cerclage geschlungen und unter Zug genommen, um die Fraktur zu komprimieren (► Abb. 13.9).

Alternativ ist eine Versorgung mit mindestens zwei hohlen **Zugschrauben** (hohl wegen des Zieldrahts, der vorgebohrt wird und über den die Schrauben zielsicher eingebracht werden können) möglich. Es gibt jedoch auch vereinzelt **Spezialplatten** mit winkelstabilen Schrauben, z. B. für Mehrfragmentfrakturen.

Praxistipp

Strittig ist, ob eine zusätzliche zirkuläre Cerclage um die Patella herum die Durchblutung des Knochens und damit die Heilungschancen zu sehr einschränkt. Einige Operateure versuchen daher, sie zu vermeiden.

Ziel ist die möglichst akkurate Rekonstruktion der Gleitfläche hinter der Patella, die intraoperativ sowohl palpatorisch als auch mittels Bildwandler pe-

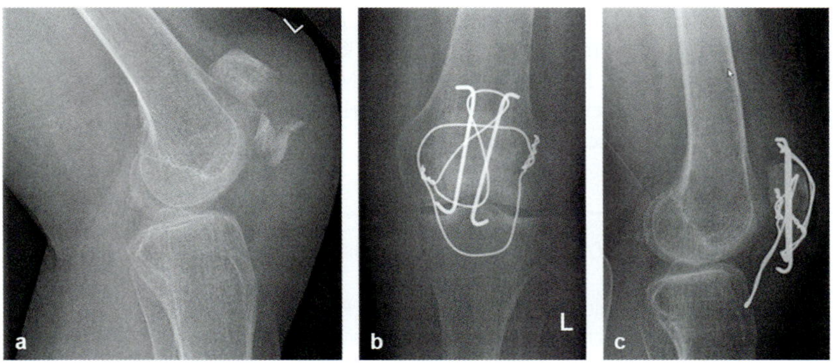

Abb. 13.9 **a** Röntgenbild Patellafraktur seitlich, **b, c** postoperativ mit Cerclage und McLaughlin-Schlinge in zwei Ebenen. [P183]

nibel kontrolliert werden muss. Ansonsten droht eine sekundäre retropatellare Arthrose mit chronischen Schmerzen im Kniegelenk.

13.4.2 Rupturen des Streckapparats des Knies

Der Streckapparat des Knies besteht aus dem **M. quadriceps femoris,** der über seine **Quadrizepssehne** mit der **Patella** verbunden ist. Diese wiederum ist mit dem **Lig. patellae** straff mit der **Tuberositas tibia** verbunden. Dadurch ist eine **Kraftumleitung** (die Patella ist damit das größte Sesambein des Körpers) auf den proximalen Unterschenkel und eine kräftige Streckung möglich.

Ätiologie

Statt bei einer Patellafraktur kann der Streckapparat an zwei weiteren Stellen gestört werden:

- Durch **Abriss der Quadrizepssehne** zwischen Muskel und Patella oder
- durch **Ruptur des Lig. patellae** (oft fälschlich als Patellarsehne bezeichnet).

Dies geschieht meist durch Streckung gegen Widerstand, hat aber meist eine zusätzliche **degenerative Komponente.**

Klinik

Die Schmerzen sind meist deutlich geringer ausgeprägt als bei einer Fraktur. Auffällig ist jedoch neben der Schwellung des Gelenks der **Ausfall der Kniestreckung** in Rückenlage (Anheben des Unterschenkels gegen die Schwerkraft).
Oft kann man zudem im Bereich der Ruptur eine Lücke tasten.

Diagnostik

Als Basisdiagnostik muss eine **Röntgenaufnahme des Knies** in zwei Ebenen durchgeführt werden, um einen möglichen knöchernen Ausriss auszuschließen. Danach sollte mittels **Sonografie** der Sehnen versucht werden, die Ruptur zu identifizieren – man sieht hier eine Unterbrechung der kräftigen Längsfasern. In Einzelfällen kann ein MRT zu Rate gezogen werden, sollten weiter Zweifel bestehen (z. B. bei Verdacht auf Teilruptur).

> **Praxistipp**
>
> Wie unterscheide ich Quadrizeps- und Lig.-patellae-Ruptur?
> Im seitlichen Röntgenbild. Bei **Patellatiefstand (Patella baja)** ist wahrscheinlich die Quadrizepssehne durchtrennt, bei **Patellahochstand (Patella alta)** das Lig. patellae.
> Noch einfacher: Die Rupturzone kann häufig gut mittels **Ultraschall** darstellt werden!

Therapie

In beiden Fällen ist durch den starken Muskelzug eine Dislokation vorhanden und eine konservative Therapie nicht Erfolg versprechend. Meist wird im Rahmen der notwendigen Operation die Sehne mit starkem Fadenmaterial und **Sehnennaht** rekonstruiert sowie zusätzlich mit **Fadenankern** im Knochen befestigt.

> **Praxistipp**
>
> Die Rekonstruktion des Lig. patellae kann zusätzlich noch mit einer **„McLaughlin-Schlinge"** gesichert werden: Dabei werden horizontale Löcher in die Patella und die Tuberositas tibiae gebohrt und eine Drahtschlinge gespannt, um das Band zu entlasten. Sie wird nach 6–10 Wochen wieder entfernt (► Abb. 13.9b, c).

13.4.3 Traumatische Patellaluxation

Die Patellaluxation ist das Herausspringen der Patella aus ihrem Gleitlager, der Trochlea. Eine traumatische Patellaluxation tritt in der Regel durch ein direktes **Trauma gegen das mediale Kniegelenk** auf (beispielsweise ein Tritt beim Fußballspielen).
Deutlich häufiger jedoch ist die **habituelle Patellaluxation.** Hier liegen **luxationsfördernde anatomische Voraussetzungen** (Patella- oder Trochleadysplasie, Genu valgum, eine vorausgegangene traumatische Luxation mit Ruptur der medialen Stabilisatoren u. a.) vor, welche ohne adäquate Fremdeinwirkung durch eine bestimmte Bewegung (z. B. schneller Richtungswechsel beim Fußballspielen) zu einer Luxation führen.
Die **Luxation nach lateral** ist die Regel, Luxationen nach medial, proximal oder intraartikulär sind Raritäten. In bis zu 5 % der Fälle kommt es dabei auch zu Absprengungen osteochondraler Fragmente der Patella selbst oder des Femurkondylus.
Häufig kommt es beim Strecken des Knies zu einer **spontanen Reposition.**

Klinik

Hinweisend ist v. a. die Anamnese, da die Patella meist reponiert ist. Kommt es zu keiner Spontanreposition, liegt eine sehr **schmerzhafte,** sofort **im-**

mobilisierende Weichteilschwellung am lateralen Gelenkspalt vor. Das Gelenk wird schmerzbedingt nicht bewegt

In der klinischen Untersuchung zeigt sich eine Schwellung des Knies, oft ein Erguss, schmerzhafte Bewegung des Gelenks und Schmerzen bei Patellamobilisation. Auch nach Spontanreposition liegen starke Schmerzen, v.a. am medialen Gelenkspalt vor, das Gelenk kann jedoch gebeugt werden.

Die **Erstluxation** ist meist die schmerzhafteste. Der Patient hat meist große Angst, dass während der Untersuchung die Patella erneut luxiert.

Diagnostik

Zum **Ausschluss einer Fraktur** muss eine Röntgenaufnahme erfolgen. Idealerweise wird zusätzlich zur Aufnahme des Kniegelenks in zwei Ebenen eine Patella-Tangentialaufnahme durchgeführt, um Schäden an der Patellarückfläche zu erkennen.

Im Anschluss ist eine Ruhigstellung des Knies im Tutor zu empfehlen. Da bei **Erstluxation** mit **ligamentären Verletzungen** gerechnet werden muss und **Knorpelschäden** vorliegen können, ist beim jungen Menschen ein **MRT** obligat. Da nicht selten ein Kniegelenkerguss besteht, kann man dem Patienten eine **Kniegelenkpunktion** anbieten.

Therapie

Meist reponiert die Patella bei Streckung des Kniegelenks von selbst. Andernfalls muss eine **sofortige Reposition** durch Druck mit beiden Daumen von lateral nach medial erfolgen. Bei Erstluxation ohne Vorliegen osteochondraler Verletzungen und bei Patienten ohne prädisponierende Faktoren ist die **konservative Therapie** Mittel der Wahl. Diese erfolgt durch die Anlage einer Kniegelenkorthese für in der Regel 3–6 Wochen. Während diesem Zeitraum wird das Bewegungsausmaß sukzessive freigegeben (von Streckstellung zu freier Flexion). Im Anschluss daran erfolgt eine funktionelle Therapie mit Stärkung der Stabilisatoren (Krankengymnastik mit Muskelaufbau der Adduktoren, M. quadriceps medialis).

Operative Maßnahmen richten sich nach dem Alter des Patienten, der Ausprägung der zugrunde liegenden Faktoren und evtl. vorhandenen Begleitverletzungen. Primäres Ziel ist es, die zugrunde liegende Pathologie zu beheben (z.B. Umstellungsosteotomie bei Genu valgum, Trochleaplastik bei Dysplasie). Liegt eine Instabilität der passiven Stabilisatoren vor, so kann eine Rekonstruktion des medialen patellofemoralen Bands (MPFL-Plastik) durchgeführt werden. Hierzu wird die Gracilissehne entnommen und die freien Enden in der medialen Patellafacette fixiert. Die Sehnenschlinge wird dann auf der Gelenkkapsel zum Epicondylus medialis femoris geführt und hier ebenfalls fixiert. Hierdurch wird die Patella zusätzlich stabilisiert und an einer weiteren Luxation gehindert.

Praxistipp

Die Kniegelenkpunktion dient bei Gelenkerguss sowohl zur **Schmerztherapie** als auch als **Diagnostikum:** Sind **Fettaugen** auf dem blutigen Aspirat, ist eine Verletzung des Knochens sehr wahrscheinlich. Unbedingt auf ausreichende **Sterilität** achten, um keine Infektion zu erzeugen!

Merke

Im Anschluss an eine vollständige Diagnostik (MRT) kann die Therapie folgende Ziele haben:
- Stabilisierung durch Rekonstruktion von rupturierten Bändern (Retinakulum)
- Reparatur von Knorpelschäden
- Verminderung der Luxationstendenz bei anatomischer Insuffizienz

13.4.4 Kniegelenkbinnenverletzungen

Zu diesen Verletzungen gehören Knorpelverletzungen, Kreuzbandruptur und Meniskusverletzungen.

13.4.4.1 Knorpelverletzungen

Fokale, also umschriebene, gut abgegrenzte Knorpelverletzungen
- gehen mit einer Einschränkung der Lebensqualität einher,
- stellen einen Risikofaktor für eine arthrotische Gelenkdegeneration dar und
- betreffen v.a. sportliche, junge Patienten.

Neben den rein traumatischen Knorpelläsionen (z.B. Abscherverletzungen bei Patellaluxation) kann es auch durch Erkrankungen des subchondralen Knochens sekundär zu Knorpelveränderungen mit konsekutiver Zerstörung der Oberflächenintegrität kommen (z.B. Osteochondrosis dissecans, ► Kap. 13.5.2).

Gerade bei jungen Patienten ist die Wiederherstellung einer intakten Gelenkoberfläche das vorrangige Ziel. Grundsätzlich wird von einer zielgerichteten Therapie bei traumatischen fokalen Knorpelverletzungen und einer Therapie unterschieden, die lediglich die Symptome reduzieren und den Erkrankungsverlauf verzögern soll. Zu Letzterem zählt das Débridement. Hierbei werden bei Grad-II-Läsionen lediglich lose, instabile oder überstehende Knorpelanteile abgetragen (sog. Shaving).

Klassifikation

Klassifikationen erleichtern eine stadiengerechte Therapie. Eine allgemein anerkannte Einteilung anhand von MRT-Untersuchungen gibt es bis heute nicht. Die etablierten Klassifikationssysteme basieren weiterhin auf arthroskopisch erhobenen Befunden. Dazu zählen die international anerkannten **Standardklassifikationen nach Outerbridge** (► Tab. 13.1) und die Klassifikation der International Cartilage Research Society (ICRS).

Bildgebende Diagnostik

An erster Stelle steht das **Nativröntgen in zwei Ebenen.** Diese Aufnahmen sind in der Regel sofort durchführbar, wenig strahlenbelastend, geben einen ersten Überblick über die knöchernen Strukturen (Begleitverletzungen, osteochondrale Verletzung) und sollten nicht zuletzt aus forensischen Aspekten durchgeführt werden. Diese Aufnahmen können bei bestimmten Fragestellungen durch Spezialeinstellungen (z. B. Tunnelaufnahme nach Frick am Kniegelenk bei Verdacht auf Osteochondrosis dissecans, Beinachsaufnahmen bei Verdacht auf Genu varum) ergänzt werden. In der Mehrzahl der Fälle, d. h. immer dann, wenn es sich um einen alleinigen Knorpel- und nicht um einen osteochondralen Defekt handelt, sind die Röntgenaufnahmen unauffällig.

Tab. 13.1 Klassifikation der Knorpelläsion nach Outerbridge (von 1961, 2003 ergänzt durch den ICRS-Score [hier nicht angegeben])

Einteilung	Beschreibung
I	Intakte Oberfläche, Fibrillationen und/oder leichte Erweichung
II	Tiefe der Läsion < 50 % der Knorpeldicke (abnormaler Knorpel)
III	Tiefe der Läsion > 50 %, aber nicht bis auf den Knochen reichend
IV	Knorpelläsion mit Durchbruch des subchondralen Knochens

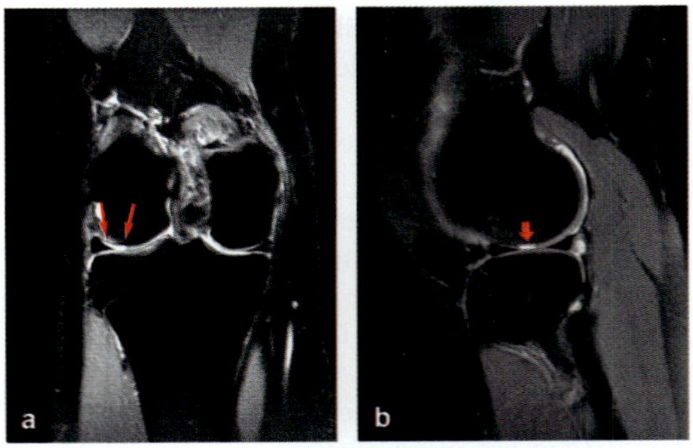

Abb. 13.10 MRT des rechten Kniegelenks. **a, b** Die roten Pfeile markieren den Knorpelschaden in der Hauptbelastungszone des lateralen Femurkondylus. [M332, P183]

Goldstandard in der Diagnostik der Knorpelläsion ist die **Magnetresonanztomografie** (► Abb. 13.10). Um den Knorpel bestmöglich darzustellen, sind u. a. protonendichte, T2-gewichtete oder Fast-low-angle-shot-Sequenzen (FLASH) zu bevorzugen. Zugleich eignet sich das MRT zur Beurteilung des subchondralen Knochens, im Gegensatz zur Arthroskopie. Liegen hier Signalalterationen vor, z. B. im Sinne eines subchondralen Ödems, so kann dies indirekt für eine Knorpelläsion sprechen.

Therapie

Die Wiederherstellung einer möglichst intakten Knorpeloberfläche ist vorrangiges Ziel der Knorpelchirurgie. Voraussetzung dafür ist jedoch ein bandstabiles Gelenk mit physiologischer Beinachse, sodass unter Umständen Korrekturoperationen (z. B. Umstellungsosteotomie) dem eigentlichen Eingriff vorgeschaltet werden müssen. Die therapeutischen Optionen hängen stark von der **Größe des Knorpeldefekts** ab. Es werden zwei grundlegende Prinzipien der Therapie unterschieden:

- knochenmarkstimulierende Techniken und
- Transplantationstechniken.

Knochenmarkstimulierende Techniken

Liegt eine umschriebene Grad-III-Läsion von etwa 1–3 cm^2 vor, so ist die Therapie der Wahl die **Mikrofrakturierung** (► Abb. 13.11). Über einen arthroskopischen Zugang wird ein Spitzmeißel („Ahle“) in das Gelenk eingebracht und der subchondrale Knochen stellenweise aufgeschlagen. Die aus dem Markraum einwandernden Zellen sollen dann

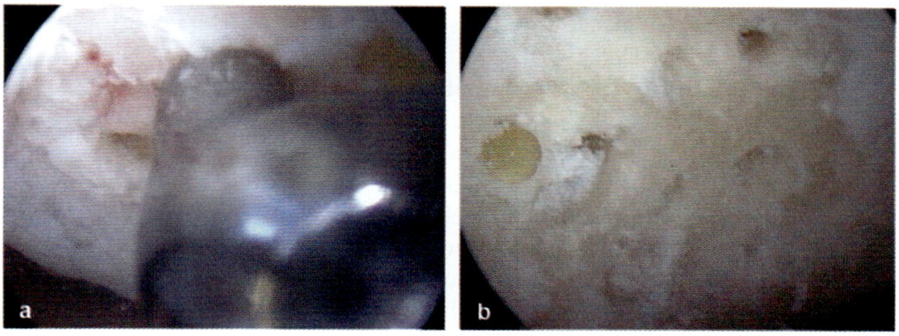

Abb. 13.11 Mikrofrakturierung einer Femurkondyle. **a** Mit einer sog. „Ahle" wird die subchondrale Knochenplatte eröffnet. **b** Zustand nach Mikrofrakturierung. Als Zeichen, dass der subchondrale Knochen eröffnet wurde, treten Fettaugen aus. [M332]

das Reparationsgewebe (Faserknorpel) bilden und den Defekt verschließen. Im Vergleich zu hyalinem Knorpel ist dieses Reparationsgewebe qualitativ minderwertig. Es kann jedoch über einen beschränkten Zeitraum die Gelenkfunktion wiederherstellen und zu einem deutlichen Rückgang der Schmerzsymptomatik führen. Alternativ hierzu kann der subchondrale Knochen auch mit einem Bohrer eröffnet werden (Pridie-Bohrung).

Transplantationstechniken

Hier werden grundsätzlich zwei unterschiedliche Techniken unterschieden. Beim **Osteochondral Autograft Transfer System** (OATS-Verfahren) wird hyaliner Knorpel von einer anderen, nicht belasteten Stelle des Gelenks in die Defektzone transplantiert. Hierzu wird über ein spezielles Transfersystem zunächst an der Spenderstelle (z. B. Femurkondyle nicht Hauptbelastungszone; Donor) ein Knorpel-Knochen-Zylinder ausgestanzt und in den Defekt (Recipient) transferiert. Grundsätzlich wird diese Technik arthroskopisch durchgeführt, bei bestimmten Defektlokalisationen (z. B. retropatellar) kann ein offenes Vorgehen indiziert sein (► Abb. 13.12). Angewandt wird diese Methode bei III–IV-Läsionen und insbesondere wenn eine Knochenbeteiligung vorliegt (z. B. Osteochondrosis dissecans). Nicht zuletzt limitiert die Anzahl der Spenderzylin-

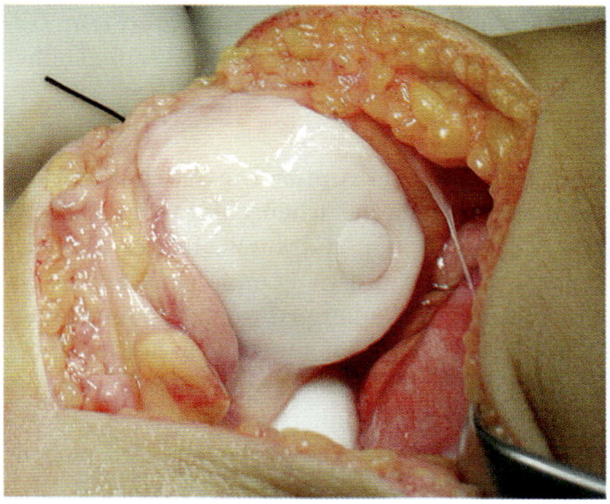

Abb. 13.12 OATS-Plastik. Bei retropatellarem Knorpeldefekt erfolgte eine offene OATS-Plastik. [M332]

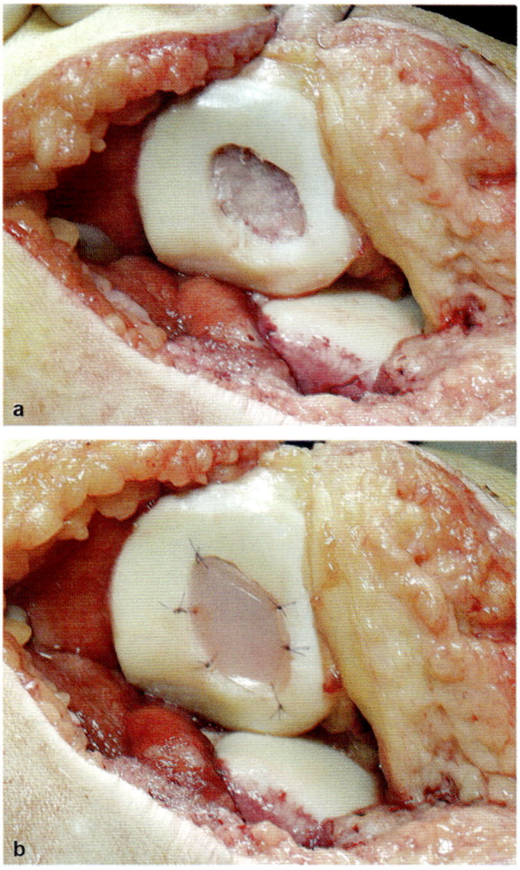

Abb. 13.13 ACT retropatellar. **a** Retropatellarer Knorpeldefekt. **b** Aufgelegtes und mit Nähten fixiertes Transplantat. [M332]

der, welche unproblematisch entnommen werden können, die behebbare Defektgröße.
Die **autologe Chondrozytentransplantation** (ACT) ist eine vielversprechende Technik, die in den letzten Jahren Einzug in den klinischen Alltag gehalten hat und bisher, obwohl es sich hierbei nicht um „echten" hyalinen Knorpel handelt, sehr ermutigende Ergebnisse aufweisen kann. Angewandt wird sie bei Knorpeldefekten einer Größe von 2–9 cm^2 mit erhaltenem subchondralem Knochen (andernfalls würde die OATS-Plastik bevorzugt werden). In einer ersten Arthroskopie erfolgt die Entnahme mehrerer Knochen-Knorpel-Zylinder. Aus diesen werden in einem zweiten Schritt die Chondrozyten separiert und in Kultur gezüchtet. Im Anschluss daran können diese auf ein Kollagen-I-Vlies aufgetragen und mit diesem in die Defektzone (während eines zweiten Eingriffs) transplantiert werden (► Abb. 13.13).
Neben diesen zwei grundlegenden Therapieprinzipien besteht darüber hinaus auch die Möglichkeit der **Knorpelrefixation.** Diese ist bei einer reinen chondralen Läsion nicht Erfolg versprechend und wird deswegen bei osteochondralen Defekten (z. B. bei einer Osteochondrosis dissecans oder einer Flake-fracture) durchgeführt. Das Dissektat wird hierbei mit bioresorbierbaren Stiften oder Schrauben refixiert.

13.4.4.2 Kreuzbandruptur

Klinischer Fall

Bei Ihnen stellt sich ein 21-jähriger Patient vor und gibt an, sich vor 2 Tagen beim Fußballspielen das rechte Kniegelenk verdreht zu haben. Hierbei habe er lediglich einen schnellen Richtungswechsel vollzogen, als er plötzlich einen einschießenden Schmerz im Kniegelenk verspürte. Das Spiel war für ihn beendet. Aufgrund einer zunehmenden Schwellung stellte er sich noch am gleichen Tag im örtlichen Krankenhaus vor. Schmerzbedingt war eine detaillierte Untersuchung nicht möglich. Eine knöcherne Verletzung konnte ausgeschlossen werden.
In der klinischen Untersuchung fällt Ihnen ein ballonieretes rechtes Kniegelenk mit tanzender Patella auf. Sie punktieren ca. 70 ml blutigen Erguss. Im Anschluss daran sind die Schmerzen deutlich geringer und das Gelenk lässt sich besser beugen (F/E 90/0/0°). Im Vergleich zur Gegenseite fällt Ihnen eine deutlich verlängerte vordere Schublade ohne festen Anschlag auf. Die Kollateralbänder sind fest.
Unter der Verdachtsdiagnose einer Ruptur des vorderen Kreuzbands und zum Ausschluss weiterer Binnenverletzungen schicken Sie den jungen Mann ins MRT.

Ätiologie und Epidemiologie

Zu den häufigen Unfallmechanismen einer Ruptur des **vorderen Kreuzbands** (VKB) zählen:
- das **Valgus-Außenrotationstrauma,**
- die forcierte Quadrizepskontraktion bei gebeugtem Kniegelenk oder
- das Innenrotationstrauma.

Merke

Als **„unhappy triad"** wird eine Verletzung des vorderen Kreuzbands in Kombination mit einer Verletzung des Innenmeniskus und Innenbands bezeichnet (häufig bei Valgus-Adduktionstrauma).

Seltener kommt es während einer forcierten Hyperextension zur einer VKB-Ruptur. Die VKB-Ruptur tritt typischerweise bei **Sportarten mit schnellem Richtungswechsel,** Zweikampfsportarten und Sportarten mit unkontrollierten Landungen auf (in absteigender Häufigkeit: Fußball, Skifahren, Handball, Volleyball). In fast 70 % der Fälle kommt es nicht zu einem Kontakt mit einem Gegenspieler. Aufgrund anatomischer Besonderheiten (femorale Anteversion, Weite der Fossa intercondylaris) sind Frauen häufiger betroffen.
Verletzungen des **hinteren Kreuzbands** sind weitaus seltener (ca. 5 % aller Bandverletzungen am Kniegelenk) und ereignen sich häufig im Rahmen von Verkehrsunfällen (Dashboard Injury). Im Gegensatz zum VKB ist hierbei eine wesentlich höhere Energie notwendig.

Klinik

Vordere Kreuzbandruptur: Die Patienten berichten häufig über ein **peitschenschlagartiges Schnalzen** oder ein „Plopp"-Geräusch. In den überwiegenden Fällen folgt dem Trauma ein schmerzhafter, **blutiger Gelenkerguss** mit **Bewegungseinschränkung.** Des Weiteren klagen die Patienten nach Rückgang der Schmerzsymptomatik über ein persistierendes Instabilitätsgefühl → **Giving-Way-Syndrom** (spontanes Weggleiten des Unterschenkels beim Gehen).
Hintere Kreuzbandruptur: Während bei chronisch-instabilen hinteren Kreuzbändern die Schmerzsym-

ptomatik überwiegt, präsentiert sich die akute hintere Instabilität mit einem **Streckdefizit** und einem **leicht gebeugten Kniegelenk beim Gehen.**

Diagnostik

Durch eine gründliche **klinische Untersuchung** (▸ Kap. 13.3) ist in der Regel eine zuverlässige Diagnosestellung möglich. Die typischen Untersuchungsmanöver wie vordere und hintere Schublade, Lachman- und Pivot-shift-Test müssen durchgeführt werden (▸ Abb. 13.6).

Eine **Punktion des Gelenkergusses** kann Aufschluss über den intraartikulären Schaden geben (blutig bei meniskoligamentärer Läsion, Fettaugen bei knöcherner Läsion) und führt zugleich zur Schmerzreduktion. In der Inspektion von lateral kann bei einer HKB-Ruptur der **dorsale Durchhang** (▸ Abb. 13.7) gesehen werden. Dabei liegt der Patient mit zu 90° angewinkelten Beinen in Rückenlage. Aufgrund der fehlenden Stabilisierung sinkt der Tibiakopf des verletzten Kniegelenks nach hinten unten.

Nach jedem Unfall ist eine **Röntgenaufnahme** in mindestens zwei Ebenen obligat anzufertigen. Bei Kindern ≤ 12 Jahren sind **knöcherne Ausrisse** der Eminentia intercondylaris häufiger (da das VKB kräftiger als der Knochen ist).

Die **Segond-Fraktur,** ein knöcherner Ausriss der Bandstrukturen am lateralen Tibiaplateau ist in ca. 75 % der Fälle mit einer VKB-Ruptur vergesellschaftet.

Zur Diagnosesicherung und zum Ausschluss evtl. vorhandener Begleitverletzungen wird ein **MRT** angefordert. Bei Vorliegen einer VKB-Ruptur ist dieses nicht mehr durchgängig darstellbar (direktes Zeichen). Außerdem gibt es **indirekte Rupturzeichen:**

- Bone Bruise an der lateralen Femurkondyle und des dorsalen Tibiaplateaus,
- hintere Subluxationsstellung,
- zunehmende Angulation des HKB u. a.

Therapie

Die Therapieplanung (konservativ versus operativ) richtet sich nach dem Alter des Patienten, der Kniegelenkinstabilität, den sportlichen Ambitionen und evtl. vorhandener Begleitverletzungen. Eine Ersatzplastik ist nicht zwingend notwendig.

Das Arthroserisiko ist nach Kreuzbandplastik vergleichbar mit dem ohne Kreuzbandersatz. Liegt ein niedriges Aktivitätslevel vor, werden wenig kniebelastende Sportarten ausgeübt oder ist der Patient bereit, seine sportlichen Ansprüche zu reduzieren, so kann konservativ behandelt werden. Dies bedeutet zunächst eine **schmerzadaptierte Belastung** des Gelenks an Unterarmgehstützen, **Kryo-, Schmerz- und Physiotherapie.** Eine Einschränkung der Beweglichkeit durch eine Kniegelenkorthese ist nicht sinnvoll. Im weiteren Verlauf erfolgt ein Koordinations- und Propriozeptionstraining. Der Muskelaufbau wird intensiviert.

Liegen Begleitverletzungen vor (z. B. nahtfähige Meniskusläsion), werden Sportarten mit hoher Kniebelastung ausgeübt oder klagt der Patient über eine **bleibende Instabilität** (Giving-way), ist eine Rekonstruktion der Bandstrukturen indiziert. Hierbei hat sich der **autologe Sehnenersatz** etabliert (▸ Abb. 13.14). Sehnennaht und artifizielle Plastiken haben sich nicht durchsetzen können.

Die operative Intervention sollte grundsätzlich erst dann durchgeführt werden, wenn das Kniegelenk als „reizlos“ anzusehen ist. Das bedeutet, dass keine wesentliche Ergussbildung vorliegt und die Beweglichkeit mindestens Flexion/Extension 90°/0°/0° beträgt. Als Ersatzplastiken haben sich die Ligg. semitendinosus, gracilis, quadriceps und patellae bewährt. Jede dieser Bandplastiken hat unterschiedliche Vor- und Nachteile. So bieten die Ligg. semitendinosus und gracilis eine geringe (Sehnen-)

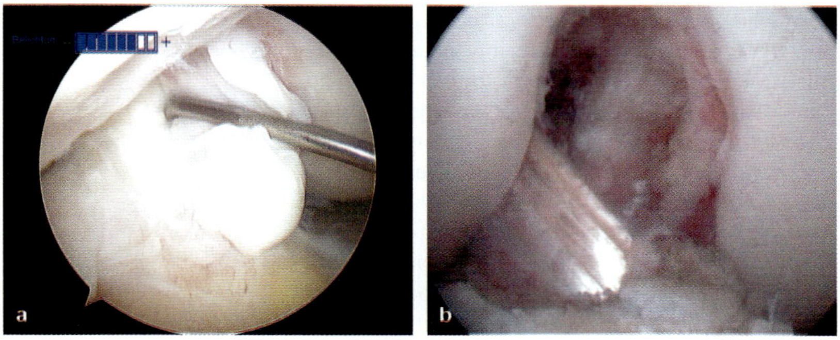

Abb. 13.14 **a** Kniearthroskopie. Das gerissene und aufgequollene VKB lässt sich mit dem Tasthaken zur Seite drängen. **b** Zustand nach VKB-Plastik. [M332]

Entnahmemorbidität. Bei der Ligg. patellae und quadriceps ist diese höher. Aufgrund der bei diesen Verfahren mitentnommenen Knochenblöcke heilen diese Ersatzplastiken jedoch schneller ein.

Die frische **hintere Kreuzbandruptur** kann in der Regel **konservativ** therapiert werden, da hier die Heilungschancen sehr gut sind. Hierzu wird zunächst eine **PTS-Schiene** (Posterior-Tibial-Support) verwendet. Diese drückt die Tibia nach ventral und nähert so die Rupturenden einander an. Ist der konservative Therapieversuch nicht erfolgreich, kann auch hier eine autologe Sehnenersatzplastik erfolgen.

13.4.4.3 Meniskusverletzungen

Klinischer Fall

Ein 52-jähriger Mann berichtet Ihnen, auf einer Eisplatte ausgerutscht zu sein und sich hierbei das linke Kniegelenk verdreht zu haben. Seither habe er Schmerzen am medialen Gelenkspalt sowie ein intermittierend auftretendes Einklemmungsgefühl. In der klinischen Untersuchung sind Payr, Steinman I und McMurray positiv. In der von Ihnen veranlassten MRT-Untersuchung sehen Sie einen Radiärriss des Innenmeniskushinterhorns.
Sie beraten den Patienten bzgl. konservativer und operativer Therapieoptionen und empfehlen aufgrund der Blockierungssymptomatik eine arthroskopische Meniskusteilresektion.

Innen- und Außenmeniskus (Meniscus medialis und lateralis) dienen der Lastverteilung, der Vergrößerung der Gelenkfläche, Stabilisierung und Schmierung des Gelenkknorpels.

Der **mediale Meniskus** ist halbmondförmig, hat ein schmales Vorder- und ein breites Hinterhorn und ist an der Gelenkkapsel fixiert. Letzteres führt zu einer geringeren Mobilität und einer höheren Belastung. Demzufolge ist der Innenmeniskus häufiger und schwerer von degenerativen Veränderungen und traumatischen Verletzungen betroffen. Der **laterale Meniskus** ist ring- oder C-förmig mit etwa gleich dicken Hörnern und ist flexibel an der Vorder- und Hinterhornwurzel aufgehängt.

Die Gefäßversorgung der Menisci erfolgt über einen perimeniskalen Kapillarplexus. Dieser durchdringt die Menisci in ihrer Breite zu 10–30 %. Klinisch spricht man von einer roten (kapselnahen), rotweißen und weißen (kapselfernen, avaskulären) Zone. Der überwiegende Anteil wird über die Synovialflüssigkeit per diffusionem versorgt.

Ätiologie

Die Menisci unterliegen einem Alterungsprozess, der über Jahre hinweg zu einer **Meniskusdegeneration** und im Verlauf zu Einrissen führt. Daneben kann es durch eine akute Überlastung/Trauma (insbesondere Rotations-/Flexionsbewegungen) zu einem frischen **Meniskusriss** kommen. Je nach Art und Lokalisation eines Meniskusrisses unterscheidet man unterschiedliche Formen (► Abb. 13.15).

Klinik

Praxistipp

Nicht jede Meniskusläsion ist symptomatisch und bedarf einer Therapie. Grundsätzlich wird bei Patienten > 40 Jahren (bei denen eine degenerative Genese der Meniskusläsion vermutet wird) zunächst konservativ behandelt. Bei Schmerzpersistenz und/oder Blockierungsgefühl wird eine operative Intervention angeraten.

Charakteristisch sind **akut einschießende,** häufig **in die Kniekehle ziehende Schmerzen bei Beugung,** Schmerzverstärkung bei zusätzlicher Rotationskomponente und Schmerzen in Höhe des betroffenen Gelenkspalts. Gelegentlich geben die Patienten ein Einklemmungs- oder **Blockierungsgefühl** an. Dieses liegt dann vor, wenn sich Meniskusanteile zwischen Femurkondyle und Tibiaplateau verlagern. Dies kann auch zu einer akuten aktiven und passiven Bewegungseinschränkung führen.

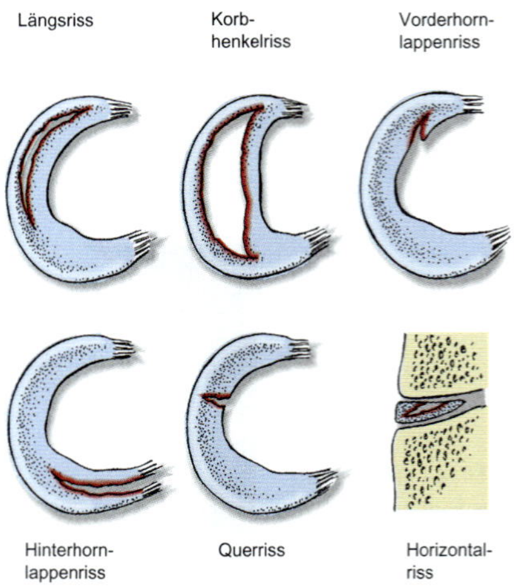

Abb. 13.15 Meniskusrissformen. [L190]

Diagnostik

In der Regel ist die **klinische Untersuchung** ausreichend, um eine Meniskusläsion zu diagnostizieren. Angewandt werden können die klassischen Untersuchungstechniken wie Steinmann I und II, Payr-, McMurray und Thessaly-Test (► Kap. 13.3). Dennoch ist zumindest die Anfertigung von Röntgenbildern in zwei Ebenen zum Ausschluss einer knöchernen Läsion obligat. In Zeiten der allgemeinen Verfügbarkeit wird regelhaft ein **MRT** (► Tab. 13.2, ► Abb. 13.16, ► Abb. 13.17) ergänzend durchgeführt (Begleitverletzungen?, OP-Planung). Rein diagnostische Kniegelenkarthroskopien werden aufgrund der sehr guten Bildqualität der heutigen Magnetresonanztomografen nur noch in Ausnahmefällen und unklaren Befunden durchgeführt.

Merke

Geben Patienten Schmerzen direkt über dem Gelenkspalt an, kann es sich auch um ein **Gelenkganglion** handeln: ein bis zu 1 cm großes Ganglion, das im Rahmen degenerativer Veränderungen meist vom Außenmeniskus ausgeht. Bei starken Beschwerden muss es operativ entfernt werden.

Therapie

Aktuelle Studien weisen darauf hin, dass nichttraumatische Meniskusverletzungen, die nicht mit einer Blockadesymptomatik einhergehen, zunächst konservativ mit Krankengymnastik und NSAR behandelt werden sollten. Ist die konservative Therapie nicht erfolgreich, so sollte eine arthroskopische Meniskusteilresektion erfolgen.

Frische traumatische Meniskusläsionen, insbesondere bei jungen Patienten, sollten primär operativ behandelt werden. Grundsätzlich wird versucht, so viel Meniskus wie möglich zu erhalten und nur instabile Anteile zu entfernen **(Meniskusteilresektion).**

Tab. 13.2 Klassifikation der Meniskusläsionen anhand der MRT-Morphologie

Grad	Signalalteration	Befund
0	Signalfreie, homogene Struktur	Normaler Meniskus
I	Punktförmige Signalalterationen	Geringfügige Degeneration
II	Lineare, nicht an die Meniskusober- oder -unterfläche reichende Signalalteration	Ausgedehnte Meniskusbinnendegeneration
III	Lineare Signalalteration die auf mehr als einem Bild bis zur Meniskusober- oder -unterfläche reicht	Meniskusriss
IV	Mehrere bis zur Ober- oder Unterfläche reichende lineare Signalalterationen	Komplexer Riss oder Meniskusfragmentation

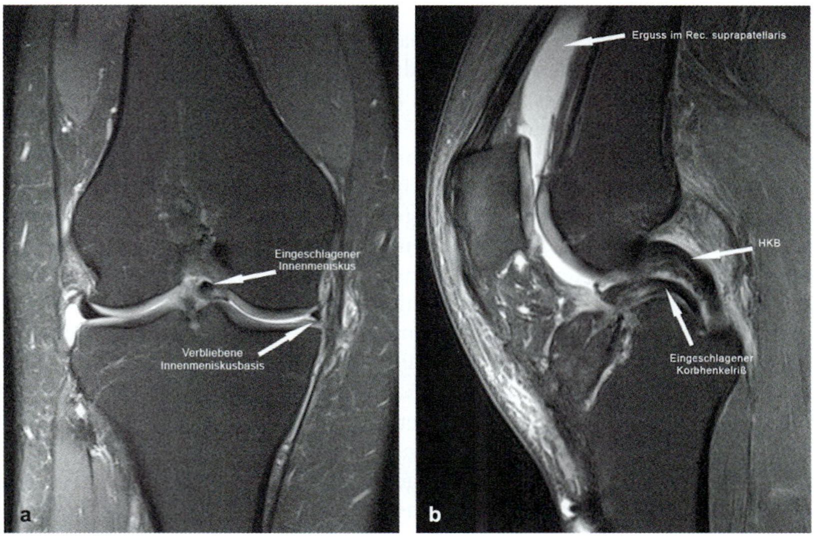

Abb. 13.16 **a** MRT eines rechten Kniegelenks. T2-Wichtung. Der Innenmeniskus ist an seiner Basis abgerissen und in die Area intercondylaris gerutscht. **b** Es zeigt sich das sog. Double-PCL-Sign als Ausdruck eines Korbhenkelrisses. [M332]

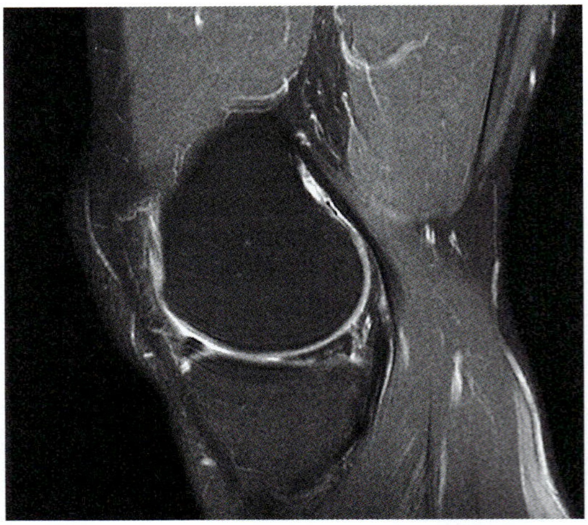

Abb. 13.17 Gut erkennbar ist eine Innenmeniskushinterhornläsion Grad III. Ein intakter Meniskus sollte wie ein schwarzes Dreieck aussehen. Hier weist aber das Hinterhorn eine horizontal verlaufende weiße Linie auf. [M332]

Merke

Die früher durchgeführten subtotalen oder totalen Meniskusresektionen führen in kurzer Zeit zu einer dieses Kompartiment betreffenden **Arthrose** und werden aus diesem Grund nicht mehr durchgeführt.

Wenn möglich sollte eine **Meniskusnaht** erfolgen. Hierzu stehen unterschiedliche „All-inside"-Nahtsysteme zur Verfügung. Hierunter versteht man OP-Techniken, mit welchen zusätzliche Hautinzisionen am medialen oder lateralen Gelenkspalt nicht notwendig sind. Die Meniskusnaht erfolgt komplett arthroskopisch. Die Entscheidung darüber, ob eine Meniskusnaht sinnvoll ist, hängt u. a. von folgenden Faktoren ab:

- Art (komplex versus einfacher Riss) und Lokalisation des Risses (basisnah versus peripher)
- Begleitende Knorpel-/Bandverletzungen
- Alter und Aktivitätsgrad des Patienten

Liegt eine komplexe Meniskusläsion vor, die eine subtotale Meniskusentfernung notwendig macht, so kann eine **Meniskustransplantation** sinnvoll sein. Hierzu kann grundsätzlich ein Allograft benutzt werden. Aufgrund rechtlicher Beschränkungen wird dieses Verfahren in Europa allerdings nur selten eingesetzt. Häufiger, da kostengünstiger und leichter verfügbar, kommen sog. Kollagen-Meniskus-Implantate (CMI) zur Anwendung. Gegenstand der aktuellen Forschung ist der synthetische Meniskusersatz.

13.5 Erkrankungen

13.5.1 Gonarthrose

Klinischer Fall

Frieda, eine 10-jährige Turnerin, wird Ihnen von der Mutter aufgrund intermittierender Kniegelenkschmerzen auf der rechten Seite vorgestellt. Die Beschwerden treten überwiegend bei und nach sportlicher Belastung auf, nur gelegentlich beim Spielen. Die klinische Untersuchung ist, abgesehen von einem Druckschmerz an der medialen Femurkondyle, unauffällig. Auch ein Erguss besteht nicht. Nachdem die Beschwerden nun schon insgesamt 4 Monate bestehen, machen Sie eine Röntgenaufnahme und bitten die RTA zusätzlich auch eine Röntgenaufnahme nach Frick durchzuführen.
Wie Sie bereits befürchtet haben, sehen Sie hier eine ovaläre Sklerose an der medialen Femurkondyle. Zur besseren Stadieneinteilung veranlassen Sie ein MRT und ordnen eine Sportkarenz für zunächst 6 Wochen an.

Bei der Gonarthrose handelt es sich meist um einen **degenerativen Verschleiß der knorpeligen Gelenkflächen.** Dieser kann das gesamte Kniegelenk (Pangonarthrose) oder bevorzugt die retropatellare Gelenkfläche (Retropatellararthrose), den medialen oder lateralen Gelenkspalt (unikompartimentelle Arthrose) betreffen.

Ätiologie und Epidemiologie

Während radiologische Anzeichen einer Arthrose bei rund 33 % aller Erwachsenen vorhanden sind, werden diese lediglich in ca. 6 % der Fälle klinisch relevant.
Eine Arthrose entsteht, wenn ein Ungleichgewicht zwischen Belastung und Belastbarkeit vorliegt. Bei einer **primären Arthrose** ist die Ursache nicht bekannt. Der Begriff der Präarthrose, oder präarthrotische Veränderungen, umschreibt Form- und Funktionsstörungen, die auf bestimmte nachweisbare Faktoren (angeborene/erworbene Krankheiten, Trauma) zurückzuführen sind und in ihrem Verlauf zu einer **Sekundärarthrose** führen. Hierzu zählen z. B.:

- Ausgeprägtes Genu varum
- Morbus Ahlbäck
- Subtotale Meniskusresektion
- Gelenkfehlstellungen

- Entzündliche Erkrankungen
- Gelenkfrakturen
- Traumatische Knorpeldefekte

Klinik

In den meisten Fällen geht der Arthrose ein langjähriges symptomfreies Intervall voraus, wobei bereits erste radiologische Veränderungen vorliegen können.

Der Krankheitsbeginn wird von den Patienten häufig als **Steifigkeit** beschrieben. Diese wird in aller Regel morgens nach dem Aufstehen angegeben. Das Gelenk muss sich erst „einlaufen". Als **Anlaufschmerzen** werden Beschwerden wiedergegeben, welche nach längerem Sitzen oder Stehen auftreten und nach einigen Minuten der Bewegung wieder verschwinden. All diese Symptome sind in der Regel begleitet von **diffusen Gelenk- und Muskelschmerzen.** Eine Inaktivitätsatrophie der Oberschenkelmuskulatur, hier insbesondere des. M. vastus medialis, kann vorhanden sein.

Im Erkrankungsverlauf kommt es zu einer teils ausgeprägten Produktion von Synovialflüssigkeit und einer teils störenden **Ergussbildung.** Die Patienten beschreiben diese dann als Schwellung oberhalb der Kniescheibe oder in der Kniekehle (s. unten Baker-Zyste).

Merke

Charakteristisch ist der belastungs- und bewegungsabhängige Schmerz, welcher zu Tagesbeginn gering ausgeprägt ist, im Verlauf jedoch zunimmt. Nachts bestehen in der Regel keine Schmerzen. Tritt eine begleitende Synovitis hinzu, kommt es zu einem alles überlagernden Dauer-, Ruhe- und Nachtschmerz.

Werden Schmerzen nur oder v. a. beim Treppensteigen angegeben und weniger beim Gehen auf der geraden Ebene, so liegt vermutlich eine Retropatellararthrose vor. Sind die Schmerzen v. a. am medialen Gelenkspalt ausgeprägt, so ist eine isolierte mediale Gonarthrose wahrscheinlich. In diesem Fall muss besonderes Augenmerk auf die Beinachse gelegt werden.

Merke

Als **Baker-Zyste** wird die Ausstülpung der dorsalen Gelenkkapsel zwischen M. gastrocnemius und M. semimembranosus aufgrund eines chronischen Gelenkergusses bezeichnet. Die Patienten spüren diese Zyste als eine in der Größe variierende Schwellung in der Kniekehle, die besonders bei Beugung Druckbeschwerden verursacht. Es sind auch Empfindungsstörungen im Unterschenkel durch Druck auf Nerven oder eine Thrombose durch Druck auf eine Vene möglich. Zu tasten ist eine Baker-Zyste ab einem Durchmesser von 2 cm; die Diagnose gelingt per Sonografie oder MRT. Während die Zyste in der Größe je nach Flüssigkeitsgehalt zunächst variieren kann, kann sich die Verbindung der Zyste zum Kniegelenk im Verlauf auch verschließen.
Baker-Zysten kommen bei chronischem Gelenkerguss vor, z. B. im Rahmen einer chronischen Polyarthritis, Gonarthrosen oder Meniskusdegeneration.

Diagnostik

Das Röntgenbild des **Kniegelenks in zwei Ebenen** sowie eine **Patella-Tangentialaufnahme** gehören zum Goldstandard und sollten im Stehen, also unter Belastung durchgeführt werden. Typische radiologische Veränderungen am arthrotischen Gelenk sind:

- Gelenkspaltverschmälerung (Knorpelmasse verringert) (► Abb. 13.18)
- Subchondrale Sklerosierung
- Osteophytäre Anbauten
- Subchondrale Zysten und Deformierung

Praxistipp

Die Bildgebung lässt keine Rückschlüsse auf die Beschwerdesymptomatik zu. Radiologisch kann eine stark ausgeprägte Arthrose bei relativer Beschwerdearmut vorliegen. Und umgekehrt können Patienten mit wenigen Arthrosezeichen im Röntgenbild bereits starke Schmerzen haben.

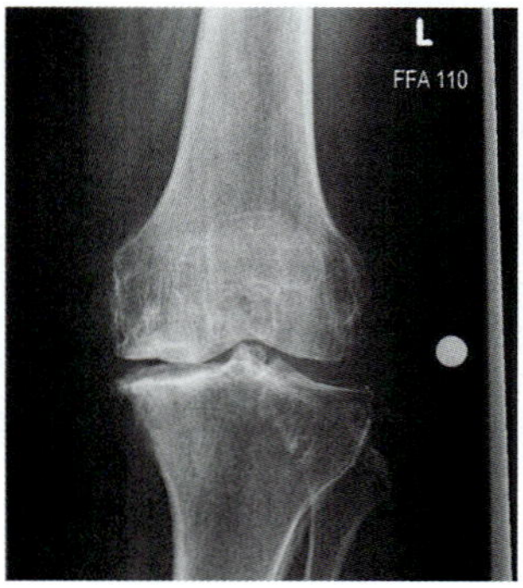

Abb. 13.18 Linkes Kniegelenk in a. p.-Projektion. Deutlich erkennbar sind Gelenkspaltverschmälerung, subchondrale Sklerosierung, Geröllzystenbildung und osteophytäre Anbauten. [M332]

Tab. 13.3 Radiologische Klassifikation der Arthrose nach Kellgren-Lawrence	
Grad	**Morphologie**
0	Gelenkspalt normal weit
1	Geringe Verschmälerung des Gelenkspalts, geringe subchondrale Sklerosierung
2	Geringe Verschmälerung des Gelenkspalts, Osteophyten vorhanden
3	Gelenkspaltverschmälerung, ausgeprägte Osteophytenbildung, Unregelmäßigkeiten der Gelenkfläche
4	Kein Gelenkspalt vorhanden, Destruktion der Gelenkpartner, Fehlstellung

Nach Kellgren und Lawrence erfolgt die radiologische **Klassifikation der Arthrose** in 5 Grade (► Tab. 13.3). Ab dem Grad 2 spricht man von einer Arthrose.

Liegt eine unikompartimentelle Arthrose vor bzw. ist eine Beinachsabweichung offensichtlich, so muss zur weiteren Therapieplanung eine **Beinachsaufnahme** durchgeführt werden (► Abb. 13.19). In diese wird die Belastungs- oder **Mikulicz-Linie** eingezeichnet. Bei gerader Beinachse verläuft diese mittig durch die Area intercondylaris. Liegt ein Genu varum vor, so ist die Linie in das mediale Kompartiment verlagert (► Therapie). In der Patella-Tangential-Aufnahme ist dann meistens auch eine lateralisierte Patella vorhanden.

Ein MRT kann bei nicht eindeutigem Röntgenbefund aber persistierenden Schmerzen sinnvoll sein.

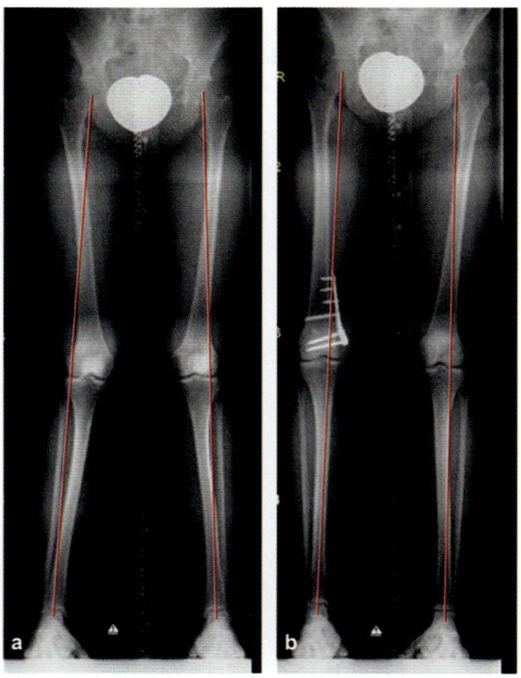

Abb. 13.19 Beinachsaufnahmen. **a** Die Mikulicz-Linie wurde rot eingezeichnet und läuft beidseits durch das laterale Gelenkkompartiment als Zeichen eines Genu valgum. **b** Durch eine schließende Umstellungsosteotomie am distalen Femur wurde die Mikulicz-Linie in das mediale Kompartiment verlagert [M332]

Therapie

Zu Beginn kann eine Schmerzlinderung sehr gut durch **konservative Therapiemaßnahmen** erzielt werden. Hierzu zählen neben der **Physiotherapie** (Verbesserung der Beweglichkeit, Muskelkräftigung), auch die **Elektro- und Kryotherapie** (entzündungshemmend) und die intermittierende Einnahme von **NSAR.**

Radfahren, Schwimmen und Sportarten ohne Stoßbelastung und schnelle Richtungswechsel (aber trotzdem viel Bewegung) sind grundsätzlich gut für das arthrotisch veränderte Kniegelenk. Darüber hinaus kann eine **mechanische Entlastung** des Kniegelenks durch weiche Einlagen, einen Gehstock oder eine einseitige **Sohlenerhöhung** (Erhöhung der lateralen Schuhsohle bei einem Genu varum, der medialen Schuhsohle bei Genu valgum) erfolgen. Die intraartikuläre Infiltration mit Kortikosteroiden kann für kurze Zeit zu einer kompletten Beschwerdelinderung führen, sollte jedoch nicht regelmäßig angewendet werden (Infektionsrisiko!).

Liegt eine beginnende unikompartimentelle Gonarthrose, z. B. des medialen Gelenkspalts bei einem Genu varum, vor und handelt es sich um einen jungen, aktiven Patienten, ist die Therapie der Wahl die **Umstellungsosteotomie** (► Abb. 13.20). Ziel dieser Operation ist es, die Belastungslinie in das gesunde Kompartiment zu verlagern und somit das erkrankte Kompartiment zu entlasten. Grundsätzlich erfolgt die varisierende oder valgisierende Osteotomie entsprechend der zugrunde liegenden Fehlstellung am distalen Femur oder an der proximalen Tibia. Grundsätzlich unterscheidet man eine „closed-“ von einer „open-wedge“-Osteotomie. Vereinfacht gesagt, wird bei der schließenden (closed-wedge) Osteotomie ein Knochenkeil entfernt und bei einer öffnenden Osteotomie einen Knochenspalt durch das Aufdehnen des Os-

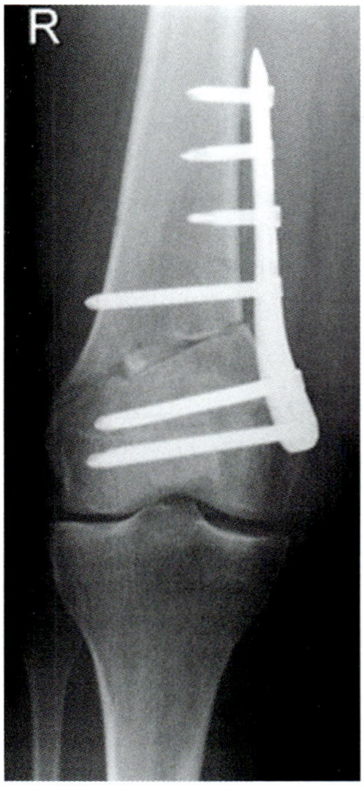

Abb. 13.20 Schließende Umstellungsosteotomie am distalen Femur. Somit wird das laterale Gelenkkompartiment ent- und das mediale stärker belastet. [M332]

teotomiespalts erzeugt. Wurden früher an der proximalen Tibia vor allem „closed-wedge"-Umstellungsosteotomien durchgeführt (von lateral besteht hier insbesondere die Gefahr einer Peroneusschädigung), werden aufgrund besserer Implantate seit einigen Jahren „open-wedge"-Osteotomien durchgeführt.
Ist eine Umstellungsosteotomie nicht sinnvoll oder liegt eine Pangonarthrose mit Einschränkung der Lebensqualität (Gehstreckeneinschränkung, starke Schmerzen) vor, so ist die Therapie der Wahl die Implantation einer **Kniegelenkendoprothese** (► Kap. 4).

13.5.2 Osteochondrosis dissecans

Als Osteochondrosis dissecans (OD) bezeichnet man eine meist kreisrunde oder ovale lokal begrenzte **aseptische Nekrose des subchondralen Knochens.** Prädilektionsstellen sind:

- die mediale Femurkondyle,
- die laterale Talusschulter,
- Ellenbogen,
- Schulter- und Hüftgelenk.

Grundsätzlich wird eine juvenile von einer adulten Verlaufsform unterschieden. Die OD ist unter den Geschlechtern gleich verteilt. In ca. 12 % der Fälle tritt sie beidseitig auf.

Ätiologie

Die Ursache der Osteochondrosis dissecans bleibt bis heute im Dunkeln. Unterschiedliche Auffassungen bestehen bzgl. der Ätiologie. Diskutiert werden biomechanisch-traumatische Faktoren ebenso wie Ossifikationsstörungen, hormonelle, vaskuläre oder genetische Aspekte. Aufgrund der Häufung bei sportlich aktiven Patienten geht man von einer großen Rolle traumatisch bedingter Veränderungen aus (repetitive Mikrotraumata).
Entstehung und Fortgang der Krankheit folgen immer dem gleichen Schema. Bei zunächst noch intakter knorpeliger Gelenkoberfläche bildet sich eine subchondrale Knochennekrose aus (Stadium I). Hierauf folgt die Demarkierung des nekrotisierenden Fragments gegenüber dem gesunden Knochen (Sklerosezone, Stadium II). Im weiteren Verlauf kommt es zu einer Flüssigkeitsansammlung um das Dissektat (Stadium III) welches sich dann als osteochondrales Fragment aus dem Verbund herauslöst und als freier Gelenkkörper („Gelenkmaus") in das Gelenk abgestoßen wird (Stadium IV) (► Tab. 13.4).
Die einzelnen Phasen der Osteochondrosis dissecans können nach pathologisch-anatomischen, radiologischen und arthroskopischen Kriterien eingeteilt werden.

Klinik

Spezifische Hinweise auf eine OD bestehen nicht. **Belastungsabhängige Schmerzen** stehen im Vordergrund. Ruheschmerzen können vorkommen. Eine **Ergussbildung** kann ebenso vorliegen wie rezidivierende **Gelenkblockaden** („Pseudoblockade", ein freier Gelenkkörper muss hierzu nicht vorliegen).

Tab. 13.4 Stadieneinteilung der Osteochondrosis dissecans nach Bruns

Stadium	Merkmal
I	Subchondrale Osteonekrose
II	Sklerosierung (Demarkierung)
III	Dissektat in situ (im MRT Flüssigkeitssaum um das Dissektat)
IV	Freier Gelenkkörper („Gelenkmaus")

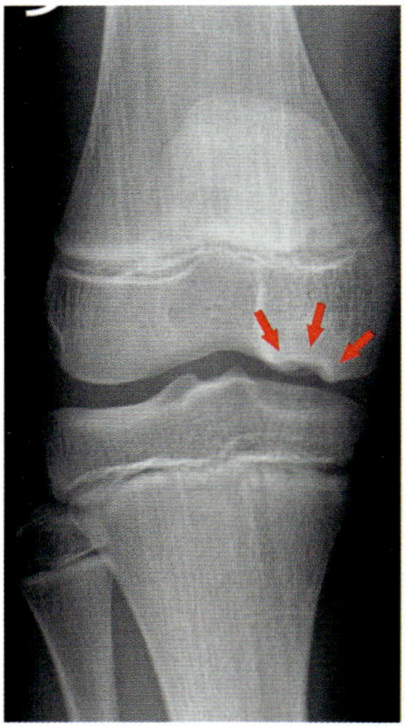

Abb. 13.21 Typische Lokalisation einer OD Stadium III an der medialen Femurkondyle. Das Dissektat ist noch in situ (s. MRT). Die roten Pfeile markieren den die Nekrosezone abgrenzenden Sklerosewall. [M332]

Diagnostik

Die klinische Untersuchung liefert leider keine spezifischen Hinweise auf eine OD. Im Bereich der medialen Femurkondyle kann ein Druckschmerz häufig ausgelöst werden. Meniskuszeichen können positiv sein.

Diagnostisches Mittel der Wahl ist die radiologische Untersuchung, wobei das Nativröntgen hier die Basis bildet (► Abb. 13.21). Am Kniegelenk kann diese durch eine **Tunnelaufnahme nach Frick** ergänzt werden (30° Beugung, Strahlengang in a.p.-Richtung), mit dieser Aufnahme ist eine bessere Beurteilung der Femurkondylen möglich.

Eine **MRT-Untersuchung** sollte auf jeden Fall durchgeführt werden, nicht zuletzt, da durch Nativröntgen nicht zwischen Stadium II und Stadium III unterschieden werden kann (► Abb. 13.22).

Praxistipp

Differenzialdiagnosen der OD:

- Osteochondrale Frakturen.
- Endokrine Ossifikationsstörungen: z. B. Osteogenesis imperfecta.
- Meniskusschäden.
- Gelenkchondromatose: benigne tumoröse Veränderung mit multiplen freien Gelenkkörpern, die im Gegensatz zur Osteochondrosis dissecans kein „Mausbett" hinterlassen, aber eine ähnliche Einklemmungssymptomatik zeigen und frühzeitig zum Gelenkverschleiß führen.

Therapie

Die Therapie der Osteochondrosis dissecans erfolgt stadien- und altersabhängig. Liegt bei noch offenen Wachstumsfugen noch kein Dissektat vor, so sind die Resultate der konservativen Therapie besser als diejenigen der operativen Intervention.

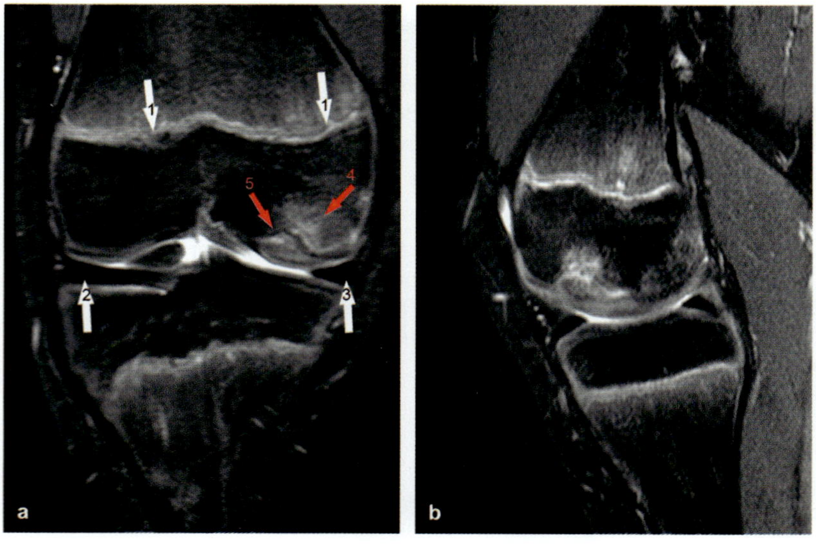

Abb. 13.22 T2-gewichtetes MRT in koronarer (**a**) und sagittaler (**b**) Schnittführung. „1" beschriftet die noch offene Epiphysenfuge des distalen Femurs. „2" = Außenmeniskus, „3" = Innenmeniskus, „4" = reaktives Knochenmarködem, „5" = Sklerosewall. [M332]

- **Stadium I:** Grundsätzlich konservativ. Empfohlen wird neben der Gabe von Antiphlogistika und Physiotherapie die Entlastung an Unterarmgehstützen für 4–6 Wochen. Eine **Sportkarenz** ist dringend einzuhalten. In Abständen von 3 Monaten sollten **MRT-Kontrollaufnahmen** angefertigt werden, um ein Fortschreiten der Erkrankung frühzeitig zu erkennen.
- **Stadium II:** Bei verschlossenen Fugen vor oder nach erfolgloser konservativer Therapie wird versucht die Durchblutung lokal zu verbessern. Hierzu wird mithilfe eines dünnen Bohrers die subchondrale Sklerosezone von retrograd (von der Knochenseite aus) durchbrochen. Bei großen Nekrosen kann eine retrograde Spongiosaplastik notwendig sein.
- **Stadium III und IV:** Das Dissektat ist instabil. Aus diesen Gründen wählt man hier antegrade Verfahren (von der knorpeligen Gelenkseite aus). Hierbei wird versucht, noch teilfixierte bzw. losgelöste Knorpelfragmente zu refixieren (resorbierbare bzw. nichtresorbierbare Pins, Fibrinkleber). Sollte dies nicht mehr möglich oder sinnvoll sein, so erfolgt ein knochenmarkstimulierendes Verfahren oder eine Knorpelzelltransplantation (▸ Kap. 13.4.4).

13.5.3 Genu valgum und Genu varum

Genu valgum und varum beschreiben Achsfehlstellungen der unteren Extremität in der Frontalebene (▸ Abb. 13.4). Denkt man sich eine Verbindungslinie (oder zeichnet diese auf Röntgenganzbeinaufnahmen ein) zwischen dem Hüftkopfzentrum und dem Sprunggelenkzentrum, so schneidet diese Linie bei einem geraden Bein die Mitte des Kniegelenks. Liegt diese, auch als Mikulicz-Linie genannte (▸ Abb. 13.19), Verbindung im medialen Gelenkkompartiment, so spricht man von einem Genu varum (O-Bein; W(V)arum geht da der Hund durch?). Verläuft die Linie durch den lateralen Gelenkabschnitt, so liegt ein Genu valgum (X-Bein) vor.

Merke

Im Laufe der kindlichen Entwicklung sind sowohl X- als auch O-Beine physiologisch. Während bei Geburt eine physiologische Varusachse des Beins besteht, korrigiert sich diese bis zum Gehbeginn in eine gerade Beinachse. Zwischen dem 3. und 5. Lebensjahr kommt es zu einer „Überkorrektur" und es entwickelt sich eine Valgusstellung von bis zu 10°. Ab dem 10. Lebensjahr sollte erneut eine gerade Beinachse vorliegen (als gerade Beinachse empfinden wir eine Valgusfehlstellung von ca. 5–7°).

Ätiologie

Kniegelenknahe Achsfehlstellungen sind in der Mehrzahl der Fälle idiopathisch, treten jedoch auch als sekundäre Achsfehlstellungen nach Unfällen auf (posttraumatisch, ▸ Abb. 13.23). Infektionen, Tumoren oder bei Stoffwechselerkrankungen (z. B. Phosphatdiabetes, Rachitis, renale Osteopathie) oder Skelettdysplasien (z. B. fibröse Dysplasie, Aplasie der Fibula, Achondroplasie) auf.

Klinik

Im Kindesalter sind Beschwerden sehr selten. Im Erwachsenenalter dominieren die Symptome der Gelenkdegeneration.

Diagnostik

Primär erfolgt die Inspektion der Beinachse von vorne, hinten und der Seite. Der Interkondylen- bzw. Intermalleolarabstand wird mit einem Maßband gemessen und zur Verlaufsbeurteilung dokumentiert. Das Gangbild wird beobachtet und kontrolliert, ob beide Kniescheiben nach vorne zeigen und der Winkel beider Füße zueinander nach vorne offen ist. So können evtl. vorhandene Torsionsfehlstellungen abgeschätzt werden. Die klinische Untersuchung des Hüft- und Kniegelenks darf natürlich

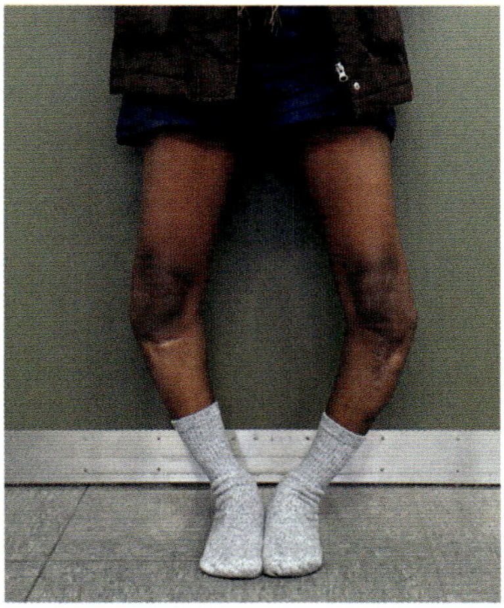

Abb. 13.23 Bei diesem 18-jährigen Patienten liegen nach einem Verkehrsunfall posttraumatische Genua vara vor. [M332]

nicht vergessen werden (Bandinstabilitäten, Bewegungsausmaß und Meniskuspathologien).
In der Regel sind Röntgennativaufnahmen des Kniegelenks in drei Ebenen sowie eine Beinganzaufnahme ausreichend. Hier kann die Achsfehlstellung ausgemessen und die Therapie geplant werden. Besteht der Verdacht einer Rotationsfehlstellung wird eine Computertomografie nachgefordert. Liegen entzündliche oder tumoröse Prozesse vor, ist eine MRT notwendig.

Therapie

Konservative Therapiemaßnahmen sind sehr umstritten, da deren Wirksamkeit nicht nachgewiesen werden konnte. Dennoch erfolgt noch häufig bei einem Genu varum eine Schuhaußenranderhöhung von 3–5 mm bzw. bei einem Genu valgum eine Schuhinnenranderhöhung. Auch orthopädische Hilfsmittel wie korrigierende Schienen oder Orthesen sind umstritten und können ebenso wie Krankengymnastik keine Achskorrektur herbeiführen. Einzig die operative Korrektur vermag eine Achsfehlstellung zu korrigieren (► Abb. 13.20).

13.5.4 Genu recurvatum

Unter einem Genu recurvatum versteht man ein nach dorsal durchhängendes Kniegelenk. Eine Rekurvation von bis zu 10° ist Ausdruck einer allgemeinen Bandinstabilität. Eine Achsabweichung von mehr als 15° ist als pathologisch zu werten. Mögliche Ursachen können eine nicht physiologische Neigung des Tibiaplateaus (idiopathisch, posttraumatisch oder iatrogen) oder ein Ausfall der Kniestrecker sein. Häufig liegen komplexere, kombinierte Fehlstellungen vor. Die Therapie erfolgt in Abhängigkeit der zugrunde liegenden Pathologie.

13.5.5 Baker-Zyste

Wird unter „Gonarthrose" im Kasten erklärt (► Kap. 15.5.1).

13.5.6 Peripatellares Schmerzsyndrom

Hierunter werden Schmerzen verstanden die typischerweise in der Adoleszenz, also während der Entwicklung von der späten Kindheit über die Pubertät bis hin zum Erwachsenendasein, auftreten und um die Patella herum wahrgenommen werden. Nach Wachstumsabschluss verschwinden die Schmerzen wieder.

Cave

Hier ist Vorsicht geboten, da in der deutschen Literatur die Begriffe **Chondropathia patellae,** Chondromalacia patellae, parapatellares oder femoropatellares Schmerzsyndrom häufig unterschiedlich verstanden/angewendet werden. Es sind jedoch die gleichen Beschwerden gemeint.

Ätiologie

Das Merkmal des peripatellaren Schmerzsyndroms ist, dass dessen Ursache nicht eindeutig nachweisbar ist und eine diagnostische Unsicherheit verbleibt! Die Schmerzen treten während des pubertären Wachstumsschubs bis ins junge Erwachsenenalter auf. Mögliche Ursachen können

- sportliche Überbelastung,
- Bein- oder Patellafehlstellung (X-Beine, Patella alta/baja oder Patellalateralisation) oder
- muskuläre Dysbalancen des M. quadriceps sein.

Klinik

Die jungen Patienten geben die Beschwerden häufig beidseits zirkulär um die Kniescheibe während oder nach körperlicher Belastung (Treppensteigen, Radfahren, Laufen) an. Eine Ergussbildung wird nicht beobachtet. Nach eigener Erfahrung ist das weibliche Geschlecht etwas häufiger betroffen. Die klinische Untersuchung ist meist gänzlich unauffällig. Besonders zu achten ist auf die Stellung der Patella (Lateralisation?), Beinachsfehlstellungen und Muskelatrophien. Liegt eine begleitende Insertionstendinopathie vor, ist oft ein heftiger Druckschmerz entlang der betroffenen Struktur zu palpieren.

Diagnostik

In erster Linie wird die Diagnose nach Anamnese und klinischer Untersuchung gestellt. Bildgebende Verfahren wie Nativröntgen und Magnetresonanztomografie sind in der Regel unauffällig.

Therapie

Zunächst sind Patient und Eltern über die Gutartigkeit der Erkrankung aufzuklären. Eine vorübergehende Sportpause bzw. Einschränkung der Aktivität zusammen mit Krankengymnastik (Muskelkoordination/-aufbau) sind in aller Regel ausreichend. Besteht eine Bandlaxität, kann temporär eine Kniebandage mit Pelotte um die Patella rezeptiert werden.

13.5.7 Bakterielle Gonitis

Die bakterielle Kniegelenkinfektion stellt einen **orthopädischen Notfall** dar und muss umgehend therapiert werden!

Ätiologie

Neben der hämatogenen Streuung im Rahmen einer infektiösen Grunderkrankung erfolgt die Erregerausbreitung per continuitatem nach Schädigung des Weichteilmantels (traumatisch) oder iatrogen (Operation, Punktion) (s. auch ▸ Kap. 22, Gelenkempyem). Das Risiko einer bakteriellen Gonitis im Rahmen einer Kniegelenkpunktion liegt bei 1:30000 (wenn diese regelrecht durchgeführt wird). In den überwiegenden Fällen kommt es zu einer Infektion mit Staphylokokken.

Klinik

Das klinische Bild eines Kniegelenkinfekts ist aufgrund des geringeren Weichteilmantels imposanter als beispielweise einer bakteriellen Koxitis. Die Patienten stellen sich aufgrund progredienter, auch in Ruhe bestehender Schmerzen vor. Das Gelenk ist überwärmt und kann gerötet sein. Ein Erguss ist in aller Regel palpabel. Aufgrund der starken Schmerzen ist die Beweglichkeit oft stark eingeschränkt. Fieber kann, muss jedoch nicht vorhanden sein.

Merke

Ein spontan überwärmtes, gerötetes und schmerzhaftes Gelenk muss immer unter der Verdachtsdiagnose einer bakteriellen Infektion, bis zum Beweis des Gegenteils, abgeklärt werden!

Differenzialdiagnostisch muss an eine Arthritis urica gedacht werden. Diese geht mit einer ähnlichen Klinik einher unterscheidet sich jedoch durch den Kristallnachweis im Punktat.

Diagnostik

Die klinische Untersuchung kann schmerzbedingt deutlich eingeschränkt sein. Nachdem Blut für die laborchemische Untersuchung abgenommen wurde (CRP, BSG, ggf. Procalcitonin, ggf. Blutkultur) erfolgt im Anschluss daran die **Kniegelenkpunktion** unter sterilen Kautelen. Ein trüber Erguss ist verdächtig auf ein infektiöses Geschehen. In vielen Fällen ist eine umgehende mikrobiologische Untersuchung nicht möglich. Hier hat sich die Bestimmung der Zellzahl im Punktat als sehr hilfreich erwiesen. Eine Zellzahl von > 50.000 Zellen/µl ist praktisch beweisend für das Vorliegen einer septischen Arthritis.

Das Nativröntgen spielt in der Diagnostik der akuten, bakteriellen Gonitis keine Rolle da ossäre Veränderungen (Erosionen, Zysten, Osteopenie) erst bei chronischen Infekten vorhanden sind.

Therapie

Diese besteht immer aus einer operativen Intervention! Eine alleinige i. v.-Antibiose ist nicht ausreichend. Das mikrobiologische Ergebnis kann nicht abgewartet werden, sodass im Zweifel (grenzwertig hohe Zellzahl, geringer Anstieg der Entzündungsparameter o. Ä.) eine arthroskopische Gelenkspülung erfolgen sollte. Abhängig vom intraoperativ erhobenen Befund (die Einteilung erfolgt nach Gächter in Stadium I–IV) erfolgen

- eine alleinige Spülung (Stadien I + II),
- ein Débridement mit dem Shaver (Stadium III) oder
- ein offenes Vorgehen (Arthrotomie; Stadium IV).

Bei anhaltend hohen Infektparametern kann eine wiederholte Spülung notwendig sein (sog. programmierte Spülung). Parallel zum operativen Vorgehen wird mit einer breiten Antibiose begonnen. Diese wird nach Erhalt des mikrobiologischen Ergebnisses an das Antibiogramm angepasst.

13.5.8 Bursitis praepatellaris

Die Bursa praepatellaris stellt eine natürliche Verschiebeschicht zwischen der Patella und der Haut dar. Infolge einer mechanischen Überbelastung (häufige, lang andauernde knieende Tätigkeit, Schlag gegen die Kniescheibe) kann es zu einer abakteriellen Bursitis kommen. Die bakterielle Bursitis praepatellaris ist oft die Folge einer primär abakteriellen Bursitis oder Folge einer direkten Hautschädigung (traumatisch).

Klinik

Die Patienten stellen sich aufgrund einer meist schmerzlosen prall-elastischen Schwellung vor. Diese lässt sich ähnlich einem Wasserkissen palpieren. Die Kniebeugung kann eingeschränkt sein. Liegt eine bakterielle Bursitis vor, so sind die klassischen lokalen Parameter (rubor, calor, dolor) vorhanden.

Diagnostik

Anamnese und klinischer Untersuchungsbefund sind eindeutig (sollte eine bakterielle Bursitis nicht sicher ausgeschlossen werden können, so erfolgt eine Punktion).

Therapie

Abakterielle Bursitiden werden symptomatisch durch Ruhigstellung und Kühlung versorgt. Lediglich rezidivierende, chronische Schwellungen werden durch eine Bursektomie behandelt. Eine bakterielle Bursitis praepatellaris wird operativ entfernt, die Wunde gesäubert und begleitend antibiotisch behandelt.

Andreas Ficklscherer und Simon Weidert

14 Unterschenkel und oberes Sprunggelenk

IMPP-Hits

Von Frakturen der Unterschenkelknochen bis hin zur Sehnenruptur, hier fragt das IMPP gerne von allem ein bisschen.

14.1 Wegweiser

Unterschenkel und oberes Sprunggelenk bilden eine funktionelle Einheit. Dies ist bei Diagnostik und Therapie hier vorhandener Verletzungen und Erkrankungen immer im Hinterkopf zu behalten. Während Frakturen des Tibiaplateaus und des Tibiaschafts in der Regel durch ein Hochenergietrauma hervorgerufen werden, so ist für die Verletzung des distalen Unterschenkels inklusive des oberen Sprunggelenks eine weitaus geringere Kraft notwendig. Für die Erkrankungen des oberen Sprunggelenks sind grundsätzlich drei Entitäten zu unterscheiden: akute Verletzungen (z. B. Außenbandruptur, Weber-Frakturen), posttraumatische Erkrankungen (Rate der posttraumatischen Arthrose nach Weber-C-Fraktur beträgt ca. 33 %) und chronisch-entzündliche Erkrankungen (juvenile rheumatoide Arthritis und chronische Polyarthritis).

14.2 Funktionelle Anatomie

Der Unterschenkel wird gebildet durch das Wadenbein (Fibula) und das Schienbein (Tibia). Während die proximale Fibula nicht an der gelenkigen Verbindung zum Femur beteiligt ist, bildet sie zusammen mit der Tibia und dem Sprungbein (Talus) das obere Sprunggelenk (Articulatio talocruralis) (▸ Abb. 14.1). Tibia und Fibula sind in etwa gleich lang, jedoch gegeneinander versetzt angeordnet. Hierdurch tritt die den Malleolus lateralis bildende Fibula etwa 1 cm weiter nach kaudal.

Beide Knochen sind durch die **Membrana interossea cruris,** einer straffen Kollagenfaserplatte und Bestandteil der Syndesmosis tibiofibularis, miteinander verbunden. Diese Membran setzt sich an den stärker beanspruchten Stellen in das Ligamentum tibiofibulare anterius et posterius **(vordere und hintere Syndesmose)** fort. Durch den festen Zusammenschluss von Tibia und Fibula entsteht die sog. **Malleolengabel.** Diese umschließt den proximalen Anteil des Talus fest und artikuliert über insgesamt drei Gelenkflächen mit dem Sprungbein.

Als sog. Scharniergelenk ermöglicht das OSG das Heben und Senken der Fußspitze, welches als **Dorsalextension** und **Plantarflexion** bezeichnet wird (▸ Abb. 14.2).

Unterschenkel und oberes Sprunggelenk

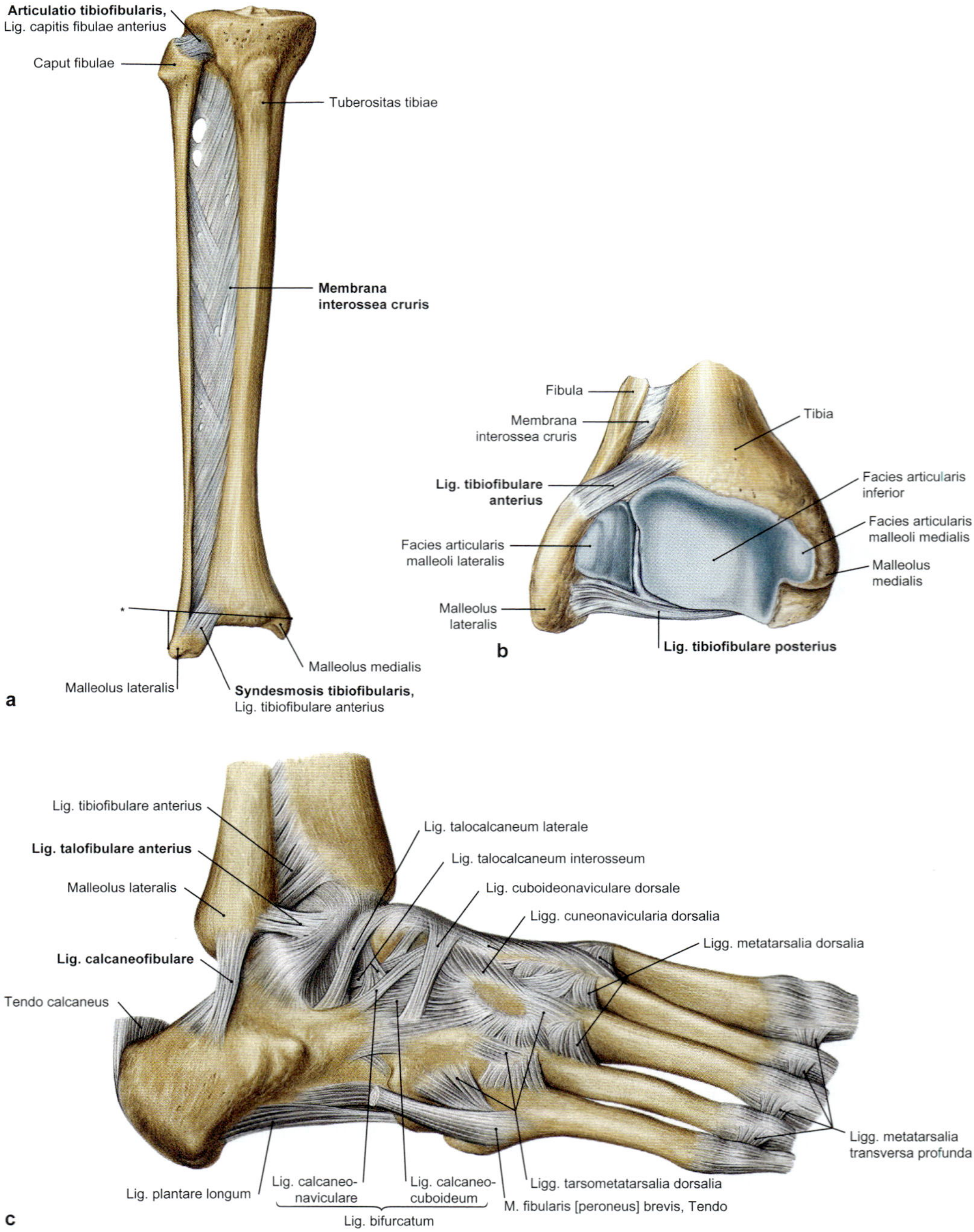

Abb. 14.1 Knochen und Bänder an Unterschenkel und Sprunggelenk. **a** Tibia und Fibula. **b** Distale Gelenkflächen von Tibia und Fibula. **c** Strukturen des Sprunggelenks und des Fußes. [S700]

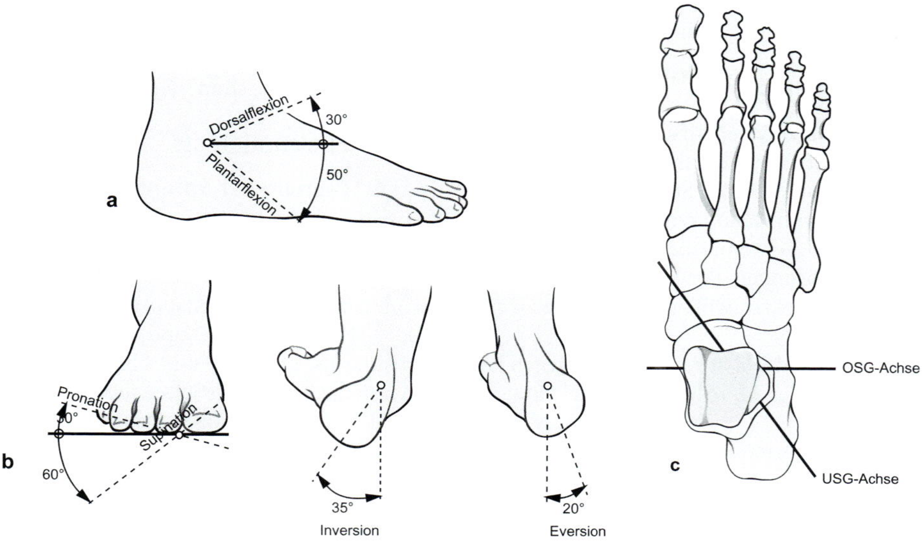

Abb. 14.2 Beweglichkeit im oberen und unteren Sprunggelenk. [S700]

14.3 Klinische Untersuchung von Sprunggelenk und Fuß

14.3.1 Inspektion

Schmerzen am Unterschenkel, dem Sprunggelenk und dem Fuß können Ausdruck statischer Veränderungen am gesamten Skelett sein. Somit ist eine genaue Inspektion und Untersuchung auch der Wirbelsäule, des Beckens samt Hüftgelenk oft erforderlich. Die Inspektion des Fußes erfolgt von vorne, seitlich und von hinten.

Eine **Verdickung der Achillessehne** ist z. B. hinweisend auf eine chronische Entzündung des Paratendineums (z. B. chronische Überlastungsreaktion, Stoffwechselstörung).

Der Kalkaneus steht physiologisch senkrecht zur Achillessehne; ein Valgus von bis zu 6° ist jedoch normal. Darüber hinaus spricht man von einem **Knickfuß** (Calcaneus valgus). Als **Senkfuß** bezeichnet man die Abflachung des Längsgewölbes. Ist dieses komplett aufgehoben, spricht man von einem **Pes planus** (Plattfuß). Durch eine Abflachung des Quergewölbes kommt es zu einem **Spreizfuß.** Weitere Formabweichungen in der Frontalebene (Pes adductus/abductus) oder Rotationsfehlstellungen (Pes supinatus/pronatus) können ebenfalls beschrieben werden.

Praxistipp

Keine dieser Deformitäten muss mit Beschwerden einhergehen. Sie werden lediglich nach ihrem Erscheinungsbild beschrieben.

Zu den **angeborenen Fehlbildungen** gehören der Klumpfuß (Pes equinovarus; eine Kombination aus Spitzfuß, Hohlfuß, Vorfußadduktion und Supinationsfuß), der Hackenfuß (Pes calcaneus), der Plattfuß (Pes planus congenitus), der Sichelfuß (Pes adductus), der Hohlfuß (Pes excavatus), der Spaltfuß sowie Deformitäten der Zehen (Polydaktylie und Syndaktylie) (► Kap. 15).

Bei der Inspektion ist unbedingt auch auf die **Fußsohle** zu achten (z. B. vermehrte Beschwielung unter den Metatarsaleköpfchen II–IV bei Spreizfuß) sowie die Schuhsohle (gleichmäßige Abnutzung?). Grundsätzlich ist wie bei anderen Gelenken auch auf mögliche Schwellungen am oberen Sprunggelenk zu achten, ebenso auf Hämatome, äußere Verletzungen etc.

Beobachtet man den Patienten beim Gehen wird deutlich, ob er die Füße gut abrollen kann und stabil geht oder ob eine **Gelenkinstabilität** besteht. Knickt er im Sprunggelenk ein oder berichtet über Schmerzen/Instabilität? Am häufigsten aller Bandverletzungen tritt die fibulare Bandruptur auf (außen am oberen Sprunggelenk); dadurch knickt der Fuß im Sinne einer Supination weg.

14.3.2 Palpation

Die Palpation sollte systematisch und von proximal nach distal erfolgen, beinhaltet sowohl die ligamentären als auch ossären Strukturen und dient der Zuordnung von schmerzhaften Punkten zu dem jeweiligen anatomischen Substrat. Um Durchblutungsstörungen der unteren Extremität auszuschließen, ist es sinnvoll, alle Fußpulse zu ertasten:

- Die A. dorsalis pedis lässt sich am Fußrücken lateral der Sehne des M. extensor hallucis longus tasten.
- Die A. tibialis posterior findet sich medial am Innenknöchel zwischen Malleolus und Achillessehne.

14.3.3 Bewegungsausmaß

Die Dokumentation des Bewegungsausmaßes am oberen Sprunggelenk (Plantarflexion/Dorsalextension) erfolgt sowohl mit gebeugtem als auch gestrecktem Kniegelenk. Das untere Sprunggelenk wird untersucht, indem mit der einen Hand Tibia und Talus fixiert und mit der anderen Hand Kalkaneus und restlicher Fuß gegriffen und bewegt werden (Inversion/Eversion). Supination und Pronation, also die Vorfußverwringung, sind Kombinationsbewegungen des unteren Sprunggelenks sowie der Chopart- und Lisfranc-Gelenklinie (► Abb. 14.3).

14.3.4 Funktionstests

14.3.4.1 Prüfung der Sprunggelenkstabilität

Der Patient befindet sich in Rückenlage. Der Untersucher umfasst die distale Tibia sprunggelenknah am mit der einen, den Mittelfuß mit der anderen Hand. Durch eine aufklappende Bewegung nach medial (Lig. deltoideum) und lateral (Ligg. fibulotalare anterius, posterius und fibulocalcaneare) werden nun die Bänder **im Seitenvergleich** untersucht.

Schubladen- oder Talusvorschubtest: Der Patient liegt auf dem Rücken, das Kniegelenk ist jedoch ca. 60° angewinkelt. Der distale Unterschenkel wird fixiert und mit der anderen Hand der Kalkaneus gefasst und die Verschieblichkeit beider Gelenkkomponenten in sagittaler Richtung geprüft. Liegt eine Insuffizienz des Lig. fibulotalare anterius vor, so zeigt sich dies in einem vermehrten Talusvorschub.

Squeeze-Test: Dieser Test dient der Überprüfung der Syndesmose. Eine Kompression der Tibia und der Fibula im mittleren Drittel provoziert Schmerzen am ventralen oberen Sprunggelenk.

Thompson-Test: Hiermit lässt sich die Integrität der Achillessehne überprüfen. Der Patient befindet

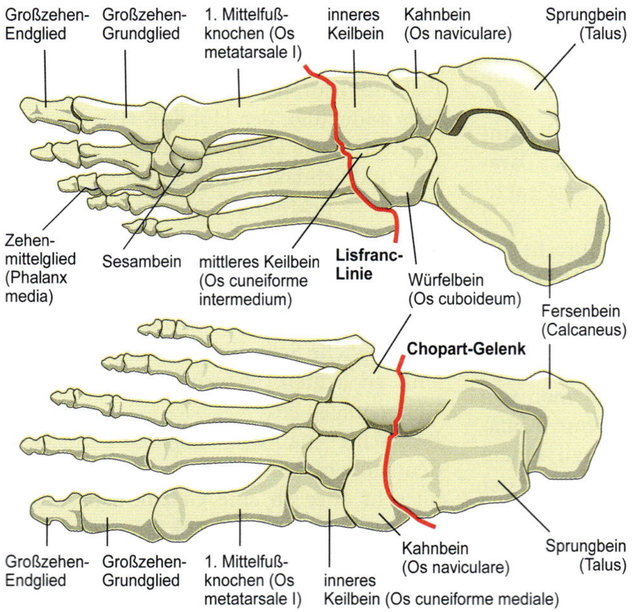

Abb. 14.3 Chopart- und Lisfranc-Gelenklinie. [L190]

sich in Bauchlage, seine Füße ragen über die Untersuchungsliege hinaus. Der Untersucher drückt nun den Muskelbauch des Gastrocnemius zusammen. Bei intakter Achillessehne kommt es zu einer Plantarflexion. Bei gerissener Achillessehne ist dies nicht mehr möglich.

Cave

Aufgrund der erhaltenen Sehnen des M. tibialis posterior, des M. fibularis und der langen Flexoren kann eine aktive Plantarflexion trotz Achillessehnenruptur gegen geringen Widerstand erhalten sein. Ein Zehenspitzenstand ist jedoch nicht möglich.

Gänsslen-Zeichen: Beklagt der Patient einen unspezifischen Druckschmerz, wenn der Untersucher die MTP-Gelenke mit seiner Hand kräftig zusammendrückt, so ist dieser Test positiv.

14.4 Verletzungen

14.4.1 Frakturen des Tibiakopfs

Tibiakopffrakturen sind häufig mit Impressionen des Plateaus durch die Femurkondylen bei axialem Trauma verbunden – in dem Fall werden sie auch **„Tibiaplateaufrakturen" genannt.** Sie treten im Rahmen von meist osteoporotischen Frakturen beim alten Patienten, aber auch bei Hochrasanztraumata bei jüngeren Patienten auf (Skiunfälle, Verkehrsunfälle etc.).
Die Einteilung erfolgt nach der AO-Klassifikation:

- 41-A: extraartikulär (keine Gelenkbeteiligung)
- 41-B: unikondyläre Spalt- oder Impressionsfrakturen
- 41-C: vollständige intraartikuläre bikondyläre Frakturen

Klinik

In der klinischen Untersuchung zeigt sich ein schmerzendes Knie mit deutlicher Schwellung und Bewegungseinschränkung. Bei einer Gelenkbeteiligung ist häufig ein ausgeprägter **Hämarthros** tastbar. Bei Punktion zeigt sich hier der typische blutige Erguss mit „Fettaugen".

Diagnostik

Die **Röntgenuntersuchung** des Knies in zwei Ebenen dient zum Frakturnachweis. Liegt dieser vor und gibt es Hinweise auf eine Gelenkbeteiligung, ist eine zusätzliche **CT sinnvoll,** um die Fraktur vollständig zu erfassen und die Operationsstrategie planen zu können.

Therapie

Extraartikuläre, nicht verschobene Frakturen können **konservativ** im Tutorgips und Entlastung behandelt werden. Bei einer Tibiaplateaufraktur mit Gelenkbeteiligung kann jedoch die Gelenkkongruenz erheblich gestört sein. Daher ist eine sorgfältige Diagnostik (CT) und meist eine operative Therapie notwendig.
Während der OP wird meist die Gelenkfläche von unten über ein Loch der medialen Kortikalis „hochgestößelt", um die Impression auszugleichen (Rekonstruktion der „Gelenkkongruenz"). Dies geschieht meist unter Röntgenkontrolle, vereinzelt sogar mittels Arthroskopie. Im Anschluss wird üblicherweise eine **winkelstabile Plattenosteosyn-**

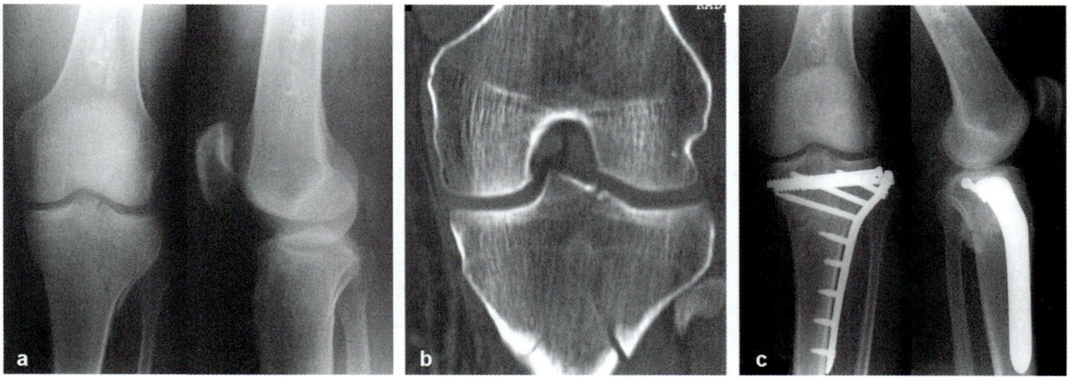

Abb. 14.4 Röntgenbild Plattenosteosynthese des Tibiaplateaus. Versorgung einer bikondylären Plateaufraktur mit einem winkelstabilen Plattenfixateur und Zugschrauben von lateral. **a** Unfallbilder. **b** Unfall-CT. **c** Postoperative Bilder. [P184]

these von lateral durchgeführt, bei Typ-C-Frakturen wird eine **Doppelplattenosteosynthese** von medial und lateral notwendig.

14.4.2 Schaftfrakturen des Unterschenkels

Die kompletten Unterschenkelfrakturen bestehen aus einer **Tibiaschaftfraktur** mit begleitender **Fibulafraktur.** Ist die Fibula intakt, spricht man von einer isolierten Tibiaschaftfraktur, die eine Seltenheit ist. Beide Frakturformen treten meist bei jungen Patienten im Rahmen von Hochrasanztraumen sowie Sportunfällen auf. Solange nicht das Sprunggelenk beteiligt ist, hat die Fraktur der Tibia die größere Relevanz für die Versorgung.

Einteilung

Die Einteilung der Unterschenkelfrakturen erfolgt nach der AO-Klassifikation:

- 42-A: einfache Fraktur (Querfraktur)
- 42-B: Fraktur mit Biegekeil
- 42-C: mehrfragmentäre Komplexfraktur

Es können auch offene Frakturen auftreten, die eine andere Therapie notwendig machen und eine schlechtere Heilungsprognose haben.

Merke

Entsteht eine Unterschenkelfraktur durch direkten Anprall, entstehen häufig **Biegekeil-Frakturen.** Dies ist z. B. der Fall, wenn der Patient von einem Auto angefahren wird und die Stoßstange auf Höhe des Unterschenkels auftrifft (► Abb. 16.26). Die Spitze des Keils zeigt immer zum Ort der Gewalteinwirkung!

Klinik

Aufgrund der sich dicht unter der Haut befindlichen Tibia kann der Verdacht auf Fraktur häufig schon klinisch gestellt werden. Es liegen oft Schwellungen mit deutlicher Weichteilläsion (schlechtere Prognose) oder Achsabweichungen vor. Die peripheren DMS (Durchblutung, Motorik, Sensibilität) können eingeschränkt sein.

Diagnostik

Die **Röntgendiagnostik** besteht aus Aufnahmen des Unterschenkels in zwei Ebenen, auf der beide Nachbargelenke zu sehen sind. Eine CT ist meist nicht notwendig. Sensomotorik und Durchblutung müssen kontrolliert und dokumentiert sowie ein **Kompartmentsyndrom** ausgeschlossen werden (► Kap. 18)!

Cave

Bei Schaftfrakturen des Unterschenkels muss immer an die Gefahr eines **Kompartmentsyndroms** (► Kap. 18) gedacht werden, welches dann umgehend entsprechend behandelt werden muss!

Therapie

Praxistipp

Zunächst sollte unmittelbar nach Diagnosestellung (auch schon bei sichtbarer Achsabweichung) eine **geschlossene Reposition und Gipsanlage** durchgeführt werden, um den Weichteildruck zu vermindern und damit das Risiko für ein Kompartmentsyndrom zu senken.

Komplette Unterschenkelfrakturen werden nur **selten konservativ** behandelt, da die Heilungstendenz meist schlecht ist und die Heilung lange dauert.

Operativ ist es die Domäne des **Tibiamarknagels** (► Abb. 14.5, ► Abb. 14.6). Bei offenen Frakturen ab Grad II (► Kap. 4.2.5) oder bei Polytrauma-Patienten (Damage Control, ► Kap. 19) werden übergangsweise externe Fixateure benutzt. Die Fibulaschaftfraktur muss im Normalfall nicht mitversorgt werden und heilt meist von alleine ohne Probleme.

In seltenen Fällen (z. B. sehr distale Fraktur) wird statt eines Marknagels eine **Plattenosteosynthese** mit langer Platte durchgeführt, häufig in MIPO-Technik (minimalinvasive Plattenosteosynthese, ► Kap. 4).

Merke

Der Tibiaschaft braucht meist recht lange bis zum knöchernen Durchbau. Häufig wird der Marknagel nach 6–10 Wochen **„dynamisiert“:** Auf der vorzugsweise frakturfernen Seite werden bis auf die Langlochschraube alle Verriegelungsbolzen entfernt. Der Nagel kann sich dann unter Belastung longitudinal bewegen und die Fraktur so zum Durchbau anregen.

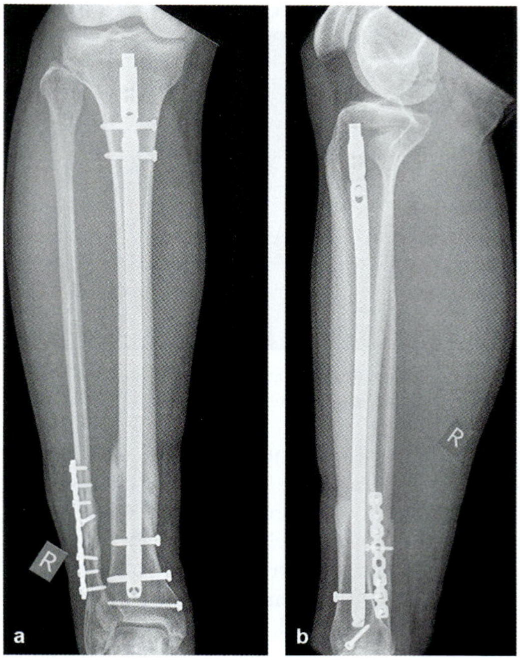

Abb. 14.5 a, b Distale Unterschenkelfraktur postoperativ mit Tibianagel a. p. und seitlich. [M332, P183]

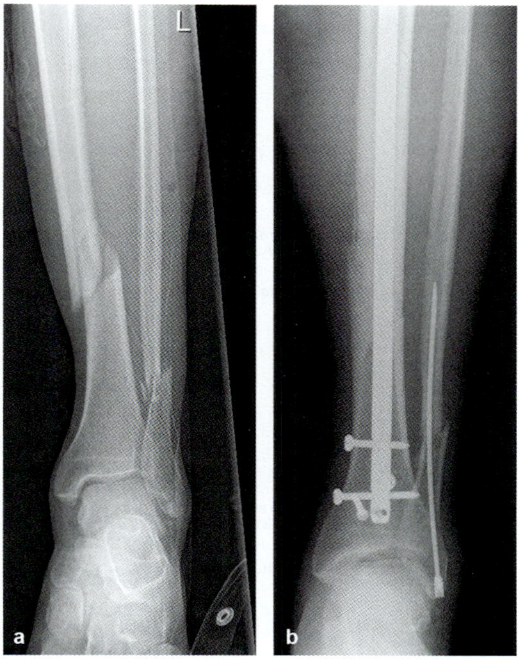

Abb. 14.6 a Komplette Unterschenkelfraktur a. p. **b** Komplette Unterschenkelfraktur a. p. postoperativ mit Tibianagel und retrogradem Fibulanagel. Die einzelne Schraube im Bereich der Nagelspitze ist eine sog. Pollerschraube, die dabei hilft das distale Fragment exakt zu positionieren. [P183]

14.4.3 Pilonfrakturen

Das Pilon ist der distale Teil der Tibia, der das Dach des oberen Sprunggelenks bildet. Liegt eine Fraktur vor, besteht oft eine Gelenkbeteiligung mit Versatz im Gelenkdach. Dadurch besteht höchste Gefahr einer posttraumatischen Arthrose.

Pilonfrakturen sind meist Folgen eines Sturzes (Stauchungsfraktur) aus großer Höhe oder eines Verkehrsunfalls, oft begleitet von anderen Frakturen, wie des Kalkaneus und des Talus und ausgedehnten Weichteilverletzungen. Die AO-Klassifikation ist schematisch in ► Abb. 14.7 abgebildet.

Klinik

Klinisch sind Pilonfrakturen praktisch nicht von den anderen Frakturen im Bereich des Sprunggelenks zu unterscheiden. Es besteht eine deutliche Schwellung des Gelenks mit Bewegungseinschränkung.

Diagnostik

In der Röntgen-Bildgebung des „OSG in zwei Ebenen" kann die Fraktur meist identifiziert werden (► Abb. 14.8). In dem Fall sollte eine **zusätzliche CT** durchgeführt werden, da eine Schnittbildgebung für die Planung der Operation notwendig ist.

Bei der klinischen Untersuchung sollten die Durchblutung und die neurologische Funktion sorgfältig geprüft werden, v. a. wenn ausgedehnte Weichteilverletzungen vorliegen. Ein (beginnendes) Kompartmentsyndrom muss ausgeschlossen werden.

Therapie

Die konservative Therapie ist bei Gelenkbeteiligung keine Option. Meist sind die Frakturen komplex mit mehreren Fragmenten – die offene Reposition und winkelstabile Plattenosteosynthese ist die Methode der Wahl. Intraoperativ sind im Bildwandler die Reposition und Materiallage oft schwer zu erkennen. Hier ist eine intraoperative Schnittbildgebung (Cone-Beam-CT) oder Arthroskopie von Vorteil, um Revisionsoperationen zu vermeiden.

14.4.4 Sprunggelenkfrakturen

Klinischer Fall

Die 76-jährige Patientin wird mit dem Notarzt in die Notaufnahme gebracht, nachdem sie aufgrund eines

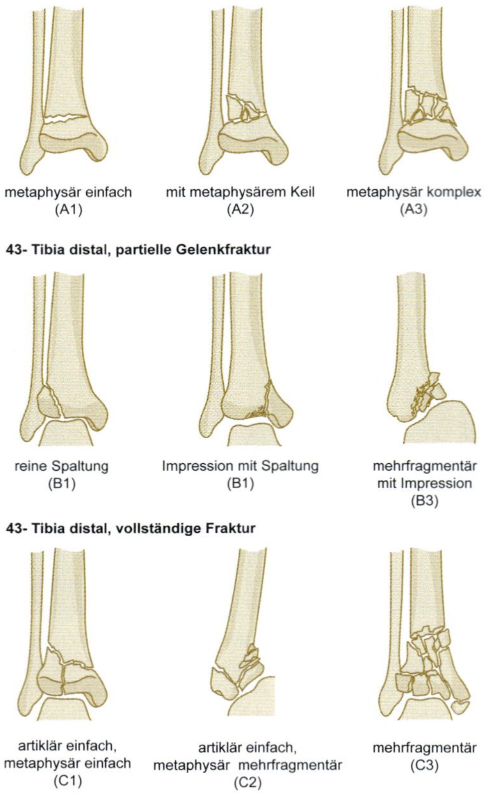

Abb. 14.7 AO-Klassifikation der Pilonfrakturen. [L231]

Schwindelanfalls am Morgen umgefallen sei. Das Sprunggelenk ist sehr geschwollen und schmerzhaft. Die Sensomotorik ist intakt.
Röntgen: Komplett luxierte Fraktur des oberen Sprunggelenks (OSG) mit Beteiligung des Außenknöchels.
Therapie: Zunächst manuelle Luxation und Ruhigstellung im gespaltenen Weißgips. Da hier im Röntgen weiterhin eine Subluxationsstelung besteht, wird am gleichen Tag die Reposition im OP-Saal mit Fixateur-externe-Anlage durchgeführt. Nach Abschwellung am 6. Tag Versorgung mittels Plattenosteosynthese und Stellschraube. Da weiterhin eine Subluxationstendenz besteht (Verdacht auf ausgedehnte ligamentäre Zerreißung), wird zusätzlich erneut ein Fixateur externe angebracht.
Verlauf: Verlegung in die Kurzzeitpflege. Rehabilitation erst nach Abnahme des Fixateurs in 4–5 Wochen möglich.

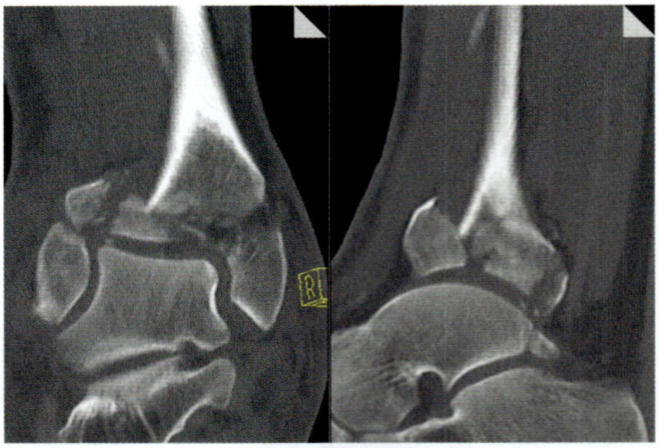

Abb. 14.8 Mehrfragmentäre komplexe Pilonfraktur im CT: koronare und sagittale Rekonstruktion. [P183]

Ätiologie und Einteilung

Sprunggelenkfrakturen sind häufig bei jungen Leuten und oft mit Sport assoziiert. Meist ist ein **Supinationstrauma,** seltener eine Pronation die Ursache. Durch eine Drehung des Fußes nach innen kommt es zu einem Verdrehen des Talus in der Sprunggelenkgabel, sodass entweder **Innen-** oder **Außenknöchel** brechen oder die **Syndesmose** reißt.

Die häufigsten Frakturen sind die isolierten Frakturen des Außenknöchels, welche typischerweise in **Weber-A-, -B- und -C-Verletzungen** (► Abb. 14.9) eingeteilt werden. Entscheidend für die Klassifikation ist die **Höhe zur Syndesmose** (► Tab. 14.1).

Bi- und trimalleoläre Frakturen sowie isolierte Frakturen des Innenknöchels sind deutlich seltener. **Trimalleoläre Frakturen** liegen häufig als **„Luxationsfrakturen"** vor.

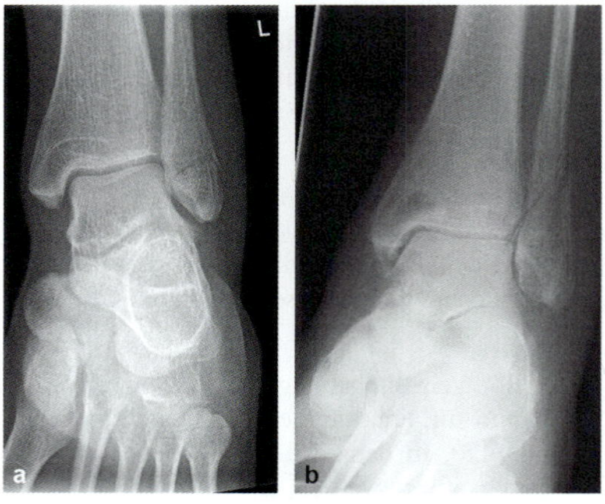

Abb. 14.9 Weber-A-Fraktur (**a**) und Weber-B-Fraktur (**b**). [P183]

Merke

- **Bimalleoläre Sprunggelenkfraktur:** Fraktur von Außen- und Innenknöchel (► Abb. 14.10)
- **Trimalleoläre Sprunggelenkfraktur:** Fraktur von Außen- und Innenknöchel + Fraktur des **Volkmann-Dreiecks** (Hinterkante der Tibia) (► Abb. 14.11)

Tab. 14.1 Weber-Klassifikation von Frakturen des Außenknöchels

Einteilung	Röntgenbild	Bedeutung	Therapie
A	Fibulaspitze oder unterhalb der Syndesmose	Syndesmose intakt, OSG recht stabil	Im Regelfall konservativ
B (am häufigsten)	Querfraktur in Syndesmosenhöhe	Syndesmose fraglich, oft disloziert	Meist operativ mit Platte, ggf. Stellschraube zusätzlich
C	Fibulafraktur oberhalb der Syndesmose	Syndesmose immer verletzt	Plattenosteosynthese der Fibula mit zusätzl. Stellschraube

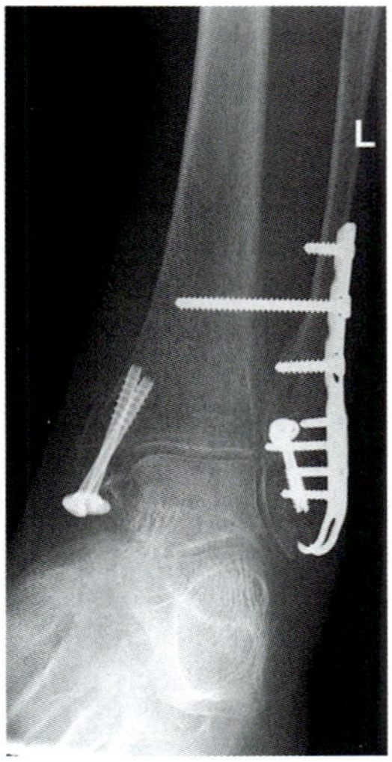

Abb. 14.10 Bimalleoläre Fraktur postoperativ mit Hakenplatte und Stellschraube. [P183]

Lerntipp

Häufig und gerne in Prüfungen gefragt wird nach der **Maisonneuve-Fraktur** (► Abb. 14.12): Sie ist eigentlich eine **extrem hohe Weber-C Fraktur** – eine proximale Fibulafraktur mit kompletter **Zerreißung der Syndesmose** und Ruptur der Membrana interossea und einer Absprengung am Innenknöchel – ausgelöst durch ein Distorsionstrauma des OSG.
Sie sollte immer operiert werden, da die Syndesmose stets zerrissen ist. Zwei Stellschrauben zwischen distaler Fibula und Tibia genügen. Oft ist das OSG selbst im Röntgen komplett unauffällig, manchmal ist zusätzlich der Innenknöchel frakturiert. Um sie nicht zu übersehen, muss immer die proximale Fibula klinisch mituntersucht werden.

Cave

Ein **direktes Anpralltrauma** der kranialen Wade mit proximaler Fibulafraktur sieht zwar im Röntgenbild aus wie eine Maisonneuve-Fraktur, ist aber keine! Hier ist die Syndesmose noch intakt, da kein Sprunggelenktrauma vorlag. Diese Fraktur kann konservativ behandelt werden.

Klinik

Meist liegt eine starke Schwellung im Bereich des betroffenen Knöchels vor, der bei Berührung druckschmerzhaft ist. Das Sprunggelenk ist nur eingeschränkt beweglich und möglicherweise instabil: **Stabilitätstests** (Aufklappbarkeit, Talusvorschub) sind bei Vorliegen einer Fraktur schmerzbeding meist nicht durchführbar (vgl. ► Kap. 14.3).

Diagnostik

Wichtig ist die Kontrolle der Durchblutung und Sensomotorik sowie **Begleitverletzungen am Fuß,** die gerne übersehen werden. Die **proximale Fibula** muss ebenfalls auf Druckschmerz überprüft werden.
Die Standard-Röntgen-Anforderung lautet **„OSG in zwei Ebenen“.** Bei Schmerzen im Fuß sollte zusätzlich der Fuß in zwei Ebenen, bei Schmerzen der proximalen Fibula und Verdacht auf **Maisonneuve-Fraktur** der komplette Unterschenkel in zwei Ebenen aufgenommen werden. Bei komplexen Frakturformen ist ein CT nützlich. Kann man keine Fraktur erkennen, aber man hat bei persistierenden Schmerzen einen Verdacht auf **Syndesmosenbeteiligung,** so ist ein MRT sinnvoll.

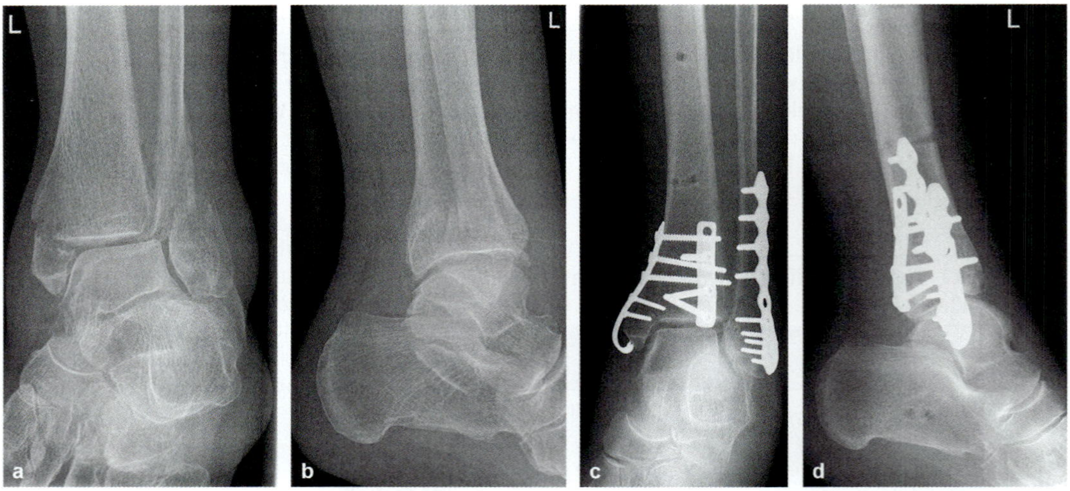

Abb. 14.11 Trimalleoläre Fraktur. **a** a.p.-Aufnahme, **b** seitlich. **c, d** Postoperativ nach Versorgung von Innen- und Außenknöchel sowie des Volkmann-Dreiecks. [P183]

Differenzialdiagnostisch muss man die häufigen isolierten **Außenbandrupturen** abgrenzen. Diese kann man in den meisten Fällen konservativ gut mit einer Orthese behandeln.

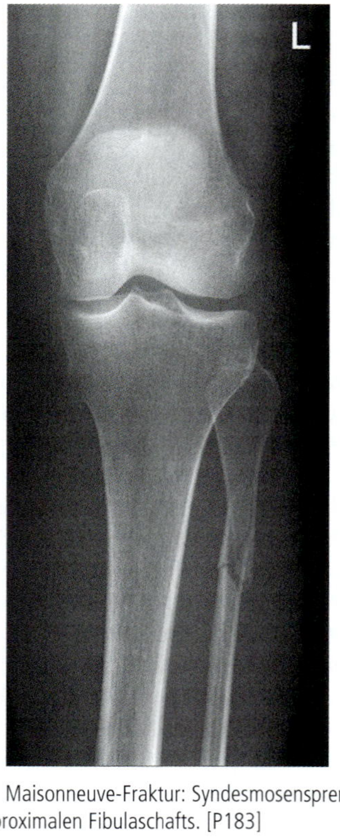

Abb. 14.12 Maisonneuve-Fraktur: Syndesmosensprengung und Fraktur des proximalen Fibulaschafts. [P183]

Praxistipp

Bei Vorliegen einer **Luxationsfraktur** (häufig schon von außen durch die Fehlstellung erkennbar) muss unmittelbar der Versuch einer **manuellen Reposition** und Gipsanlage vorgenommen werden, um eine zunehmende Schädigung der Weichteile und des Gelenks zu vermeiden. Im Anschluss erfolgt sofort eine Röntgenkontrolle in zwei Ebenen. Ist das Ergebnis nicht zufrieden stellend, muss unmittelbar eine **operative Reposition** mittels **Fixateur externe** begonnen werden (► Abb. 14.13).

Therapie

Die **konservative Therapie** bei Weber A oder Weber B ohne Dislokation besteht in einem **Unterschenkelgips** oder **VACOped®-Schuh.**

Bei Dislokation oder Instabilität ist eine Operation notwendig. Die Osteosynthese der Fibulafraktur geschieht meist mit **Drittelrohrplatten** mit zusätzlicher interfragmentärer Zugschraube (► Abb. 14.14). Intraoperativ wird die Syndesmose unter **Fluoroskopie im Stresstest** untersucht – zeigt sie sich instabil muss sie mittels **Stellschrauben** oder alternativ mit TightRope® für 6 Wochen ruhiggestellt werden (meist nur Sohlenkontakt erlaubt). Die Stellschrauben müssen dann entfernt werden, das TightRope® nicht.

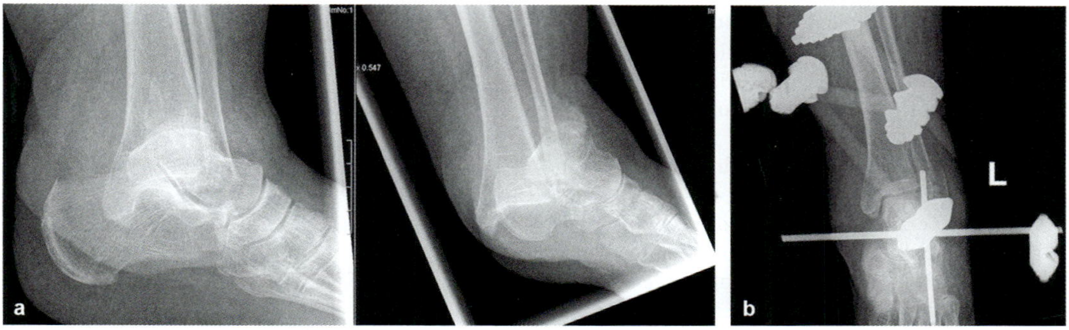

Abb. 14.13 **a** Massive Luxationsfraktur des oberen Sprunggelenks (OSG). **b** OSG-Luxationsfraktur nach Reposition im Fixateur externe. [M332, P183]

Bei Beteiligung des **Außenknöchels** (isolierte Fraktur oder bei bi- und trimalleolären Frakturen) wird dieser offen reponiert und mittels **Cerclage** oder zwei **Hohlschrauben** fixiert. Das **Volkmann-Fragment** ist typischerweise ein knöcherner Ausriss der hinteren Syndesmose und wird bei Beteiligung von mehr als $^1/_5$ der Gelenkfläche oder Dislokation operativ versorgt (durch kanülierte Zugschrauben von vorne oder durch Plattenosteosynthese von dorsolateral).

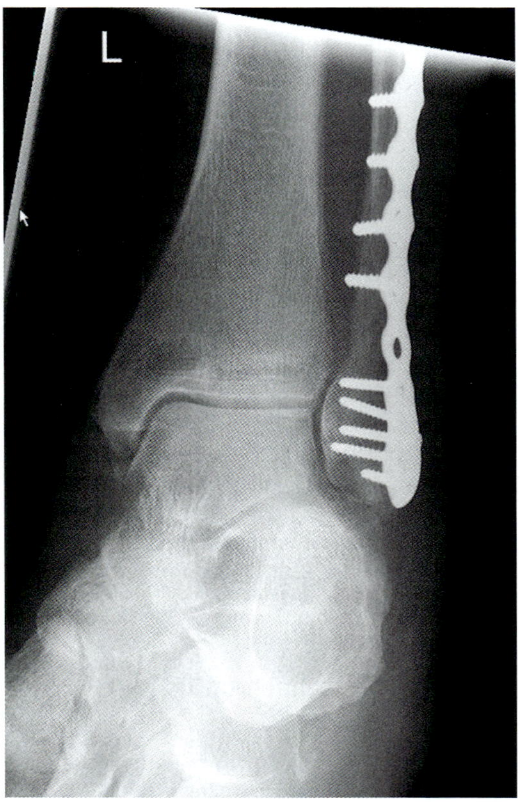

Abb. 14.14 Häufige Weber-B-Fraktur mit Plattenosteosynthese versorgt. [P183]

Liegt eine **isolierte Syndesmosensprengung** oder eine **Maisoneuve-Fraktur** ohne Knöchelbeteiligung vor, so sollte diese für mindestens 6 Wochen mit 2 Stellschrauben oder TightRope® ruhiggestellt werden, um eine Heilung zu ermöglichen.

Prognose

Wird die Fraktur korrekt reponiert und die Gelenkfläche anatomisch wiederhergestellt, verheilen Frakturen des OSG sehr gut. Wenn nicht, besteht die Gefahr einer **posttraumatischen Arthrose.**

> **Cave**
>
> Kommt es bei Kindern zu einer Fraktur im Bereich der **Epiphysenfuge,** die nicht reponiert und mit einer Osteosynthese versorgt wird, kann sich die Epiphysenfuge vorzeitig verschließen. Aufgrund der daraus resultierenden **Wachstumsstörung** kann es zu Fehlstellungen kommen, z. B. Varusfehlstellung bei unbehandeltem Malleolus medialis.

14.4.5 Bandverletzungen des oberen Sprunggelenks

Die häufigste Verletzung bei **Supinationstrauma** ist die Außenbandruptur. Kann im Röntgen eine OSG-Fraktur ausgeschlossen werden, liegt meist eine Zerrung oder (Teil-)Ruptur des Außenbands vor. Das **Außenband** besteht eigentlich aus drei Bändern:

- **Lig. talofibulare anterius:** meistens betroffen
- **Lig. talofibulare posterius:** fast nie betroffen
- **Lig. calcaneofibulare:** manchmal betroffen

Am Innenknöchel liegt das **Deltaband** (Lig. collaterale mediale bzw. Lig. deltoideum) zwischen Tibia und Kalkaneus. Dieses wird eher im Rahmen der deutlich selteneren **Pronationstraumata** verletzt.

Die Einteilung der frischen Bandruptur erfolgt in drei Grade:

- **Grad 1: Zerrung,** ohne Stabilitätsverlust, geringfügige Schwellung, Hämatom
- **Grad 2: Teilruptur** des Lig. talofibulare anterius mit oder ohne Teilruptur des Lig. calcaneofibulare, deutliches Hämatom, leichte Instabilität, geringer Talusvorschub
- **Grad 3: vollständige Ruptur** des Lig. talofibulare anterius und des Lig. calcaneofibulare

Merke

Sprunggelenkluxation: Eine reine Gelenkluxation ohne Frakturen ist sehr selten, meist liegt eine **Luxationsfraktur** vor. Ist der Knochen gebrochen, ist das dazugehörige Band meist intakt (z. B. Lig. deltoideum bei Innenknöchelfraktur).

Klinik

Der klinische Befund unterscheidet sich wenig von den Außenknöchelfrakturen, welche die wichtigste Differenzialdiagnose darstellen. Neben Schwellung am Knöchel zeigt sich nicht selten ein sich Richtung plantar absetzendes Hämatom sowie ein Druckschmerz mit Punctum maximum (P. m.) kaudal des Knöchels.

Diagnostik

Wichtig ist der Ausschluss von Frakturen. Auch an eine mögliche **Syndesmosenverletzung** muss gedacht werden.

Merke

Ist die **Syndesmose** verletzt, kommt es bei axialer Belastung zum Auseinanderweichen der Sprunggelenkgabel. Dies hat zur Folge, dass das Gelenk nicht mehr kongruent ist und die Belastung um ein Vielfaches steigt. Höchste **Arthrosegefahr!** Man sollte diese Verletzungen daher nicht übersehen. Therapie der Wahl sind Stellschrauben oder TightRope®.

Die bildgebende Diagnostik besteht zunächst aus einer Röntgenaufnahme des OSG in zwei Ebenen.

Praxistipp

Klinische Testung der Stabilität des oberen Sprunggelenks: Getestet werden die **Aufklappbarkeit** (Taluskippung) und die **Talusschublade** (Translationsbewegung), indem der Untersucher mit der einen Hand den Unterschenkel und mit der anderen den Rückfuß umfasst (► Kap. 14.3).

Cave

Gehaltene Aufnahmen (z. B. zum Nachweis der Instabilität eines Gelenks) sind sehr schmerzhaft und sollten heutzutage eher vermieden werden.

Therapie

Konnte im Röntgen eine Fraktur ausgeschlossen werden, so ist das Einleiten einer **konservativen Therapie (PECH)** mit OSG-Orthese und Gehstützen vertretbar.

Praxistipp

Konservative Therapie einer Bandverletzung (PECH):

- **P**ause: Schonung, evtl. krankschreiben, Entlastung, Gehstützen
- **E**is: Kühlung
- **C**ompression: elastischer Verband
- **H**och lagern

Analgesie: NSAIDs wie Ibuprofen oder Diclofenac, helfen auch bei der Abschwellung.

Die meisten Bandläsionen heilen gut aus. Gehen die Schmerzen innerhalb 1 Woche nicht deutlich zurück und zeigt sich in der Kontrolle eine Instabilität im Gelenk oder Hinweise auf eine Syndesmosenverletzung, wird eine MRT durchgeführt. Manchmal können bei entsprechendem Befund (z. B. totale Ruptur aller Bänder) eine **Bandrekonstruktion** oder die **Stabilisierung der Syndesmose** mittels Stellschrauben oder TightRope® notwendig werden.

14.5 Erkrankungen

14.5.1 Achillessehnenruptur

Ätiologie

Männer im 30.–50. Lebensjahr mit unregelmäßiger, dann aber häufig übertriebenem sportlichem Ehrgeiz sind prädisponiert für eine Verletzung der Achillessehne. Zugrunde liegt in diesem Alter meist eine **Sehnendegeneration** (Mikrotraumata, Immunsuppression, Infektion). Kommt eine plötzliche **mechanische Überbelastung** hinzu, die zum einen bei einer starken Wadenkontraktion (kräftiges Abstoßen beim Loslaufen/Springen) oder bei einem Sturz nach vorn (Skifahren) auftreten kann, so kommt es zur Ruptur. Eine Sehnenruptur infolge eines direkten Traumas (Schlag oder Tritt gegen die Achillessehne) ist ebenfalls möglich. Meist rupturiert die Achillessehne kurz oberhalb des Kalkaneus, seltener im proximalen Drittel.

Klinik

Die Anamnese ist meist zielführend, da der Patient von einem **plötzlich einschießenden Schmerz** zeitgleich mit einem peitschenschlagartigen oder einem **„Schnalzgeräusch"** berichtet. Eine weitere sportliche Aktivität ist nicht mehr möglich. Druckschmerz und Hämatom sind fast immer vorhanden.

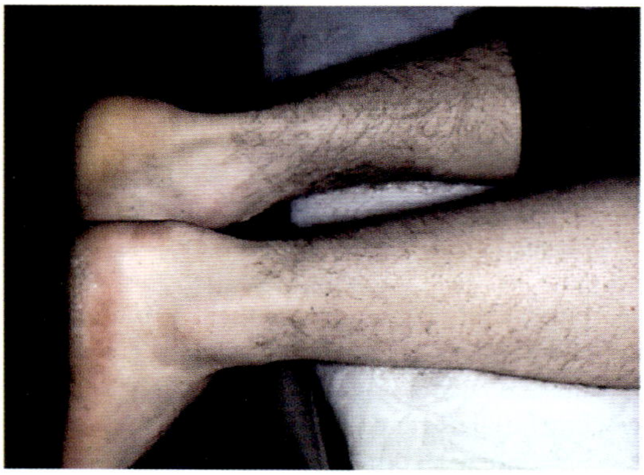

Abb. 14.15 Ruptur der rechten Achillessehne. Beachte die Delle am rechten Bein im Vergleich zur Gegenseite. [E284]

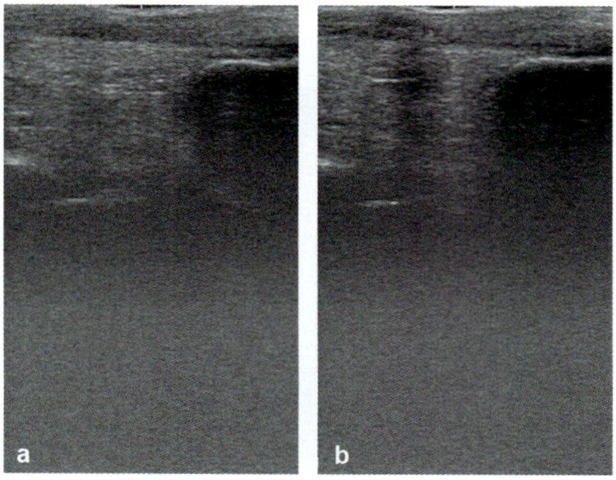

Abb. 14.16 Sonografische Darstellung der Achillessehne. **a** Die Achillessehne ist durchgängig. **b** Der Rand der Sehnenruptur ist deutlich erkennbar. Nur geringe Diastase. [M332]

Diagnostik

Bereits makroskopisch ist oft eine Diskontinuität der Achillessehne erkennbar. Die durchgehende Palpation der Sehne ist nicht möglich (tastbare, schmerzhafte Delle, ► Abb. 14.15; Seitenvergleich!).

> **Praxistipp**
>
> Ein Zehenspitzenstand ist auf der erkrankten Seite nicht möglich. Aufgrund der erhaltenen Sehnen des M. tibialis posterior, des M. fibularis und der langen Flexoren kann eine Plantarflexion auch gegen geringen Widerstand weiterhin möglich sein!

Standard ist der Wadenkneiftest nach Thompson. Hierzu liegt der Patient auf dem Bauch. Beide Beine sind ausgestreckt, die Füße überragen die Untersuchungsliege. Der Untersucher drückt nun mit seiner Hand den Muskelbauch des M. gastrocnemius zusammen. Auf der gesunden Seite führt dies zu einer Plantarflexion des Fußes im OSG. Auf der Seite mit der Achillessehnenruptur ist hierdurch keine Bewegung auslösbar. **Röntgenaufnahmen** müssen zum Ausschluss von ossären Ausrissen erfolgen.

Die **Sonografie** ermöglicht eine präzise Darstellung der Sehnenstümpfe sowie deren Diastase (► Abb. 14.16). Lassen sich die Sehnenstümpfe durch Plantarflexion einander annähern, so ist eine konservative Therapie möglich.

Therapie

Die Achillessehnenruptur kann konservativ therapiert werden, wenn die Sehnenenden in 20° Plantarflexion ohne Diastase aneinander reichen. Bei älteren Patienten, bei erhöhtem Operationsrisiko oder sportlich nicht aktiven Patienten wird in diesem Fall eine **konservative Therapie** bevorzugt. Hierzu wird der Fuß entweder in **Spitzfußstellung** in einen Unterschenkelgips oder, für den Patienten angenehmer, in einem Unterschenkelstiefel (► Abb. 14.17) für **6 Wochen immobilisiert.** Während dieser Zeit wird der Fuß aus der Spitzfuß- in die Normalstellung sukzessive freigegeben. Ist die Neutralstellung erreicht, wird der Stiefel/Gips für weitere 2 Wochen beibehalten. Ab der 8. Woche kann mit isometrischem (Anspannen der Muskulatur ohne deren Länge zu verändern) und isokine-

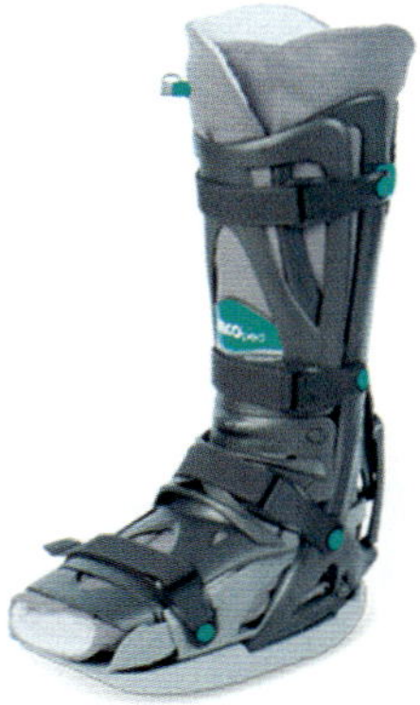

Abb. 14.17 Vacoped-Stiefel. Mit frdl. Genehmigung der Firma OPED. [V527]

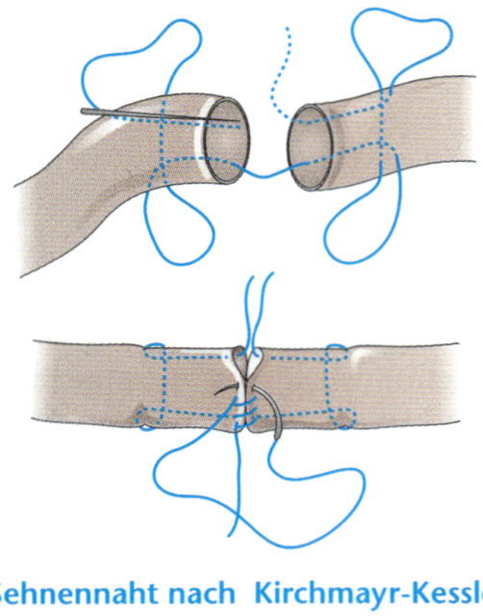

Abb. 14.18 Achillessehnenruptur: Nahttechnik nach Kirchmayr-Kessler. [L106]

tischem (gleichbleibender Kraftaufwand) Training begonnen werden. Ab der 10.–12. Woche kann mit Lauftraining begonnen werden.
Junge, (sportlich) aktive Patienten, Patienten deren Sehnenenden nicht adaptierbar sind und Patienten mit knöchernem Sehnenausriss sollten **operativ** therapiert werden. In der Regel erfolgt die **Sehnennaht nach Kirchmayr-Kessler** (► Abb. 14.18) sowie zusätzlichen Adaptationsnähten. Auch minimalinvasive, perkutane Techniken konnten sich mittlerweile etablieren. Bei Abrissfrakturen **(Entenschnabelfrakturen, Kalkaneusfrakturen,** ► Abb. 15.4) erfolgt die Versorgung offen durch Einbringen einer Zugschraube und evtl. einer Zuggurtungsschlinge (Cerclage). Auch nach operativer Versorgung erfolgt eine frühfunktionelle Nachbehandlung analog dem konservativen Vorgehen.

14.5.2 Achillodynie

Die Achillodynie ist ein **Schmerzsyndrom der distalen Achillessehne,** vergleichbar mit dem Tennis- oder Golferellenbogen, und gehört in die Gruppe der Insertionstendinopathien. Auslöser ist eine mechanische Überbeanspruchung des Sehnengewebes meist durch eine chronische Überbeanspruchung durch gleichförmige Bewegungsmuster (Langstreckenlauf) oder eine ungewohnte Tätigkeit (Beginn einer neuen Sportart).

> Besteht eine Prominenz des Kalkaneus, eine sog. **Haglund-Exostose** (► Abb. 14.19), kann durch wiederholten Druck von außen ebenfalls eine Achillodynie auslösen.

In vielen Fällen ist eine zugrunde liegende Ursache jedoch nicht eruierbar.

Klinik

Die Patienten geben **belastungsabhängige Schmerzen, Druck- und Dehnungsschmerz** im Achillessehnenansatzbereich an. Eine Schwellung kann vorliegen. Sonst ist die Inspektion unauffällig.

Diagnostik

In der Regel ist die klinische Untersuchung ausreichend. Durch eine Sonografie kann die Diagnose bestätigt werden (Sehnenverdickung, paratendinöser Flüssigkeitssaum). Ein seitliches Röntgenbild kann fakultativ angefertigt werden (Haglund-Exostose?). Die MRT-Untersuchung ist bei mehrwöchigem, frustranem konservativem Therapieversuch indiziert um das Ausmaß der zentralen Sehnendegeneration darzustellen und ggf. eine operative Therapie einzuleiten.

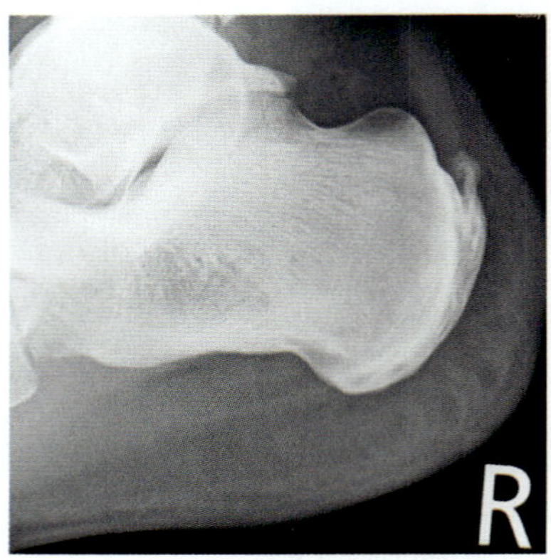

Abb. 14.19 Haglund-Exostose. [M332, P183]

Therapie

Es erfolgt primär eine konservative Therapie. Hierzu zählen auch eine **Sportberatung** und regelmäßige **Dehnübungen.** Bei starken Schmerzen kann kurzfristig eine Immobilisation erfolgen. Eine **Absatzerhöhung** zur Sehnenentlastung, lokale **Kryotherapie,** Ultraschallbehandlungen, die extrakorporale Stoßwellentherapie (ESWT) und **NSAR** runden das konservative Therapieprogramm ab. Die vielfach durchgeführten Injektionen eines kristalloiden Kortikoids in das Peritendineum werden kritisch gesehen. Einerseits ist eine sichere Infiltration in das Peritendineum schwierig und andererseits hemmt das Kortikosteroid reparative Mechanismen. Eine komplette Achillessehnenruptur nach wiederholten Infiltrationen kann vorkommen.

Sind konservative Therapiemaßnahmen nach 6 Monaten erfolglos geblieben, so ist die Indikation zur Operation gegeben. Hierbei erfolgt die Exzision des verdickten (meist zentral degenerierten) Sehnengewebes und Wiederherstellung einer normalen Sehnenkontur.

14.5.3 Osteochondrosis dissecans des Talus

Als Osteochondrosis dissecans (OD) bezeichnet man eine meist kreisrunde oder ovaläre, lokal begrenzte **aseptische Nekrose des subchondralen Knochens.** Neben der medialen Femurkondyle ist der Talus der am zweithäufigsten betroffene Knochen. Die genaue Ätiologie ist weiterhin unbekannt. Aufgrund der Häufung bei sportlich aktiven Patienten geht man von **repetitiven Mikrotraumata** aus welche letztlich zur Nekrose führen. Hormonelle, vaskuläre und genetische Faktoren werden ebenfalls diskutiert.

Klinik

Zunächst unspezifische und im Verlauf belastungsabhängige Schmerzen am oberen Sprunggelenk. Ruheschmerzen können ebenso vorkommen wie eine Ergussbildung. Ein Blockierungsgefühl ist in der Regel ein Hinweis auf ein losgelöstes Knorpel-(Knochen)Fragment.

Diagnostik

Die klinische Untersuchung kann allenfalls einen Erguss sowie einen Druckschmerz über dem Talus bzw. über der ventralen Gelenkkapsel aufdecken und bleibt somit sehr unspezifisch. Im Nativröntgen des oberen Sprunggelenks kann bereits eine Läsion des Talus ersichtlich sein (► Abb. 14.20). Das einfache Röntgenbild stellt Veränderungen im Sinne einer OD verhältnismäßig spät dar, sodass bei entsprechender Klinik und Anamnese auch bei unauffälligem röntgenologischem Befund ein MRT durchgeführt werden sollte.

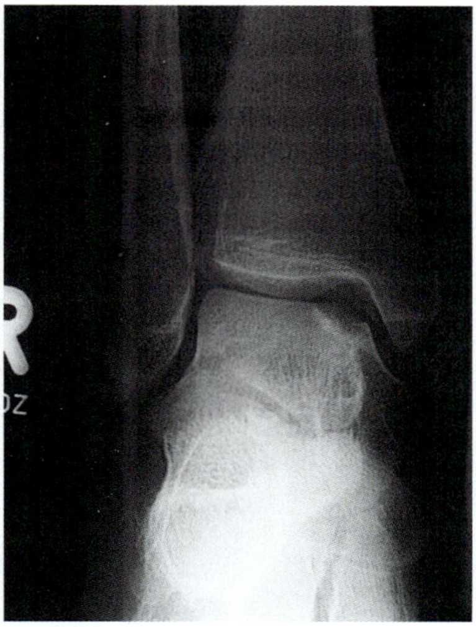

Abb. 14.20 Osteochondrosis dissecans. OSG in a. p.-Projektion. Deutliche Konturunregelmäßigkeit mit Arrosion der medialen Talusschulter. [M332, P183]

Therapie

Hierzu finden sich entsprechende Informationen in ► Kap. 13.5, Osteochondrosis dissecans am Kniegelenk.

14.5.4 Arthrose des oberen Sprunggelenks

Primäre Arthrosen des oberen Sprunggelenks sind eher **selten.**

Deutlich häufiger treten sekundäre, also Arthrosen infolge einer Sprunggelenkfraktur, nach Luxationen oder im Rahmen chronisch-entzündlicher Erkrankungen auf.

Infolge dessen sind die Patienten oft relativ jung (4.–6. Lebensjahrzehnt).

Klinik

Arthrosetypische Beschwerden werden von den Patienten berichtet (Anlaufschmerzen, Einschränkung der schmerzfreien Gehstrecke, Ruheschmerz).

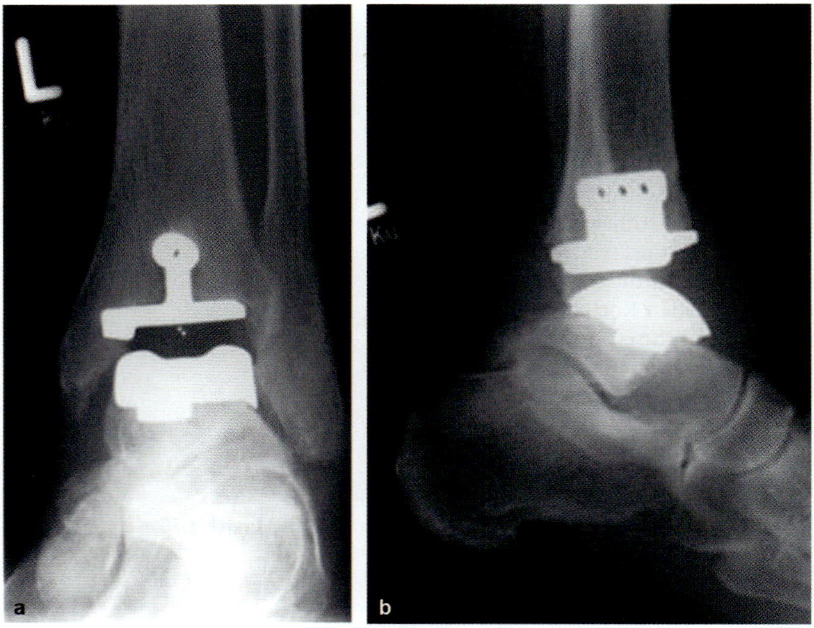

Abb. 14.21 Endoprothetischer Ersatz des oberen Sprunggelenks. Typ Salto, Fa. Tournier. [M332, P183]

Diagnostik

Die Beweglichkeit ist aktiv und passiv eingeschränkt, eine das gesamte Gelenk betreffende diffuse Druckschmerzhaftigkeit kann bestehen. Insbesondere im Hinblick auf therapeutische (operative) Optionen ist die Rückfußachse zu beurteilen (Endoprothese möglich oder Arthrodese sinnvoller?). Das Nativröntgen in zwei Ebenen ist obligat und wird durch ein MRT ergänzt.

Therapie

Primär konservativer Behandlungsansatz mit nichtsteroidalen Antirheumatika, physiotherapeutischen Maßnahmen, intraartikulären Injektionen und orthopädischer Schuhzurichtung. Bei entsprechender Schmerzprogredienz und hohem Leidensdruck stehen grundsätzlich zwei Therapieoptionen zur Auswahl. Häufig noch als „Goldstandard" bezeichnet ist die **Arthrodese,** also die Versteifung, des oberen Sprunggelenks. Hierbei erfolgt zunächst ein Débridement des Gelenkknorpels und im Anschluss eine Verschraubung des OSG. Vorteile dieses Verfahrens sind die sehr gute (und schnelle) Schmerzlinderung sowie die Möglichkeit auch große Achsfehlstellungen korrigieren zu können. Als Nachteil muss die geringe Patientenakzeptanz, die hohe Rate an Pseudarthrosen und die Verschiebung der Problematik nach peripher (Anschlussarthrosen) genannt werden. Alternativ zu diesem Verfahren kann ein **endoprothetischer Sprunggelenkersatz** erfolgen (► Abb. 14.21). Als vorteilhaft gilt die Schonung der Nachbargelenke im Hinblick auf Anschlussarthrosen, der Erhalt der Gelenkfunktion und die Möglichkeit, bei Versagen der Prothese, eine Arthrodese durchführen zu können. Von Nachteil sind die eingeschränkten Indikationen (nahezu gerade Achsverhältnisse, keine Talusnekrose u. a.).

Simon Weidert und Andreas Ficklscherer

15 Fuß

IMPP-Hits

Obwohl wir tagtäglich auf beiden Füßen stehen und diese uns im Leben verankern, wird dieses Thema vom IMPP selten angekratzt. Eine der seltenen Fragen galt z. B. der Erkrankung *Osteochondrosis dissecans des Talus.*

15.1 Wegweiser

Der Fuß ist das Bindeglied zwischen uns und dem Boden, auf dem wir gehen und somit essenzieller Bestandteil der Statik des aufrecht gehenden Menschen. Aufgrund der hohen funktionellen Bedeutung haben Erkrankungen und Verletzungen an diesem Organ eine hohe klinische Relevanz und müssen erkannt und korrekt behandelt werden. Nur so können langfristige Einschränkungen verhindert bzw. abgemildert werden.

15.2 Funktionelle Anatomie

Funktionell betrachtet ist der Fuß in drei Abschnitte untergliedert (► Abb. 15.1, ► Abb. 15.2):

- **Rückfuß** (Kalkaneus und Talus),

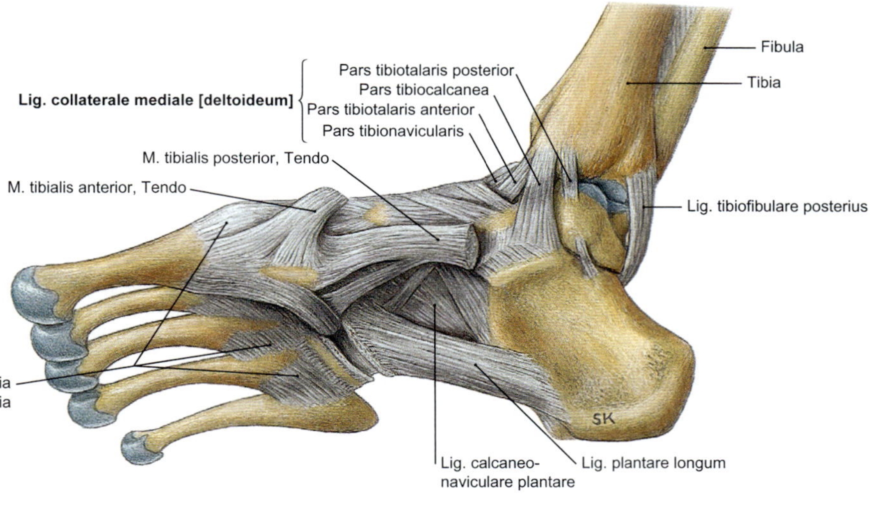

Abb. 15.1 Knochen und Bandapparat eines rechten Fußes von medial betrachtet. [S700-L238]

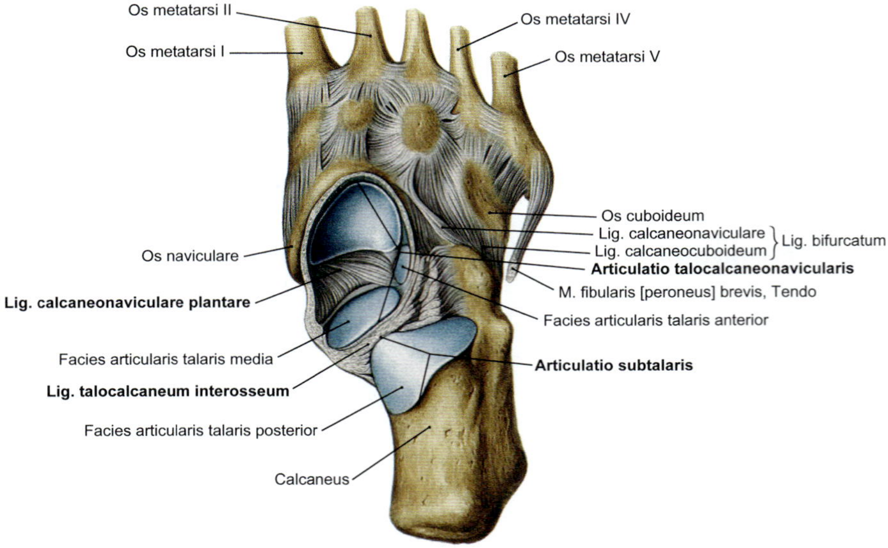

Abb. 15.2 Knochen und Bandapparat eines rechten Fußes von oben, der Betrachter sieht auf die Gelenkflächen des unteren Sprunggelenks. [S700]

- **Mittelfuß** (Ossa naviculare, cuboideum und cuneiforme I–III) und
- **Vorfuß** (Ossa metatarsalia und Phalangen).

Im klinischen Sprachgebrauch erfolgt die Abgrenzung zwischen Rück- und Mittelfuß durch die sog. **Chopart-Gelenklinie** und zwischen Mittel- und Vorfuß durch die nach **Lisfranc** benannte Gelenklinie (► Abb. 14.3).

Im Wesentlichen wird beim Gehen und Laufen unser Körpergewicht von drei Hauptbelastungszonen getragen: dem Kalkaneus sowie den Mittelfußköpfchen I und V. Betrachtet man einen Fuß von unten, so sind diese Belastungszonen gut an der Mehrbeschwielung dieser Bereiche zu erkennen (und so sieht man im Falle eines plattgetretenen Quergewölbes eine Mehrbeschwielung der übrigen Mittelfußköpfchen). Zwischen diesen, auch als vordere Tragstrahlen bezeichneten Stützpunkten liegt das **Quergewölbe** des Vorfußes. Das **Längsgewölbe** spannt sich zwischen dem Kalkaneus sowie dem medialen vorderen Tragstrahl auf und wird durch die Ligg. calcaneonaviculare, plantare longum sowie die Aponeurosis plantaris aufrechterhalten.

Wir unterscheiden zwei Hauptgelenke am Fuß:

- Das **obere Sprunggelenk** (OSG) zwischen Talus und der Sprunggelenkgabel ermöglicht die **Dorsalextension** (Anheben des Vorfußes) und **Plantarflexion** (Absenken des Vorfußes).
- Das **untere Sprunggelenk** (USG) zwischen dem Talus, dem Os naviculare und dem Kalkaneus. Dieses ist durch das Lig. interosseum in zwei Abschnitte geteilt und wird zweckmäßig in eine Articulatio talocalcanearis und talocalcaneonavicularis unterteilt.

Im unteren Sprunggelenk sind Bewegungen, geringeren Ausmaßes, in allen Ebenen möglich (► Abb. 14.2):

- Dorsal-/Plantarflexion,
- Pro-/Supination und
- Ad-/Abduktion.
- Sogenannte Mischbewegungen hieraus sind die:
  - **Inversion:** bestehend aus Vorfußadduktion, Plantarflexion, Supination und Varusferse und
  - **Eversion:** bestehend aus Vorfußabduktion, Dorsalextension, Pronation und Valgusferse.

Merke

Selten kann es bei zu starker Eversion des Rückfußes und begleitender Anspannung der Peronealsehne zur Luxation dieser Sehne kommen: Dabei löst sich die Peronealsehne aus der Gleitrinne hinter dem Außenknöchel und luxiert über die Spitze der Fibula nach vorne. Dort ist sie zu tasten. Bei Plantarflexion des OSG verschiebt sich die Sehne wieder an ihren Platz. Bei wiederholten Luxationen und Schmerzen muss häufig operativ therapiert werden.

15.3 Untersuchungstechniken

15.3.1 Inspektion

Schmerzen am Fuß können Ausdruck statischer Veränderungen am gesamten Skelett sein. Somit ist eine genaue Inspektion und Untersuchung auch der Wirbelsäule, des Beckens samt Hüftgelenk oft erforderlich.
Die Inspektion des Fußes erfolgt von vorne, seitlich und von hinten.
Der Kalkaneus steht physiologisch senkrecht zur Achillessehne; ein Valgus von bis zu 6° ist jedoch normal. Darüber hinaus spricht man von einem **Knickfuß** (Calcaneus valgus). Als **Senkfuß** bezeichnet man die Abflachung des Längsgewölbes. Ist dieses komplett aufgehoben, spricht man von einem **Pes planus** (Plattfuß) (▸ Kap. 15.5.1). Durch eine Abflachung des Quergewölbes kommt es zu einem **Spreizfuß.** Weitere Formabweichungen in der Frontalebene (Pes adductus/abductus) oder Rotationsfehlstellungen (Pes supinatus/pronatus) können ebenfalls beschrieben werden.

Praxistipp

Keine dieser Deformitäten muss mit Beschwerden einhergehen. Sie werden lediglich nach ihrem Erscheinungsbild beschrieben.

Zu den **angeborenen Fehlbildungen** gehören der Klumpfuß (Pes equinovarus; eine Kombination aus Spitzfuß, Hohlfuß, Vorfußadduktion und Supinationsfuß), der Hackenfuß (Pes calcaneus), der Plattfuß (Pes planus congenitus), der Sichelfuß (Pes adductus), der Hohlfuß (Pes excavatus), der Spaltfuß sowie Deformitäten der Zehen (Polydaktylie und Syndaktylie) (▸ Kap. 15).
Bei der Inspektion ist unbedingt auch auf die **Fußsohle** zu achten (z. B. vermehrte Beschwielung unter den Metatarsaleköpfchen II–IV bei Spreizfuß) sowie die Schuhsohle (gleichmäßige Abnutzung?).
Grundsätzlich ist auch am Fuß auf Veränderungen der Haut, OP-Narben, Schwellung, Hämatome oder auch Verletzungen zu achten.
Beobachtet man den Patienten beim Gehen wird deutlich, ob er die Füße gut abrollen kann und stabil geht oder ob eine **Gelenkinstabilität** besteht (▸ Kap. 14).

15.3.2 Palpation

Die Palpation sollte systematisch und von proximal nach distal erfolgen, beinhaltet sowohl die ligamentären als auch ossären Strukturen und dient der Zuordnung von schmerzhaften Punkten zu dem jeweiligen anatomischen Substrat. Um Durchblutungsstörungen der unteren Extremität auszuschließen, ist es sinnvoll, alle **Fußpulse** zu ertasten:

- Die A. dorsalis pedis lässt sich am Fußrücken lateral der Sehne des M. extensor hallucis longus tasten.
- Die A. tibialis posterior findet sich medial am Innenknöchel zwischen Malleolus und Achillessehne.

15.3.3 Funktionstests

Zu den Funktionstests für das obere und untere Sprungelenk ▸ Kap. 14.
Gänsslen-Zeichen: Beklagt der Patient einen unspezifischen Druckschmerz, wenn der Untersucher die MTP-Gelenke mit seiner Hand kräftig zusammendrückt, so ist dieser Test positiv.

15.4 Verletzungen

15.4.1 Talusfrakturen

Ätiologie und Einteilung

Talusfrakturen sind sehr selten. Sie lassen sich in **Talushalsfrakturen** (durch maximale Dorsalextension) und **Taluskörperfrakturen** einteilen (meist Folge axialer Gewalteinwirkung, z. B. Sturz aus großer Höhe).
Eine Sonderform stellen osteochondrale Abscherfrakturen, **„Flake fractures"**, dar, die als Begleitverletzung von Distorsionstraumata auftreten können.
Die Einteilung der Talusfrakturen erfolgt nach **Hawkins:**

- **Hawkins I:** unverschobene Talusfraktur
- **Hawkins II:** Talusfraktur mit Dislokation des Korpus im unteren Sprunggelenk
- **Hawkins III:** Talusfraktur mit Korpusluxation im unteren und oberen Sprunggelenk
- **Hawkins IV:** Hawkins III + Luxation des Taluskopfs aus dem talonavikularen Gelenk (Luxatio talis totalis)

Klinik und Diagnostik

Klinisch zeigen sich Schmerzen, Schwellung und Bewegungseinschränkung, häufig auch ein Häma-

tom, das sich im Verlauf im kaudalen Bereich absetzt. Insgesamt sind Talusfrakturen schwierig zu erkennen. Bei Schmerzen im Bereich des Rückfußes und entsprechendem Unfallmechanismus sollte eine bildgebende Diagnostik erfolgen: Röntgenaufnahme des Sprunggelenks in zwei Ebenen (a. p. und seitlich). Bei Verdacht auf eine Fraktur des Talus ist eine **ergänzende CT** für wichtige Zusatzinformationen wie Frakturverlauf, Fragmentgröße, Gelenkimpressionen, Subluxationen und freie Gelenkkörper im Sinus tarsi unerlässlich.
Bei der Untersuchung ist auf evtl. vorhandene **Begleitverletzungen** von der Fußwurzel bis zum Becken zu achten.

Cave

Auch am Fuß muss der Untersucher an ein **Kompartmentsyndrom** denken (► Kap. 18)! Da die klinische Diagnostik hier oft durch Schwellungen und Schmerzen erschwert ist, kann eine Kompartmentdruckmessung sinnvoll sein.

Therapie

Die Oberfläche des Talus besteht zu 60 % aus Gelenkfläche, weshalb die vaskuläre Versorgung besonders verletzlich ist. Eine frühestmögliche anatomisch korrekte Reposition und Fixation ist erforderlich, da Talusfrakturen ein hohes Risiko für **avaskuläre Nekrosen und Pseudarthrosen** des Talus haben.
Abscherfrakturen der Talusschulter können konservativ mit Ruhigstellung im Gips für 6 Wochen behandelt werden.
Bei Frakturen in der Belastungszone und v. a. bei dislozierten Frakturen ist das Risiko der Talusnekrose und der sekundären Arthrose stark erhöht, sodass eine **operative Therapie** notwendig wird. Dies führt dazu, dass aktuell die meisten Talusfrakturen operativ behandelt werden. Dies geschieht meist mittels **Schraubenosteosynthese.**

15.4.2 Kalkaneusfrakturen

Klinischer Fall

Der 20-jährige polnische Elektriker war während der Arbeit von einer ca. 3 m hohen Leiter in die Tiefe gestürzt. Er kam mit dem rechten Fuß auf und verspürt dort auch große Schmerzen. Deutliche Schwellung des rechten Rückfußes. Sensomotorik intakt. Keine oberflächliche Verletzung. Meldung an die Berufsgenossenschaft (Arbeitsunfall).
Röntgen und CT: Mehrfragmentäre Joint-Depression Fraktur des Kalkaneus Rechtstyp Sanders IIIBC.
Therapie: Zunächst Aufnahme zum Abschwellen. Am 5. Tag offene Reposition und Plattenosteosynthese von lateral.
Verlauf: Nach Mobilisierung wird Entlastung für 8 Wochen vereinbart. Bei reizloser und trockener Wunde kann die Behandlung ambulant weitergeführt werden; Gehstützen und Thromboseprophylaxe.

Ätiologie und Einteilung

Hauptursache für Kalkaneusfrakturen ist eine Längsstauchung des Beins, wie sie z. B. bei Stürzen aus großer Höhe oder bei Auffahrunfällen vorkommt (► Abb. 15.3). In ca. 15 % der Fälle tritt die Fraktur beidseitig auf. Auch Abrissfrakturen infolge einer Hyperextension im OSG sind möglich.

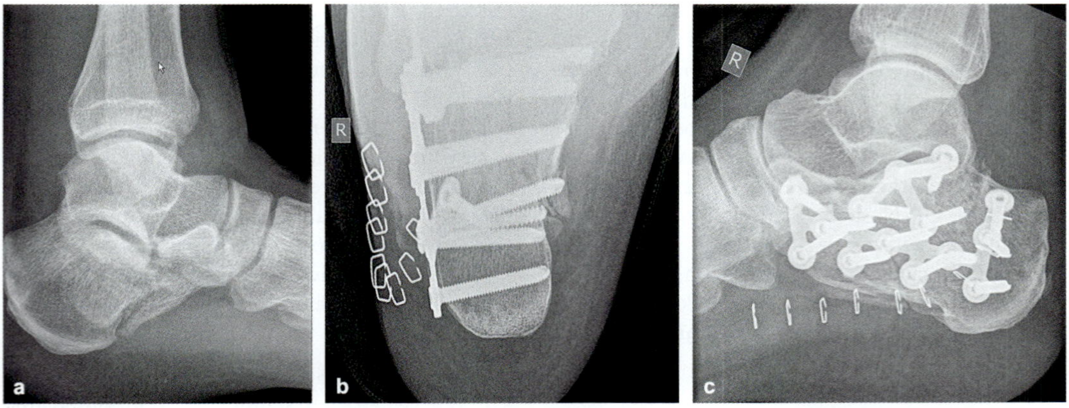

Abb. 15.3 Kalkaneusfraktur. **a** Seitliche Röntgenaufnahme. **b, c** Postoperative Aufnahmen a. p. und seitlich nach Plattenosteosynthese. [P183]

Die Grundlage für die gebräuchlichen Klassifikationen (Essex-Lopresti, Sanders) ist die Einteilung in fünf Hauptfragmente: Tuberositas-, Sustentakulum-, posteriores Facetten-, anteriores Haupt- und Facetten-Fragment.
Die Einteilung nach Sanders erfolgt nach Anzahl und Lokalisation der Fragmente:

- **Typ I:** nichtdislozierte Gelenkfraktur, unabhängig von der Zahl der Frakturlinien
- **Typ II:** Zweifragment- oder Spaltbruch
- **Typ III:** Dreifragment- oder Spaltbruch mit Impression
- **Typ IV:** Mehrfragment-Gelenkfraktur

Außerdem kann zwischen **extraartikulären** (Sustentakulumfraktur, knöcherner Ausriss der Achillesferse) und **intraartikulären** (Kalkaneokuboid- bzw. Subtalargelenk) Frakturen unterschieden werden.

Klinik

Der Rückfuß ist geschwollen und deformiert, häufig findet sich ein Hämatom im Bereich der Fußsohle. Der gesamte Fuß ist nicht belastbar und schmerzt.

Diagnostik

Praxistipp

Bei Kalkaneusfrakturen nach **Sturz aus der Höhe** sind zusätzliche Verletzungen der Belastungskette Fuß bis Wirbelsäule auszuschließen. Häufig liegen **Frakturen des thorakolumbalen Übergangs** der Wirbelsäule vor, die gerne übersehen werden.

Neben konventionellen Röntgenaufnahmen des OSG (seitlich und axial) ist heute eine CT zur OP-Planung und zur Klassifikation Standard.

Therapie

Nichtdislozierte Frakturen vom Typ I (Sanders) sowie nichtdislozierte extraartikuläre Frakturen können **konservativ** im Unterschenkelgips mit Ruhigstellung für 6 Wochen therapiert werden.
Dislozierte intraartikuläre Frakturen werden **operativ** versorgt (▸Abb. 15.3). Aufgrund der Weichteilschwellung erfolgt die OP meist erst nach 6–10 Tagen. Eine sofortige OP ist bei offenen Kalkaneusfrakturen sowie bei Kompartmentsyndrom angezeigt.
Ziel der Operation ist die Wiederherstellung der Gelenkkongruenz und der anatomischen Form des Kalkaneus, um eine posttraumatische Arthrose oder Pseudarthrose zu vermeiden.

15.4.3 Mittelfußfrakturen/Marschfrakturen

Ätiologie und Einteilung

Mittelfußfrakturen können durch **direktes Trauma** des Mittelfußes (Sturz eines schweren Gegenstands auf den Fußrücken), aber auch durch die üblichen **Distorsionstraumata** des Fußes auftreten.
Unterschieden werden Kopf- und subkapitale Frakturen von Schaft- und Basisfrakturen.
Basisfrakturen des Metatarsale V können eingeteilt werden in:

- **Schaftfrakturen:** meist durch gewaltsame Mittelfußdistorsion;
- **Jones-Fraktur:** Querbruch am Übergang von der Meta- zur Diaphyse. Schlechte Heilungstendenz wegen schlechter Blutversorgung!
- **Abrissfraktur der Tuberositas:** ruckartige Inversion des Fußes, die Peroneus-brevis-Sehne reißt ein Stück des Knochens ab.

Ein Sonderfall ist die **Marschfraktur:** In seltenen Fällen kommt es selbst bei jungen Patienten meist nach längeren ungewöhnlichen Belastungen (z. B. lange Wanderung, Marathon) ohne abgrenzbares Trauma zu Frakturen im Schaftbereich der Mittelfußknochen. Diese werden Marschfrakturen oder Ermüdungsfrakturen genannt.

Klinik

Häufig zeigt sich eine Schwellung im Mittelfuß im Vergleich zur Gegenseite mit Druckschmerz über der Fraktur (jeden Metatarsaleknochen einzeln prüfen). Manchmal zeigt sich ein Hämatom am Fußrücken oder Fußrand.

Diagnostik

Ganz wichtig ist neben der Überprüfung der Sensomotorik zu beurteilen, ob eine etwaige Rotationsfehlstellung der Zehen ähnlich wie bei den Mittelhandfrakturen vorliegt.
Die Standard-Röntgenanforderung lautet: Fuß in zwei Ebenen (▸Abb. 15.4), bei komplexen Verletzungen CT. Bei Marschfrakturen kann eine MRT bereits in einem frühen Stadium die Diagnose sichern, ggf. eine Szintigrafie zur Erfassung belastungsbedingter Umbauvorgänge im Knochen.

Therapie

Frakturen des Mittelfußes können meist konservativ behandelt werden, wenn guter Fragmentkontakt besteht. Ausschlaggebend für die Entscheidung zur OP sind Gelenkbeteiligung, Dislokationsgrad und Rotationsfehlstellung.

Recht häufig ist die Fraktur des proximalen Metatarsale V am Fußaußenrand, die meistens konservativ behandelt werden kann. Bei Dislokation > 2 mm oder den sog. Jones-Frakturen im Bereich der Metaphyse (schlechte Heilungstendenz wegen schlechter Blutversorgung) kann eine Versorgung mit **Schraubenosteosynthese, Kirschner-Draht-osteosynthese, Zuggurtung** (► Abb. 15.4) oder Miniplattenosteosynthesen sinnvoll sein. Die übrigen Frakturen haben konservativ eine sehr gute Heilungstendenz.
Zur Ruhigstellung postoperativ oder bei konservativer Therapie bietet sich ein Unterschenkelgips oder ein VACOpedes®-Schuh an (Entlastung).

15.4.4 Zehenfrakturen

Ätiologie

Zehenfrakturen treten meistens durch **direktes Trauma** auf. Entweder ist der Sturz eines schweren Gegenstands auf den Zeh, ein Tritt gegen einen festen Gegenstand oder das Hängenbleiben mit einer Zehe an einer harten Kante die Ursache für die Fraktur.

Klinik

Häufig zeigen sich eine Fehlstellung des betroffenen Zehs sowie ein Hämatom, Schwellung und bewegungsabhängige Schmerzen. Patienten sind am betroffenen Fuß sehr berührungsempfindlich und tolerieren häufig kein geschlossenes Schuhwerk.

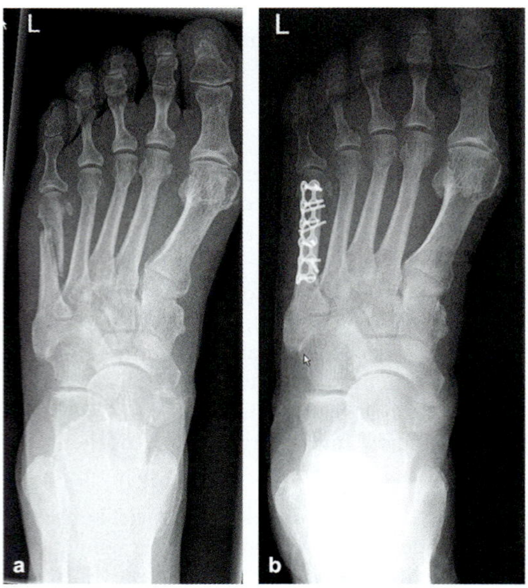

Abb. 15.4 Metatarsale-V-Fraktur präoperativ (**a**) und postoperativ nach Osteosynthese (**b**). [P183]

Diagnostik

Das Röntgenbild des Vorfußes oder des betroffenen Zehs in zwei Ebenen ist meist ausreichend (► Abb. 15.5). Hier können Frakturen und Dislokation sehr einfach erkannt werden.

> **Cave**
>
> Im Rahmen von Polytraumadiagnostik werden Zehenfrakturen gerne übersehen (ablenkende Verletzungen, nicht in der CT-Diagnostik abgebildet). Daher ist bei möglichem Zehentrauma immer zumindest eine klinische Untersuchung der Füße durchzuführen.

Therapie

Auch Zehenfrakturen sind **meist konservativ** behandelbar. Hier bietet sich nach manueller Reposition das **Buddy Taping** oder die **Zügelung** an, bei dem der gebrochene Zeh mit seinem gesunden **Nachbarzeh** mittels Tape (Leukoplast o. Ä.) zusammengebunden wird. **Festes Schuhwerk** mit harter Sohle ist dann ausreichend in Verbindung mit den bei konservativer Therapie üblichen Röntgenkontrollen. Die Heiltendenz ist gut und die Beschwerden meistens niedrig.
Bei stark dislozierten Frakturen oder Rotationsfehlstellungen, bietet sich die **Kirschner-Draht-Osteosynthese** an. Dies ist jedoch nur selten notwendig.

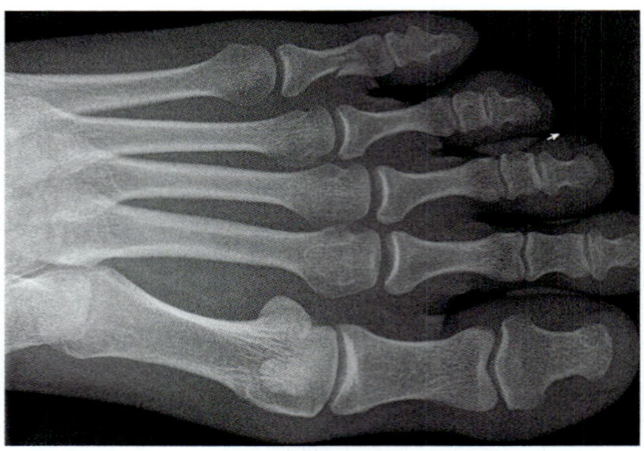

Abb. 15.5 Fraktur Kleinzehe, Grundphalanx. [P183]

15.5 Erkrankungen

15.5.1 Fuß- und Zehenfehlstellungen

15.5.1.1 Klumpfuß

Der Klumpfuß ist eine passiv nicht redressierbare, komplexe Fehlstellung des Fußes. Klumpfüße sind in der Mehrzahl der Fälle angeboren (▸ Kap. 16). Erworbene Klumpfüße sind meist auf spastische oder poliomyelitische Lähmungen zurückzuführen.

Ätiologie

Es wird von einem multifaktoriellen Geschehen ausgegangen. Ein **neuromuskuläres Geschehen** wird **als Hauptursache** für den Klumpfuß angesehen. Aufgrund des Überwiegens der Plantarflexoren und Supinatoren wird der **M. tibialis posterior,** als starker Plantarflexor und Supinator, auch als **Klumpfußmuskel** bezeichnet.

Klinik

Das klinische Erscheinungsbild ist charakterisiert durch **Wadenatrophie, Längendifferenz** von Unterschenkel und Fuß, **Vorfußsupination, Rückfußvarus, Spitzfuß** (Vorfuß ist in Plantarflexion fixiert), **Vorfußadduktion** und mediale **Hohlfußstellung** (▸ Abb. 15.6).

Merke

Komponenten der Klumpfußdeformität:

- Pes equinus – Spitzfuß
- Pes excavatus – Hohlfuß
- Pes adductus – Vor- und Mittelfußadduktion
- Pes supinatus mit Rückfußvarus
- Klumpfußwade – deutliche Hypotrophie der Wadenmuskulatur

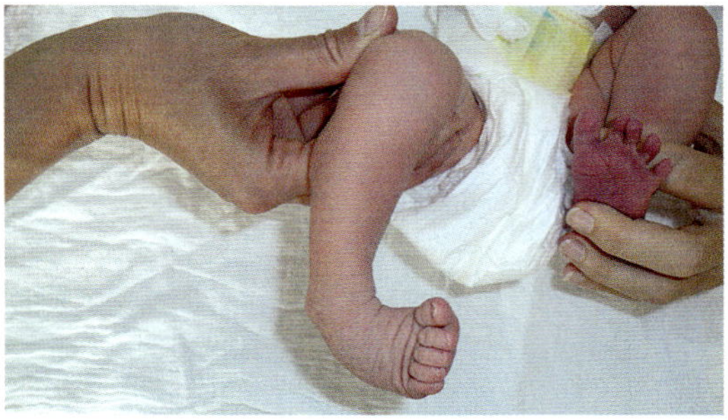

Abb. 15.6 Klumpfuß. [M332]

Diagnostik

Die Diagnose wird durch die klinische Untersuchung gestellt. Nach der Diagnosestellung eines angeborenen Klumpfußes muss immer auch nach **begleitenden** (unentdeckten) **Deformitäten** wie z. B. kongenitale Hüftluxation, Hüftgelenkdysplasie, einer Spina bifida occulta oder neurologischen Erkrankungen gesucht werden. Diese sind in bis zu 5 % der Fälle vorhanden.

Therapie

Die Therapie des angeborenen Klumpfußes ist sehr aufwendig, benötigt ein hohes Maß an Erfahrung und sollte **so früh als möglich,** am besten am Tag nach der Geburt begonnen werden. Zunächst wird **primär konservativ** behandelt. Hierbei wird der Fuß zunächst mittels **Etappengipsen,** die wöchentlich gewechselt werden, redressiert. Da die Spitzfußkomponente durch die verkürzte Achillessehne meist konservativ nicht redressiert werden kann, ist im Anschluss an die Gipsbehandlung eine perkutane oder offene **Achillotenotomie** notwendig.

15.5.1.2 Knick-Senk-Fuß

Hierbei handelt es sich um eine valgische Fehlstellung des Rückfußes und eine Abflachung des Fußlängsgewölbes. Der Knick-Senk-Fuß geht häufig mit einer Abflachung des Fußquergewölbes einher. Die Mittelfußknochen treten hierbei auseinander, so dass deren mittlere Köpfchen keinen Bogen mehr bilden, sondern dem Boden aufliegen. Man spricht dann von einem Knick-Senk-Spreizfuß. In ▸ Kap. 16 wird das Krankheitsbild genauer beleuchtet.

15.5.1.3 Plattfuß

Der **angeborene** Plattfuß (Pes planovalgus congenitus, Talus verticalis) ist eine Absenkung oder komplette Abflachung des Fußlängsgewölbes (▸ Kap. 16). Häufig ist der angeborene Plattfuß mit anderen Fehlbildungen vergesellschaftet. Diese fixierte kongenitale Dislokation des Talonavikulargelenks ist weder aktiv noch passiv korrigierbar. Der Gehbeginn ist meist verspätet. Schmerzen treten erst deutlich später auf. Im Röntgenbild ist die Steilstellung des Talus **(Talus verticalis)** zu erkennen. Im Säuglingsalter wird konservativ durch redressierende Gipsverbände behandelt; ein operativer Eingriff ist ab dem 3. Lebensjahr angeraten um einen konfektionsschuhfähigen Fuß zu erhalten.

Beim **erworbenen** Plattfuß (Adoleszentenplattfuß) stehen eine Dauerüberlastung des Fußes oder andere Krankheitsbilder (chronische Polyarthritis) im Vordergrund. Diese führt zu einer Aufhebung des Fußlängsgewölbes. Die Patienten klagen über plötzlich aufgetretene belastungsabhängige Schmerzen. Primär wird konservativ mit NSAR und Einlagenversorgung therapiert. Bei Schmerzpersistenz kann eine Talonavikulararthrodese oder subtalare Arthrodese erfolgen.

15.5.1.4 Hohlfuß

Der Hohlfuß liegt nahezu immer im Rahmen einer **neurologischen Grunderkrankung** vor und imponiert durch eine extreme Ausbildung der Fußlängswölbung. Klinisch treten **Schmerzen** im Sinne einer **Metatarsalgie** oder **Druckstellen** auf. Im Röntgen steht der Talus horizontal, der Kalkaneus sehr steil. Konservativ kann mit Weichbettungseinlagen, physikalischer Therapie und orthopädischem Schuhwerk gearbeitet werden. Die Erfolgsaussichten sind leider nicht so gut. Meist muss operativ korrigierend eingegriffen werden.

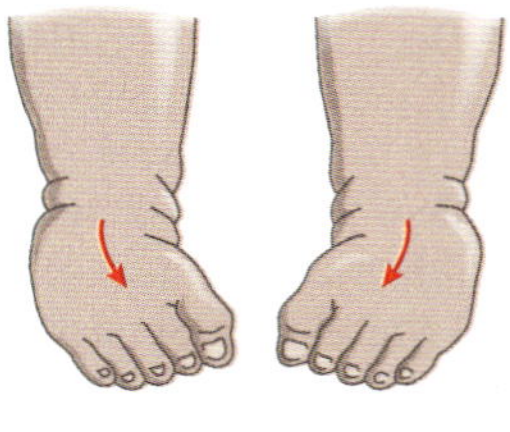

Abb. 15.7 Sichelfuß. [L157]

15.5.1.5 Sichelfuß

Der Sichelfuß ist gekennzeichnet durch eine, meist beidseitige, Adduktionsstellung des Vorfußes (► Abb. 15.7). Ursächlich ist ein Überwiegen der Mm. hallucis et tibialis anterior. Der Rückfuß ist unauffällig. Durch manuelle Redression und Retention in Gipsverbänden erfolgt die primäre Therapie. Im Anschluss werden korrigierende Schienen und Einlagen verordnet. Operative Maßnahmen werden notwendig, wenn konservativ nicht der gewünschte Erfolg erzielt werden konnte.

15.5.1.6 Spreizfuß

Durch **Absenkung des Quergewölbes** kommt es zu einer Verbreiterung des Vorfußes. Die Metatarsalien II–IV treten tiefer. Klinisch werden Belastungs- und Ruheschmerzen im Vorfußbereich angegeben. Es besteht eine Druckschmerzhaftigkeit der Metatarsaleköpfchen II–IV, eine Mehrbeschwielung und eine entzündliche Ballenbildung. Anhand des Röntgenbilds lässt sich das Ausmaß der Spreizfußbildung bestimmen. Es erfolgt primär eine konservative Therapie mit Einlagenversorgung mit retrokapitaler Unterstützung des Quergewölbes.

15.5.1.7 Hallux valgus

Unter einem Hallux valgus versteht man eine Lateraldeviation der Großzehe im Grundgelenk, die einen oder beide Füße betreffen kann. Obwohl ein familiäres Vorkommen beschrieben wird und grundsätzlich beide Geschlechter betroffen sein können, werden rund 90 % der Korrekturoperationen an Frauen durchgeführt.

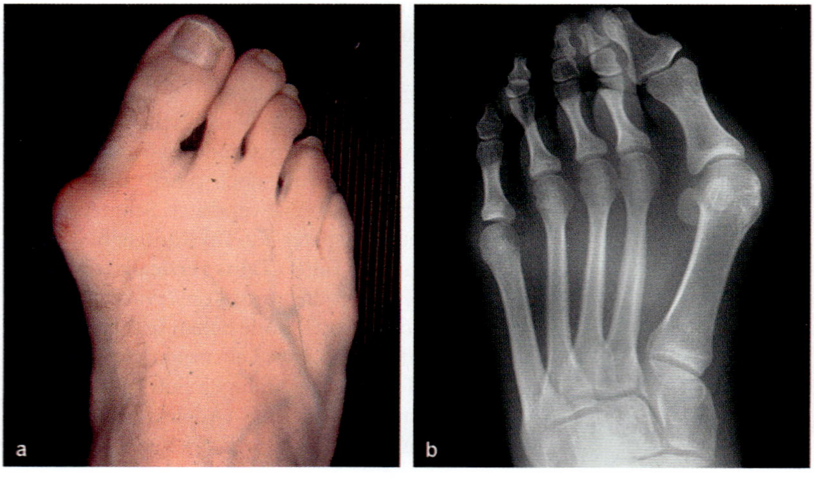

Abb. 15.8 **a** Klinisches Bild eines Hallux valgus rechts. **b** Hallux valgus links im Röntgenbild; beachte die Subluxationsstellung. [E382, E510]

Ätiologie

Eine kongenitale Fehlstellung des Metatarsale I kann vorliegen. Weitaus häufiger kommt es jedoch zu einer **Überlastungsfehlstellung** aufgrund spitz zulaufender Schuhe mit zu hohen Absätzen. Der hierbei entstehende Spreizfuß führt

- zu einer Lateraldeviation der Großzehe im Grundgelenk,
- zum Hervortreten des Metatarsale-I-Köpfchens nach medial und
- zu einer Lateralwanderung der Beuge- und Strecksehnen mit konsekutivem Abduktionseffekt auf die Großzehe.

Somit besteht der Hallux valgus aus einer **Weichteildeformität** (Kontraktur der lateralen und Ausweitung der medialen Kapsel) und einer **knöchernen Deformität** (Pseudoexostose und vergrößerter Intermetatarsalwinkel).

Klinik

Das medial pseudoexostotisch **vorspringende Metatarsaleköpfchen** bestimmt die Klinik. Bildet sich hier ein Schleimbeutel aus, kann es durch **Entzündung** und Fistelbildung zu **erheblichen Schmerzen** kommen. ▶ Abb. 15.8a zeigt einen Hallux valgus rechts mit vorspringendem Zehengrundgelenk und Bursitis.

Diagnostik

Röntgenaufnahmen in dorsoplantarer und seitlicher Projektion dienen v. a. der Beurteilung des präoperativen Ausgangszustands (▶ Abb. 15.8). Wichtig sind hierbei

- der Hallux-Valgus-Winkel (Winkel zwischen Metatarsale I und Grundglied; bis ca. 15°),
- der Intermetatarsalwinkel (Winkel zwischen Metatarsale I und II; bis ca. 8°) und
- evtl. sekundär entstandene arthrotische Veränderungen.

Therapie

Präventiv oder bei vorhandener Prädisposition sollte auf **ausreichend weite Schuhe** mit nicht zu hohen Absätzen geachtet werden. Nachts kann eine redressierende Hallux-valgus-Schiene getragen werden, wobei hier die langfristigen Ergebnisse leider keine befriedigenden Erfolge verzeichnen lassen. Entzündliche Begleitprozesse lassen sich mit der Gabe von NSAR lindern.

Die Indikation zur **Operation** richtet sich stark nach Ausprägung der Fehlstellung und Alter des Patienten. Korrigiert werden muss immer sowohl die Weichteil- als auch die knöcherne Komponente. Eine Option ist die **Chevron-Osteotomie:** Dabei werden nach Abtragung der Pseudoexostose und Kapselresektion das Metatarsaleköpfchen in einem 60°-Winkel osteotomiert und das Metatarsaleköpfchen medialisiert. Die Nachbehandlung umfasst lediglich einen Redressionsverband für 6 Wochen und das Tragen eines speziellen Nachbehandlungsschuhs.

15.5.1.8 Hallux rigidus

Meist arthrosebedingte, schmerzhafte Einsteifung des Großzehengrundgelenks nach wiederholten Verletzungen, Frakturen. Meist bleibt die Ursache jedoch ungeklärt.

Klinik

Schmerzen treten überwiegend **belastungsabhängig** auf. Da das Abrollen über die Großzehe sehr schmerzhaft ist, vermeiden Patienten die schmerzhafte Belastung der Großzehe durch ein kompensatorisches Abrollen über die Fußaußenkante. Der **Zehenspitzenstand** ist meist sehr **schmerzhaft.** Das Großzehengrundgelenk ist meist druckschmerzhaft und verdickt.

Diagnostik

Im Röntgenbild sind die klassischen Zeichen der Arthrose zu sehen: Gelenkspaltverschmälerung, subchondrale Sklerosierung, Zysten und Osteophyten.

Therapie

Im Frühstadium ist ein konservatives Vorgehen durch **versteifende Einlagen** oder **Abrollhilfen** (Schuhzurichtung, die ein schmerzfreies Abrollen über das Großzehengrundgelenk ermöglicht) möglich. Intraartikuläre Injektionen können kurzfristig erfolgen. Bei zunehmender Einsteifung und Schmerzhaftigkeit erfolgt die operative Intervention durch **Arthrodese des Großzehengrundgelenks.**

15.5.1.9 Hammer-, Krallen- und Klauenzehen

Unterschiedliche Ursachen führen zu diesen Krankheitsbildern. Neben traumatischen und chronisch-entzündlichen Ursachen (chronische Polyarthritis u. a.) kommt jede Form der Fußfehlstellung infrage. Auch modisches Schuhwerk (schmale Schuhe, hohe Absätze) leistet seinen Beitrag.

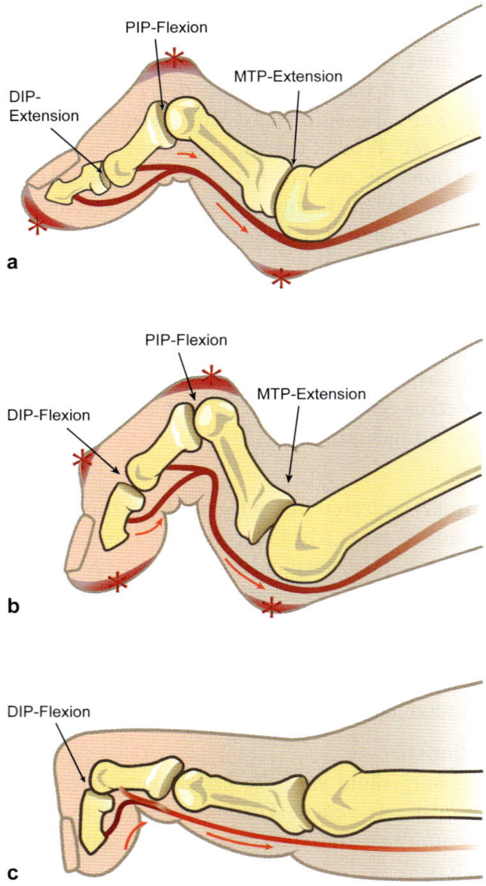

Abb. 15.9 Schematische Darstellung der Kleinzehendeformitäten (*Klavusbildung). **a** Hammerzehe. **b** Krallenzehe. **c** Malletzehe. [L255]

Hammerzehe: Beugekontraktur des proximalen Interphalangeal-(PIP-)Gelenks oder, seltener, des DIP-Gelenks. Ein Klavus (Hühnerauge) kann entlang der gesamten Phalanx auftreten. Man unterscheidet des Weiteren eine flexible von einer fixierten Hammerzehe (► Abb. 15.9).

Klauenzehe: Fehlstellung mit (Sub-)Luxation des Metatarsophalangealgelenks, Beugekontraktur des PIP-Gelenks und Überstreckung des Endglieds. Ein Spitzenklavus kommt aufgrund des fehlenden Bodenkontakts nicht vor.

Krallenzehe: (Sub-)Luxation des Metatarsophalangealgelenks, Beugekontraktur des PIP- und DIP-Gelenks. Ein Spitzenklavus kommt aufgrund des fehlenden Bodenkontakts nicht vor.

Klinik

Meist sind es Metatarsalgien oder schmerzhafte Verhornungen, Druckstellen oder rein kosmetische Beschwerden, die den Patienten zum Orthopäden führen.

Therapie

Lediglich leicht ausgeprägte Fehlstellungen lassen sich konservativ behandeln. Hierbei kommen Tape-Verbände, Einlagen und spezielles Schuhwerk zur Anwendung.

Eine operative Therapieoption ist die Köpfchenresektion nach Hohmann. Diese kann, je nach Ausgangssituation, auf Weichteileingriffe (Sehnen-Release, Inzision der Seitenbänder u. a.) erweitert werden. Nebenbei werden die Klavi z. B. durch Keratolytika entfernt.

15.5.2 Osteochondrosis dissecans des Talus

Dies Osteochondrosis dissecans wird in ► Kap. 14.5.4 beschrieben.

15.5.3 Tarsaltunnelsyndrom

Unter einem Tarsaltunnelsyndrom versteht man ein **Nervenengpasssyndrom des N. tibialis** beim Durchtritt durch den Tarsaltunnel. Dieser wird gebildet durch den Malleolus medialis, den Talus und Kalkaneus und bindegewebig überzogen durch das Retinaculum flexorum. Mit dem N. tibialis treten noch die V./A. tibialis posterior und die Sehnen der Mm. tibialis posterior, flexor digitorum longus und flexor hallucis longus hindurch. Zu einer Nervenkompression kann es im Rahmen eines Traumas, einer Überanstrengung oder eines verstärkten Rückfußvalgus kommen.

Klinik

Klassischerweise geben die Patienten **Schmerzen an der Fußsohle** oder dem Fersenbein nach dem Aufstehen und während der ersten Schritte an. **Nächtliche Parästhesien** können vorkommen.

Diagnostik

Ein **Druckschmerz am Unterrand des Innenknöchels** oder an der medioplantaren Fersenregion ist in der Regel vorhanden. Durch das Beklopfen der Region hinter dem Innenknöchel kann ein **Hoffmann-Tinel-Zeichen** ausgelöst werden.

Differenzialdiagnostisch muss an eine Plantarfasziitis gedacht werden. Hier liegt das Punctum maximum des Druckschmerzes jedoch zentral unter der Ferse. Eine **diagnostische Infiltration** des N. tibialis mit einem kurz wirksamen Lokalanästhetikum kann hier weiterhelfen. Ein Nativröntgenbild zum Ausschluss knöcherner Veränderungen sollte erfolgen.

Therapie

Grundsätzlich ist durch eine operative **Spaltung des Retinakulums (Neurolyse)** eine kausale Therapie möglich. Aufgrund eines hohen Prozentsatzes an persistierenden Beschwerden nach OP sollte jedoch **primär eine konservative Therapie** mit Einlagenversorgung zur Fersenaufrichtung, Entlastung des Fußlängsgewölbes, physikalischer Therapie und NSAR erfolgen.

15.5.4 Morton-Metatarsalgie

Auch die Morton-Metatarsalgie ist ein Nervenengpassyndrom. Erneut ist der N. tibialis betroffen. Diesmal jedoch nach seiner Aufteilung in die Nn. plantaris lateralis et medialis. Ausgehend von einer Kompression zwischen den Metatarsaleköpfchen II und III bzw. III und IV kommt es zu akut einschießenden Schmerzen mit typischer Schmerzlokalisation am Mittelfuß.

Klinik

Die Patienten beschreiben die Schmerzen am Mittel- und Vorfuß in der Regel als stechend, brennend, diffus und manchmal auch elektrisierend. Die Beschwerden treten intermittierend und überwiegend belastungsabhängig auf. Ruhe und das Hochlagern des Beins werden als Erleichterung verspürt.

Diagnostik

Eine Sensibilitätsminderung in den Interdigitalräumen kann vorliegen. Durch das Gänsslen-Zeichen (quere Kompression des Fußgewölbes, ▸ Kap. 15.3) sind Schmerzen auslösbar. Eine diagnostische Infiltration mit einem Lokalanästhetikum kann die Diagnose erleichtern.

Röntgenaufnahmen in zwei Ebenen sollen knöcherne Ursachen eines Kompressionssyndroms ausschließen. Sonografie und MR-Aufnahmen werden häufig durchgeführt. Da jedoch keine Korrelation zwischen der Morphologie des Nervs und der Ausbildung einer Morton-Neurologie besteht, haben diese bildgebenden Verfahren keine Bedeutung.

Therapie

Weites Schuhwerk und weichbettende Einlagen (mit dezenter retrokapitaler Abstützung) können hilfreich sein. Sind konservative Maßnahmen nicht erfolgreich, so kann die operative Dekompression bzw. Resektion des Nervs erfolgen.

15.5.5 Plantarfasziitis

Die Plantarfasziitis zählt zu den häufigen Ansatztendinosen und betrifft das weibliche Geschlecht häufiger als das männliche. Ätiologisch wird eine Überbeanspruchung bzw. eine repetitive Mikrotraumatisierung vermutet.

Klinik

In der Regel werden **belastungsabhängige Schmerzen frühmorgens** nach dem Aufstehen, nach längeren Ruhephasen sowie bei längerem Stehen angegeben. Selten bestehen belastungsunabhängige Dauerschmerzen. Die Schmerzlokalisation ist klassischerweise unter der zentralen plantaren Ferse. Hier kann auch ein lokaler Druckschmerz ausgelöst werden.

Diagnostik

Lokaler Druckschmerz meist etwas medial der zentralen plantaren Ferse. Durch eine Dorsalextension im OSG bei gestrecktem Kniegelenk kann häufig ein Schmerz ausgelöst werden. Eine weiterführende Bildgebung ist normalerweise nicht notwendig. Wird ein seitliches Röntgenbild angefertigt, so findet sich in ca. 50 % der Fälle ein knöcherner Fersensporn (▸ Abb. 15.10).

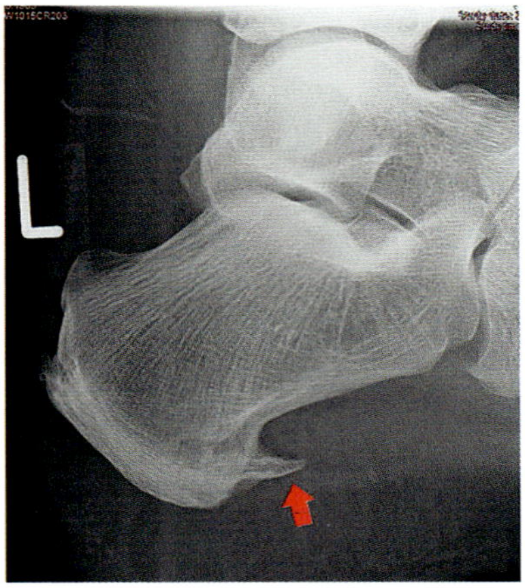

Abb. 15.10 Knöcherner Fersensporn als mögliche Ursache einer Plantarfasziitis. [M332, P183]

Praxistipp

Beachte, dass nicht die Verknöcherung die Schmerzen bereitet, sondern der entzündete Sehnenansatz. Auch ohne Verknöcherung können Schmerzen bestehen.

Therapie

Exzentrisches Training durch Dehnen der Wadenmuskulatur, ESWT, Ultraschallbehandlungen, Elektrotherapie, NSAR, Kortikoidinjektionen. Die Plantarfasziitis ist in aller Regel eine sich selbst limitierende Erkrankung und vergeht binnen einem Jahr. Ist eine konservative Therapie nicht erfolgreich, kann die Plantaraponeurose operativ eingekerbt werden.

III

Besonderere Behandlungsanlässe

Christian Ziegler

16 Kinder- und Jugendorthopädie und -unfallchirurgie

IMPP-Hits

Ein besonderes Gebiet der Orthopädie ist die Kinder- und Jugendorthopädie. Sie beschäftigt sich mit angeborenen oder erworbenen Erkrankungen und Deformitäten des Stütz- und Bewegungsapparats bei Kindern und Jugendlichen. Der Schwerpunkt des IMPP liegt hier auf dem Krankheitsbild des *Morbus Perthes,* der juvenilen Hüftkopfnekrose sowie der kongenitalen Hüftdysplasie.

16.1 Wegweiser

Seit Nicolas Andry de Boisregard (*1658 in Lyon; † 13. Mai 1742 in Paris) im Jahre 1741 sein Buch für Eltern mit dem Titel „Orthopädie: Oder die Kunst Bey den Kindern die Ungestaltheit des Leibes zu verhüten und zu verbessern“ veröffentlichte, gilt die Kinderorthopädie als Wiege der Orthopädie. Und obwohl sich das Fach im Laufe der Zeit und insbesondere in den letzten Jahrzehnten enorm gewandelt hat, trägt es ein unveränderliches Alleinstellungsmerkmal: das **Wachstum.** Dieses stellt eine große Herausforderung dar, eröffnet immense Therapiechancen, kann aber gleichzeitig auch rapide Befundverschlechterungen verursachen und ist ein ständiger Begleiter für alle, die Kinder behandeln.

16.2 Besonderheiten im Umgang mit Kindern und Jugendlichen

Kinder sind keine kleinen Erwachsenen, weshalb es einige Besonderheiten im Umgang und bei der Untersuchung und Behandlung der jüngeren Patienten zu beachten gibt.
Zunächst ist es wichtig, zu verstehen, dass sich auch ein Routinebesuch ohne Schmerzen für ein Kind bedrohlich anfühlen kann, weshalb Freundlichkeit und Empathie im Kinderbereich eine besondere Bedeutung zukommt.
Der Untersucher sieht sich hier nicht nur seinem Patienten, sondern auch einer oder mehreren begleitenden Personen gegenüber. Und obwohl insbesondere die Eltern natürlich mit einbezogen werden müssen und abhängig vom Kindesalter einen gewichtigen Teil im Entscheidungsprozess einnehmen, ist das **Kind die Hauptperson.** Auch bei kleineren sowie körperlich und/oder geistig behinderten Kindern sollte zunächst das Kind begrüßt, der Dialog mit dem Kind gesucht und nicht über seinen Kopf hinweg mit den Erwachsenen gesprochen werden. Andernfalls fühlt sich das Kind nicht ernst genommen und fasst schwerer Vertrauen zum Arzt. Kinder haben feine Antennen für die Wahrheit, sodass man unangenehme Maßnahmen nicht bagatellisieren sollte.
Kinder nehmen ihre Probleme, wenn überhaupt, haptisch wahr und tun sich lange Zeit schwer, sie zu verbalisieren. Aus diesem Grund ist der Untersucher zusätzlich auf die Fremdanamnese durch die Eltern, v.a. aber auf die eigene visuelle Wahrnehmung angewiesen.
Der typische Untersuchungsgang umfasst (modifiziert nach Heimkes):

- Einsicht in die Aufnahmedaten
- Intuitiver Ersteindruck (auch schon im Wartebereich)
- Anamnese
- Inspektion (dazu gehört auch die Beobachtung in vermeintlich unbeobachteten Situationen sowie beim Entkleiden)
- Eigenpalpation durch das Kind („Nimm mal einen Finger und zeige dorthin, wo es weh tut.")
- Palpation durch den Untersucher (vom schmerzarmem Bereich in Richtung des symptomatischen Bereichs)
- Bewegungsprüfung
- Klinische Funktionstests
- Muskelkraftprüfung/Muskeltonusprüfung/neurologische Tests

Die körperliche Untersuchung findet am bis auf die Unterwäsche entkleideten Patienten statt. Es empfiehlt sich, stets einen kurzen Gesamtcheck durchzuführen, um relevante, asymptomatische Befunde abseits des Vorstellungsgrunds (z.B. Adoleszentenskoliose, Beinlängendifferenzen, Achsdeviationen, Fußdeformitäten) nicht zu übersehen.

Praxistipp

Untersuchung: Kleine Kinder fühlen sich unwohl, wenn sie für die Untersuchung auf den Rücken gelegt werden. Hier kann es sehr hilfreich sein, das Kind auf dem Schoß eines Elternteils zu untersuchen.
Für die Untersuchung der Beinachsen oder des Beckengeradstands kann es hilfreich sein, das Kind auf den Schreibtisch zu stellen. Wenn dann noch ein interessantes Bild an der Wand hängt, wird es vielleicht sogar ruhig stehen bleiben.

Cave

Auf schmerzhafte Untersuchungen, die keine zusätzlichen Informationen erbringen oder keine Konsequenz nach sich ziehen, z.B. die Palpation loco dolenti beim Frakturverdacht, sollte unbedingt verzichtet werden.

16.3 Wachstum

Die knorpelige embryonale Skelettanlage weist zum Zeitpunkt der Geburt diaphysär gelegene erste Knochenkerne auf. Zwischen diesen und den noch knorpeligen Epi- und Apophysenkernen liegen die Wachstumsfugen (▶Abb. 16.1, ▶Abb. 16.2). In diesem Bereich sowie am Gelenkknorpel findet **enchondrales, interstitielles Wachstum** statt, bei dem aus einer knorpeligen Knochenvorstufe **Längenwachstum** generiert wird. Die Dickenzunahme der Knochen erfolgt dagegen durch **periostales, appositionelles Wachstum.**

Merke

Histologische Zonen der Wachstumsfugen
- Germinativzone (= Proliferationszone), Ruhezone
- Transformationszone, Knorpelzellsäule
- Blasenknorpel (= hypertrophierende Zellen)
- Ossifikationszone

Als Besonderheit finden sich beim Kind epi- und metaphysäre Gefäßsysteme, die über periostale

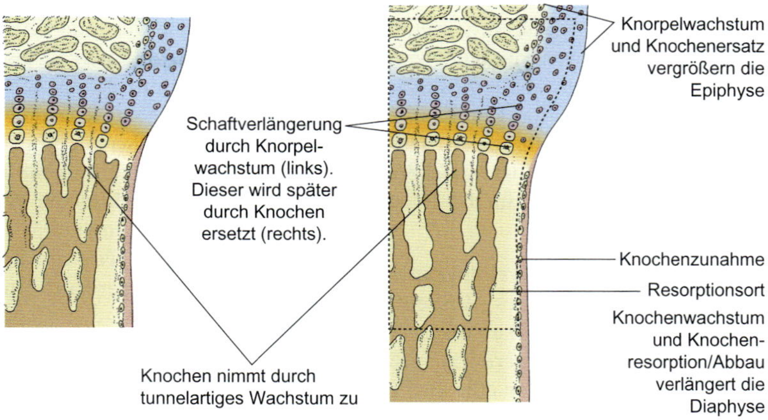

Abb. 16.1 Schematische und/oder histologische Abbildung einer Epiphysenfuge. [L106]

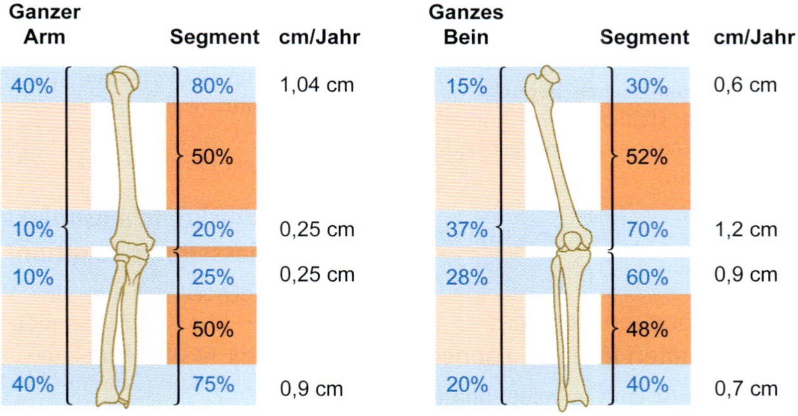

Abb. 16.2 Beitrag der einzelnen Wachstumsfugen zum Längenwachstum. [L231]

Gefäße kommunizieren können. Zusätzliche Gefäße, die durch die Wachstumsfugen ziehen, erhöhen die Durchlässigkeit weiter, weshalb im Wachstumsalter die Epiphysenfugen keine Barrieren für Tumoren darstellen und sich metaphysäre Osteomyelitiden rasch auf ein angrenzendes Gelenk ausbreiten können.

16.4 Wichtige Erkrankungen

16.4.1 Muskulärer Schiefhals

Angeborene einseitige **Verkürzung des M. sternocleidomastoideus** mit resultierender Bewegungseinschränkung.

Ätiologie

Obwohl lange angenommen wurde, dass es sich beim muskulären Schiefhals um die Folge eines Geburtstraumas handelt, ist wahrscheinlicher, dass es sich um eine **Muskelnekrose** infolge einer intrauterinen Zwangshaltung handelt.

Klinik

Es zeigt sich ein pathognomonischer Untersuchungsbefund mit **Rotation des Kopfs zur kontralateralen und Neigung zur ipsilateralen Seite** des betroffenen Muskels (► Abb. 10.34). Häufig ist ein **derber Strang** im distalen Bereich des M. sternocleidomastoideus zu tasten. Sekundär kann sich eine Asymmetrie des Gesichtsschädels, auch als **Gesichtsskoliose** bezeichnet, entwickeln.

Diagnostik

Entscheidend ist die Klinik. Ergänzend kommt die Sonografie zum Nachweis des bindegewebigen Umbaus zum Einsatz. Falls keine muskuläre Auffälligkeit besteht, sollten ein Röntgenbild in zwei Ebenen und ggf. Funktionsaufnahmen in Inklination und Reklination zum Ausschluss knöcherner Fehlbildungen bzw. Instabilitäten durchgeführt werden.

Therapie

Im ersten Lebensjahr **physiotherapeutische Behandlung** mit Dehnung des Muskels. Bei Persistenz operative Intervention ab dem Kindergartenalter mit **Tenotomie** der verkürzten distalen Sehnenansätze. Danach werden eine Orthese für 6–12 Wochen und Physiotherapie verordnet.

Differenzialdiagnosen

- Grisel-Syndrom (Rotationssubluxation der HWS im Atlantoaxialgelenk durch schmerzbedingte Schonhaltung auf Grundlage einer Entzündung im Hals-Nasen-Rachen-Bereich)
- Klippel-Feil-Syndrom (fehlerhafte Segmentierung der Halswirbelsäule mit angeborenen Fusionen von Halswirbeln)
- Tumoren
- Einseitige Schwerhörigkeit, einseitige Sehstörung
- Paroxysmaler Torticollis

16.4.2 Juvenile Osteochondrose des Capitulum humeri (Morbus Panner)

Seltene **avaskuläre Nekrose** am Capitulum humeri (Humerusgelenkrolle). Die Erkrankung betrifft hauptsächlich **Jungen** im Alter von 6–10 Jahren. Als Ursachen werden lokale Zirkulationsstörungen und rezidivierende Mikrotraumata (z.B. durch häufige Belastung des Ellenbogens beim Sport) vermutet.

Klinik

Die Kinder geben **Schmerzen** und evtl. sicht- und tastbare **Schwellungen** im Bereich des Ellenbogens an. In manchen Fällen bestehen deutliche **Einschränkungen der Beweglichkeit** und **Einklemmungserscheinungen,** v.a. bei der Streckung.

Diagnostik

Röntgenaufnahmen des Ellenbogens in zwei Ebenen (a.p. und seitlich) dienen der Diagnose und Beurteilung des Stadiums. Im **Initialstadium** (frühe Phase) sind Knochenauflockerung und -verdichtung nebeneinander zu sehen. Im **Kondensationsstadium** kommt es dann zum Substanzverlust und einer **Verschmälerung** des Capitulum humeri. Typisch für das **Fragmentationsstadium** ist der schollige Zerfall des Knochens mit freien Gelenkkörpern (Fragmentierung).

Da im frühen Stadium häufig keine pathologischen Befunde im Röntgenbild zu finden sind, ist hier die MRT das Mittel der Wahl. Damit lassen sich auch die Knochenvitalität und die Knorpeloberfläche beurteilen. Für die Lokalisierung etwaiger freier Gelenkkörper kann eine CT hilfreich sein.

Therapie

In der Regel wird **konservativ** behandelt. Überlastungen und belastende Sportarten sollten gemieden werden, evtl. sind eine kurzfristige Ruhigstellung des Ellenbogengelenks und Analgetikagabe bis zum Abklingen der Symptome notwendig. Solange kein Dissekat entsteht, ist die Prognose gut. Besteht die Gefahr einer Herauslösung eines Knorpelknochenfragments, sollte unverzüglich retrograd angebohrt werden; freie frische Dissekate sollten offen refixiert, freie ältere Gelenkkörper arthroskopisch entfernt werden.

16.4.3 Radiusköpfchensubluxation (Chassaignac-Luxation)

Hierbei handelt es sich um eine Verletzung im Kleinkindalter, die durch einen **plötzlichen Zug in Längsrichtung an der Hand des Kindes,** meist nach kranial, zustande kommt (Kind lässt sich an der Hand des Erwachsen nach unten fallen oder wird von diesem plötzlich an der Hand nach oben gezogen). Aufgrund des noch weichen Lig. annulare kommt es zu einer schmerzhaften Subluxation des Radiusköpfchens.

Klinik

Die Kinder halten ihren Arm rechtwinklig im Ellenbogen gebeugt, der Unterarm ist proniert. Das Radiusköpfchen ist druckschmerzhaft. Es kommt, bedingt durch eine **schmerzhafte Beweglichkeit,** zum vollständigen Funktionsverlust (**Pseudoparalyse**) des Arms.

Merke

Ein Synonym für die Chassaignac-Luxation ist der Begriff **„Pronatio dolorosa“,** der die Klinik des Kindes auch gleich beschreibt (pronierter, schmerzhafter Arm). Im Englischen spricht man auch vom **„Nursemaid's Elbow“.**

Diagnostik

Es handelt sich bei passender Anamnese um eine klinische Diagnose. Bei Stürzen auf den Ellenbogen oder nicht passender Anamnese sollte ein Röntgenbild zum Ausschluss einer Ellenbogenfraktur (▸ Kap. 6.4.4, ▸ Kap. 6.4.7) angefertigt werden.

Therapie

Die Reposition erfolgt ohne Analgosedierung oder Narkose durch das **Chassaignac-Manöver:** Der Arzt umgreift hierzu den betroffenen Ellenbogen mit der einen Hand, wobei der Daumen des Untersuchers seitlich dem Radiusköpfchen anliegt. Der Arm wird nun supiniert und gebeugt. Gelegentlich kann ein Schnappen oder Klickgeräusch gehört oder palpiert werden. Nach erfolgreicher Reposition sollte das Kind den Arm unmittelbar wieder schmerzfrei und vollständig bewegen können. Eine Ruhigstellung oder Röntgenuntersuchung ist in der Regel nicht notwendig.

16.4.4 Coxitis fugax vs. bakterielle Koxitis

Als Coxitis fugax, „Hüftschnupfen" oder **transiente Synovialitis** bezeichnet man eine flüchtige **abakterielle Entzündung** des Hüftgelenks, die häufig bei Kindern zwischen dem 4. und 8. Lebensjahr nach einem Infekt auftritt. Die Inzidenz beträgt etwa 1 : 1.000.

Klinik

Das klinische Erscheinungsbild ist geprägt von plötzlich auftretenden Schmerzen im betroffenen Hüftgelenk mit Schmerzausstrahlung ins gesamte Bein in den Wochen nach einem grippalen oder gastrointestinalen Infekt. Hinken bis zur Gehverweigerung und eine Bewegungseinschränkung (v. a. Richtung Innenrotation, Flexion und Adduktion) können vorliegen.

Cave

Differenzialdiagnostisch ist in jedem Alter unbedingt an eine **bakterielle Koxitis,** bei Kindern < 10 Jahren an einen beginnenden Morbus Perthes und bei Kindern > 10 Jahren an eine Epiphyseolysis capitis femoris zu denken.

Diagnostik

Im Gegensatz zur bakteriellen Koxitis ist beim Hüftschnupfen das Allgemeinbefinden nicht gestört, insbesondere liegt **kein Fieber** vor! Dennoch ist ein **Entzündungslabor** (BB, CRP, evtl. IL-6) und eine **Sonografie** des Hüftgelenks (Hüftgelenkerguss?) notwendig (▸ Abb. 16.3). Das **Nativröntgen** (▸ Abb. 16.4) ist bei Persistenz der Symptome über Wochen zum Ausschluss eines Morbus Perthes indiziert.

Praxistipp

Falls Fieber, eingeschränkte Belastbarkeit des Beins, erhöhte Entzündungsparameter und ein Gelenkerguss vorliegen, **muss** eine bakterielle Koxitis mittels Gelenkpunktion ausgeschlossen werden (bei Kindern in Narkose). Bevor Material für die mikrobiologische Untersuchung gewonnen wurde, sollte keine antibiotische Therapie begonnen werden, da sonst in der Regel keine Anzüchtung von Bakterien gelingt.
Sollten im Schnellabstrich Bakterien oder > 50.000 Zellen/µl im Gelenk vorhanden sein, ist **zwingend** eine notfallmäßige Gelenkspülung erforderlich.

Therapie

Beim Hüftschnupfen ist in der Regel die Gabe von **Antiphlogistika** für wenige Tage ausreichend, zudem Schonung und **Sportverbot.** Bei ausgeprägtem Erguss im Hüftgelenk kann bei älteren Kindern und Jugendlichen eine entlastende, schmerzlindernde **Punktion** erwogen werden.

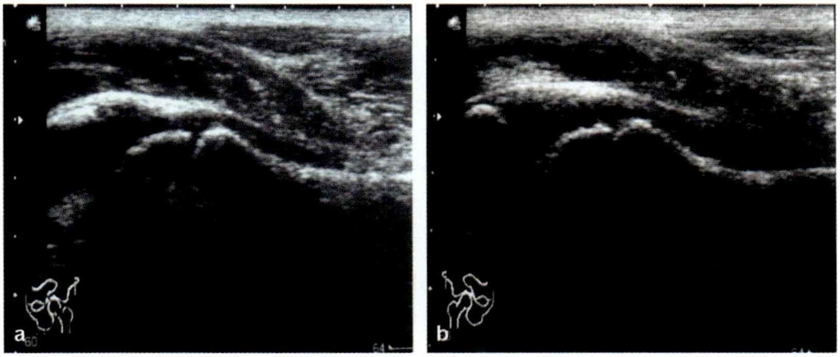

Abb. 16.3 Sonografien eines 7-jährigen Jungen mit Coxitis fugax. Während das linke Gelenk unauffällig ist (**a**), zeigt sich im rechten ein erheblicher Erguss (**b**). Cave: Wichtig ist, das Gelenk in der Sonografie mit abzubilden, den Hauptfokus aber auf den Schenkelhals zu legen, da sich hier der Erguss zeigt. Die echoarme Zone im Bereich des Kopfs selbst ist der in diesem Alter dicke Gelenkknorpel. [P183]

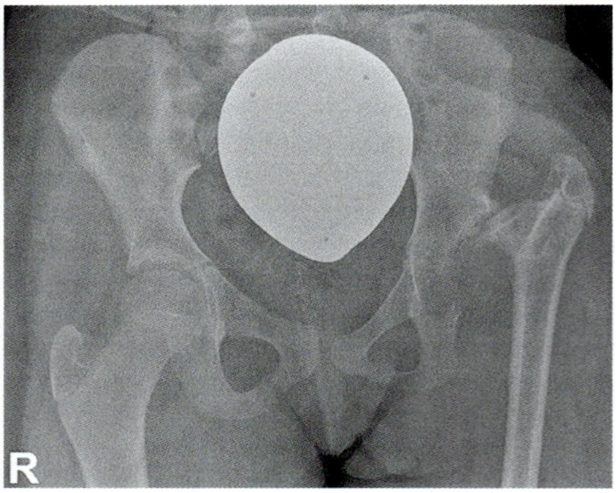

Abb. 16.4 Beckenübersichtsaufnahme eines 9-jährigen Mädchens mit subluxiert stehender Coxa vara et brevis mit destruiertem Hüftkopf nach insuffizient behandelter bakterieller Koxitis im Kleinkindesalter. Beachte die durch die Schonung des Beins im Wachstum eingetretene Hypotrophie des linken diaphysären Femurs im Seitenvergleich sowie die sekundäre Dysplasie des linken, steilstehenden, flachen Acetabulums. [M1362]

Merke

Jede bakterielle Gelenkinfektion ist zwingend notfallmäßig arthroskopisch oder offen zu spülen! Eine alleinige antibiotische Behandlung ist nicht ausreichend!

Im Falle einer bakteriellen Koxitis ist nach der notfallmäßigen Spülung des Gelenks zunächst eine kalkulierte, intravenöse Antibiose mit einem Breitbandantibiotikum erforderlich. Nach Erhalt des Antibiogramms erfolgt die Umstellung auf ein für den Keim geeignetes (falls möglich orales) Antibiotikum, das zumindest bis zur Normalisierung der Entzündungswerte gegeben werden muss. Sollte es im weiteren Verlauf erneut zu einer Schmerzzunahme, Fieber oder Anstieg der Entzündungswerte kommen, können weitere Spülungen erforderlich werden.

Praxistipp

Bei Persistenz des Gelenkergusses über 4 Wochen sollte zum Ausschluss eines Morbus Perthes eine Beckenübersichtsaufnahme erfolgen.

16.4.5 Hüftgelenkdysplasie und -luxation

Unter einer **kongenitalen Hüftgelenkdysplasie** versteht man die angeborene Mangel- oder Fehlentwicklung der Hüftgelenkpfanne. Für Deutschland liegt die Inzidenz bei ca. 4 % bei gleichmäßiger Verteilung unter den Geschlechtern.
Die angeborene **Hüftluxation** ist mit einer Inzidenz von 1 : 1.000 Lebendgeburten deutlich seltener. Sie bevorzugt das weibliche Geschlecht (6 : 1). Eine doppelseitige Erkrankung ist möglich, in der überwiegenden Anzahl der Fälle ist jedoch das linke Hüftgelenk betroffen. Die Inzidenz der Hüftluxation unterliegt **ethnischen und regionalen Schwankungen.** In Bevölkerungsgruppen, die ihre Neugeborenen mit angespreizten, gestreckten Beinchen wickeln (pucken, fatschen), ist sie deutlich erhöht. Wird der Säugling am Körper der Mutter mit abgespreizten Beinchen getragen, tritt sie nahezu nicht auf, da in dieser Stellung der Hüftkopf zentriert steht und die weitere Entwicklung der Pfanne begünstigt wird.

Merke

Luxationsnester: Auch in Deutschland bestehen regionale Schwankungen (welche regelmäßig vom IMPP gefragt werden), man spricht von „Luxationsnestern“: Schwaben, Sachsen, Hessen, Westfalen.

Ätiologie

Das fetale Hüftgelenk weist intrauterin nur eine **geringe knorpelig-knöcherne Sicherung** auf, sodass beim Neugeborenen mitunter eine Subluxation oder Luxation in der klinischen Untersuchung möglich ist. Während der ersten 3 Monate holt das „unreife“ Gelenk diesen Rückstand normalerweise auf. Ist dies nicht der Fall und kommt es zu einer **Verknöcherungsverzögerung des Pfannenerkers,** so kann dies zu einer Dezentrierung des Hüftkopfs aus der Hüftgelenkpfanne heraus bis hin zur Hüftgelenkluxation führen.

Merke

Risikofaktoren: Genetische, hormonelle und mechanische Faktoren vor und nach der Geburt können eine Fehlentwicklung begünstigen (familiäre Disposition, Beckenendlage/Steißlage, Oligohydramnion, weitere Skelettanomalien/Syndrome).
Mütterliche Östrogene und Relaxine können zur perinatalen Neugeborenendezentrierung führen, die benigne ist und meist ohne weiteres Zutun verschwindet.

Klassifikation

Die Einteilung erfolgt beim Neugeborenen und Säugling im deutschsprachigen Raum nach **Graf** anhand sonografischer Merkmale in vier Hauptschweregrade (vereinfachte Darstellung, ▸ Abb. 16.5):

- **Typ I:** reifes Hüftgelenk, eckiger Pfannenerker (nicht behandlungsbedürftig); α-Winkel > 60°
- **Typ II:** unreifes Hüftgelenk mit rundem Pfannenerker:
  - Vor 12. Woche und α-Winkel 50–59° → **IIa;** ab der 6. Woche Unterscheidung in:
    - **IIa+** (zeitgerechte physiologische Nachreifung = „Hüfte holt auf", nicht behandlungsbedürftig)
    - **IIa-** (keine zeitgerechte Nachreifung, behandlungsbedürftig)
  - Nach der 12. Woche und α-Winkel 50–59° → **IIb** (behandlungsbedürftig)
  - α-Winkel 43–49° und β-Winkel < 77° → **IIc** (behandlungsbedürftig)
  - α-Winkel 43–49° und β-Winkel > 77°→ **Typ D** (dezentrierende Hüfte, dringend behandlungsbedürftig)
- **Typ III:** instabiles Hüftgelenk mit unzureichender knöcherner Formgebung, flacher knöcherner Erker
- **Typ IV:** luxiertes Hüftgelenk aufgrund mangelhaft ausgebildetem knöchernem Erker und flacher Formgebung

Aufgrund der Häufigkeit der Erkrankung, aber auch im Hinblick auf die potenziellen Konsequenzen für den Patienten werden in nahezu allen Staatsexamina und orthopädischen/unfallchirurgischen Facharztprüfungen Sonografiebilder zum Hüftultraschall nach Graf vorgelegt.

Klinik

Während die Hüftgelenkdysplasie bei Geburt klinisch stumm ist und lange ohne Symptomatik bleibt, kann bei Luxationen eine Bewegungseinschränkung, insbesondere der Abspreizung vorliegen. Die Asymmetrie der Glutealfalten gilt als unsicheres Zeichen.

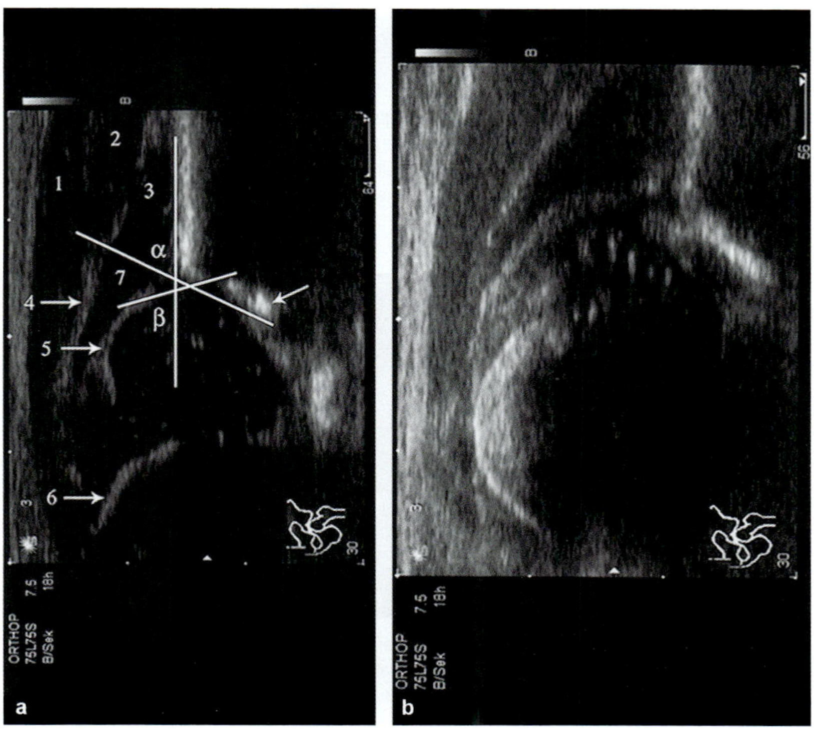

Abb. 16.5 Hüftgelenksonografie. Beschreibung und Einteilung nach Graf. Der α-Winkel beschreibt den Entwicklungsgrad des knöchernen Pfannendachs. Der β-Winkel charakterisiert das knorpelige Pfannendach.
a Typ-I-Hüftgelenk.
1: M. gluteus maximus,
2: M. gluteus medius,
3: M. gluteus minimus,
4: intermuskuläres Septum,
5: Gelenkkapsel,
6: Knorpel-Knochen-Grenze,
7: Unterrand des Os ilium.
b Dezentriertes Hüftgelenk.
[T414]

Diagnostik

Praxistipp

Untersuchungsumfeld: Für die klinische Untersuchung von Neugeborenen und Säuglingen sollten ein paar grundlegende Voraussetzungen erfüllt sein. Dazu zählt u. a., dass der Säugling ausgeschlafen und gestillt untersucht wird, der Untersuchungsraum entsprechend temperiert ist (idealerweise Wärmelampe über dem Untersuchungstisch), der Untersucher warme Hände hat und das Kind von einem Elternteil begleitet wird. Ein Schnuller, Fläschchen oder Glukoselösung können manchmal Wunder wirken.

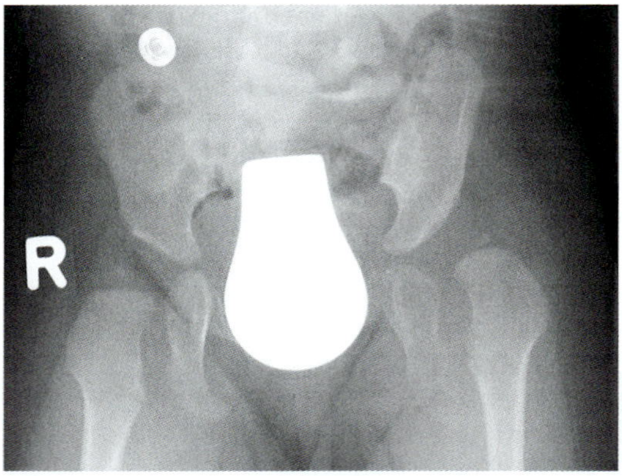

Abb. 16.6 Beckenübersichtsaufnahme eines einjährigen Kindes im Liegen. Es liegt beidseits eine schwere Hüftdysplasie vor. Das linke Hüftgelenk ist vollständig luxiert. Die Kopfkerne sind im Altersvergleich linksbetont verkleinert. Am rechten Pfannenrand ist eine Verknöcherungsverzögerung zu erkennen. [P183]

Seit Einführung der Säuglingssonografie nach Graf wird die Untersuchung mittels Ortolani- und Barlow-Test (siehe unten) im deutschsprachigen Raum nicht mehr empfohlen, stellt aber in weiten Teilen der Welt nach wie vor den Goldstandard zum Nachweis einer Luxation dar.

Diagnostisches Mittel der Wahl ist die **Hüftsonografie nach Graf** (► Abb. 16.5), die seit Anfang der 1990er-Jahre in Deutschland im Rahmen der **U3-Untersuchung** vorgeschrieben ist. Liegen Risikofaktoren (positive Familienanamnese, Beckenendlage, Oligohydramnion) vor, so wird sie in den ersten Tagen nach der Geburt gefordert. Nach dem ersten Lebensjahr wird die Darstellung des Os-ilium-Unterrands zunehmend durch die Verknöcherung des Hüftkopfkerns erschwert und somit die korrekte Einstellung der Standardebene verhindert.

Für weitere Verlaufskontrollen bis zum Wachstumsabschluss ist eine native Röntgenaufnahme des Beckens erforderlich (► Abb. 16.6, ► Abb. 16.7). Arthrografie und MRT sind besonderen Indikationen (Verdacht auf Repositionshindernis, dynamische Untersuchung, präoperative Planung) vorbehalten und haben im Rahmen der Primärdiagnostik Seltenheitscharakter.

Dank der routinemäßigen und flächendeckenden Hüftgelenksonografie konnte die Anzahl der nicht entdeckten Hüftgelenkluxationen und damit die Menge der erforderlichen großen Dysplasieoperationen in Deutschland enorm reduziert werden.

Im Galeazzi-Test kann bei luxiertem Gelenk in Rückenlage eine Verkürzung des 90° gebeugten Oberschenkels bei normaler Unterschenkellänge

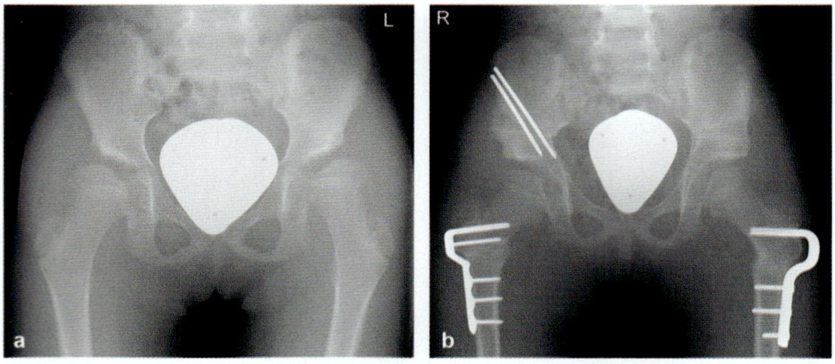

Abb. 16.7 Beckenübersichtsaufnahme eines 9-jährigen Mädchens mit kongenitaler Hüftdysplasie. Erschwerend kommt eine ausgeprägte Bindegewebslaxizität hinzu, die klinisch eine Subluxation der Hüftköpfe nach ventral verursacht. **a** Präoperativer Status, **b** Postoperativer Status nach Beckenosteotomie nach Salter (innominate osteotomy) und Derotations-Varisierungs-Osteotomie beidseits. Die Hüften sind tief zentriert, ausgezeichnet überdacht, die Subluxationstendenz ist verschwunden. [P183]

festgestellt werden. Dabei liegt das Kind auf dem Rücken und beugt die Beine in der Hüfte und im Kniegelenk um 90°. Der Untersucher prüft mit Sicht auf die Schienbeine, ob beide Kniegelenke auf einer Höhe liegen.

Roser-Ortolani-Zeichen: Die Hüftgelenke sind rechtwinklig gebeugt. Der Untersucher umfasst beide Knie, sodass seine Daumen auf der Oberschenkelvorderseite, sein 3.–5. Finger über den Trochanteren liegen (▸ Abb. 16.8). Nun führt er die zunächst geschlossenen Beinchen in Abduktion und übt abwechselnd mit dem Daumen Druck nach dorsal, mit dem 3.–5. Finger nach ventral aus. Befindet sich das Gelenk in Subluxationsstellung, kann es dadurch reponiert werden. Dabei verspürt der Untersucher ein Schnapp-Phänomen unter dem Mittelfinger. Das Roser-Ortolani-Zeichen ist nur bis Ende der 1. Lebenswoche nachweisbar!

Barlow-Test: Hüft- und Kniegelenke sind erneut rechtwinklig gebeugt. Der Untersucher übt einen Druck von ventral nach dorsal aus. Ist das Hüftgelenk instabil, so kann es durch dieses Manöver luxiert werden. Leichte Abduktion reponiert das Gelenk wieder. Der Barlow-Test ist nur während der ersten 2 Lebensmonate positiv!

Gehfähige Kinder mit nichtdiagnostizierter angeborener Hüftgelenkluxation fallen durch ein ipsilaterales Trendelenburg-Duchenne-Hinken („Watschelgang“) und eine Ventralverkippung des Beckens mit einer sekundären Hyperlordose der LWS auf.

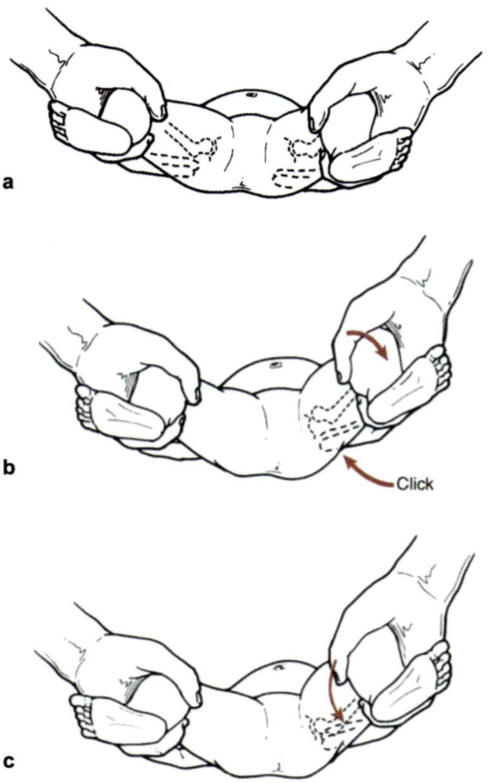

Abb. 16.8 **a** Abspreizhemmung. **b** Roser-Ortolani-Zeichen. **c.** Barlow-Zeichen. [E989]

Therapie

Mit der Therapie sollte sofort nach der möglichst frühen Diagnosestellung begonnen werden! Nichtluxierte dysplastische Gelenke werden mittels Beugespreizorthesen (z. B. Pavlik-Bandage, Tübinger Schiene) sicher im Gelenk gehalten **(Retentionsphase)** und die Nachreifung regelmäßig sonografisch kontrolliert, bis ein Typ I nach Graf erreicht ist. Dezentrierende und luxierte Gelenke werden zunächst in der **Repositionsphase** mittels Beugeschiene zentriert eingestellt und so schonend reponiert. Bei schon länger bestehender, rigider Luxation mit entsprechender Weichteilverkürzung gelingt die Reposition in der Spreizhose nicht immer, sodass eine **Overhead-Extension** durchgeführt werden kann. Im Anschluss daran ist eine geschlossene Reposition in Narkose gefolgt von einer 6- bis 12-wöchigen Retention im Beckenbeingips erforderlich. Danach wird sonografisch kontrolliert und ggf. in der Beugeschiene nachbehandelt, bis ein Typ I erreicht ist.

In seltenen Fällen liegt ein Repositionshindernis wie beispielsweise eine verengte Gelenkkapsel, ein elongiertes verdicktes Lig. capitis femoris oder ein eingeschlagenes Labrum acetabulare vor, das eine geschlossene Reposition verhindert. In diesem Fall ist eine offene chirurgische Einstellung des Hüftgelenks notwendig. Auch nach dieser wird mit Gips und Beugeschiene bis zur Hüftreife nachbehandelt. Persistierende oder im Laufe des restlichen Wachstums rezidivierende Dysplasien können **operative Eingriffe** erforderlich machen. Diese müssen, je nach Lokalisation der Formstörung, am proximalen Femur (meist varisierende, derotierende Umstellungsosteotomie) oder am Becken (Beckenosteotomie, Azetabuloplastik) erfolgen.

Prognose

Die Prognose hängt entscheidend von der Annäherung an normale biomechanische und morphologische Verhältnisse ab. Das Risiko, eine vorzeitige Arthrose zu entwickeln, nimmt mit abnehmender knorpeliger Kontaktfläche, ungleichmäßiger, kleinflächiger Krafteinleitung, Schäden im Bereich des Labrum acetabulare und der Entwicklung einer Hüftkopfnekrose zu.

16.4.6 Epiphyseolysis capitis femoris

Diese in der Pubertät auftretende Erkrankung der **proximalen Femurepiphyse** ist charakterisiert durch das Weggleiten des Femurkopfs nach dorsomediokaudal im Verhältnis zum Schenkelhals (der sich nach ventrolaterokranial bewegt).

Der häufigere, langsame Abrutsch wird auch als **Epiphyseolysis capitis femoris lenta** bezeichnet. Im Gegensatz dazu kommt es bei der **Epiphyseolysis capitis femoris acuta** zu einer plötzlichen Dislokation der Epiphysenfuge mit der sofortigen Ausbildung der unten beschriebenen klinischen Symptome. Dazwischen gibt es auch eine Mischform, die durch einen langsamen Beginn mit akuter Exazerbation charakterisiert ist **(Acute On Chronic Hip).** Das Häufigkeitsverhältnis der Formen untereinander beträgt 6 : 1 : 3 (lenta : acuta : Mischform).

Eine weitere gebräuchliche Einteilung unterscheidet den stabilen vom instabilen Abrutsch.

Epidemiologie

Jungen sind etwa **2- bis 3-mal so häufig** betroffen wie Mädchen. Der Erkrankungsgipfel liegt bei ihnen zwischen dem **13. und 14. Lebensjahr,** bei Mädchen etwas früher. Die kontralaterale Seite ist in bis zu 60 % der Fälle ebenfalls betroffen.

> **Cave**
>
> **Dringlichkeit:** Die Epiphyseolysis capitis femoris, insbesondere die „acuta"- und die „acute-on-chronic"-Varianten, gelten als orthopädischer Notfall → eine Hüftkopfnekrose droht.

Ätiologie

Ein **multifaktorielles Geschehen** endogener und mechanischer Faktoren wird vermutet. Fast jedes zweite betroffene Kind zeigt eine Dystrophia adiposogenitalis oder einen eunuchoiden Habitus. Diese Vermutung wird zusätzlich durch den Krankheitsbeginn in der Präpubertäts- und Pubertätsperiode gestützt. Darüber hinaus kommt es zu einer Verdickung und zunehmenden Schrägstellung der knorpeligen Wachstumsfuge (mit Verringerung der mechanischen Belastbarkeit). Zusätzlich nehmen Körpergewicht und Aktivitätsgrad zu. Dadurch wird ein Verschiebungsprozess im epimetaphysären Grenzbereich getriggert.

Klinik

Bei der akuten bzw. instabilen Form kann das Kind das betroffene Bein nicht belasten. Es bestehen bewegungsabhängige Schmerzen im Bereich der Leiste, teilweise mit Ausstrahlung bis ins Kniegelenk.

> **Merke**
>
> Kinder geben bei Hüftprobleme häufig Schmerzen im Bereich des Kniegelenks oder des Oberschenkels an. Aus diesem Grund muss bei jedem kindlichen Knie- und Oberschenkelschmerz eine Pathologie im Bereich der Hüfte ausgeschlossen werden!

Bei der Lenta-Form berichten die Patienten über teilweise seit Monaten bestehende **Schmerzen** in der Leiste bzw. im Oberschenkel mit Ausstrahlung in das Kniegelenk und beklagen eine schnelle Ermüdbarkeit.

Im Falle einer **Acute On Chronic Hip** kommt es zu einer schlagartigen Befundverschlechterung.

Bei erhaltener Belastbarkeit zeigen sich ein **Duchenne-Hinken** sowie ein einseitiger **Außenrotationsgang.** Das **Drehmann-Zeichen** ist regelmäßig positiv, das betroffene Bein weicht also bei passiver Flexion im Hüftgelenk automatisch in die Außenrotation und Abduktion aus (► Kap. 11). Dies erklärt sich durch die je nach Ausmaß des Abrutsches entstehende Abduktions-Flexions-Außenrotationskontraktur. Eine messbare Beinlängenverkürzung kann bestehen. Die klinische Untersuchung des kontralateralen Hüftgelenks ist obligat durchzuführen.

Diagnostik

Die serologischen Entzündungsparameter sind regelhaft negativ. Sonografisch kann ein **Hüftgelenkerguss** dargestellt werden.

Diagnostisches Mittel der Wahl sind eine konventionelle **Beckenübersicht und axiale Hüftgelenkprojektionen** beider Seiten (Lauenstein oder Rippstein 2) (► Abb. 16.9, ► Abb. 16.10). Scharf begrenzte metaphysäre und epiphysäre Kanten sprechen für die Acuta-Form. Eine metaphysäre Verformung ist hinweisend auf die Lenta-Form (► Abb. 16.10). Findet man einen aufgelockerten, abgerundeten Metaphysenrand und eine dislozier-

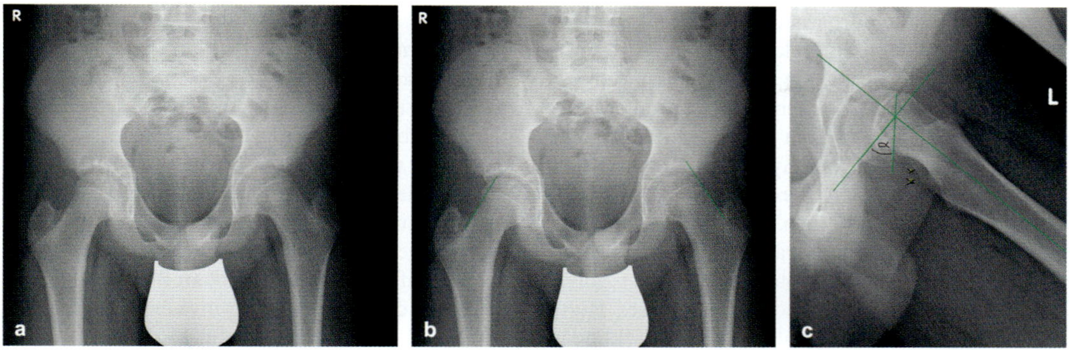

Abb. 16.9 **a** Beckenübersichtsaufnahme eines 13-jährigen Jungen mit akuter ECF links. **b** Beidseits wurde die sog. **Klein-Linie** eingezeichnet. Sie wird in der a. p.-Aufnahme am Schenkelhals angelegt und schneidet auf der gesunden rechten Seite die Epiphysenfuge. Links ist dies nicht der Fall. Dieses Zeichen ist leider relativ unsensitiv. **c** Legt man eine Linie entlang der Epiphysenbasis und eine weitere in die Femurschaftachse, kann zwischen dem Lot auf die Femurschaftachse und der Epiphysenbasislinie der für die Therapieentscheidung wichtige Dislokations- oder **Abrutschwinkel** gemessen werden. Dieser beträgt hier ca. 37°. [M332]

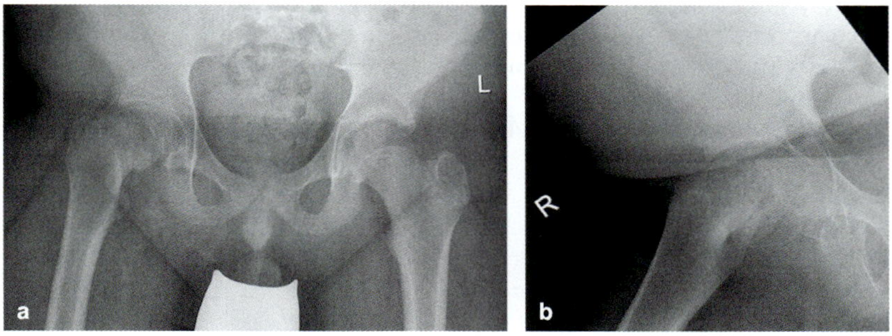

Abb. 16.10 Beckenübersichtsaufnahme eines 13-jährigen Jungen mit chronischem Abrutsch (**a** präoperativ, **b** präoperativ axial). Im Vergleich zum akuten Abrutsch zeigt sich ein diffus deformierter proximaler Schenkelhalsanteil ohne scharfe Berandung oder Diskontinuität zur Epiphyse. [P183]

te, scharfrandige Epiphyse, handelt es sich um eine Acute-on-Chronic-Form.
Eine Computertomografie ist in der Regel nicht notwendig, da diese keinerlei diagnostischen Vorteil bietet. Hingegen kann eine **MRT** bei suggestiver Klinik und unauffälligem Röntgenbefund weiterhelfen: Gegebenenfalls ist bei noch nicht abgerutschter Epiphyse bereits ein Knochenmarködem im proximalen Femur vorhanden. Darüber hinaus kann die Durchblutung der Epiphyse beurteilt werden.

Therapie

Die Acuta-Form sowie die Acute-on-Chronic-Form stellen orthopädische Notfälle dar. Sofortige Bettruhe, Belastungsverbot, evtl. leichte Traktion. Es besteht weitgehender Konsens, dass der akute Anteil des Abrutsches möglichst innerhalb der ersten 24 h reponiert werden sollte. Besteht ein Hämarthros, so muss dieser entlastet werden.

> **Merke**
>
> Die Behandlung der Epiphyseolysis capitis femoris erfolgt **immer operativ.**

Grundsätzlich wird zwischen Dislokationen unter 30° und über 50° unterschieden. Ist die Epiphyse um weniger als 30° abgerutscht, so wird diese grundsätzlich in situ, also ohne Beseitigung der Deformität, fixiert. Neben der weit weniger gebräuchlichen und mit mehreren Nachteilen behafteten „Spickung“ mit Kirschner-Drähten ist die Fixierung durch eine **kanülierte Schraube** mit kurzem Gewinde der Standard. Je nach verbleibendem Schenkelhalswachstum lässt man die Schraube lateral etwas über den Knochen hinausstehen oder verwendet ein teleskopierendes Implantat.
Bei einer höhergradigen Dislokation (ca. > 50°) steht der Schenkelhals anterolaterokranial über („Bump“),

was zu einem femoroazetabulären Impingement (FAI, ► Kap. 12.5.2) führen kann. In der Folge kann es zu einer schmerzhaften Bewegungseinschränkung und einer arthrotischen Degeneration des Gelenks kommen. Aus diesem Grund ist bei starkem Abrutsch neben der Epiphysenfixation zusätzlich eine dreidimensionale **Korrekturosteotomie** (z. B. nach Imhäuser) erforderlich. Diese sub- oder intertrochantär durchgeführte, valgisierende, flektierende und derotierende Osteotomie überzeugt durch gute Langzeitergebnisse und ein geringeres Hüftkopfnekroserisiko, erzeugt allerdings eine sekundäre Deformität. Die subkapitale Osteotomie modifiziert nach Dunn (► Abb. 16.11) ermöglicht eine bessere Wiederherstellung der Anatomie, ist jedoch technisch anspruchsvoller und mit einem höheren Hüftkopfnekroserisiko vergesellschaftet. Einheitliche Therapieempfehlungen bei Dislokationsgraden zwischen 30° und 50° liegen nicht vor.

Aufgrund des hohen Risikos eines bilateralen Auftretens der Erkrankung erfolgt im deutschsprachigen Raum in der Regel die **prophylaktische Fixierung der kontralateralen Epiphysenfuge** mittels kanülierter Schraube in gleicher Sitzung. Bei stabilen Abrutschen ist postoperativ eine Vollbelastung der Extremität möglich. Im Falle eines instabilen Abrutsches sowie bei Korrekturosteotomie wird die betroffene Extremität für 6 Wochen entlastet.

Prognose und Komplikationen

Die Prognose hängt stark vom verbliebenen Dislokationsgrad ab, da der anterolateral überstehende Schenkelhals („Bump") bei Flexionsbewegungen zu einem mechanischen Anschlag des Schenkelhalses am Pfannenrand führt („Cam"-Impingement [Cam: Nockenwelle]). Man geht davon aus, dass die daraus entstehende Beschädigung des Labrum acetabulare zu einer in der Koxarthrose endenden Abwärtskaskade führt. Je früher die Erkrankung auftritt (d. h., je jünger der Patient ist), desto mehr Restdeformität kann durch Remodelling im Zuge des verbleibenden Restwachstums noch ausgeglichen werden. In den letzten Jahren hat die Hüftarthroskopie stark an Bedeutung zugenommen, da sie eine gering invasive Retaillierung des Schenkelhalses ermöglicht. In der Langzeitbeobachtung vor Etablierung der Arthroskopie zeigten sich arthrosefreie Gelenke nach 20 Jahren in 50 % der Fälle.

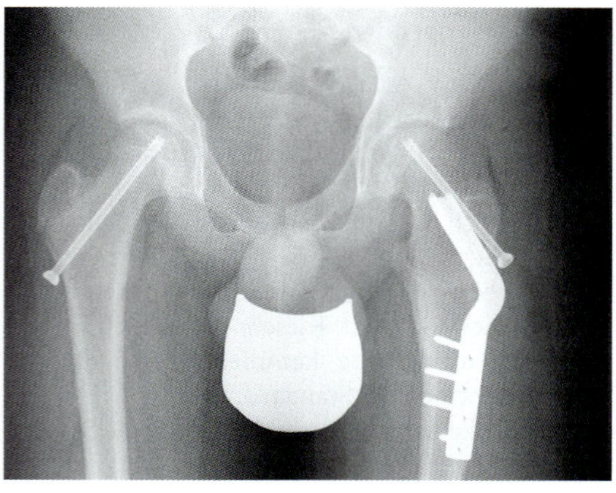

Abb. 16.11 ECF postoperativ: Kontrolle 8 Monate nach Korrekturosteotomie links mit Winkelplatte und dynamischer Schraubenfixierung beidseits. [M332]

Als Komplikation der ECF kann es im Verlauf auch zu einem vorzeitigen Verschluss der Wachstumsfuge, mit dann resultierendem **verkürztem Schenkelhals,** einer **Hüftkopfnekrose** und einer **Chondrolyse** kommen.

16.4.7 Morbus Perthes (juvenile Hüftkopfnekrose)

Klinischer Fall

Der 4-jährige Tom kommt mit seiner Mutter in Ihre Sprechstunde. Sie berichtet, dass der Junge seit einigen Tagen eine zunehmende Laufunlust, dann ein Hinken entwickelt habe und nun praktisch gar nicht mehr auf das rechte Bein auftrete. Ein fieberhafter Infekt oder eine Durchfallerkrankung sei in den letzten Wochen nicht aufgetreten. Tom wirkt nicht krank und das Fieberthermometer zeigt 37,2 °C.

In der klinischen Untersuchung fällt ein ausgeprägtes Duchenne-Hinken nach rechts auf und nach ein paar Schritten möchte Tom lieber nicht mehr gehen. Auf der Untersuchungsliege liegt das rechte Bein spontan leicht außenrotiert, leicht gebeugt und abgespreizt, Innenrotationsbewegungen sind für den Jungen schmerzhaft. Die Sonografie zeigt im Seitenvergleich einen kräftigen Erguss im Bereich des rechten Hüftgelenks (► Abb. 16.3). Ein Hüftkopfabrutsch kommt für Sie nicht infrage, da Tom dafür zu jung ist. Obwohl Sie nicht von einer bakteriellen Koxitis ausgehen, wollen Sie auf „Nummer sicher" gehen und nehmen Blut ab. Zum Glück sind das CRP und die Leukozyten normwertig. Da ein Hüftschnupfen vorzuliegen scheint, verschreiben Sie Ibuprofensaft und bitten die Familie, sich wieder vorzustellen, falls die Beschwerden nicht innerhalb der nächsten 1–2 Wochen rückläufig seien.

Nach 4 Wochen sind Sie erstaunt, als Sie die beiden wieder im Wartezimmer treffen. Da Tom immer noch nicht ganz beschwerdefrei ist, veranlassen Sie ein Röntgenbild des Hüftgelenks in zwei Ebenen, auf dem sich ein Morbus Perthes im Kondensationsstadium zeigt. Sie erklären der Familie die Erkrankung, verordnen Physiotherapie, da sich die Beweglichkeit etwas verschlechtert hat und bestellen Tom regelmäßig zur Verlaufskontrolle ein.

Es handelt sich hierbei um eine **idiopathische aseptische juvenile Osteochondrose der Femurkopfepiphyse** aufgrund einer bisher nicht erklärten Vaskularisationsstörung (► Abb. 16.12). Synonym werden auch die Begriffe Legg-Calvé-Perthes-Erkrankung oder Osteochondrosis deformans coxae benutzt. Charakteristisch ist ein stadienhafter Verlauf mit, im Gegensatz zur Hüftkopfnekrose des Erwachsenen, kompletter Ausheilung in, je nach Schweregrad, mehr oder weniger stark ausgeprägter Formveränderung.

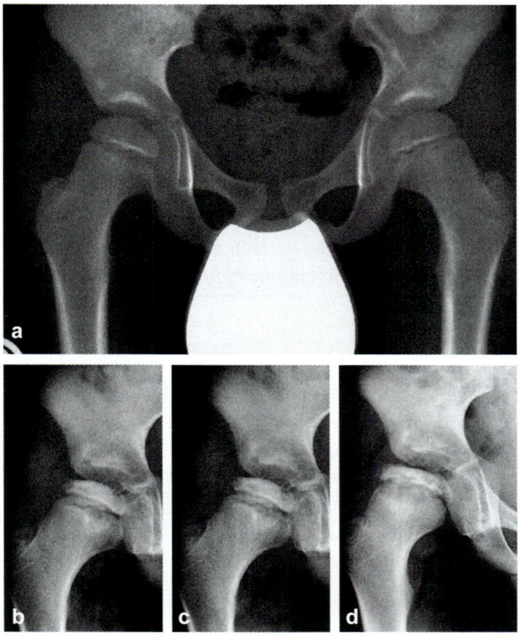

Abb. 16.12 Morbus Perthes. Erkrankung des rechten Hüftgelenks bei einem 7-jährigen Jungen. **a** Bei der Erstuntersuchung zeigt sich allenfalls ein gering verbreiteter Gelenkspalt rechts. **b** Nach 10 Monaten: Kondensation der Epiphyse mit Höhenminderung und Verbreiterung der Metaphyse. **c** Nach weiteren 4 Monaten: scholliger Zerfall der Epiphyse (Fragmentation). **d** Nach weiteren 8 Monaten: allmähliche Wiederherstellung der Feinstruktur der Epiphyse (Stadium der Reparation mit Übergang in Defektheilung). [L106]

Epidemiologie

Mit einer Prävalenz von 1 : 2.000 bis 1 : 7.000 zählt der Morbus Perthes neben Morbus Scheuermann, Osteochondrosis dissecans und Morbus Osgood-Schlatter zu den häufigsten Osteochondrosen des Kindesalters. Es sind vorwiegend Kinder zwischen dem 2. und 10. Lebensjahr betroffen, wobei ein Erkrankungsgipfel zwischen dem **5. und 7. Lebensjahr** zu verzeichnen ist. **Jungen** erkranken **4-mal häufiger** als Mädchen. Ein doppelseitiger Befall kommt in 10–20 % der Fälle vor.

Eine Übersicht weiterer aseptischer Knochennekrosen, die gelegentlich vom IMPP abgefragt werden, gibt ► Tab. 16.1.

Ätiologie

Die **Ätiologie** bleibt weiterhin **unbekannt,** eine Durchblutungsstörung wird angenommen. In mehreren Untersuchungen konnte gezeigt werden, dass bei Patienten mit Perthes-Erkrankung eine hypoplastische, obliterierte oder gar keine A. circumflexa femoris medialis vorliegt. Andere beteiligte Ursachen können Gerinnungsstörungen, Mikrotraumata und allgemeine Skelettretardierungen sein.

Der Erkrankungsverlauf gliedert sich in fünf regelhaft nacheinander ablaufende Stadien **(Waldenström-Stadien).** In diesen kommt es zunächst zur Nekrose der Femurkopfepiphyse und zum Abbau des nekrotischen Gewebes. Im Anschluss daran beginnt der Wiederaufbau. Ein günstiger Krankheitsverlauf geht über wenige Monate; in schlechten Fällen zieht sich die Erkrankung über bis zu 5 Jahre. Die Schwere des Verlaufs nimmt mit der Größe der Nekrosezone und dem Patientenalter zu.

Initialstadium: Die enchondrale Ossifikation des Epiphysenkerns wird gestört oder kommt vollständig zum Erliegen, das Knorpelwachstum geht un-

Tab. 16.1 Übersicht über weitere aseptische Knochennekrosen

Eigenname	Lokalisation
Morbus Ahlbäck	Mediale Femurkondyle
Morbus Kienböck	Os lunatum
Morbus Köhler I	Os naviculare pedis
Morbus Köhler(-Freiberg) II	(Meist 2.) Metatarsaleköpfchen
Morbus Osgood-Schlatter	Tibiaapophyse
Morbus Panner	Capitulum humeri

gehindert voran. Dieses Stadium ist radiologisch allenfalls durch eine diffuse Gelenkspaltverbreiterung zu erkennen. Ödem im MRT.
Kondensationsstadium: Die nekrotischen Bezirke sind röntgenologisch als verdichtete, kondensierte Zonen sichtbar. Bei größeren Nekrosezonen können typische subchondrale Frakturen auftreten.
Fragmentationsstadium: Von peripher einwachsende Gefäße führen zur Resorption der Nekrose. Skleroseränder bleiben aber noch bestehen und führen zum Bild des fragmentierten Hüftkopfs (scholliger Zerfall).
Reparationsstadium: Es kommt zum Wiederaufbau des zerfallenen Knochens. Wichtiges Stadium, da der Knochen eine hohe Plastizität (Modellierbarkeit) besitzt und die Form des Femurkopfs und somit die Zukunft des Gelenks von dieser Phase abhängen.
End- oder Ausheilungsstadium: Der Femurkopf wird knöchern durchbaut. Im Idealfall liegt eine sphärische Kongruenz vor. Häufiger ist jedoch eine asphärische Kongruenz, selten eine asphärische Inkongruenz.

Klinik

Im Vordergrund steht ein **schnell ermüdbares, hinkendes Kind.** Schmerzen müssen nicht unmittelbar vorhanden sein, treten aber v. a. **belastungsabhängig** und bei Stoßbelastung auf. Besteht eine Bewegungseinschränkung, so äußert sich diese insbesondere in einer Abspreiz-, Innenrotations- und teilweise auch in einer Flexionshemmung.

Praxistipp

Schmerzen bei Hüftgelenkerkrankungen werden beim Kind häufig in den Oberschenkel und das Kniegelenk projiziert! Grundsätzlich muss jeder unklare Hüftgelenksbefund bei Kindern zwischen dem 5. und 7. Lebensjahr als „perthesverdächtig" gelten.

Diagnostik

In der klinischen Untersuchung ist besonders auf ein **Schonhinken,** ein **positives Trendelenburg-Zeichen, Vierer-Zeichen, Drehmannzeichen, Muskelatrophie und Beinverkürzung** zu achten (► Kap. 11). Allerdings können diese Befunde auch bei typischem Röntgenbild unauffällig sein. In der **Sonografie** zeigt sich initial regelhaft ein **Erguss.**

Normalerweise sind die **Entzündungszeichen** in der Laboruntersuchung **unauffällig.** Sollte dies nicht der Fall sein, so ist im Falle einer Ergussbildung eine Gelenkpunktion durchzuführen, um einen Infekt auszuschließen. Diese kann auch bei fehlenden Entzündungswerten, aber sehr ausgeprägter (schmerzhafter) Ergussbildung zur Symptomlinderung durchgeführt werden. Das wichtigste Hilfsmittel zur Diagnosestellung ist die radiologische Untersuchung. Anhand eines **Nativröntgenbilds** können die Stadieneinteilung und die Beurteilung des Nekroseareals (► Tab. 16.2, ► Tab. 16.3) sowie die Erkrankungsprognose abgeschätzt werden.

Tab. 16.2 Deskriptive Klassifikation des Morbus Perthes anhand radiologischer Merkmale nach Catterall

Gruppe	Radiologische Merkmale
1	Zentral in der Epiphyse gelegene kleine Nekrose; keine metaphysäre Reaktion, knöcherne Kontur erhalten; gute Prognose
2	Bis 50 % der Epiphyse betroffen; Segmentkollaps und metaphysäre Beteiligung zu erwarten
3	Über 50 % der Epiphyse nekrotisch; immer metaphysäre Beteiligung
4	Nekrose der gesamten Epiphyse, Sequestrierung; ausgeprägte metaphysäre Beteiligung

Tab. 16.3 Einteilung des Schweregrades des Morbus Perthes nach Herring. In der a. p. Röntgenaufnahme wird das laterale Drittel der Hüftkopfepiphyse beurteilt

Gruppe	Höhe der lateralen Hüftkopfepiphyse	Prognose
A	Normale Höhe	Gut
B	Höhenverlust ≤ 50 %	Mäßig
B/C	Höhenverlust = 50 %	Mäßig
C	Höhenverlust ≥ 50 %	Schlecht

Catterall prägte den Begriff der **„Head-at-Risk-Signs"**, welche mit einer schlechten Prognose, d. h. einer größeren Gelenkdeformität einhergehen (► Tab. 16.4).

Tab. 16.4 Head-at-Risk-Zeichen nach Catterall

Zeichen	Prognostische Aussagekraft
Kalzifikation der lateralen Epiphysenfuge	Gut
Dezentrierung des Hüftkopfs nach lateral (Subluxation)	Gut
Metaphysäre Beteiligung	Mäßig
Gage-Zeichen (V-förmige Osteolyse am lateralen proximalen Schenkelhals)	Keine
Horizontale Epiphysenfugen	Keine

Differenzialdiagnostisch muss initial an die Coxitis fugax und die bakterielle Koxitis gedacht werden. Des Weiteren muss der Morbus Perthes von der seltenen Osteochondrosis dissecans des Hüftkopfs, Tumoren (hier insbesondere das Chondroblastom), posttraumatischen und medikamentös (meist durch Kortison) induzierten Femurkopfnekrosen sowie den epiphysären Dysplasien abgegrenzt werden.

Therapie

Die Therapieoptionen richten sich stark nach Erkrankungsalter, Bewegungseinschränkung und Nekroseausdehnung. Ziel jeder Therapie ist die **Verbesserung der Beweglichkeit,** die Entlastung des Gelenks während der Phase verminderter Belastbarkeit und eine Verbesserung der Hüftkopf-Pfannen-Kongruenz **(Containment).** Kinder unter 6 Jahren werden fast immer konservativ behandelt, ebenso Kinder nach dem 6. Lebensjahr mit geringem Schweregrad (Herring A/B) und guter Beweglichkeit. Kinder, die eine schlechte Beweglichkeit aufweisen, sowie Kinder nach dem 6. Lebensjahr mit Schweregrad B/C und C kommen für eine operative Therapie infrage.

Grundsätzlich kann bei ausreichendem Containment und guter Beweglichkeit konservativ, d. h. durch Aufklärung über den Krankheitsverlauf, Vermeidung intensiver körperlicher Belastung bis hin zur Teil- oder Entlastung der Extremität (an Unterarmgehstützen oder Rollstuhl) und gelenkmobilisierender Krankengymnastik therapiert und die Revitalisierung des Hüftkopfs abgewartet werden.

Liegt bereits eine **Deformität** vor und/oder droht eine **Gelenkinkongruenz,** so kann grundsätzlich an der Hüftpfanne, am Schenkelhals oder an beiden

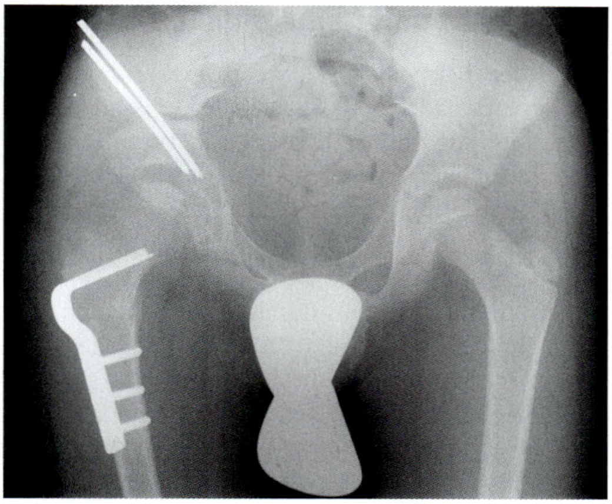

Abb. 16.13 Bei diesem 8-jährigen Jungen erfolgte eine Beckenosteotomie nach Salter und eine varisierende Umstellungsosteotomie des rechten Femurs. [P183]

Gelenkpartnern eine **Umstellungsosteotomie** indiziert sein. Ziel der operativen Therapie ist die Zentrierung des Hüftkopfs in der Pfanne. Gängige Verfahren sind die intertrochantäre Varisierungsosteotomie, die Beckenosteotomien und die Adduktorentenotomie (zur Verbesserung der Abduktionsfähigkeit) (► Abb. 16.13). Als „Hinge-Abduction"-Phänomen bezeichnet man die Impression des Azetabulumerkers in den Femurkopf, bei der es zu einem scharnierartigen „Aufhebeln" des Gelenks bei Abduktion kommt. In diesem Fall ist eine valgisierende Umstellungsosteotomie erforderlich.

Die Prognose ist stark vom Erkrankungsalter, dem Schweregrad nach Herring und dem **Ausheilungstyp nach Stulberg** abhängig (► Tab. 16.5).

Tab. 16.5 Ausheilungsstadien nach Stulberg

Stulberg	Morphologie des Gelenks	Verfrühte Arthrose (%)
I	Kopf rund, normale Artikulation	0
II	Kopf rund, aber vergrößert (Coxa magna)	16
III	Kopf ei- oder pilzförmig, vergrößert	58
IV	Kopf flach, pathologische Kongruenz	75
V	Kopf flach, pathologische Inkongruenz	80

16.4.8 Deformitäten der Beinachsen

Einer der häufigsten Vorstellungsgründe in der kinderorthopädischen Sprechstunde sind Beobachtungen im Zusammenhang mit (vermeintlich) pathologischen Achsen der Beine. Diese fallen meist dem Umfeld auf, da die Kinder in der Regel beschwerdefrei sind. Die Kenntnis der physiologischen Entwicklung der Beinachse ist daher wichtig, um unnötige Behandlungen zu vermeiden.

Beim Neugeborenen liegt ein physiologisches Crus varum von etwa 15° vor. Dieses gleicht sich bis zum Erreichen des Laufalters aus, um dann um den 2. Geburtstag herum in ein altersentsprechend physiologisches Genu valgum von 10° überzugehen. Bis zum Alter von 10 Jahren kommt es danach dann meist zum Erreichen des leichten anatomischen Valgus von etwa 6°, den wir beim Erwachsenen als gerade empfinden.

Bei Geburt besteht eine Antetorsion des Schenkelhalses von etwa 30°, um den Hüftkopf intrauterin in Flexion gut in der Pfanne zu zentrieren. Im Laufe des Wachstums verringert sich der Winkel auf 15°.

Ätiologie

Die meisten Achsabweichungen entstehen idiopathisch und sind nahezu immer beidseitig. Gerade bei einseitigen Deformitäten muss die Diagnostik ausgeweitet werden.

- Sekundäre Achsabweichungen:
  - Rachitis
  - Posttraumatisch
  - Neurogen
  - Tumorös
- Sekundäre Crura vara: Morbus Blount (► Kap. 16.4.14)

Klinik

Klinisch wird im Stehen mit aneinander angenäherten Beinen die Beinachse in der Frontalebene begutachtet und der Abstand zwischen den Kondylen bei Genu varum bzw. zwischen den Malleolen beim Genu valgum vermessen. In der seitlichen Ansicht kann beim stehenden Patienten ein Genu recurvatum (überstrecktes Kniegelenk) bzw. ein Genu flexum (bei Kniebeugekontrakturen) beurteilt werden.

In der Ganganalyse liegt gerade bei Kleinkindern häufig ein Einwärtsdrehgang vor. Hier muss unterschieden werden, ob dabei die Knie oder die Füße nach innen gerichtet sind.

> **Praxistipp**
>
> Auch ein Sichelfuß kann den Eindruck eines Innenrotationsgangs erwecken!

In Rückenlage kann recht genau die Torsion des Schenkelhalses bestimmt werden, indem bei gestreckter Hüfte das Bein gedreht wird, bis der Trochanter major seinen größten Seitausschlag aufweist. Wenn man das Bein ab dem Kniegelenk von der Untersuchungsliege herunterhängen lässt, kann man den Unterschenkel gut als Gradanzeiger verwenden. Dies ist auch in Bauchlage bei gebeugtem Kniegelenk gut möglich. Die Unterschenkeltorsion kann in Bauchlage bei abgewinkeltem Knie bestimmt werden, indem man die Achse des neutral gehaltenen Fußes mit der Oberschenkelachse vergleicht.

Bildgebung

Für die Erfassung von Abweichungen in der Frontal- und der Sagittalebene eignen sich Ganzbeinaufnahmen im Stehen. Neuerdings steht mit dem EOS in einigen Zentren ein System zur Verfügung, mit dem bei geringer Strahlenbelastung eine Korrelation der beiden Ebenen hergestellt und so sogar eine dreidimensionale Achsanalyse möglich ist.

Torsionsfehler lassen sich mittels Schnittbildgebung durch Schenkelhals-, Femurkondylen-, Tibiaplateau- und Malleolenebene analysieren, wobei im Kinderbereich aus Gründen des Strahlenschutzes der MRT der Vorzug gegenüber der CT gegeben werden sollte.

Therapie

Genua vara können mittels Schuhaußenranderhöhung oder pronierenden Einlagen, Genua valga entsprechend mit Schuhinnenranderhöhung bzw. supinierenden Einlagen behandelt werden, sofern noch reichlich Restwachstum besteht.

Häufig werden auch Nachtlagerungsschienen und Physiotherapie, teilweise auch derotierende Kabelzüge für Torsionsfehler verordnet. Für diese Maßnahmen gibt es allerdings keinen Wirksamkeitsnachweis. Gute Evidenz existiert dagegen für wachstumslenkende temporäre Epiphyseodesen. Diese stellen eine gering invasive und risikoarme Möglichkeit dar, um einfache Deformitäten in der Frontal- oder Sagittalebene zu korrigieren. Hierbei wird im Bereich des zu rasch wachsenden Epiphysenfugenanteils ein Implantat eingebracht, welches das Wachstum lokal bremst. Nach Ausgeradung wird das Material wieder entfernt (► Abb. 16.14, ► Abb. 16.15).

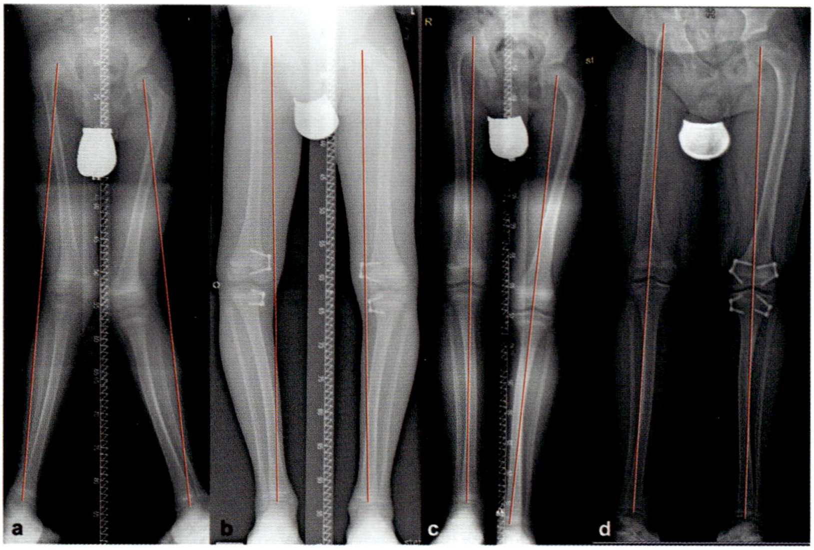

Abb. 16.14 Behandlung schwerer Genua valga bei einem 12-Jährigen mit renaler Osteopathie. Nebenbefundlich ist auf der rechten Seite eine hohe Hüftluxation zu sehen. **a** Präoperativer Status. **b** Willkürlich überkorrigierter Zustand, 2 Jahre nach Implantation medialseitiger Zweiloch-Plättchen. **c** Spontane Korrektur durch Rebound-Phänomen; **d** Ausgleich der Beinlängendifferenz, ebenfalls durch eine temporäre Epiphyseodese des längeren linken Beins. [P183]

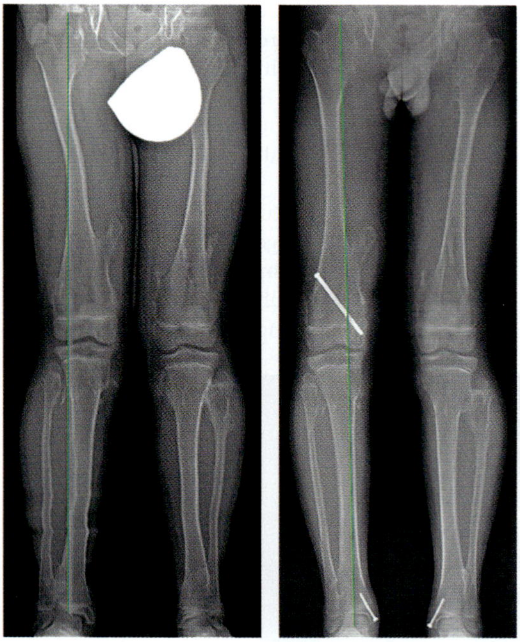

Abb. 16.15 **a** 12-jähriger Junge mit rechtsseitigem Genu valgum bei multipler hereditäter Exostosenerkrankung (= Osteochondromatose). **b** Nach 9 Monaten Überkorrektur durch perkutane Schraubenepiphyseodese der medialen distalen Femurepiphysenfuge nach verspäteter Vorstellung. Gute Korrektur der Sprunggelenksebene, ebenfalls durch mediale perkutane Schraubenepiphyseodese. [M1362]

Nach Wachstumsabschluss bzw. bei komplexen Deformitäten sind aufwendigere Korrekturosteotomien erforderlich (▸ Abb. 16.16).

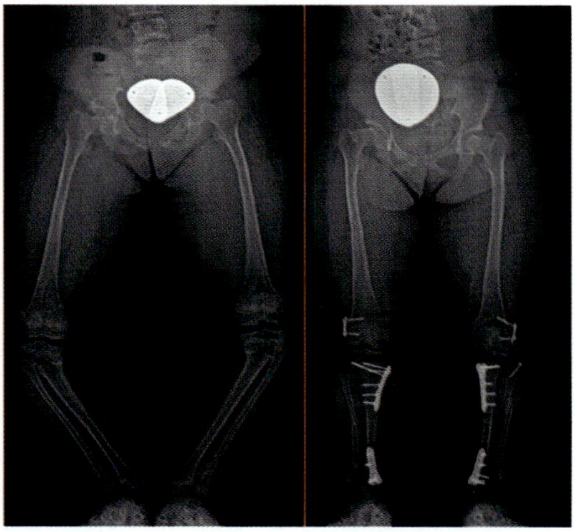

Abb. 16.16 Beinachsaufnahmen eines 13-jährigen Mädchens mit Achondroplasie. Im Zuge des Wachstums orientieren sich die Gelenklinien horizontal, sodass eine Korrektur im Bereich der proximalen sowie der distalen Tibia erforderlich ist, um auch nach der Achskorrektur horizontale Gelenkebenen zu erreichen. Im Bereich der proximalen linken Fibula wurde eine wachstumslenkende Schraube eingebracht. [M1362]

Merke

Rechtzeitig an temporäre Epiphyseodesen denken!
Durch rechtzeitige temporäre Epiphyseodesen während des Wachstums können häufig deutlich aufwendigere und komplikationsträchtigere Korrekturosteotomien im Erwachsenenalter vermieden werden.

16.4.9 Beinlängendifferenzen

Unterschiedlich lange Beine sind sehr häufig, wobei Differenzen unterhalb von 1 cm als physiologisch gelten und nicht behandelt werden müssen. Allerdings muss die Differenz auch im Verhältnis zur Gesamtlänge des Individuums gesehen werden, da 1 cm bei einem 6-Jährigen relativ gesehen stärker ins Gewicht fällt als bei einem 2-m-Mann. Außerdem ist die Auswirkung auf die Wirbelsäulengeometrie stärker, je schmaler das Becken ist.

Ätiologie

Es wird zwischen anatomischen Beinlängendifferenzen (tatsächliche Verlängerung oder Verkürzung einzelner Bereiche einer Extremität) und funktionellen Beinlängendifferenzen (resultierende Verlängerung/Verkürzung durch verändertes Bewegungsausmaß eines oder mehrerer Gelenke) unterschieden.

Ursachen reeller Beinlängendifferenzen:

- Idiopathisch
- Kongenital
- Posttraumatisch/postoperativ
- Postinfektiös
- Neurogen
- Tumorös
- Nach Immobilisation

Klinik, Diagnostik

Klinisch kann die Beinlänge mit guter Genauigkeit mit der **Brettchenmethode** vermessen werden. Hierbei werden unter das kürzere Bein Brettchen ansteigender Dicke geschoben, bis die Cristae iliacae bzw. die ISG-Grübchen auf gleicher Höhe sind. Etwas weniger genau ist die direkte Messung von der Spina iliaca anterior superior zum Malleolus lateralis oder medialis.

Apparativ kann eine Ganzbeinaufnahme im Stehen angefertigt werden, die größte Genauigkeit hat ein CT-Scout. Auch die sonografische Vermessung der Beinlänge ist möglich, jedoch nicht sehr verbreitet.

Therapie

Grundsätzlich können die allermeisten Beinlängendifferenzen mit entsprechendem Aufwand orthopädietechnisch versorgt werden. Bis zu 1 cm kann der Ausgleich durch einen Fersenkeil oder eine Einlage erfolgen, darüber beginnt der Fuß dann aus dem Schuh zu schlupfen. Etwa 4–5 cm können zusätzlich mit einer Sohlenzurichtung ausgeglichen werden, wobei dickere Sohlen Umknicktraumata des Sprunggelenks begünstigen und die Kinder zunehmend gehänselt werden. Größere Differenzen erfordern den Einsatz einer Orthoprothese, die ästhetisch unbefriedigend ist und daher von den Kindern häufig ganz schlecht akzeptiert wird.

Beinlängendifferenzen ab 1,5–2 cm können operativ korrigiert werden:

- Während des Wachstums:
  - Im Bereich des längeren Beins:
    - Temporäre Epiphyseodese
    - Permanente Epiphyseodese
    - Akute Verkürzung

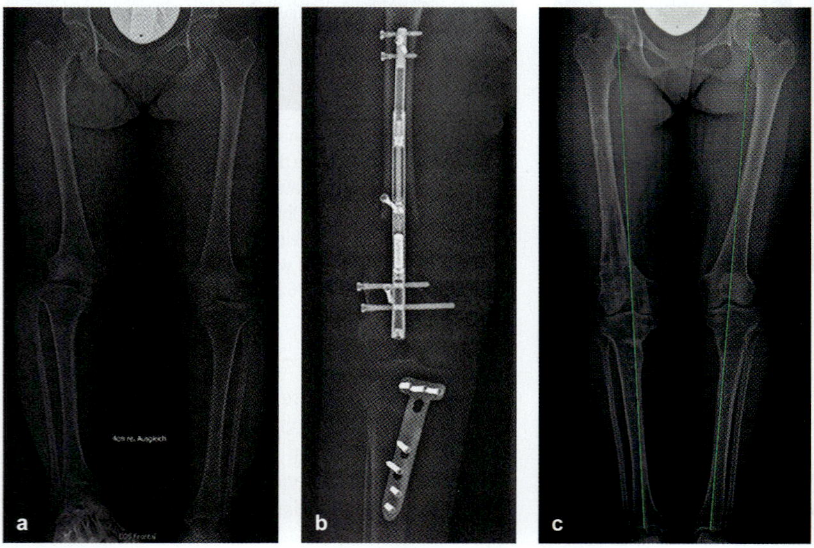

Abb. 16.17 **a** Komplexe idiopatische Deformität beider unterer Extremitäten mit Verkippung der rechtsseitigen Kniegelenksebene und Beinverkürzung um 4 cm zu Ungunsten des rechten Beins sowie Crus varum links. **b** Gleichzeitige Achskorrektur und graduelle Verlängerung des rechten distalen Femurs mittels Kallusdistraktion mit einem Verlängerungsmarknagel. Korrektur der proximalen Tibia mittels aufklappender hoher Tibiaosteotomie. **c** Ergebnis nach zusätzlicher hoher Tibiaosteotomie links und Entfernung des Implantatmaterials. [M1362]

- Im Bereich des kürzeren Beins: Verlängerung mittels Ring- oder monolateralem Fixateur externe
- Nach Wachstumsabschluss:
  - Verlängerung mittels Fixateuren oder intramedullärem Verlängerungsnagel
  - Akute Verkürzung

16.4.10 Morbus Osgood-Schlatter

Aseptische Osteonekrose der Tuberositas tibiae durch repetitive Mikrotraumata infolge des Zugs der Patellarsehne an der Apophyse. Tritt insbesondere bei sportlich aktiven Jugendlichen auf. Jungen sind etwas häufiger als Mädchen betroffen (11 bzw. 8 von 1.000).

Klinik

Belastungsabhängige Schmerzen und Druckschmerzen im Bereich der Tuberositas tibiae. Zunahme nach sportlicher Aktivität. Teigige, teils derbe Schwellung, das restliche Kniegelenk ist unauffällig.

Diagnostik

Die Diagnose lässt sich in der Regel klinisch nach Anamnese und Untersuchung stellen. Bei atypischen Beschwerden (z. B. Nachtschmerz, keine Besserung durch Reduktion der Belastung, B-Symptomatik) sollte ein Röntgenbild in zwei Ebenen zum Ausschluss einer Neoplasie angefertigt werden. Hier zeigt sich im Falle eines Morbus Schlatter ein typischer, scholliger Zerfall der Apophyse.

Therapie

Beruhigung der Eltern und Aufklärung über den **selbstlimitierenden Charakter** der Erkrankung. Spätestens mit Fugenschluss verschwinden die Symptome. **Reduktion der Noxe** (meist Sport), Kasseler Patellarsehnenbandage, wenn nötig Ruhigstellung (Gips, Schiene), lokale antiphlogistische und physikalische Maßnahmen. Orale nichtsteroidale Antiphlogistika nur in akuten Phasen, nicht zur Dauertherapie und nicht, um Sport treiben zu können. Operationen sind als Ultima Ratio extrem zurückhaltend zu indizieren.

Praxistipp

Über Hartnäckigkeit der Erkrankung aufklären (kann 1–2 Jahre dauern, insbesondere falls der Sport nicht pausiert wird). Operative Therapie nur in absoluten Ausnahmefällen!

Cave

Bei zeitlich zusammenfallendem, passendem Trauma besteht Verwechslungsgefahr mit einer Trümmerfraktur der Apophyse.

16.4.11 Morbus Sinding-Larsen-Johansson

Es handelt sich um ein selteneres Pendant zum Osgood-Schlatter im Bereich der distalen Patellaspitze. Radiologisch Verkalkungen im Ansatzbereich. Die Therapie ist analog zum Osgood-Schlatter.

16.4.12 Scheibenmeniskus

Relativ häufig vorkommende, anlagebedingt **fehlende zentrale Aussparung** im Bereich des lateralen Meniskus (► Abb. 16.18). Es werden unterschieden:

- Kompletter Scheibenmeniskus (Watanabe Typ II)
- Inkompletter Scheibenmeniskus (Watanabe Typ III)
- Wrisberg-Variante (Watanabe Typ I): Bei dieser fehlt die tibiale Verankerung, sodass der hypermobile Meniskus nur am Wrisberg-Ligament hängt und sekundär hypertrophiert.

Scheibenmenisken fallen meist erst ab dem Schulalter durch Schnappen, Schmerzen oder Einklemmungserscheinungen auf. Radiologisch kann eine Erweiterung des lateralen Gelenkspalts imponieren, die definitive Diagnose wird in der **MRT** gestellt.
Bei symptomatischen Gelenken wird arthroskopisch der zentrale Anteil reseziert, wobei beim Wrisberg-Typ zusätzlich das instabile Hinterhorn refixiert werden muss.

16.4.13 Crus varum congenitum (angeborene Tibiapseudarthrose)

Diese seltene **Störung der Knochenbildung** im Bereich der **Tibia** und teils der Fibula führt in den ersten Lebensjahren zur Entwicklung einer progredienten Varus- und Antekurvationsfehlstellung („anterolateral bowing") des Unterschenkels.

Merke

Die Bezeichnung der Erkrankung wie auch das Synonym Crus varum congenitum sind im Prinzip unzutreffend, da sich sowohl die Deformität als auch die Pseudarthrose nahezu regelhaft postnatal entwickeln.

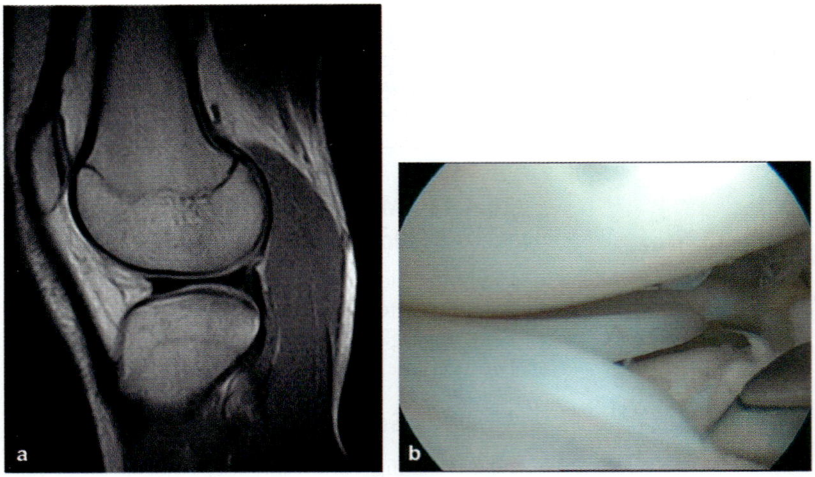

Abb. 16.18 a Sagittales MR-Bild des symptomatischen Scheibenmeniskus eines 15-jährigen Mädchens vor dem arthroskopischen Trimming. **b** Arthroskopisches Bild desselben Meniskus vor dem Trimming. [P183]

Der natürliche Verlauf mündet durch die Kombination von biologisch minderwertigem Knochen und mechanischer Mehrbelastung häufig in der Fraktur, die unter konventioneller Frakturbehandlung eine extrem schlechte Heilungstendenz aufweisen. Die Erkrankung kommt deutlich **gehäuft bei der Neurofibromatose Typ 1** vor. Histologisch findet man im Bereich der Pseudarthrose neurofibrom- oder hamartomartig verändertes Gewebe.

Diagnostik

Die Diagnose wird anhand von Klinik und Röntgenbildern des Unterschenkels in zwei Ebenen gestellt. Es werden vier Typen nach Crawford unterschieden. Für die Einschätzung der genauen Ausdehnung des veränderten Gewebes z. B. zur OP-Planung kann die MRT hilfreich sein.

> **Praxistipp**
>
> Bei Kindern mit Crus varum congenitum sollte unbedingt nach **Café-au-Lait-Flecken** gesucht werden, die als Hinweis auf das Vorliegen einer Neurofibromatose Typ 1 dienen können.

Therapie

Der erste und wichtigste Baustein der Therapie ist es, die drohende Fraktur idealerweise zu verhindern oder zumindest so lange wie möglich hinauszuzögern, da die Erkrankung häufig nach Wachstumsabschluss spontan ausheilt. Hierfür eignen sich vollkontaktige Unterschenkel-Containerorthesen mit ventralem Deckel, die 24 h am Tag getragen werden müssen. Leider kommt es teilweise trotz guter Compliance zu Frakturen, die mit zunehmender Fehlstellung orthopädietechnisch schwer zu versorgen sind. Die verfügbaren operativen Eingriffe umfassen immer die vollständige Exzision des erkrankten Knochens samt Periost und anschließender Osteosynthese mittels direkter Verplattung, Ilizarov-Ringfixateur (► Abb. 16.19), Segmenttransport oder gefäßgestieltem Fibulatransfer von der Gegenseite.

Die operative Versorgung ist ausgesprochen anspruchsvoll und nicht selten trotz korrekter OP-Technik mit frustranen Verläufen vergesellschaftet, die mitunter auch in Amputationen enden.

16.4.14 Morbus Blount

Diese seltene **Wachstumsstörung im Bereich der medialen Tibiaepiphysenfuge** verursacht ein **Crus varum** mit Innentorsionskomponente. Als Rarität kann auch die mediale distale Femurepiphysenfuge betroffen sein. Die Einteilung erfolgt nach **Langenskiöld.** Die Ursache ist unbekannt, es werden aber **mechanische Faktoren** diskutiert, da die Kinder häufig übergewichtig sind. Es gibt eine Häufung innerhalb der Schwarzen Population.

Im Kleinkindesalter bis etwa 4 Jahre kann mit Oberschenkelwuchslenkungsschienen therapiert werden. Danach sind temporäre Epiphyseodesen der lateralen proximalen Fugenanteile ggf. in Kombination mit supramalleolären Derotationsosteotomien indiziert. Bei höhergradigen Deformitäten kann die Anwendung eines Fixateur externe erforderlich werden.

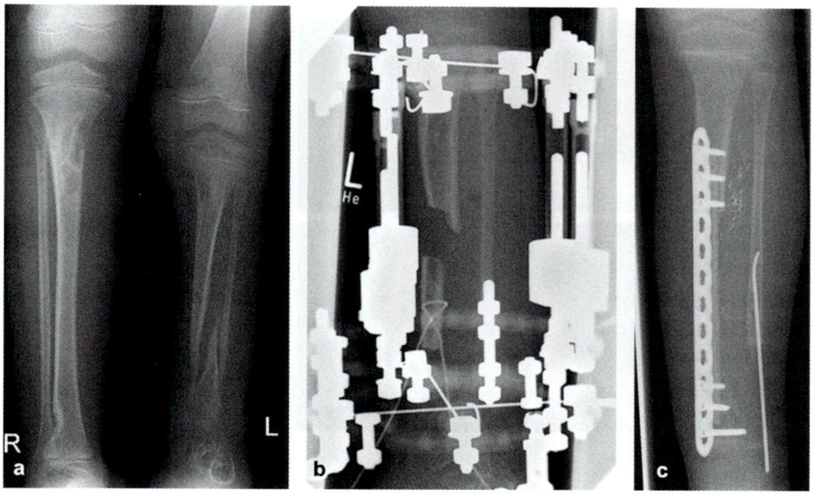

Abb. 16.19 **a** Kongenitale Unterschenkelpseudarthrose Crawford Typ 4 mit typischer „sucked candy"-Konfiguration. **b** Operative Versorgung mittels Segmenttransfer nach Weber mit Ilizarov-Fixateur. **c** Versorgung mittels freiem Fibulatransfer von der Gegenseite und winkelstabiler Plattenosteosynthese. [P183]

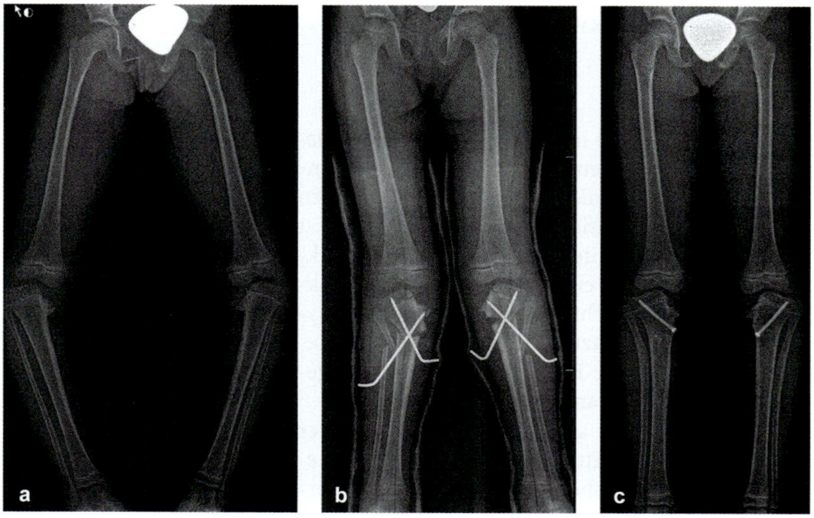

Abb. 16.20 **a** 5-jähriges Mädchen mit schwerem Morbus Blount. **b** Zustand nach subtuberaler akuter valgisierender Korrekturosteotomie. Die Überkorrektur ist intentionell, da eine erneute Verschlechterung häufig ist. **c** Zwischenzeitlich erfolgte nach beginnendem Rezidiv eine perkutane Schraubenepiphyseodese. [M1362]

16.4.15 Knick-Senk-Fuß

Einer der häufigsten Gründe für eine Vorstellung in der kinderorthopädischen Sprechstunde ist der flexible Knick-Senk-Fuß, obwohl dieser im Kindesalter nur selten symptomatisch ist. Hier bestehen eine vermehrte **Valgusstellung des Rückfußes** und eine **Abflachung des Längsgewölbes,** zudem kann eine Abduktion im Mittel- und Vorfuß vorliegen. Unter einem **Plattfuß** wird im Allgemeinen ein fixierter, dekompensierter oder angeborener, meist schwerer Knick-Senk-Fuß verstanden (► Abb. 16.21). Da es sich dabei um einen unspezifischen Containerbegriff handelt, der keine genauen Rückschlüsse auf den Fuß gibt, ist es hilfreicher, die einzelnen Komponenten zu benennen (z. B. Pes planovalgus transversoplanus et abductus = Knick-Senk-Spreiz-Flossenfuß).

Epidemiologie

Genaue Angaben zur Häufigkeit des erworbenen Knick-Senk-Fußes sind nur schwer zu treffen, da die Grenzen zwischen physiologischem Befund, flexiblem Knick-Senk-Fuß und flexiblem Plattfuß fließend sind. Der differenzialdiagnostisch abzugrenzende kongenitale Knick-Senk-Fuß im Sinne eines Talus verticalis ist selten.

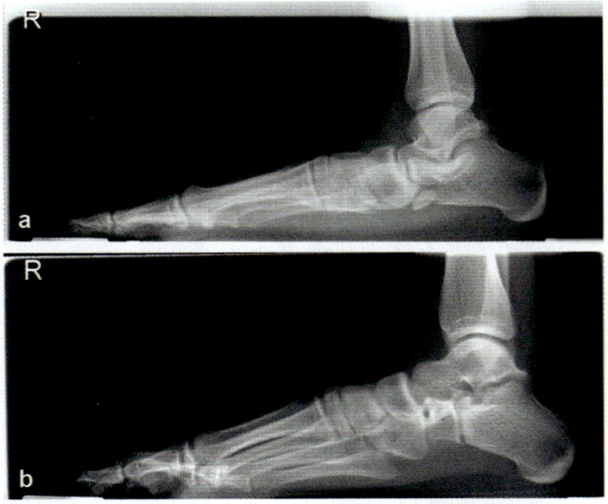

Abb. 16.21 Schwerer juveniler teilfixierter Adoleszenten-Knick-Senk-Fuß bei einem 13-jährigen Mädchen. **a** Präoperativer Status mit Aufhebung des Längsgewölbes, vermindertem Kalkaneus-Boden-Winkel und vergrößertem talokalkanealem Winkel. **b** Postoperatives Bild nach Kalkaneusverlängerungsosteotomie nach Evans. [P183]

Ätiologie

Die Hauptursache ist in einer **allgemeinen Bindegewebslaxität** zu sehen, wobei der Terminus „Bindegewebsschwäche" nicht mehr verwendet werden sollte, da er stigmatisierend ist und es sich meist um eine Normvariante ohne eigentlichen Krankheitswert handelt. Weitere prädisponierende Faktoren sind Übergewicht und allgemeine Muskelhypotonie, selten Verletzungen des M. tibialis posterior sowie spezifische Erkrankungen des Bindegewebes (z. B. Ehlers-Danlos-Syndrom).

Bei Geburt befindet sich im Längsgewölbe aller Kinder der Spitzy-Fettkörper, der bis zum 3. Lebensjahr, spätestens aber bis zum Schulbeginn verschwindet. Dieser kann den Eindruck eines Senkfußes verstärken. Bei Laufbeginn liegt daher bei nahezu allen Kindern klinisch ein Lauflernplattfuß vor. Des Weiteren kann der optische Eindruck eines Knickfußes durch das Vorliegen eines akzessorischen Os tibiale externum verstärkt werden. Dies muss nur entfernt werden, wenn es symptomatisch ist, was selten ist.

Klinik

Untersuchung **ohne Belastung** sowie **im Gehen und Stehen.** Unter Belastung zeigen sich eine Valgisierung des Rückfußes und/oder ein Absinken des Längsgewölbes (► Abb. 16.22). Der Rückfuß kann am besten von dorsal beurteilt werden, indem man den Kalkaneus mittels einer gedachten Linie halbiert und den Winkel zur Vertikalen beurteilt (normal: 5° Valgus). Bei zunehmender Deformität kommt es zu einem Knick der Achillessehne nach medial. Sind von dorsal aus mehr als die Kleinzehen zu sehen, spricht man von einem positiven „too many toes sign", was auf eine Abduktion im Mittel- und Vorfußbereich hinweist. Beim flexiblen Fuß bildet sich im Zehenspitzenstand und bei passiver Dorsalextension der Großzehe (Jack-Test) das Längsgewölbe wieder aus. Dies gelingt mit zunehmender Fixierung der Deformität schlechter. In diesem Fall sollte an eine anlagebedingte knöcherne, knorpelige oder fibröse Verbindung zwischen zwei oder mehr Fußwurzelknochen gedacht werden.

Merke

Bei rigiden Knick-Senk-Füßen muss an eine tarsale Koalition (eine feste Verbindung zwischen Knochen des Mittel- und Rückfußes aus Bindegewebe, Knorpel oder Knochen anstelle eines Gelenks) gedacht werden, da diese häufig übersehen werden.

Diagnostik

Das wichtigste Instrument ist die klinische Untersuchung. Gerade im Kindesalter sind radiologische Untersuchungen nachrangig, da ein Großteil des Fußskeletts noch knorpelig ist. Vor operativen

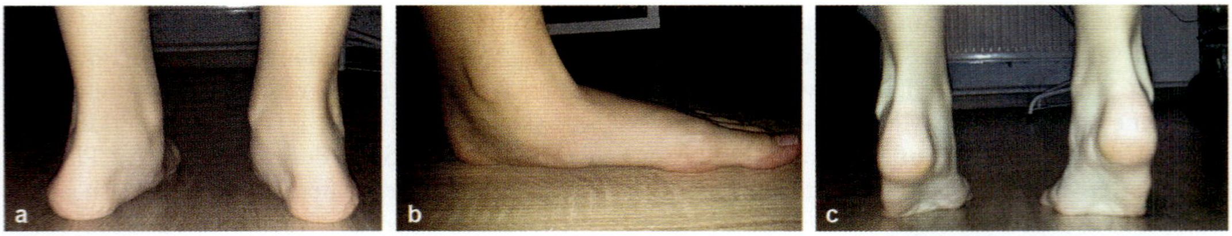

Abb. 16.22 Juveniler flexibler Knick-Senk-Fuß bei einem 9-jährigen Mädchen: **a** stehend von dorsal, **b** stehend von medial, **c** Zehenspitzenstand mit Aufrichtung des Längsgewölbes. [P183]

Eingriffen sowie zum Ausschluss bei fixierten Deformitäten sollten zum Ausschluss einer Coalitio im Bereich des Rückfußes Röntgenbilder in drei Ebenen (a. p., streng seitlich und schräg) sowie ggf. ein MRT/CT angefertigt werden.

Therapie

Der asymptomatische kindliche Knick-Senk-Fuß benötigt keine Therapie. Stattdessen sollte das Kind viel barfuß gehen und nicht in seiner Aktivität gebremst werden. Für die symptomatische Variante und sehr ausgeprägte asymptomatische Füße stehen Fußgymnastik, Physiotherapie, Einlagenversorgung und operative Interventionen im Sinne von Weichteileingriffen, subtalaren Arthrorisen (► Abb. 16.23) und Osteotomien in variablen Kombinationen zur Verfügung.

Eine seltene Sonderform stellt der **angeborene** Talus verticalis dar (Pes planovalgus congenitus), der mit anderen Fehlbildungen vergesellschaftet sein kann. Diese fixierte kongenitale Dislokation des Talonavikulargelenks ist weder aktiv noch passiv korrigierbar. Der Gehbeginn ist meist verspätet. Schmerzen treten erst deutlich später auf. Im Röntgenbild ist die Steilstellung des Talus **(Talus verticalis)** zu erkennen (► Abb. 16.24). Im Säuglingsalter wird konservativ durch redressierende Gipsverbände nach Dobbs behandelt, anschließend ist meist eine kleine Operation zur Verlängerung der Achillessehne und Reposition des Talonavikulargelenks erforderlich.

Beim **erworbenen** rigiden Knick-Senk-Fuß (Adoleszentenplattfuß) stehen eine Dauerüberlastung des Fußes oder andere Krankheitsbilder (chronische Polyarthritis) im Vordergrund. Diese führen zu einer fixierten Aufhebung des Fußlängsgewölbes. Die Patienten klagen über belastungsabhängige Schmerzen. Primär wird konservativ mit NSAR und Einlagenversorgung therapiert. Bei Schmerzpersistenz kann eine Talonavikulararthrodese oder subtalare Arthrodese erforderlich werden.

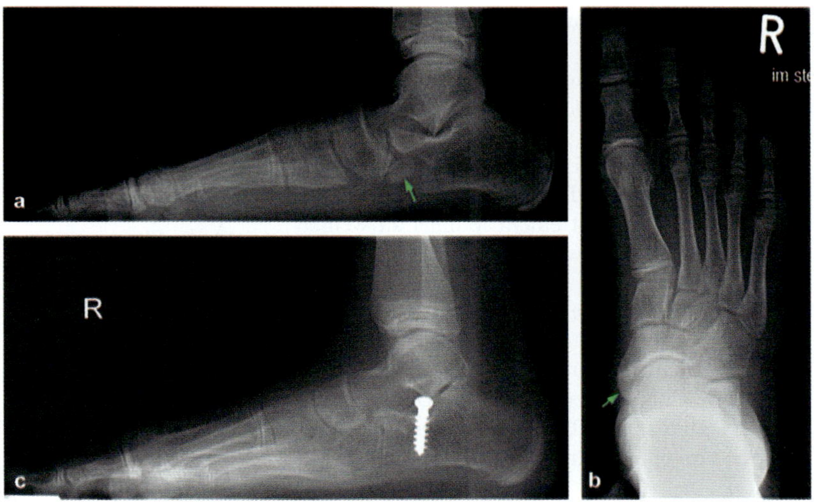

Abb. 16.23 **a** und **b** Röntgenbilder eines 12-jährigen Mädchens mit ausgeprägtem Pes planovalgus abductus und symptomatischem Os tibiale externum. **c** Gute Aufrichtung des Längsgewölbes mittels subtalarer, extraartikulärer Schraubenarthrorise. Die Schraube stützt sich am Processus lateralis tali ab und hebt den Talus an. Nach Abschluss des Fußwachstums kann die Schraube entfernt werden, ohne einen Korrekturverlust befürchten zu müssen. Das Os tibiale externum wurde im gleichen Eingriff entfernt. [M1362]

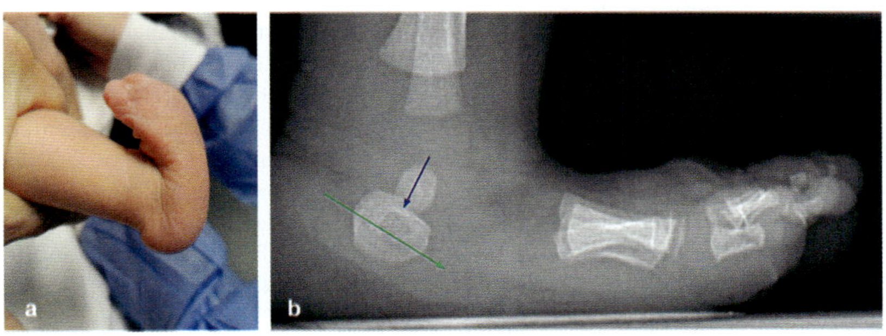

Abb. 16.24 **a** Kongenitaler Talus verticalis. **b** Radiologisch sind ein dorsal hochstehender Kalkaneus als Ausdruck der Achillessehnenverkürzung sowie die vertikale Talusachse zu sehen. [M1362]

16.4.16 Kongenitaler Klumpfuß

Definition

Beim **kongenitalen Klumpfuß** handelt es sich um eine angeborene, passiv nicht redressierbare, komplexe Fehlstellung des Fußes mit interner Malrotation des subtalaren Komplexes. Erworbene Klumpfüße sind meist auf spastische oder poliomyelitische Lähmungen zurückzuführen.

Epidemiologie

Weltweit schwankt die Inzidenz zwischen zwei (Europa) und sieben (Asien) Neuerkrankungen pro 1.000 Neugeborenen und Jahr. Das männliche Geschlecht ist doppelt so häufig betroffen wie das weibliche. In ca. 50 % der Fälle tritt der Klumpfuß bilateral auf.

Ätiologie

Es besteht eine genetische Komponente, wobei noch nicht geklärt ist, ob es sich um eine poly- oder monogene Disposition handelt. Die **Hauptursache** der pathomorphologischen Veränderungen ist vermutlich ein **fibrotischer Prozess,** der sich während der intrauterinen Entwicklung in der medialen Region des Talonavikulargelenks abspielt. Dies führt zu einer Inversionskontraktur des peritalaren Komplexes. Auch ein **neuromuskuläres Geschehen** scheint eine Rolle zu spielen. Zum einen zeigen histomorphologische Untersuchungen ein Ungleichgewicht zwischen roten und weißen Muskelfasern (mit einem Mangel an weißen Fasern), zum anderen wird ein gehäuftes Auftreten bei Spina bifida und Arthrogryposis multiplex congenita (angeborene, meist symmetrische Gelenkfehlstellungen und -versteifungen) beobachtet. Kinder rauchender Mütter haben ein erhöhtes Risiko, einen Klumpfuß zu entwickeln. Des Weiteren werden Platzmangel z. B. bei Mehrlingsschwangerschaften und Oligohydramnion als Ursache diskutiert. Aufgrund des Überwiegens der Plantarflexoren und Supinatoren wird der **M. tibialis posterior,** als starker Plantarflexor und Supinator, auch als **Klumpfußmuskel** bezeichnet.

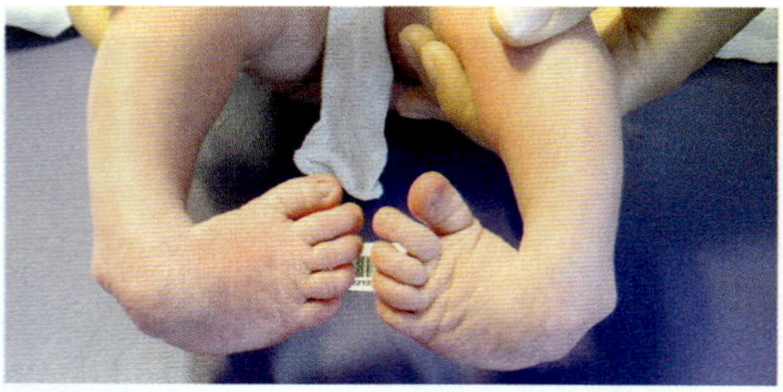

Abb. 16.25 Kongenitale beidseitige Klumpfüße, Schweregrad Dimeglio 3. [P183]

Klinik

Merke

Die wichtigsten Klumpfußkomponenten kann man sich mit dem Akronym CAVE merken:
- **C** – Cavus = Hohlfuß
- **A** – Adductus = Sichelfuß
- **V** – Varus = O-Rückfuß
- **E** – Equinus = Spitzfuß

Außerdem besteht zumeist eine mit der Schwere des Klumpfußes korrelierende Klumpfußwade, die nicht durch die Gipsbehandlung bzw. die Operation entsteht.

Aufgrund der Häufigkeit des kongenitalen Klumpfußes sind die Klumpfußkomponenten äußerst beliebte Prüfungsfragen.

Die gebräuchlichste **Einteilung nach Dimeglio** umfasst 4 Schweregrade (► Abb. 16.25). Zur morphologischen Verlaufsbeurteilung eignet sich die **Klassifikation nach Pirani.**

Diagnostik

Häufig kann die Diagnose bereits pränatal sonografisch in utero gestellt werden, was natürlich ausgesprochen günstig ist, da es dem Behandler ermöglicht, die Eltern vorzubereiten. Postnatal handelt es sich um eine klinische Diagnose. Die Abgrenzung zwischen dem echten Klumpfuß und einer **Klumpfußhaltung,** bei der ein normal angelegter Fuß lediglich durch Platzmangel in eine klumpfußähnliche Position gebracht wurde und die wesentlich benigner ist, gelingt, indem man prüft, ob der Fuß leicht über die Neutralstellung hinaus redressiert werden kann und die Ferse distal im Fersenfett zu tasten ist. Beim Klumpfuß ist sie aufgrund der Verkürzung des Achillessehne nicht zu tasten, so dass man von einem „empty heel“ spricht.

Röntgenbilder sind in der Regel nicht erforderlich, können aber gelegentlich präoperativ zur Bestimmung und Dokumentation der Kalkaneus-Position hilfreich sein. Bei der Therapie von Rezidiven bzw. verspätet diagnostizierten Klumpfüßen kann das Röntgen sinnvoll sein. Sonografie, MRT und CT werden nicht benötigt.

Nach der Diagnosestellung eines angeborenen Klumpfußes muss immer auch nach **begleitenden** (unentdeckten) **Deformitäten** wie z. B. kongenitaler Hüftluxation, Hüftgelenkdysplasie, Spina bifida occulta oder neurologischen Erkrankungen gesucht werden. Diese sind in bis zu 5 % der Fälle vorhanden.

Therapie

> **Lerntipp**
>
> **Therapieabschnitte**
> - Reposition: Gipsredression
> - Release: perkutane Achillotenotomie (häufig), danach 2–3 Wochen Gips
> - Retention: Abduktionsorthesen
> - Behandlung von Rezidiven (Physiotherapie, Orthesen, Sehnentransfers, knöcherne Eingriffe)

Die ausgedehnten Operationen der vergangenen Jahrzehnte wurden mittlerweile von der bereits 60 Jahre alten **Ponseti-Methode** abgelöst, die derzeit in verschiedenen Modifikationen entsprechend der aktuellen ausgezeichneten Datenlage zurecht den weltweiten Goldstandard darstellt. Hierbei wird der Fuß zunächst mittels **Etappengipsen,** die wöchentlich gewechselt werden, redressiert (▸ Abb. 16.26). Die Korrekturpunkte sitzen lateral im Bereich des Taluskopfs, medialseitig wird der Vorfuß unter vorsichtigem Zug zunächst in die Abduktion und Supination geführt. Die Supination ist erforderlich, um Vorfuß und Rückfuß ins Alignment zu bringen, da der Vorfuß initial im Vergleich zum Rückfuß proniert steht. Gleichzeitig wird dadurch der Hohlfuß adressiert. Anschließend wird nur noch in die Abduktion gegipst. Dabei wird der Rückfuß nicht direkt manipuliert, sondern über Ligamentotaxis sukzessive in die Korrekturstellung gelenkt.

Da der Spitzfuß durch die verkürzte Achillessehne meist konservativ nicht redressiert werden kann, ist im Anschluss an die Gipsbehandlung sehr häufig eine perkutane **Achillotenotomie** notwendig. Nach weiteren 2–3 Wochen Oberschenkelgips wird dann eine gekoppelte Denis-Browne-Schiene angelegt oder alternativ eine maßgefertigte dorsale Oberschenkelschiene. Im weiteren Verlauf, gerade aber im puberalen Wachstumsschub sind Rezidive nicht selten, sodass die Kinder bis zum Abschluss des Fußwachstums regelmäßig angesehen werden müssen.

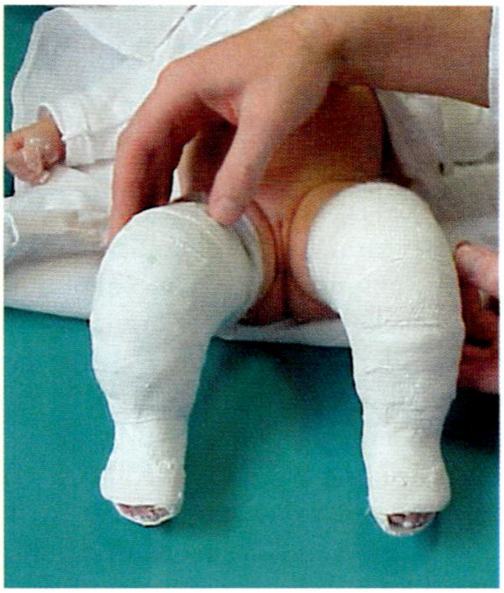

Abb. 16.26 Retentionsgipsverband in 90° Knieflexion und plantigrader Einstellung im OSG. [M332]

> **Praxistipp**
>
> Die Therapie sollte idealerweise mit geringem zeitlichem Abstand zur Geburt beginnen. Bei Kindern mit Klumpfüßen liegen **gehäuft Hüftdysplasien** vor, sodass ein früher Ultraschall der Hüften wichtig ist.

> **Cave**
>
> Im Rahmen der Etappengipsbehandlung muss eine zu starke Redression Richtung Dorsalextension vermieden werden, da die Achillessehne im Gegensatz zur weichen, knorpeligen Fußwurzel des Neugeborenen sehr unnachgiebig ist und die Gefahr der Erzeugung eines **Tintenlöscher- oder Schaukelfußes** besteht. Zudem erhöht sich die Gefahr, dass eine **Talusnekrose** mit der Folge eines Flat-top-Talus entsteht, der die Dorsalextension knöchern limitiert.

Differenzialdiagnosen:
- Klumpfußhaltung (Fuß voll redressierbar, keine typischen Hautfalten)
- Kongenitaler isolierter Spitzfuß (selten)
- Kongenitaler isolierter Sichelfuß

16.4.17 Kongenitaler Sichelfuß

Bei Reifgeborenen ist der kongenitale Sichelfuß relativ häufig, genaue Zahlen existieren nicht. Seit der pädiatrischen Empfehlung, die Neugeborenen zur Vermeidung des plötzlichen Kindstods konsequent auf den Rücken zu legen, ist die Deformität deutlich seltener geworden. Frühgeborene haben

keine Sichelfüße, sodass mechanische Faktoren und intrauteriner Platzmangel als Einflussfaktoren angenommen werden.
Ist der Fuß gut über die Neutralstellung redressierbar, liegt eine Sichelfußhaltung vor, die keiner Therapie bedarf. Bei rigiden und schweren Sichelfüßen kann es später zu mechanischen Schuhproblemen und der Entwicklung eines Hallux valgus kommen, sodass hier in der Regel eine **Etappengipsredression,** ähnlich der beim Klumpfuß, oder eine Orthesenbehandlung erforderlich ist. Die Versorgung mit Dreibackeneinlagen mit Redressionspunkten an Metatarsale I und V sowie am Kalkaneus medial ist für die Kinder unangenehm und wird daher nicht gut toleriert. Ein nahezu genauso guter Effekt kann mit gutem, festem Schuhwerk erzielt werden. In schweren Fällen kann eine Schwenkosteotomie der Metatarsalia vorgenommen werden und/oder ein knöcherner Keil aus dem Os cuboideum entnommen und in das Os cuneiforme mediale transferiert werden. Dadurch wird der Fußaußenrand verkürzt und der Fußinnenrand verlängert.

16.4.18 Apophysitis calcanei (Morbus Sever)

Ein häufiger Grund für Fersenschmerzen im Kindesalter ist die ein- oder beidseitig auftretende **Apophysitis des Kalkaneus,** die für Schmerzen über dem dorsalen Knochenkern verantwortlich ist. Jungen sind häufiger betroffen als Mädchen. Auslösende Faktoren sind meist mechanische Überlastung z. B. durch intensiven Sport oder Übergewicht. Ein radiologischer Nachweis ist schwierig. Trotzdem sollte bei progredienten, einseitigen und therapierefraktären Schmerzen ein Röntgenbild zum Ausschluss einer Kalkaneuszyste, eines Ganglions oder eines Tumors angefertigt werden. MR-morphologisch kann die Apophysitis manchmal in Form einer Ödemzone nachgewiesen werden. Die Therapie besteht in Reduktion der mechanischen Belastung, Silikonfersenkeilen oder weichbettenden Einlagen. Die Erkrankung ist, ähnlich wie der Morbus Osgood-Schlatter, spätestens mit dem Fugenschluss selbstlimitierend.

16.4.19 Morbus Köhler I

Diese sehr seltene **aseptische Nekrose des Os naviculare pedis** tritt typischerweise im Kindesalter auf und ist mit etwa 4 : 1 jungenwendig. Kausal werden mechanische Ursachen vermutet. Die Kinder klagen über lokale Schmerzen, teils von Schwellungen begleitet, und bieten ein **Schonhinken mit verkürzter Standphase.**
Radiologisch kann eine **Verdichtung** oder ein **scholliger Zerfall** vorliegen. Für die Abgrenzung zu neoplastischen oder entzündlichen Prozessen kann eine MRT hilfreich sein. Morphologisch vergleichbare, aber asymptomatische, nebenbefundlich gefundene Läsionen entsprechen meist normvarianten Ossifikationsstörungen.
Die Therapie erfolgt symptomorientiert mit starren Einlagen bzw. Immobilisierung im Gips oder Walker für 6 Wochen. Die Prognose ist ausgesprochen günstig.

16.4.20 Morbus Köhler II

Auch **Freiberg-Erkrankung.** Es handelt sich hierbei um eine **aseptische Nekrose** des Adoleszenten meist im Bereich des **Metatarsale-II- oder -III-Köpfchens. Mädchen** erkranken 3-mal häufiger als Jungen. Eine Korrelation mit einer Spreizfußdeformität lässt, wie bei den meisten avaskulären Nekrosen, eine mechanische Ursache vermuten. Radiologisch imponiert spät eine Abflachung oder becherförmige Einziehung des Köpfchens.
Therapeutisch sind meist **starre Einlagen mit retrokapitaler Pelotte oder eine temporäre Immobilisierung** hilfreich. Selten einmal wird eine Verkürzungsosteotomie nach Weil oder eine Köpfchenresektion im Erwachsenenalter notwendig.

16.4.21 Juvenile chronische Arthritis

Die juvenile chronische oder auch idiopathische Arthritis (jcA) ist definiert als rheumatoide Arthritis bei Kindern ≤ 16 Jahren. Man unterscheidet vier Verlaufsformen:

- Systemische juvenile chronische Arthritis (Morbus Still)
- Nichtsystemische polyartikuläre seronegative chronische Arthritis
- Nichtsystemische mono-/oligoartikuläre juvenile chronische Arthritis
- Polyartikuläre seropositive juvenile chronische Arthritis

Systemische juvenile chronische Arthritis (Morbus Still): Die **schwerste Form** der juvenilen chronischen Arthritis ist der systemisch verlaufende Morbus Still (ca. 20 % der jcA). Beide Geschlechter sind gleich häufig betroffen. In 40 % der Fälle liegt eine Manifestation vor dem 4. Lebensjahr vor.

Dieses Krankheitsbild ist geprägt von sehr hohem, intermittierendem **Fieber,** einer **Arthritis** und einem **makulopapulösen Erythem** (vorwiegend am Stamm).
Prognostisch ungünstig sind: **Polyserositis** (v.a. Perikard und Pleura), Myokarditis, **Hepatosplenomegalie,** Lymphadenopathie, ausgeprägte Leukozytose und **Nephropathie.** Fehlen initial die Gelenkmanifestationen, kann die Diagnosestellung erschwert sein. Bei 20 % der Patienten tritt eine schwere, progressive Polyarthritis mit Wachstumsstörungen auf.

Praxistipp

Vor allem septische und hämatologische Erkrankungen müssen differenzialdiagnostisch ausgeschlossen werden.

Nichtsystemische polyartikuläre seronegative chronische Arthritis: Etwa 30 % aller jcA-Fälle erkranken an dieser Form, wobei Mädchen häufiger betroffen sind als Jungen. Eine viszerale Ausprägung ist eher selten. Oft ist das Kniegelenk erster Manifestationsort. 10–15 % der Kinder entwickeln eine schwere Polyarthritis mit Wachstumsstörungen.
Nichtsystemische mono-/oligoartikuläre jcA: Sie ist mit 50 % der Erkrankten die häufigste Manifestation der juvenilen chronischen Arthritis. Es werden zwei Ausprägungen unterschieden:

- **Typ I oder Frühform:** bevorzugt Mädchen, Durchschnittsalter 3 Jahre, in 50 % der Fälle sind positive antinukleäre Antikörper (ANA) nachweisbar. Die Prognose ist günstig, die Patienten neigen jedoch zu chronischen Iridozyklitiden.
- **Typ II oder Spätform:** bevorzugt Knaben im späten Kindesalter, antinukleäre Antikörper sind nicht nachzuweisen, jedoch sind ca. 80 % der Patienten HLA-B27-positiv (späterer Morbus Bechterew möglich!).

Polyartikuläre seropositive jcA: Diese Form der jcA ist sehr selten, betrifft zu über 90 % das weibliche Geschlecht. Die Erkrankung entspricht in Ausprägung, Krankheitsverlauf und Prognose der adulten rheumatoiden Arthritis (► Kap. 20).

Therapie

Die Therapie aller vier Subtypen entspricht im Wesentlichen jener der adulten rheumatoiden Arthritis.

16.5 Verletzungen

16.5.1 Allgemeine Prinzipien

Die Hälfte der Jungen und immerhin noch ein Viertel der Mädchen erleiden im Laufe ihrer Entwicklung meist im Zusammenhang mit einem Sport-, Spiel- oder Verkehrsunfall eine Fraktur. Gerade bei verletzten Kindern sollte initial eine **sofortige Schmerzbehandlung** mittels Analgetika und **geeigneter Immobilisation** erfolgen. Palpation und Manipulation am schmerzhaften Organ müssen beim wachen Kind so weit als möglich vermieden werden.

Merke

Die klinisch-manuelle Diagnostik einer Fraktur oder Luxation mittels der klassischen Frakturzeichen ist ineffizient, schmerzhaft und daher zu vermeiden!

In allen Situationen sind sowohl die Eltern als auch der kleine Patient in die Entscheidungen mit einzubeziehen, um gemeinsam mit allen Beteiligten unter Berücksichtigung aller verfügbaren konservativen und operativen Therapiemaßnahmen einen Fahrplan für die Behandlung zu erstellen. Bei eindeutiger Anamnese und offensichtlicher traumatischer Deformierung ist ein **Röntgenbild** in einer Ebene ausreichend und die geschlossene Reposition in Narkose anzustreben.

Cave

Die lange Zeit geforderte Röntgenaufnahme der Gegenseite, insbesondere bei Ellenbogenverletzungen, ist überflüssig und zeugt von mangelnder Kenntnis der altersentsprechenden Anatomie.

Nach Möglichkeit sollten perkutane OP-Verfahren wie die elastische stabile intramedulläre Nagelung (ESIN) oder perkutane K-Draht-Spickungen unter Schonung der Wachstumsfugen gewählt werden (► Abb. 16.27).
Je nach Alter sind unterschiedliche Verletzungen zu erwarten: Bei kleinen Kindern bis etwa zum 10. Lebensjahr ist der Knochen der Schwachpunkt, bei Jugendlichen der Knorpel. Mit dem Eintritt ins Erwachsenenalter geraten die Bänder in den Fokus.
Folgendes sollte an eine **Kindesmisshandlung** („Battered Child Syndrome") denken lassen:

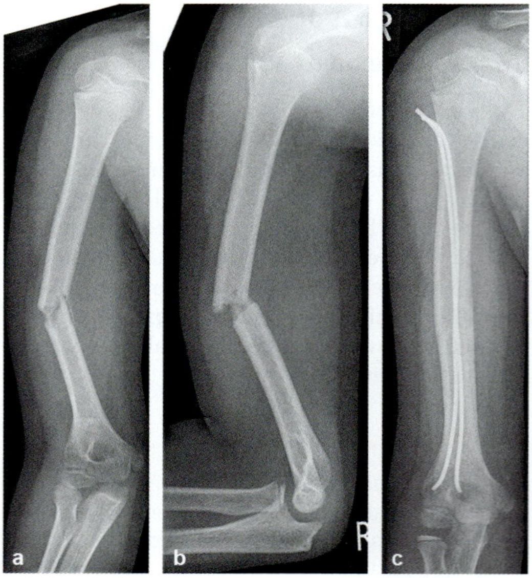

Abb. 16.27 Versorgung einer diaphysären Humerusfraktur mittels elastischer stabiler intramedullärer Nagelung (ESIN). **a, b** präoperativ, **c** nach 5 Monaten vor der Metallentfernung. [P183]

- Vage, inkonsistente Anamnese
- Verbrennungen und Hämatome an Rumpf, Rücken, Leiste und Oberschenkel
- Mehrere Frakturen unterschiedlichen Alters
- Metaphysäre Läsionen, insbesondere des distalen Femurs; Frakturen der Rippen, Schulterblatt bzw. des Brustbeins
- Femurschaftfrakturen und Handfrakturen vor Gehbeginn

Cave

Von allen muskuloskelettalen Problemen führen Frakturen mit Abstand am häufigsten zu juristischen Auseinandersetzungen.

Praxistipp

Patienten und Eltern als Partner wahrnehmen, gut verständlich mit ihnen kommunizieren und gemeinsam auf Basis einer offenen Aufklärung eine Strategie entwickeln und schriftlich dokumentieren.

16.5.2 Korrekturmechanismen

Das Ausmaß der Spontankorrektur posttraumatischer Fehlstellung wird von folgenden Faktoren begünstigt:

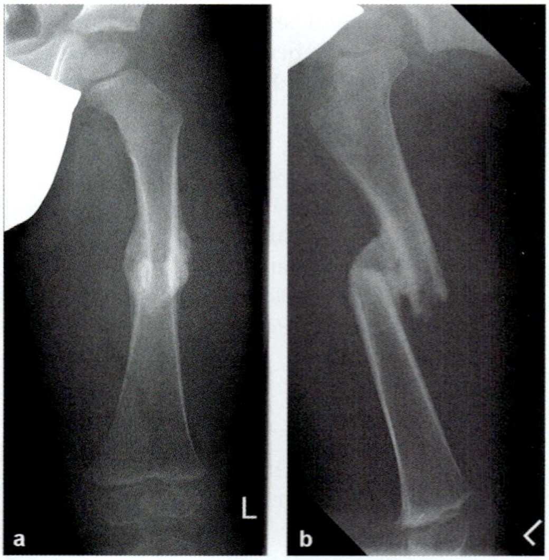

Abb. 16.28 Gerade im Säuglings- und Kleinkindesalter sind durch den dicken Periostschlauch und die hervorragende Biologie enorme Reparationsvorgänge möglich. Diese Oberschenkelschaftfraktur bei einem Neugeborenen war initial um mehr als die doppelte Schaftbreite disloziert (**a**). Trotzdem gelingt problemlos die knöcherne Konsolidierung (**b**). [P183]

- Geringes Alter des Patienten (► Abb. 16.28)
- Nähe zu hochaktiven Fugen (► Abb. 16.2)
- Achsabweichung in der Sagittalebene = Hauptbewegungsebene des Körpers

Seit-zu-Seit-Verschiebungen werden praktisch am gesamten Körper zuverlässig korrigiert. In der Frontalebene werden Varus- besser als Valgusstellungen. Verkürzungsfehlstellungen führen in Abhängigkeit vom erforderlichen Remodelling, z. B. bei zusätzlich vorliegender Dislocatio ad latum, zu einer Verlängerung der betroffenen Extremität. Rotationsfehler werden nur im Rahmen der ohnehin stattfindenden Torsionsveränderungen gebessert.

16.5.3 Frakturklassifikationen

Obwohl es eine Reihe von Frakturklassifikationen gibt, sind diese entweder einfach und deskriptiv, wie die Salter-Harris- bzw. Aitken-Klassifikation (► Abb. 16.29), beinhalten dann aber häufig keine direkte Handlungsempfehlung. Oder aber sie sind komplex, umfassend und lassen eine Therapieempfehlung zu, sind aber aufgrund ihrer Komplexität wenig griffig. Daher finden sie nicht den Weg in den klinischen Alltag und fristen ein Nischendasein im wissenschaftlichen Bereich, wie die AO-Klassifikation (gibt es auch für die Pädiatrie).

	Salter/ Harris	Aitken
Epiphyseolyse	1	–
Lyse und metaphysäres Fragment	2	I
Lyse und epiphysäres Fragment	3	II
epi-metaphysäres Fragment	4	III
Stauchung („crush“)	5	–

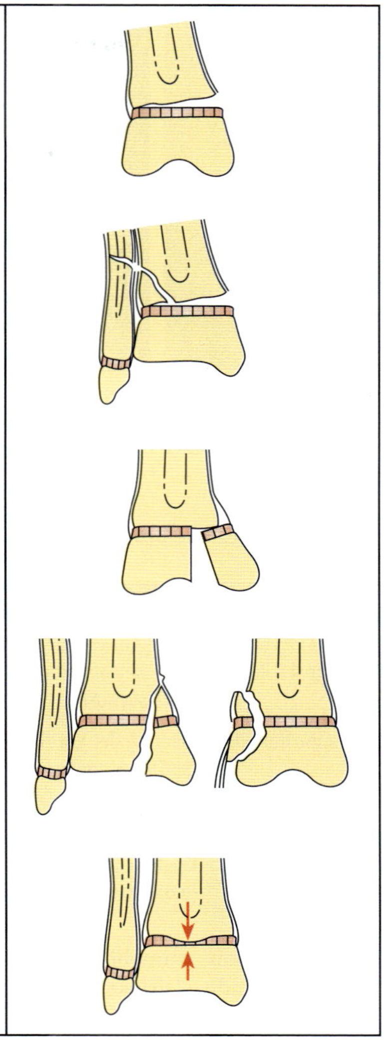

Abb. 16.29 Klassifikation nach Salter-Harris/Aitken: Typ 1 stellt eine reine Epiphysenlösung dar, Typ 2 beinhaltet eine Schaftfraktur, die Typen 3 und 4 können als Epiphysenfrakturen eingestuft werden. Typ 5 ist eine Stauchungsfraktur, kann primär so gut wie nicht festgestellt werden. Seine Existenz ist nicht zweifelsfrei bewiesen. [L231]

16.6 Häufige Frakturen im Kindesalter

Häufige spezielle Frakturen sind Stauchungsbruch (► Abb. 16.30), Grünholzfraktur und vollständiger Bruch (► Tab. 16.6).

16.6.1 Geburtstraumatische Läsionen

Mit 1–3 ‰ ist die Klavikulafraktur die häufigste geburtstraumatische Verletzung, die auch im Rahmen einer normalen Geburt auftreten kann. Sie äußert sich in einer asymmetrisch verringerten Spontanmotorik, einseitigem Fehlen des Moro-Reflexes und ggf. einer druckdolenten Schwellung im Frakturbereich. Diagnosesicherung mittels Sonografie. Wegen des enormen Selbstheilungspotenzials ist keine spezifische Therapie erforderlich. Eine Plexusparese sollte ausgeschlossen werden.

Epiphysenlösungen im Bereich des proximalen und distalen Humerus sowie des distalen Femurs heilen ebenfalls schnell und bedürfen keiner Therapie.

Schaftfrakturen der großen Röhrenknochen werden in der Regel für 1–2 Wochen mittels Gips oder

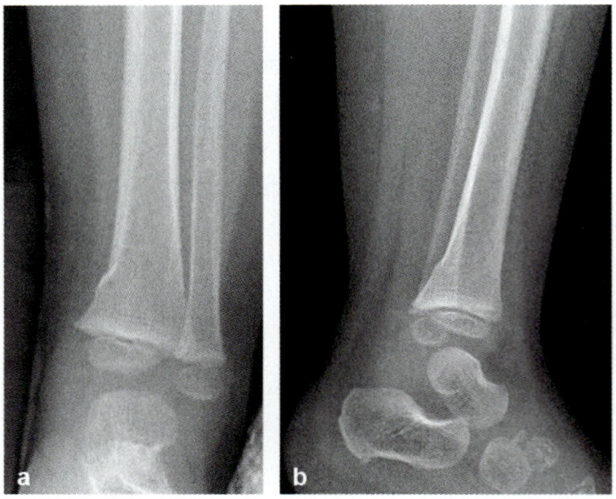

Abb. 16.30 Stauchungsbruch der distalen Tibia bei einem 2-jährigen Mädchen nach Sturz vom Bordstein. Behandlung im zirkulierten Unterschenkelgips für 2–3 Wochen (**a** a. p., **b** seitlich). [P183]

Tab. 16.6 Spezielle Bruchformen des Kindesalters

Typ	Mechanismus
Stauchungsbruch (► Abb. 16.30)	Reine Aufwulstung der Kortikalis nach axialem Trauma. Kein Kontinuitätsverlust
Grünholzfraktur	Biegung der Kortikalis oder alleiniger Bruch der konvexen Kortikalis mit Biegung der Gegenseite (klassische Grünholzfraktur)
Vollständiger Bruch	Kontinuitätsunterbrechung wie beim Erwachsenen

Pflasterextension immobilisiert (► Abb. 16.31). Auch höhergradige Dislokationen können toleriert werden, führen allerdings im Rahmen der Frakturheilung zu einer Verlängerung der betroffenen Extremität.

16.6.2 Klavikula

Bei jeder zehnten Fraktur im Wachstumsalter ist das Schlüsselbein betroffen. Sie entsteht insbesondere bei Stürzen auf die laterale Schulter.

Diagnostik mittels konventioneller Röntgenaufnahme im a. p. Strahlengang. Lagebedingt ist auch die Sonografie ein gutes Instrument.

Ruhigstellung in einer Armschlinge oder einem Gilchrist-Verband für 2–3 Wochen. Die Beschwerdefreiheit beweist die Konsolidierung. Sollten nach 4 Wochen noch Schmerzen bestehen, muss ein Röntgenbild angefertigt werden.

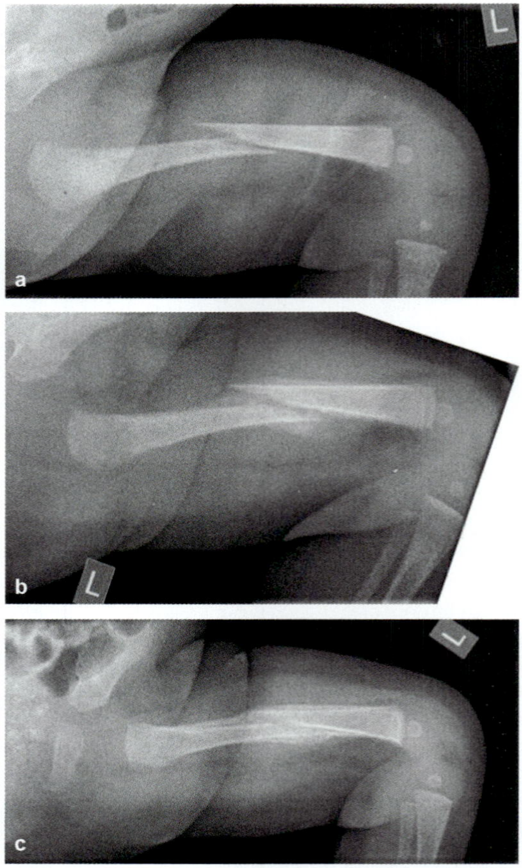

Abb. 16.31 Geburtstraumatische Femurfraktur im Verlauf: **a** frische Fraktur, **b** nach 2 Wochen, **c** nach 4 Wochen. [P183]

Praxistipp

Der Rucksackverband ist, anders als im Erwachsenenbereich, bei Kindern unpraktikabel, unbequem und bietet, selbst wenn er nachgespannt wird, keine besseren Ergebnisse zur Armschlinge.

Die Indikation zur operativen Stabilisierung mittels Kleinfragmentplatte oder perkutaner ESIN stellt sich nur in Ausnahmefällen, z. B. bei offenen Brüchen, neurologischen Ausfällen, pathologischen Frakturen und höhergradigen Dislokationen und Verkürzungen nach Fugenschluss (► Abb. 16.32).

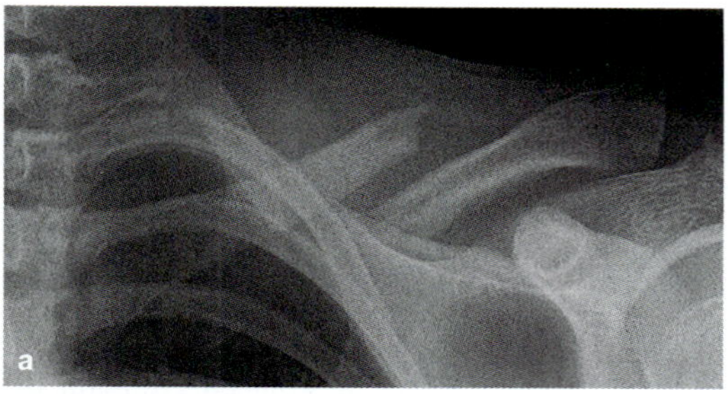

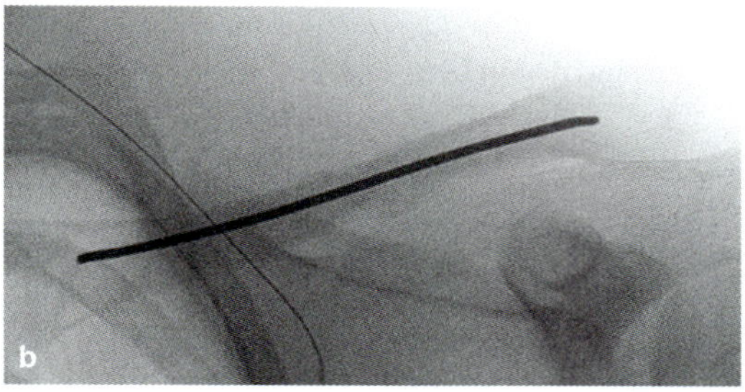

Abb. 16.32 **a** Stark dislozierte und ante perforationem stehende Klavikulafraktur bei einem 15-Jährigen. **b** Nach Fugenschluss kann bei Adoleszenten elegant und minimalinvasiv eine Schienung mittels elastischem stabilem intramedullärem Nagel (ESIN) durchgeführt werden. [M1362]

16.6.3 Ellenbogen

Frakturen des Ellenbogens sind nach denen des distalen Radius und der Hand die häufigsten des Kindesalters. Sie sind besonders problematisch, da sie oft Deformitäten und eingeschränkte Beweglichkeit zur Folge haben können.

Suprakondyläre Humerusfrakturen

Epidemiologie

Suprakondyläre Brüche des Oberarmknochens treten üblicherweise bei Kindern im Alter von 5–10 Jahren auf. Sie repräsentieren etwa 5 % aller Frakturen bei Kindern, aber 80 % aller kindlichen Ellenbogenbrüche. Bei Kindern über 10 Jahren kommt es bei entsprechendem Trauma eher zu Ellenbogenluxationen.

Klinik

Klinisch imponiert meist eine erhebliche Ellenbogenschwellung. Hyperextensionsfrakturen können durch ein Abknicken des über dem ventral stehenden proximalen Fragments zu einem Abknicken der A. cubitalis führen, wodurch der Radialispuls fehlen kann. Weitergehende Diagnostik mittels Doppler oder Duplex ist nur erforderlich, falls auch nach der Reposition kein Puls zu tasten ist.

Bildgebung

Ellenbogen in 2 Ebenen. Als intraartikuläre Fraktur ist auch bei den suprakondylären Frakturen auf den lateralen Aufnahmen das sog. Fat Pad Sign zu sehen. Die Frakturen werden nach der Gartland-Klassifikation bzw. der AO-Klassifikation in 3 bzw. 4 Typen eingeteilt.

Therapie

Typ-1-Frakturen können je nach Alter des Patienten für 2–4 Wochen in einer Oberarmgipsschiene ruhiggestellt werden. Typ-2-Frakturen ohne Rotationsfehler können bei altersabhängig tolerabler Extensionsfehlstellung in Flexionsstellung im Gips behandelt werden.

Typ-2-Frakturen mit Rotationsfehler und höhergradige Frakturen werden in Narkose reponiert und dann idealerweise perkutan mit Kirschner-Drähten oder ESIN fixiert (► Abb. 16.33). Die Drähte können in der Regel problemlos in der Ambulanz gezogen werden, dadurch erspart man dem Kind eine Narkose für die Metallentfernung. Eine offene Reposition ist nur bei revisionsbedürftigen Gefäßläsionen und nach fehlgeschlagener geschlossener Reposition erforderlich.

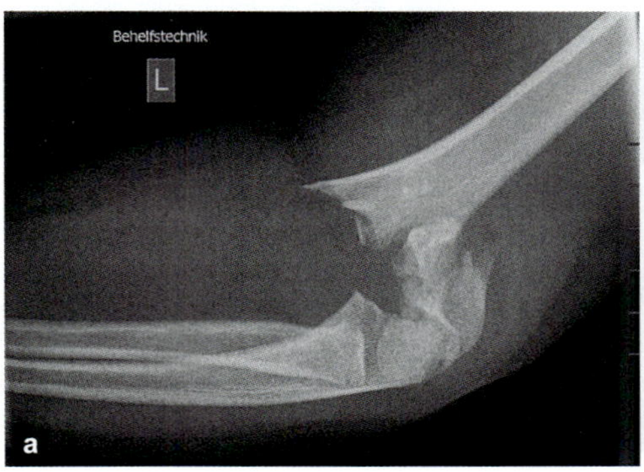

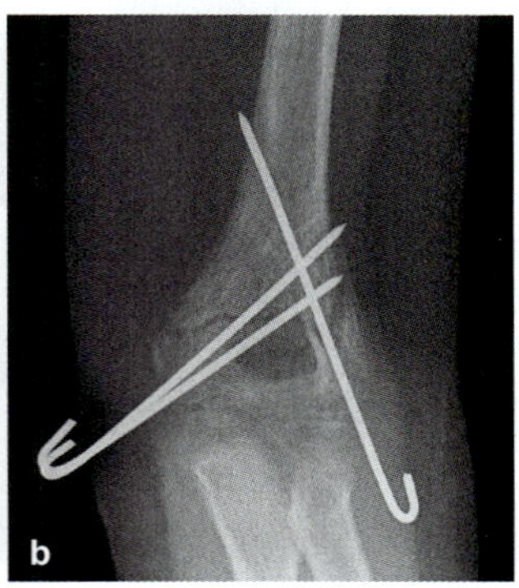

Abb. 16.33 **a** Grob dislozierte suprakondyläre Humerusfraktur bei einem 10-jährigen Patienten. **b** Postoperative Stellungskontrolle im a-p. Strahlengang nach geschlossener Reposition und K-Draht-Fixierung (CRIF = Closed Reduction and Internal Fixation). Die Drähte werden perkutan ausgeleitet und umgebogen, damit sie nicht wandern können. [M1362]

Komplikationen

Der Cubitus varus ist mit 20 % die häufigste Komplikation bei der Behandlung suprakondylärer Frakturen und kosmetisch, manchmal aber auch funktionell störend oder gar schmerzhaft (► Abb. 16.34).

Postoperatives Ergebnis

Ist die Flexion durch eine Fehlverheilung in Extensionsstellung geringer als 120°, kann das Erreichen des Kopfes erschwert sein, sodass eine Korrekturosteotomie erforderlich werden kann.

Auch bei regelgerechter Therapie kann es bis zu 6 Monate dauern, bis die ursprüngliche Beweglichkeit wiederhergestellt ist. Frühfunktionelle Behandlung hat sich bei Kindern häufig als kontraproduktiv erwiesen.

Transkondyläre Humerusfrakturen

Etwa 5 % aller Brüche bei Kindern betreffen den distalen Oberarmknochen im Gelenkbereich, wobei mehr als 80 % davon am radialen Kondylus lokalisiert sind. Vor allem Kinder im Alter von 4–8 Jahren sind davon betroffen.

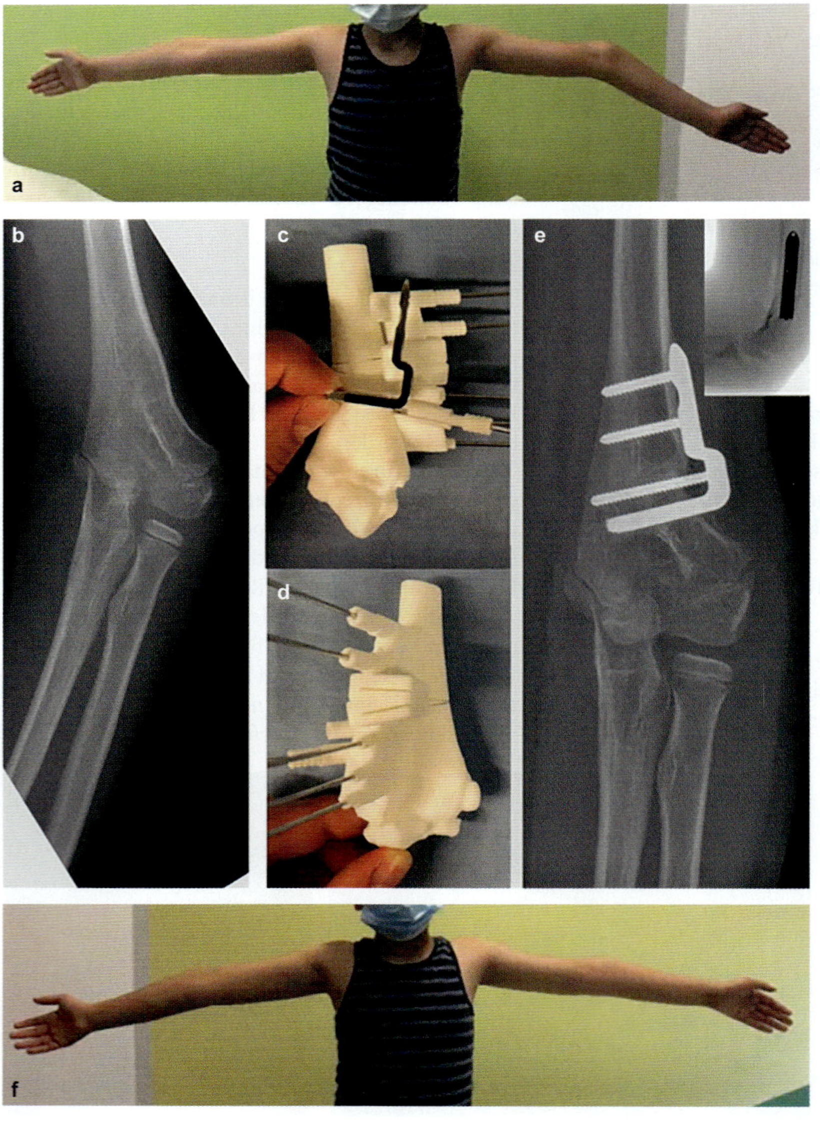

Abb. 16.34 **a** Posttraumatischer Cubitus varus links nach suprakondylärer Humerusfraktur. **b–e** Korrekturosteotomie mithilfe eines patientenspezifischen Implantates. **f** Postoperatives Ergebnis. [M1362]

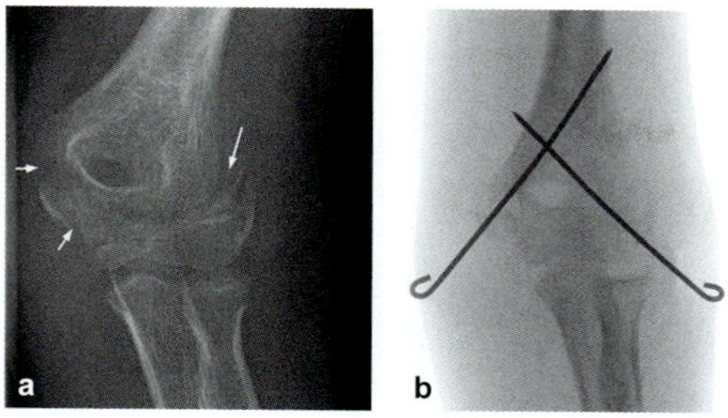

Abb. 16.35 Transkondyläre Humerusfraktur. **a** Präoperativ im a. p. Strahlengang. Die Pfeile markieren die medialen und lateralen Eintrittsstellen der Frakturlinien. **b** Postoperativ im a. p. Strahlengang, nach geschlossener Reposition und K-Drahtspickung. Auch hier werden die K-Drähte perkutan ausgeleitet und umgebogen, um später ohne weitere Narkose in der Ambulanz gezogen werden zu können. [M1362]

Klinisch zeigen sich eine Schwellung und ein Hämatom über dem lateralen Ellenbogen. Neben Röntgenbildern des Ellenbogens in 2 Ebenen kann eine Innenrotationsaufnahme sinnvoll sein. Undislozierte Frakturen werden mittels Oberarmgipsschiene, die nach dem Abschwellen zirkuliert wird, für 4–5 Wochen ruhiggestellt. Primär oder sekundär dislozierte Frakturen werden offen reponiert und mit einer metaphysären Schraube oder, bei kleineren Kindern, mit K-Drähten fixiert (▶ Abb. 16.35).

Radiusköpfchen- und -halsfrakturen

Dritthäufigste Ellenbogenverletzung des Kindesalters. Das Radiusköpfchen ist aufgrund seiner Versorgung über die periostalen Radiushalsgefäße durch das initiale Trauma, besonders aber auch iatrogen durch invasives therapeutisches Vorgehen sehr vulnerabel. Daher ist sehr schonendes, minimalinvasives Vorgehen hier von besonderer Bedeutung. Aufgrund des hohen Remodellierungspotenzials können bis zum 10. Lebensjahr Abkippungen von 50–60°, nach dem 10. Lebensjahr von bis zu 20° toleriert werden. Sollte eine inakzeptable Fehlstellung vorliegen, muss geschlossen reponiert und mittels Prévot-Nagel fixiert werden. Es sollte in jedem Fall nicht länger als 2 Wochen ruhig gestellt und auf Physiotherapie verzichtet werden.

Seltene Ellenbogenverletzungen

Olekranonfrakturen, Ellenbogenluxationen sowie eine kombinierte Luxation des Radiusköpfchens mit Frakturen der Ulna (Monteggia-Läsion, ▶ Kap. 7.4.3) sind im Wachstumsalter selten.

16.6.4 Unterarm

Die Frakturen des distalen Unterarms stellen mit 20–25 % die häufigsten Brüche des Wachstumsalters dar und sind meist bereits klinisch gut zu erkennen. Die Diagnose wird mit einem Röntgenbild in 2 Ebenen gesichert (▶ Abb. 16.36). Alle nicht vollständig dislozierten Frakturen werden in einer Oberarmgipsschiene ruhig gestellt. Durch die hochaktiven benachbarten Wachstumsfugen ist das Potenzial zur Spontankorrektur von Fehlstellungen enorm. Dennoch sollte versucht werden, mittels Gipskeilung das Ausmaß der Fehlstellung zu verringern. Gelingt dies nicht oder ist die Fraktur vollständig disloziert, ist eine Osteosynthese mit Kirschner-Drähten, selten auch mit Platte erforderlich. Die Ruhigstellungszeit beträgt etwa 4 Wochen.

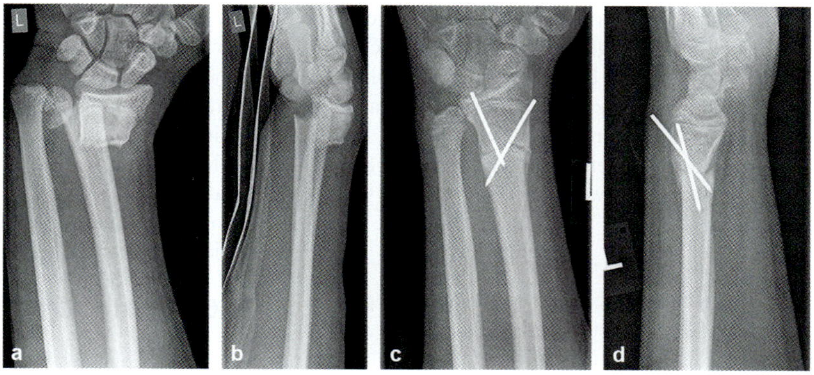

Abb. 16.36 Dislozierte extraartikuläre distale Unterarmfraktur. Die Epiphyse der distalen Ulna ist ebenfalls disloziert.
a, b Präoperativer Status.
c, d Perkutane K-Drahtosteosynthese nach geschlossener Reposition. [P183]

16.6.5 Hand

Jede fünfte kindliche Fraktur betrifft die Phalangen und Metakarpalia. Sie entstehen typischerweise durch Einklemmungsverletzungen bzw. später beim Sport. Vor Laufbeginn muss an eine Kindesmisshandlung gedacht werden.

Cave

Torsionsfehler und Fehlstellungen in der Frontalebene werden an der Hand ausgesprochen schlecht korrigiert! Bei 90° Flexion der MTP und PIP müssen die Finger auf das Os scaphoideum zeigen.

Es werden dorsopalmare und schräge Röntgenaufnahmen angefertigt. Nicht und gering dislozierte Fingerfrakturen werden im 2-Fingerverband, metatarsale Brüche in der Gipsschiene in Funktionsstellung für 2–6 Wochen, je nach Lokalisation und Patientenalter, ruhig gestellt. Dislozierte und intraartikuläre Frakturen werden möglichst perkutan per K-Drahtosteosynthese, falls nötig offen, reponiert und fixiert. Bei Bedarf stehen auch Minischräubchen und -platten bzw. externe Fixateure zur Verfügung.

16.6.6 Unterschenkel

Mit etwa 15 % aller kindlichen Frakturen sind die diaphysären Tibiafrakturen häufig. Ein Drittel davon betrifft den Unterschenkelschaft (▶ Abb. 16.37). Klinisch muss auf Rotationsfehlstellungen geachtet werden, radiologisch wird der komplette Unterschenkel inkl. der angrenzenden Gelenke dargestellt. Nicht oder gering dislozierte Frakturen werden primär, mittelgradig dislozierte Frakturen nach Narkosereposition im Gips ruhig gestellt und nach einer Woche bei Bedarf gekeilt. Die erforderliche Ruhigstellung bewegt sich zwischen 2 Wochen bei Stauchungsbrüchen kleiner Kinder und bis zu 10 Wochen bei adoleszenten Trümmerfrakturen. Vollständig dislozierte, verkürzte, offene Frakturen und Kompartmentsyndrome (▶ Kap. 18) müssen primär operiert werden.

Cave

Auch bei Kindern muss immer an ein Kompartmentsyndrom als häufigste Frühkomplikation gedacht werden (▶ Kap. 18). Das Kardinalsymptom ist zunehmender, inadäquater, therapierefraktärer Schmerz.

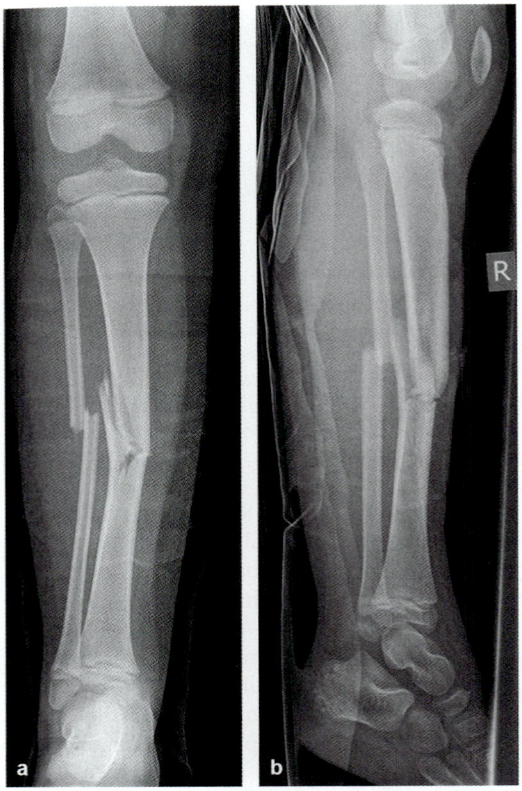

Abb. 16.37 Dieses 6-jährige Mädchen zog sich im Rahmen eines Verkehrsunfalls eine zweitgradig offene Unterschenkelschaftfraktur zu. Der Biegekeil zeigt immer in die Richtung der einwirkenden Kraft, die Stoßstange traf das Mädchen also von der lateralen Seite. **a** Präoperativer Status. **b** Nach antegrader ESIN-Osteosynthese. [P183]

16.6.7 Fuß

Brüche des Kinderfußes treten zumeist im Vor- und Mittelfußbereich auf und machen etwa 10 % aller kindlichen Frakturen aus. Als radiologische Projektionen sind der dorsoplantare und der schräge Strahlengang geeignet.
Gering dislozierte Frakturen der Metatarsalia und Phalangen können im Unterschenkelgips behandelt werden. Dislozierte Brüche werden in Leitungsanästhesie reponiert und mittels Dachziegelverband an den Nachbarzeh gezügelt („Buddy Taping“).

16.6.8 Proximaler Humerus

Weniger als 5 % aller Frakturen im Wachstumsalter. Neben geburtstraumatischen Fällen kommen auch Brüche bei über 10-Jährigen vor.

Es werden Röntgenbilder a. p. und eine Y-Aufnahme angefertigt, wobei der Ellenbogen zur Bestimmung der Ebene idealerweise mit abgebildet sein sollte.
Die proximale Epiphysenfuge ist hochaktiv und macht ausgeprägte Remodellierungsvorgänge möglich. Aus diesem Grund kommt der konservativen Therapie eine herausragende Bedeutung zu. Bei Kindern unter 11 Jahren können Varus-, Ante- und Rekurvationsabkippungen bis 50°, Valgusfehlstellungen bis 20° sowie Fragmentdislokationen um Schaftbreite und Verkürzungen um 2 cm toleriert werden.
Bei extremen Fehlstellungen oder fortgeschrittenem Alter kann eine meist geschlossene Reposition in Narkose ggf. mit perkutaner ESIN oder K-Drahtfixierung erforderlich sein.

16.6.9 Humerusschaft

Weniger als 5 % aller kindlichen Frakturen, meist bei Jugendlichen als Sport- oder Verkehrsverletzung.

Praxistipp

Bei Kleinkindern sollte auch an eine Kindesmisshandlung gedacht werden.

Die Klinik ist in der Regel pathognomonisch. Wichtig ist die Erhebung des distalen Neurostatus, um eine Verletzung des N. radialis nicht zu übersehen. Röntgen in zwei Ebenen mit angrenzenden Gelenken.
Stabile Frakturen können in einer Armschlinge versorgt werden, instabile und komplizierte Frakturen mit Begleitverletzungen werden mittels Fixateur externe oder ESIN-Nagelung versorgt. Plattenosteosynthesen bergen die Gefahr einer Radialisläsion (v. a. auch bei der Metallentfernung). Die Spontankorrektur ist diaphysär begrenzt, sodass auf eine gute Reposition geachtet werden sollte. Allerdings kann später viel durch die hohe Beweglichkeit der Schulter kompensiert werden und bleibt somit klinisch irrelevant.

Simon Weidert

17 Traumatologie des alten Menschen

IMPP-Hits

Dieser Bereich wurde in den letzten Jahren vom IMPP nicht abgefragt, was sich aufgrund der wachsenden Bedeutung des Themas ändern könnte.

17.1 Wegweiser

Bereits heute ist ein Großteil der stationären unfallchirurgischen Patienten mit Frakturen älter als 75 Jahre. Der Anteil der Patienten über 85 Jahre wird sich bis 2025 voraussichtlich fast verdoppeln. Dieses Patientenkollektiv leidet häufig unter Vorerkrankungen (Stichwort: **Multimorbidität**) sowie allgemein schlechterer Verfassung. Eine Fraktur und die darauffolgende Behandlung gehen häufig mit einer deutlichen **Verschlechterung der Lebenserwartung und Lebensqualität** einher. Auch ist es diesen Patienten häufig nicht möglich, die üblichen postoperativen Rehabilitationsvorgaben zu befolgen. Die meisten alten Patienten haben eine **Kombination von Nebenerkrankungen,** die sich z. T. gegenseitig (negativ) beeinflussen und die **Prognose deutlich verschlechtern.** Daher ist es wichtig, die Behandlungsprinzipien auf diese alten Menschen optimal anzupassen.

17.2 Multimorbidität

Viele alte Menschen haben **Nebenerkrankungen** oder Einschränkungen, die eine Behandlung verkomplizieren und vielleicht sogar zu der Verletzung geführt haben. Da viele Körperfunktionen bereits eingeschränkt sein können (Nierenfunktion, Leberfunktion, Herzfunktion, Lungenfunktion, Abwehrsystem, usw.), bringt jede Gesundheitsstörung einen alten Menschen an seine Belastungsgrenze. Dies gilt insbesondere für Frakturen, da diese zudem zu einer Immobilisierung bis hin zur Bettlägerigkeit führen können.

Dies führt zu einer **erhöhten perioperativen Mortalität und Morbidität.** Oft verzögert die präoperative Diagnostik (z. B. Herzecho) oder die Notwendigkeit für eine postoperative Überwachung auf Intensivstation die operative Versorgung.

17.2.1 Osteoporose

Die Osteoporose ist eine **Verminderung der Knochensubstanz** mitsamt einer Verschlechterung der Knochenarchitektur, die insgesamt zu einer **erhöhten Brüchigkeit** (engl. **„fragility"**) führt.

Alleine in Deutschland leben 8 Millionen Menschen mit diagnostizierter Osteoporose (▸ Kap. 20). Jede 2. Frau und jeder 5. Mann erleiden im Laufe ihres Lebens eine osteoporotische Fraktur.

Die oft nicht diagnostizierte und unbehandelte Osteoporose führt zum einen zu einer **erhöhten Frakturwahrscheinlichkeit** (▸ Kasten). Der brüchige Knochen macht zum anderen häufig auch intraoperativ Probleme, da oft **Trümmerzonen** vorliegen und das Osteosynthesematerial kaum Halt findet. Kommt es nach der Behandlung mit einer Endoprothese zu einem erneuten Sturz, können die gefürchteten **periprothetischen Frakturen** (▸ Kap. 17.4) entstehen.

Praxistipp

Laut biomechanischen Studien ist bei normalem Knochen eine Gewalteinwirkung von 7000–9000 N notwendig, um eine Fraktur des proximalen Femurs hervorzurufen. Bei osteoporotischem Knochen reichen dafür 3000–4000 N; **er bricht somit 2- bis 3-mal leichter.** Das erklärt, weshalb ein Sturz aus dem Stand so häufig zu einer Fraktur führt!

17.2.2 Herzkrankheiten

Mit zunehmenden Alter nehmen auch die Herzkrankheiten deutlich zu. Hierzu gehören sowohl die **koronare Herzkrankheit (KHK)** (4/5 aller Herzinfarkte treten nach dem 65. Lebensjahr auf) als auch Klappenvitien wie **Mitralinsuffizienz** oder die gefürchtete **Aortenklappenstenose,** die im Alter häufiger vorkommen.
Diese Herzkrankheiten führen mit der im Alter sowieso abnehmenden Kontraktilität des Herzmuskels häufig zu einer zunehmenden **Herzinsuffizienz.** Diese stellt ein nicht unbedeutendes **perioperatives Risiko** dar.
Herzrhythmusstörungen können die Ursache eines Sturzes sein. Im Fall einer Operation sind gerade die **bradykarden Herzrhythmusstörungen** ein mögliches Risiko. Manchmal ist ein Herzschrittmacher notwendig. Zudem nehmen viele Patienten mit **tachykardem Vorhofflimmern** (ca. 10 % der über 80-Jährigen!) **gerinnungshemmende Medikamente** wie Marcumar oder neuerdings NOAKs (neue orale Antikoagulanzien) ein – diese können bei einer Operation zu einem **höheren Blutverlust** führen.

Cave

Erleidet ein Patient präoperativ ein **akutes Koronarsyndrom** (erhöhte Myokardmarker wie Troponin T, ggf. positives EKG), kann eine präoperative invasive Diagnostik und Therapie mittels **Herzkatheteruntersuchung** (ggf. PTCA und Stent) notwendig werden. In diesen Fällen gilt die Regel **„life before limb"** – die Operation muss daher verschoben werden und sollte möglichst unmittelbar nach Stabilisierung des Patienten erfolgen. Aufgrund der zu erwartenden Blutung muss die Indikation für eine Antikoagulation (ASS, Clopidogrel) äußerst streng gestellt werden.

17.2.3 Eingeschränkte Lungenfunktion

Alte Patienten haben durch eine **verminderte Thoraxbewegung** (Kyphose, Versteifung der Rippengelenke, verminderte Muskelkraft) eine **verminderte Vitalkapazität.** Zudem verschlechtert sich der Gasaustausch. Daher haben alte Patienten deutlich **weniger Kompensationsmechanismen,** wenn zusätzliche Probleme (Rippenfrakturen, Pneumonien, Beatmung bei Operationen) auftreten: die physiologische Antwort auf Hypoxie und Hyperkapnie nimmt um 40–50 % ab. Eine **COPD** kann die Funktion der Lunge noch weiter einschränken.
Eine invasive Beatmung im Rahmen von Operationen sollte daher, wenn möglich, vermieden oder zeitlich auf das Mindeste begrenzt werden.

17.2.4 Eingeschränkte Immunabwehr

Durch eine im Alter beeinträchtigte Immunabwehr kommt es häufiger zu Infekten, die zudem auch hartnäckiger sind und eine Therapie zusätzlich erschweren.

- **Pneumonien:** Sowohl ambulant erworbene als auch nosokomiale (im Krankenhaus ab dem 3. Tag entstandene) Lungenentzündungen sind nicht selten und können bei alten Patienten ohne die typischen Symptome (Fieber, Husten) auftreten. Bei Verdacht ist eine Röntgen-Thorax-Untersuchung (idealerweise in zwei Ebenen) sinnvoll, um mögliche Infiltrate nachzuweisen.

Merke

Bei dem Vorliegen einer **Pneumonie** ist die **frühzeitige Gabe einer kalkulierten Antibiose** (Kriterien: ambulant oder nosokomial erworben, epidemiologische Situation, Resistenzlage) **für die Prognose entscheidend!**

- **Harnwegsinfekte:** Der Verdacht auf einen Harnwegsinfekt stellt sich häufig olfaktorisch (ein typsicher Geruch ist hinweisend) oder bei erhöhten Entzündungsparametern im Routinelabor. Zur Abklärung sind Urinstix und Sedimentuntersuchung notwendig. Lässt sich hier ein Infekt nachweisen, sollte vor Beginn der Antibiotikatherapie eine Urinkultur in die Mikrobiologie gegeben werden, um den Erreger zu ermitteln. Ein möglicherweise vorhandener Blasendauerkatheter sollte idealerweise entfernt oder zumindest gewechselt werden.

Praxistipp

Bei alten Patienten sollte ein **Blasendauerkatheter (BDK)** keinen Tag länger als notwendig liegen bleiben, da er die Mobilität einschränkt und die **Gefahr eines Harnwegsinfekts** erhöht. Auch wenn es die Pflege vereinfacht, sollte man als Arzt immer ein Auge darauf haben, dass unnötige BDKs rechtzeitig entfernt werden. Blasenkatheter fördern auch die **Inkontinenz** vormals kontinenter Patienten. Faustregel: Für je 2 Tage BDK bleibt 1 Tag Inkontinenz.

Cave

Bei **ausbleibender Ausscheidung** müssen immer ein **Harnwegsinfekt** (Urostix und Sediment) und ein **Harnverhalt** (Sonografie der Blase und Nieren) ausgeschlossen werden!

- **Wundinfekte:** Bedingt durch die schlechtere Hautqualität, die mangelnde Fähigkeit zur Hygiene und Komorbiditäten (Kortisoneinnahme, venöse Stauung, pAVK, Diabetes mellitus) kommt es bei alten Patienten häufiger zu Wundinfekten, v. a. der unteren Extremität. Hier ist auf sorgfältigen operativen Wundverschluss (ggf. zusätzlich mit Hautkleber) regelmäßige Wundkontrollen und dichten Wundverband sowie Kontrollen der Infektparameter zu achten.

17.2.5 Unter- und Mangelernährung

Mit dem Alter nimmt beim Menschen der **Appetit** ab. Auch fehlende soziale Einbindung in die tägliche (Essens-)Routine sowie **Schwierigkeiten beim Kauen** (Zahnstatus, Prothesen) oder **Schlucken** (z. B. Parkinson, Demenz) führen dazu, dass viele alte Patienten einen schlechten Ernährungsstatus und Mangel an bestimmten Nahrungsbestandteilen haben.

Dies führt meist zu einer **Sarkopenie** (Verminderung der Muskelmasse) und einer Abnahme der schützenden Fettpolster über den Knochen. In Verbindung mit einer häufig vorliegenden Osteoporose (verstärkt durch **Kalzium- und Vitamin-D-Mangel**) kommt es daher zu **vermehrtem Auftreten von Frakturen.**

Aufgrund der **fehlenden Reserven** können Operationen diese Patienten zusätzlich belasten und durch **verlängerte Bettlägerigkeit** verstärkt sich die Sarkopenie weiter. Häufig kommt es zudem zu **Druckulzera,** beispielsweise am Steiß oder an den Fersen.

17.2.6 Nieren- und Leberinsuffizienz

Die **Clearance** der Niere nimmt pro Lebensdekade um 10 % ab. Zusammen mit einem abnehmenden Durstgefühl (weniger Durchsatz) und Nebenwirkungen von Medikamenten (cave: Multimedikation) führt dies häufig zu einer Hypovolämie und Hypernatriämie. Bei Überdosierung von Schleifendiuretika (z. B. Furosemid) kann es zudem zu Hypokaliämien kommen. Diese **Elektrolytentgleisungen** sind häufig für delirante Syndrome bei alten Patienten verantwortlich.

Cave

Bei **eingeschränkter Nierenfunktion** und am besten generell im Alter (> 80 Jahre) sollte auf nephrotoxische Medikamente verzichtet werden. Dazu gehören v. a. die **NSAR** wie Ibuprofen oder Diclofenac. Dazu gehört auch der Einsatz von **jodhaltigem Röntgenkontrastmittel.**

Patienten mit chronischer Niereninsuffizienz haben die Gefahr, im Rahmen einer Fraktur und einer operativen Therapie ein Nierenversagen zu entwickeln. Daher sollte auf ausreichendes Flüssigkeitsangebot sowie auf die Vermeidung nephrotoxischer Substanzen unbedingt geachtet werden.

17.2.7 Stoffwechselerkrankungen

Von unseren alten Patienten leidet mittlerweile jeder Fünfte unter einem **Diabetes mellitus,** davon 90 % unter dem Typ-II-Diabetes. Dieser ist primär durch eine Insulinresistenz charakterisiert und führt im Verlauf auch zu einer Hypoinsulinämie und der Notwendigkeit einer Insulinsubstitution. Diese Erkrankung birgt die Gefahr von **Hypo- und Hyperglykämien** im Verlauf des stationären Aufenthalts, die v. a. perioperativ entgleisen können.

Auch **Hypothyreosen** nehmen mit dem Alter zu. Die Symptome sind jedoch eher mild – bei Müdigkeit, Abgeschlagenheit, kognitiven Defiziten, Myopathie und Sturzneigung sollte jedoch an eine Abklärung der Schilddrüse gedacht werden (z. B. Bestimmung des TSH-Werts im Labor).

17.2.8 Neurologische Einschränkungen

Im Rahmen von **Schlaganfällen** sowie als Folge derer **(Paresen,** Gangstörungen) kann es zu Stürzen und Frakturen kommen. Daher gehört eine neuro-

logische Untersuchung des alten Patienten nach Sturz zum Standard.
Die Zahl der **Demenzpatienten** nimmt stark zu. Dieses Syndrom ist charakterisiert durch eine Gedächtnisstörung, eine Einschränkung der kognitiven Verarbeitung, Orientierungsstörungen und Veränderungen der Persönlichkeit. Mit dieser Krankheit kommt es sowohl zu **vermehrten Stürzen** (nächtliche Bettflüchtigkeit, Gangunsicherheit, Unfähigkeit zu Schutzbewegungen) als auch zu einer generellen **Verschlechterung des Allgemeinzustands** (Ernährungszustand, Hygiene, Infekte). Zudem ist die **postoperative Rehabilitation** nach operativen Eingriffen stark eingeschränkt. Eine **geriatrische Rehabehandlung** ist nur bei **kooperationsfähigen Patienten** sinnvoll – oftmals bleibt daher nur eine Verlegung in ein Pflegeheim.

Cave

Die Demenz muss unbedingt von dem Delir abgegrenzt werden! Während für die Diagnose **„Demenz"** die Störung **mindestens 6 Monate** vorliegen muss und bestehen bleibt, ist das **Delir nur vorübergehend und reversibel** (Ursache sind Elektrolytentgleisungen, Infekte, Entzug oder Traumata).

Auch **Polyneuropathien** (meist als Folge eines Diabetes mellitus) führen durch die verminderte Fähigkeit zur Propriozeption zu **Gang- und Standunsicherheit.**
Das **Parkinsonsyndrom** beschreibt das Erscheinungsbild von Rigor (erhöhter Muskeltonus), Ruhetremor (Zittern) und Hypokinese (verminderte Bewegungsfähigkeit). Die häufigste Ursache ist das idiopathische Parkinsonsyndrom, auch Morbus Parkinson genannt, der bei 1 % der über 65-Jährigen vorliegt. Meist liegt eine Gangstörung mit erhöhter Sturzneigung vor, die auch postoperativ die **Rehabilitation erschwert.** Auch kommt es perioperativ nicht selten zu einer Verschlechterung der Symptome. Im weiteren Verlauf kann es u. a. zu der sog. **Parkinsondemenz** und zu **Schluckstörungen** kommen.

17.2.9 Sensorische Einschränkungen

Mit zunehmendem Alter kommt es zur Entwicklung einer **Presbyopie** (Nachlassen der Sehfähigkeit durch abnehmende Elastizität der Linse) und andere Fehlsichtigkeiten (Katarakt, Glaukom, Makuladegeneration). Auch die Hörfähigkeit nimmt mit dem Alter ab **(Presbyakusis).**
Durch degenerative Veränderungen des vestibulären Systems kommt es im Alter häufiger zu Schwindel und damit verbundener Fallneigung. Die häufigste Ursache ist der **paroxysmale Lagerungsschwindel** (Lösung von Otolithen im Bogengangsystem), der jedoch reversibel ist. Andere Ursachen für Schwindel können **zerebrovaskulärer Natur** sein oder ein einseitiger **Ausfall des N. vestibularis** oder der **Morbus Menière** (Störung der Endolymphe des Innenohrs).

17.3 Typische postoperative Komplikationen

- **Nosokomiale Infektionen:** Pneumonien, Harnwegsinfekte durch Immobilität, Aspiration, Blasenkatheter.
- **Dekubitus:** Druckulzera am Steiß oder den Fersen infolge von Bettlägerigkeit und schlechter Hautqualität. Wird häufig als Pflegefehler beurteilt.
- **Postoperatives Delir:** durch OP-Trauma ausgelöst (lange OP-Zeit, Auskühlung, Flüssigkeitsverschiebung, Entzündung).
- **Wundheilungsstörungen:** schlechte Hautqualität, schlechte Hygiene, persistierende Wundsekretion.
- **Luxationen von Endoprothesen:** schlechte muskuläre Stabilität, schlechte Compliance der Patienten, suboptimale Positionierung der Komponenten.
- **Thrombosen und Embolien:** Bettlägerigkeit, Thrombophilie im Rahmen von Trauma und Exsikkose.
- **Akutes Nierenversagen:** OP-Trauma, Hypovolämie, nephrotoxische Medikamente.

17.4 Therapeutisches Vorgehen

Klinischer Fall

Eine 85-jährige Patientin mit beginnender Demenz, die sich bisher alleine daheim versorgt hat, zieht sich im Rahmen eines häuslichen Stolpersturzes eine mediale Schenkelhalsfraktur zu. Da die Patientin bisher voll mobil war und die Fraktur (Pauwels 2, Garden 2) kaum abgekippt ist, wird entschieden, eine Osteosynthese mittels Hohlschrauben durchzuführen.

Postoperativ zeigt die Patientin ein Durchgangssyndrom und kann die Belastungsvorgaben bei dem Versuch der Mobilisierung nicht einhalten. Kurz vor Verlegung zeigt sich im Kontroll-Röntgenbild ein Abkippen mit Dislokation der Schrauben im osteoporotischen Knochen. Es wird entschieden, in einem Revisionseingriff auf eine zementierte Hemiprothese zu wechseln.
Postoperativ kann die Patientin dieses Mal erst am 3. Tag von der Intensivstation verlegt werden und sie entwickelt eine Pneumonie.
Aufgrund der mangelnden Mobilisierung (Patientin ist jetzt sehr schwach) entwickelt sich zusätzlich ein Harnwegsinfekt und ein Dekubitus. Die Patientin wird daraufhin in die Akutgeriatrie verlegt und wird zum Pflegefall.
Take-Home-Message: Im Ersteingriff sollte bei alten Patienten eine endgültige Lösung angestrebt werden mit Vollbelastbarkeit, früher Mobilisierung und Vermeidung von weiteren Eingriffen!

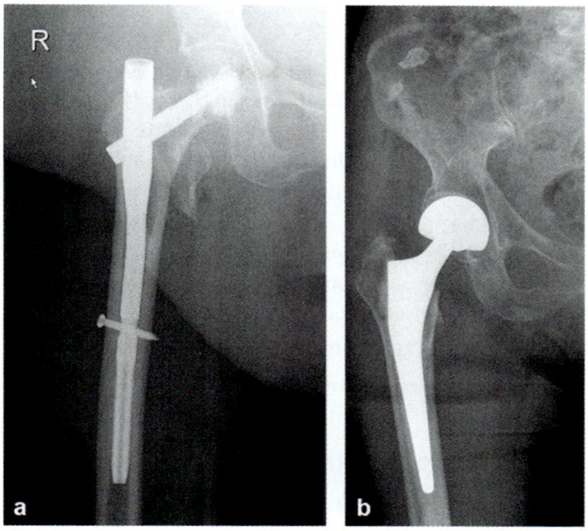

Abb. 17.1 **a** Zementaugmentierter proximaler Femurnagel (PFN); man beachte den Zement um die Schraubenspitze. **b** Zementierte Duokopfprothese. [P183]

Um bei diesem schwierigen Patientenkollektiv gute Ergebnisse zu erzielen, muss eine darauf abgestimmte Behandlungsstrategie gewählt werden. Die **Behandlungsprinzipien** lauten:

- Möglichst **schnelle Wiederherstellung** von **Vollbelastung**
- **Frühestmögliche Rehabilitation**
- Kurze, **wenig invasive** Eingriffe
- **Vermeidung** von Revisionseingriffen
- **Thromboseprophylaxe:** Heparine, Kompressionsstrümpfe, Mobilisierung
- **Atemtherapie**

Jeder Tag im Bett verschlechtert die Prognose bei alten Patienten. Daher ist das Ziel die **möglichst frühzeitige Operation** bei Frakturen der unteren Extremitäten sowie eine **unmittelbare Vollbelastung und Mobilisierung** zu ermöglichen. Aus diesem Grund wird z. B. bei Frakturen des Schenkelhalses häufig eine **zementierte Hemiprothese** eingesetzt, die sofort stabil ist und wenig Komplikationen hervorruft.

An anderen Lokalisationen wird, um eine bessere Festigkeit im osteoporotischen Knochen zu erreichen, zusätzlich **PMMA-Zement** durch die Schrauben eingespritzt **(Zement-„Augmentation“).** So werden beispielsweise Pedikelschrauben an der Wirbelsäule auf diese Weise gerne stabiler verankert. Diese Technik wird außerdem bei proximalen Humerusplatten oder bei proximalen Femurnägeln angewendet (► Abb. 17.1).

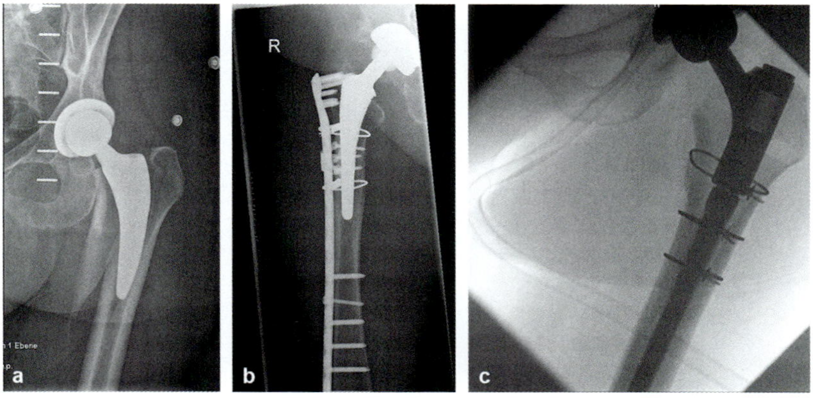

Abb. 17.2 Periprothetische Fraktur. **a** Periprothetische Fraktur Hüfte links Typ Vancouver B2 nach Kurzschaftprothese. **b** Periprothetische Fraktur HTEP, postoperativ nach LISS-Platte. **c** Periprothetische Fraktur Hüfte links, Typ Vancouver B2, postoperativ nach Wechsel auf modulare Langschaftprothese mit Cerclagen. [P183]

Merke

Ein typisches Krankheitsbild des alten Menschen ist die **periprothetische Fraktur** (► Abb. 17.2). Hier kommt es zu einer Fraktur um eine **vorhandene Prothese** (z. B. Hüft-TEP) oder **Implantat** (z. B. Gammanagel) herum. Die meist operative Behandlung wird durch das vorhandene Implantat und die meist schlechte **Knochenqualität** häufig erschwert. Häufig werden langstreckige Osteosynthesen mittels winkelstabilen Platten notwendig, evtl. mit Wechsel der Prothese, wenn diese zusätzlich gelockert sein sollte.

17.5 Prophylaxe beim alten Menschen

Um (weitere) Frakturen bei Stürzen zu verhindern, sollten im Rahmen einer **Osteoporosediagnostik** (► Kap. 20) eine **Knochendichtemessung** (► Kap. 2) und ggf. die notwendiger **Osteoporosetherapie** durchgeführt werden. Durch eine konsequente Behandlung der Osteoporose wird eine behandlungspflichtige Zweitfraktur bei bis zu 60 % der untersuchten Patienten vermieden.

Des Weiteren müssen weitere Stürze verhütet werden – eine Ausstattung mit entsprechenden **Gehhilfen** ist daher sinnvoll. Auch sollten der Hausarzt und die Familie dafür sorgen, dass sturzträchtige Wege (Treppen, Stufen, Türschwellen) v. a. im häuslichen Bereich vermieden oder zumindest Handläufe angebracht werden.

Erkrankungen, die zu vermehrter Gangunsicherheit und Sturzanfälligkeit führen, müssen abgeklärt oder therapiert werden. Dazu gehören **unklare Synkopen** (Langzeit-EKG, Langzeit-Blutdruckmessung, Duplexsonografie der Halsgefäße), **Schwindel** (Neurologie und HNO), **Parkinsonsyndrom** (Reduzierung der Symptome durch Optimierung der Medikation), **Epilepsie** (medikamentöse Therapie), **Unterernährung** oder auch **Seh- und Hörstörungen** (Verordnung einer Brille oder einem Hörgerät).

Simon Weidert

18 Nebenverletzungen

IMPP-Hits

In der Orthopädie und Unfallchirurgie werden nicht nur Hauptverletzungen wie Becken- oder Humerusfraktur behandelt, sondern auch viele größere und kleinere Nebenverletzungen, wie das Schädel-Hirn-Trauma oder das Kompartmentsyndrom. Diese Themen werden auch gerne vom IMPP abgefragt. Insbesondere die Klinik des Kompartmentsyndroms wurde in den letzten Jahren geprüft.

18.1 Wegweiser

In diesem Kapitel werden Verletzungsarten besprochen, die nichts mit Frakturen zu tun haben. Die weitaus häufigste ist das **Schädel-Hirn-Trauma** (SHT). Nicht jedes Krankenhaus hat eine Neurochirurgie und da ein SHT häufig mit anderen Verletzungen kombiniert ist, wird es meist von der unfallchirurgischen Abteilung mitbehandelt.

Besonders im Rahmen von Arbeitsunfällen kommt es nicht selten zu **Verbrennungen** und **Verbrühungen** (z. B. beim Arbeiten in einer Küche), zu chemischen Verletzungen **(Verätzungen** mit Säuren oder Laugen in der chemischen Industrie oder im Labor) sowie **Elektrounfällen.** Auch wenn es sich auf den ersten Blick um oberflächliche Verletzungen handelt, ist Vorsicht geboten und eine genaue Beurteilung sowie rasche Therapie sind notwendig. Diese oberflächlichen Nebenverletzungen werden vom **IMPP** gerne und häufig abgefragt, obwohl sie von der Anzahl der wirklich schweren Fälle eher unterrepräsentiert sind.

Gerade im Winter kommt es häufig, gerade bei langer Rettungszeit oder bei Intoxikation im Freien, zu schweren **Unterkühlungen,** die teilweise mit **Erfrierungen** der Extremitäten einhergehen. Diese müssen zunächst erkannt dann vorsichtig behandelt werden, um nicht weiteren Schaden auszulösen.

Das **Kompartmentsyndrom** ist eine Erkrankung infolge von Trauma oder Ischämie der Extremitäten, das im klinischen Alltag eine sehr bedeutende Rolle spielt. Wird es übersehen und nicht umgehend behandelt, besteht große Gefahr, die Extremität zu verlieren.

18.2 Schädel-Hirn-Trauma

Ein großer Teil der unfallchirurgischen Patienten in einer Notfallambulanz wird mit der Verdachtsdiagnose Schädel-Hirn-Trauma eingeliefert. In vielen Fällen ist dieses mit **Kopfplatzwunden** assoziiert. Die wirkliche Gefahr jedoch stellen **„intrakranielle Traumafolgen"** dar: Eine Hirnblutung kann in schweren Fällen sogar zum Tod des Patienten führen. Daher sind eine gute Risikoabschätzung, eine gezielte Diagnostik und adäquate Therapie notwendig.

Es gibt verschiedene Einteilungen des SHT, die anhand verschiedener Parameter einen Schweregrad abschätzen (► Tab. 18.1, ► Tab. 18.2). Die gebräuchlichste ist die Glasgow Coma Scale (GCS). Hier werden die drei Fähigkeiten Augen öffnen, Motorik und verbale Äußerung mit Punkten bewertet.

Die einfachste Einteilung des SHT richtet sich nun einfach nach den ermittelten GCS-Werten (► Tab. 18.2).

Tab. 18.1 Glasgow Coma Scale (GCS): Einschätzung der Hirnfunktion bei verletzten Patienten

Punkte	Augen öffnen	Verbale Kommunikation	Motorische Reaktion
6			Befolgt Aufforderungen
5		Orientiert	Gezielte Schmerzabwehr
4	Spontan	Desorientiert	Ungezielte Schmerzabwehr
3	Auf Aufforderung	Unzusammenhängende Worte	Auf Schmerzreiz Beugesynergismen
2	Auf Schmerzreiz	Unverständliche Laute	Auf Schmerzreiz Strecksynergismen
1	Keine Reaktion	Keine Antwort	Auf Schmerzreiz keine Reaktion

Für jede der drei Qualitäten werden einzeln Punkte vergeben und am Ende zusammengerechnet. Der **Minimalwert** beim GCS ist **3 Punkte.** Die **Schutzintubation** ist **ab 8 Punkten** empfohlen. Ein normaler wacher Mensch, der orientiert ist, hat **15 Punkte.**

Tab. 18.2 SHT-Einteilung nach Glasgow Coma Scale (GCS)

Grad	GCS
SHT Grad 1	GCS 13–15
SHT Grad 2	GCS 9–12
SHT Grad 3	GCS 3–8

Tab. 18.3 Einteilung des SHT nach Bewusstlosigkeit

Grad	Bezeichnung	Dauer der Bewusstlosigkeit
1	Commotio cerebri (Gehirnerschütterung)	< 10 Min.
2	Contusio cerebri (Gehirnprellung)	< 60 Min.
3	Compressio cerebri (Gehirnquetschung)	> 60 Min. oder Koma

Eine andere Einteilung richtet sich nach der Dauer der Bewusstlosigkeit (► Tab. 18.3). Bei Eintreffen des Patienten im Krankenhaus ist diese anamnestisch jedoch häufig sehr schwierig zu erheben.

18.2.1 Diagnostik des SHT

Am Anfang stehen die **Anamnese** (Unfallhergang, Beschwerden, Vorerkrankungen) und eine **neurologische Beurteilung** (Glasgow Coma Scale, ► Tab. 18.1, Pupillenweite und Lichtreaktion, sensomotorische Ausfälle). Anschließend kann eine Risikoabschätzung (► Tab. 18.4) stattfinden – nur bei niedrigem Risiko kann auf eine kraniale Computertomografie (CCT) verzichtet werden.
Die native CT-Diagnostik (ohne Kontrastmittel) erlaubt den Nachweis von Schädelfrakturen und Blutungen im Bereich des Gehirns.

Merke

Manche Kliniken bestimmen beim SHT das **Protein „S-100"** im Blut. Befindet sich dieses unter dem Grenzwert und es liegt kein Risikofaktor der Gruppe 1 vor, ist eine intrakranielle Verletzung sehr unwahrscheinlich – auf eine CCT wird dann verzichtet.

Besonders gefährlich ist das SHT in Zusammenhang mit der Einnahme von **gerinnungshemmenden Medikamenten** (Marcumar, Clopidogrel, ASS)

Tab. 18.4 Risikofaktoren für intrakranielle Blutungen bei SHT

Risikogruppe 1	Risikogruppe 2
• GCS 12 oder weniger • Alter > 60 Jahre • Krampfanfall • Sensomotorische Ausfälle • Seh- oder Hörstörung • Hinweise auf Schädelfraktur: Brillen-, Monokel- oder retroaurikuläres Hämatom • Einnahme von Gerinnungshemmern • Gerinnungsstörung	• Kurze Bewusstlosigkeit • Amnesie • Beschwerden: Kopfschmerz, Schwindel, Übelkeit • Agitiertheit/Aggression • Intoxikation: Alkohol, Drogen • Demenz • Sprachbarriere

Bei Vorliegen eines Risikofaktors der Gruppe 1 sollte umgehend ein CCT durchgeführt werden. Liegen nur Risikofaktoren der Gruppe 2 vor, kann erwogen werden, auf das CCT zunächst zu verzichten und den Patienten einige Stunden zu überwachen.

– dies muss bei jedem Patienten erfragt werden. Nehmen die Patienten Gerinnungshemmer ein, ist eine CCT notwendig und es empfiehlt sich eine **stationäre Überwachung** von 48 h, selbst bei unauffälligem CCT. Treten in den 1- bis 2-stündlichen klinischen Kontrollen Auffälligkeiten auf (wie etwa Verschlimmerung der Beschwerden oder Somnolenz), so ist ein **Kontroll-CCT** zu erwägen.

Cave

Die klassische **Schädel-Röntgenaufnahme** ist praktisch **obsolet:** Sie kann praktisch nur Frakturen nachweisen. Eine Blutung kann nicht ausgeschlossen werden, da die meisten Hirnblutungen nicht mit einer Schädelfraktur einhergehen. Diese Untersuchung ist daher keine diagnostische Hilfe mehr im Zeitalter der Computertomografie.

18.2.1.1 Intrakranielle Blutungen

Die intrakraniellen Blutungen werden meist morphologisch unterschieden. Dabei ist ihre Lage zu den Hirnhäuten ausschlaggebend. Von außen nach innen gibt es folgende Blutungslokalisationen:

- Epidurales Hämatom
- Subdurales Hämatom
- Subarachnoidale Blutung
- Intrazerebrale Blutung

Das Hauptproblem dieser Blutungen ist, dass es zu einem **Anstieg des Hirndrucks** kommen kann. Dadurch wird die Durchblutung des Gehirns vermindert, was wiederum zu weiterer Schwellung führt – ein Teufelskreis. Abgesehen von dem direkten Hirnschaden kann es zu sog. **„Herniationen"** und schließlich **„Einklemmungen"** kommen, die dann in den meisten Fällen zum Tod des Patienten führen.

Cave

Ein „Galeahämatom" befindet sich unter der Kopfhaut und außerhalb der Schädelkalotte. Daher handelt es sich um eine extrakranielle Blutung.

Merke

Eine Einklemmung ist prognostisch äußerst schlecht und führt meist zum Tod des Patienten! Mögliche Herniationen und Einklemmungen sind:

- **Untere Einklemmung:** Prolaps der Kleinhirntonsillen durch das Foramen magnum
- **Obere Einklemmung:** durch Prolaps am Tentorium cerebelli
- **Falx-Einklemmung:** durch Prolaps unterhalb der Falx cerebri

18.2.1.2 Epidurales Hämatom

Das epidurale Hämatom (EDH) geht meist von einer traumatischen Blutung der **A. meningea media** (90 % der Fälle) aus und ist oft mit Schädelfrakturen assoziiert (► Abb. 18.1). Die Form wird meist als **„bikonvex"** oder **„spindelförmig"** beschrieben, was damit zusammenhängt, dass die Dura mater im Bereich der Suturen (Schädelnähte) befestigt ist und die Blutung diese Grenze nicht überschreiten kann. Durch den **arteriellen Druck** kann es zu einer raschen Zunahme und zu einer Verdrängung des Gehirns auf die Gegenseite kommen.

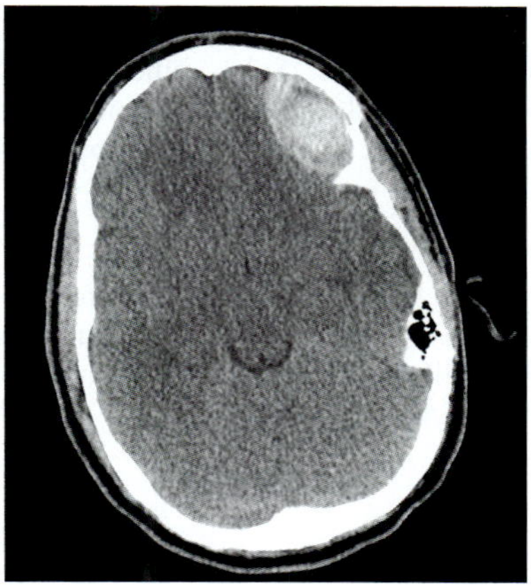

Abb. 18.1 Epidurale Blutung. [P183]

18.2.1.3 Subdurales Hämatom

Das traumatische subdurale Hämatom (SDH) entsteht meist aus einer venösen Blutung der Brückenvenen, welche zwischen der Dura mater und der Arachnoidea mater liegen (► Abb. 18.2). Die Form wird als **„konkav"** oder **„sichelförmig"** beschrieben, da es sich um das Gehirn anlegt – anders als beim EDH wirken die Suturen nicht als Begrenzung.

Merke

Es gibt auch ein **chronisches subdurales Hämatom,** das häufig zufällig diagnostiziert wird und deutlich weniger gefährlich ist als ein akutes traumatisches SDH.

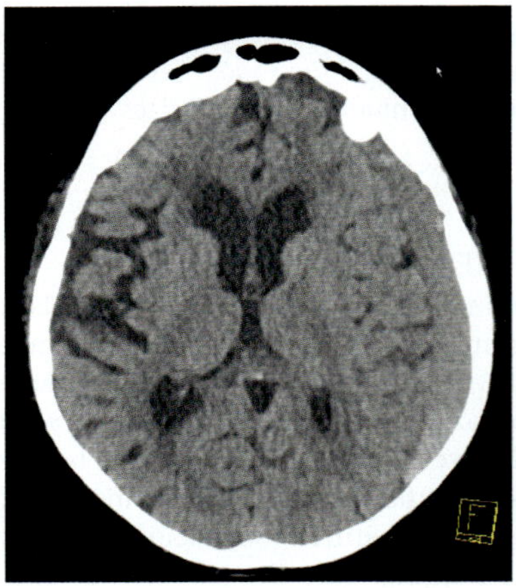

Abb. 18.2 Subdurale Blutung links parietal. [P183]

18.2.1.4 Subarachnoidale Blutung

Die subarachnoidale Blutung (SAB) erkennt man daran, dass sie im Gegensatz zu den anderen Blutungen tief in die Sulci hineinziehen kann (► Abb. 18.3). Die klinischen Symptome sind häufig **Meningismus** und **„Vernichtungskopfschmerz"**.

> **Merke**
>
> SABs können auch nichttraumatisch entstehen – typischerweise bei spontanen Rupturen von **Aneurysmen** oder **AV-Malformationen** oder im Rahmen einer hypertensiven Entgleisung.

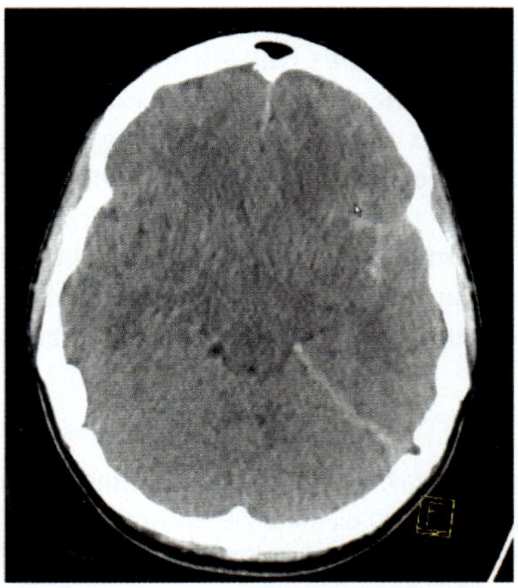

Abb. 18.3 Subarachnoidalblutung links parietal. [P183]

18.2.1.5 Intrazerebrale Blutung

Intrazerebrale Blutungen (ICB) entstehen meist als Kontusionsblutungen oder Scherverletzungen im Rahmen von Hochrasanztraumata. Die Blutung befindet sich innerhalb des Parenchyms des Gehirns.

> **Merke**
>
> **„Coup"** und **„Contre-Coup"** bezeichnen die Lokalisation einer Blutung in Bezug auf die Stelle, an der das Trauma einwirkt. Dabei bedeutet „Contre-Coup", dass sich die Blutung auf der Gegenseite der Gewalteinwirkung befindet. Erklärt wird dies dadurch, dass dort bei der Erschütterung des Gehirns Gefäße abreißen.

18.2.2 Therapie des SHT

Die meisten intrakraniellen Blutungen müssen nur überwacht werden (stündliche **Neuroüberwachung, Kontroll-CCT** nach 4–6 h zur Verlaufsbeurteilung). Nur in wenigen Fällen ist eine chirurgische Intervention notwendig. Eine Möglichkeit ist das Anlegen einer **EVD-Sonde** (externe Ventrikeldrainage), die meist noch im CT durch ein Bohrloch im Schädeldach bis in den Seitenventrikel vorgeschoben wird. Dadurch kann v. a. bei beatmeten Patienten sowohl der Hirndruck **(ICP – Intracranial Pressure)** gemessen als auch bei Bedarf Liquor zum Vermindern des Hirndrucks abgelassen werden. Diese Hirndrucktherapie findet auf einer Intensivstation statt und umfasst weitere optionale Maßnahmen:

> **Merke**
>
> Ein **ICP > 20 mmHg** ist als pathologisch erhöht anzusehen. Um ihn zu senken, stehen u. a. folgende Optionen der **Hirndrucktherapie** zur Verfügung:
>
> - Oberkörper-Hochlagerung
> - Optimierung von Gerinnung und Flüssigkeitshaushalt
> - Vermeidung von Hypotension (z. B. Volumen oder Katecholamine)
> - Optimierung der Osmolarität (z. B. Mannitol 20 %)
> - Kontrolle des Säure-Basen-Haushalts (Hyperventilation, Natrium-Bikarbonat)
> - Barbituratnarkose oder Propofol bis „burst-suppression" im EEG
>
> Entscheidend bei der Hirndrucktherapie ist, dass der **zerebrale Perfusionsdruck (CPP)** ausreichend hoch für die Durchblutung des Gehirns ist. Er sollte **mindestens**

50 mmHg betragen und berechnet sich nach folgender Formel:

CPP = MAP – ICP

CPP = cerebral perfusion pressure (zerebraler Perfusionsdruck)
MAP = mean arterial pressure (arterieller Mitteldruck)
ICP = intracranial pressure (intrakranieller Druck)
Ein **physiologischer CPP** liegt bei ca. 90 mmHg; zwischen 50 und 150 mmHg besteht beim gesunden Menschen eine **Autoregulation,** die für eine optimale Durchblutung sorgt.

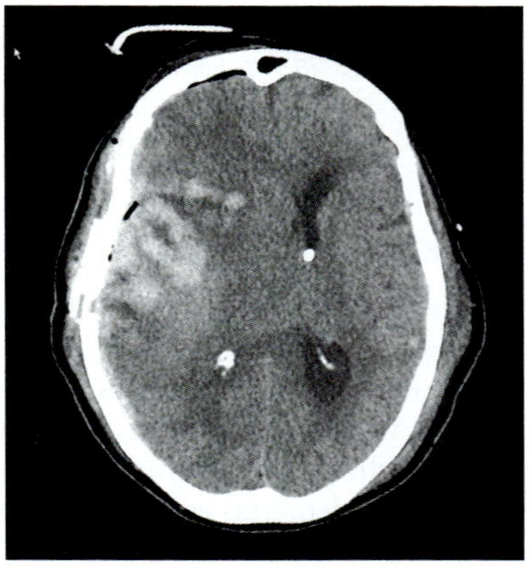

Abb. 18.4 Massive Subarachnoidalblutung rechts mit Zustand nach Trepanation und externer Ventrikeldrainage (weißer Punkt im Vorderhorn des linken Seitenventrikels) auf der linken Seite. [P183]

Liegt eine größere Blutung vor, die das Gehirn zur Seite drängt (**„Mittellinienshift"**) oder droht das Gehirn „einzuklemmen", ist eine **Trepanation** häufig die einzige Therapieoption (► Abb. 18.4). Hierzu wird ein Teil des Schädeldachs eröffnet, um die Blutung zu stillen und das Hämatom zu entfernen. Oft wird dann der Schädelknochen nicht mehr eingesetzt, sondern verworfen **(osteoklastische Trepanation),** damit das Hirn ohne weiteren Druckanstieg anschwellen kann.

18.3 Thermische Schädigung

18.3.1 Verbrennung

Zwei Faktoren sind bei der Verbrennung entscheidend: der **Verbrennungsgrad** (► Tab. 18.5) und die **Größe** des verbrannten Hautareals. Neben den lokalen Komplikationen wie Hautnekrosen und Wundinfektionen kann es bei großflächigen hochgradigen Verbrennungen (>15 % beim Erwachsenen, >10 % beim Kind, ► Kasten) zur **Verbrennungskrankheit** kommen: Dabei kommt es durch Erhöhung der **Gefäßpermeabilität** zu einem **Volumenverlust** und **Schock!** Die akute Behandlung besteht aus Kühlung und steriler Abdeckung der Wunden sowie adäquatem **Volumenersatz** durch Infusion (► Kasten).

Praxistipp

Flüssigkeitssubstitution nach der **Baxter-Parkland-Formel:**

4 ml Ringer-Lösung × Verbrennungsareal (%) × Körpergewicht (kg)

Diese Menge muss innerhalb der ersten 24 h infundiert werden, wobei die Hälfte innerhalb der ersten 8 h gegeben werden muss.

Tab. 18.5 Einteilung der Verbrennung

Grad	Aussehen	Heilungstendenz
1	Erythem (Rötung) auf Epidermis beschränkt	Vollständige Heilung nach wenigen Tagen
2a	Blasen mit intaktem Blasengrund, Schmerzempfinden vorhanden	Heilungsdauer ca. 2 Wochen, selten Narben
2b	Blasen mit avitalem Blasengrund, Analgesie im Nadelstichtest	Heilung unter Narbenbildung, oft Débridement (chirurgische Abtragung) notwendig
3	Nekrosen (oft grau oder weißlich)	Débridement unerlässlich
4	Verkohlung	Ausgedehntes Débridement unerlässlich

Praxistipp

Abschätzung der verbrannten Körperoberfläche durch die **Neunerregel:**
Beim **erwachsenen Menschen** haben folgende Körperteile **jeweils 9 % der Hautoberfläche:** der Kopf, ein ganzer Arm, eine Thoraxhälfte, eine Abdomenhälfte, ein Oberschenkel, ein Unterschenkel (11 × 9 % = 99 %).

Bei Kindern jedoch nimmt der Kopf einen relativ größeren Anteil ein!
Eine weitere Hilfe: Eine **Handfläche** des Patienten entspricht ca. **1 %!**

Cave

Wie bei einer normalen Wunde auch muss bei einer Verbrennung und Erfrierung der **Tetanusschutz** unbedingt überprüft und ggf. aufgefrischt werden.

18.3.2 Unterkühlung/Erfrierung

Von Unterkühlung **(Hypothermie)** spricht man ab einem Absinken der Körperkerntemperatur < **35 °C.** Ab 30 °C tritt häufig eine Bewusstlosigkeit ein, ab 18 °C kann der Tod eintreten. Die Wiedererwärmung geschieht meist passiv, kann in ausgeprägten Fällen aber auch mit 40 °C warmen Infusionen durchgeführt werden und sollte nicht zu rasch geschehen (0,5–1 °C pro Stunde).

Merke

Daumenregel: **„Niemand ist tot, solange er nicht warm und tot ist!"** Das bedeutet: Es kann passieren, dass man bei einem stark unterkühlten Patienten keine Vitalzeichen mehr finden kann, obwohl er eigentlich noch lebt.

Eine **Erfrierung** ist ein lokaler Kälteschaden ähnlich einer Verbrennung (auf Tetanusschutz achten!) (► Tab. 18.6).

Tab. 18.6 Einteilung der Erfrierung

Grad	Aussehen	Heilungstendenz
1	Blässe und Rötung gleichzeitig möglich	Vollständige Heilung innerhalb weniger Tage
2	Livide, Blasenbildung möglich	Spontane Abheilung unter Narbenbildung in Wochen möglich
3	Völlige Gewebezerstörung, Nekrosen demarkieren sich nach Tagen	Chirurgisches Débridement unerlässlich

18.4 Chemische Schädigung

Eine Verätzung ist eine chemische Schädigung von Haut oder Schleimhäuten durch **Säuren** oder **Laugen.** Findet diese großflächig statt, kann es ähnlich wie bei der Verbrennung zu Flüssigkeitsverlust und Schock kommen.
Als effektive Sofortmaßnahme ist eine reichliche Spülung mit Wasser (Verdünnung) zu empfehlen. Bei Nekrosen kann eine chirurgische Behandlung notwendig werden.

Merke

Säuren führen zu **Koagulationsnekrosen** (Verhärtung des Gewebes), Laugen zu **Kolliquationsnekrosen** (Verflüssigung des Gewebes). Aus diesem Grund können Laugen tiefer in das Gewebe einwirken und sind daher prinzipiell gefährlicher.

18.5 Elektrounfall

Selbst die Haushaltsspannung (230 Volt) kann tödliche Folgen haben oder die Gesundheit stark beeinträchtigen. Neben den **lokalen Gewebezerstörungen** an der Eintritts- und Austrittsstelle (entsprechen Verbrennungen) muss auf jeden Fall ausgeschlossen werden, dass es zu Störungen oder Schäden im Bereich des Herzmuskels und dessen Reizleitungssystems gekommen ist. Dabei kann es zu **lebensbedrohlichen Herzrhythmusstörungen** kommen, die zum Tod führen können (in Deutschland pro Jahr 50–120 Todesfälle).

Merke

Besonders gefährlich ist der Stromunfall beim Vorliegen folgender Faktoren:

- **Wechselstrom** (ungefähr 5-mal gefährlicher als gleich starker Gleichstrom)
- Hohe **Stromstärke** (in Abhängigkeit von Spannung und Widerstand)
- Lange **Einwirkdauer**
- Vorhandensein von **Herzschrittmachern,** Defibrillatoren etc.
- **Stromweg** über das Herz (z. B. Eintritt rechter Arm, Austritt linkes Bein)

Ist der Wechselstrom zu stark (schon ab 5 mA), kann die **Loslassschwelle** erreicht sein und der Patient kann sich aus eigener Kraft nicht mehr von der Stromquelle trennen!

Diagnostik

Es ist eine sorgfältige **Anamnese** und **körperliche Untersuchung** (Strommarken?) notwendig. Die weitere Diagnostik besteht aus einem **12-Kanal EKG** sowie einer Bestimmung der **Myokardmarker** im Labor: CK, CK-MB, Troponin, um eine Herzmuskelschädigung auszuschließen.

Therapie

Das gefährliche ist, dass Herzrhythmusstörungen auch zeitverzögert auftreten können. Daher ist eine **stationäre Überwachung** über mindestens 1 Tag notwendig. Verbrennungen müssen evtl. chirurgisch versorgt werden. Auch hier ist an den Tetanusschutz zu denken. Bei Herzrhythmusstörungen sollte die weitere Diagnostik und Therapie von einem Kardiologen durchgeführt werden.

18.6 Kompartmentsyndrom

Ätiologie

Die Muskeln unserer Extremitäten verlaufen in Gruppen zusammen in Muskellogen: Dies sind schlauchartige Kompartimente, die durch eine straffe Faszie aus festem Kollagengewebe ummantelt sind (▸ Abb. 18.5).

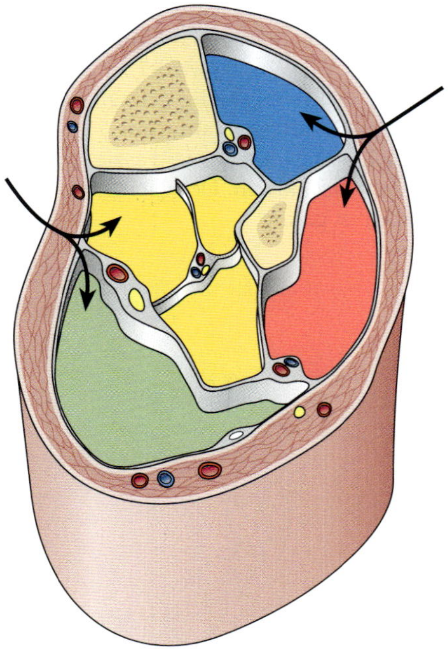

Abb. 18.5 Muskellogen am Unterschenkel (Querschnitt). Die grauen Trennwände stellen die Faszien dar, welche die Kompartimente begrenzen. Die schwarzen Pfeile zeigen die chirurgischen Zugangswege zum Spalten der Kompartimente. [L106]

Kommt es beispielsweise im Zusammenhang mit einer Fraktur oder Quetschung (Hämatome), postoperativ oder bei Muskelüberbelastung aufgrund einer Schwellung oder Einblutung zu einem **Druckanstieg** in diesen Kompartimenten, so kann es zu einem **Kompartmentsyndrom** kommen: Der ansteigende Druck führt zu einer Minderdurchblutung der Muskeln, die wiederum mit Schwellung reagieren. Dadurch kommt es zu einem Teufelskreis (ähnlich wie beim Hirndruck) von **Schwellung und Ischämie.** Die Folge ist eine akute Bedrohung der Extremität, daher ist eine **schnelle Diagnostik und Therapie** absolut notwendig!

Diagnostik

Klinische Warnzeichen für ein Kompartmentsyndrom:

- Palpable, harte Schwellung
- Warme, glänzende Haut
- Starke Schmerzen
- Distale Ausfälle von Motorik und Sensibilität

Der **Kompartmentdruck** kann auch mit speziellen Messgeräten überprüfen werden. Dabei wird eine Nadel ins Kompartiment eingeführt und eine Druckmessung durchgeführt. Absolute Grenzwerte gibt es nicht – aktuell gilt der Perfusionsdruck als entscheidend.

Praxistipp

Perfusionsdruck: Relevant für die Muskeln im Kompartiment ist ihr Perfusionsdruck. Daher wird der gemessene Kompartmentdruck vom diastolischen Blutdruckwert abgezogen:

$$\text{Perfusionsdruck} = RR_{diast} - \text{Kompartmentdruck}$$

Die Formel gilt als Entscheidungshilfe. Unterschreitet der Perfusionsdruck **30 mmHg,** so besteht die Indikation zur Kompartmentspaltung.

Trotz dieser Messmöglichkeit gilt vielen jedoch der **klinische Befund** immer noch als entscheidend.

Praxistipp

Eine Faustregel besagt: „Wenn Du aufgrund der klinischen Symptome eine Druckmessung durchführen willst, so verliere keine Zeit damit und führe gleich eine Kompartmentspaltung durch!"

Die häufigste Lokalisation von Kompartmentsyndromen ist der Unterschenkel. Seltenere Lokalisationen sind der Fuß, der Oberschenkel, der Unterarm und die Hand.

Cave

Das Kompartmentsyndrom betrifft hauptsächlich die **Mikrozirkulation** – tastbare Pulse schließen ein Kompartmentsyndrom also nicht aus!

Therapie

Wird ein Kompartmentsyndrom erkannt, ist davon auszugehen, dass es binnen kürzester Zeit zu einer weiteren Verschlechterung kommt (→ Teufelskreis des Druckanstiegs). Daher ist eine **sofortige Operation** notwendig. Hier wird über dem Kompartiment die Haut längs inzidiert und die darunterliegende Faszie ebenfalls großzügig längs gespalten. Oft quillt der unter Druck stehende Muskel sofort hervor und die Durchblutung (rote Farbe des Muskels) erholt sich eindrücklich sichtbar innerhalb von Sekunden.

Am Unterschenkel werden häufig zur Sicherheit über einen medialen und lateralen Schnitt **alle vier Kompartimente** gespalten. Die durch die Schwellung bedingte massive **Wunddehiszenz** wird meist mit **Kunsthaut** (z. B. Epigard) temporär gedeckt. In mindestens einem weiteren Eingriff Tage später wird versucht, die Wunde wieder zu verschließen. Da dies oft nicht vollständig gelingt, wird häufig eine **Spalthauttransplantation** notwendig (► Abb. 18.6). Die gespaltene Faszie selbst wird nicht mehr verschlossen. Der daraus resultierende Kraftverlust ist gering.

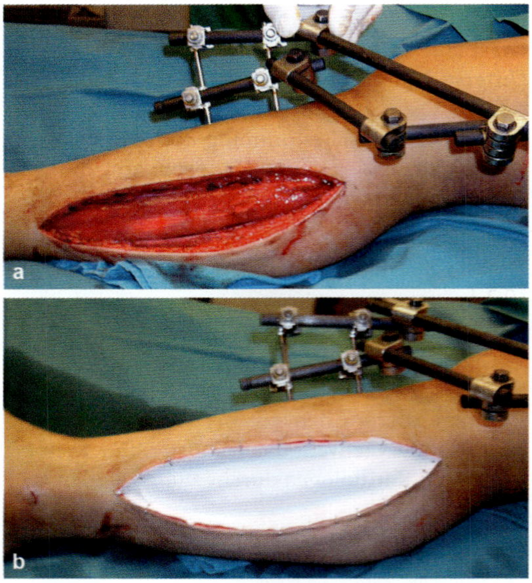

Abb. 18.6 Kompartmentsyndrom. **a** Zustand nach Spaltung der Kompartimente. **b** Versorgung des Defekts mit temporärer Epigard-Deckung. [R234]

Simon Weidert

19 Polytrauma

IMPP-Hits

Das Polytrauma ist ein sehr ernst zu nehmender Notfall. Hierbei handelt es sich um mehrere, gleichzeitig entstandene Verletzungen, bei denen mindestens eine oder alle in ihrer Kombination lebensgefährlich sein können. Daher ist die systematische Erstuntersuchung nach dem ABCDE-Schema besonders wichtig und wird mittlerweile auch vom IMPP abgefragt.

19.1 Wegweiser

Die Versorgung von Polytraumata im Krankenhaus ist eine **interdisziplinäre Aufgabe.** Der Körper des Verletzten ist dabei nicht nur durch die direkten Verletzungsfolgen, sondern auch durch die daraus resultierenden Konsequenzen (Blutverlust, Hypothermie, Hypoxie, Azidose etc.) ernsthaft bedroht.

Zur optimalen Behandlung eines polytraumatisierten Patienten ist es zunächst einmal wichtig, die Verletzungen präzise zu diagnostizieren und in ihrem Zusammenhang mit den Vitalparametern die **Verletzungsschwere** zu beurteilen.

Neben einer schnellen und effektiven Diagnostik gilt es, die Zeitpunkte für die Versorgung optimal zu wählen. Bei besonders schwer verletzten Patienten ist ein schneller und effektiver Eingriff wichtiger als eine vollständige Versorgung. Besondere Bedeutung hat in dem Fall auch die intensivmedizinische Therapie, die sich in manchen Fällen über Wochen hinziehen kann.

Klassische Polytrauma-Definition: Eine **gleichzeitig entstandene Verletzung** mehrerer Körperregionen oder Organsysteme, von denen bereits eine einzelne dieser Verletzungen oder die **Kombination** mehrerer für den Betroffenen **lebensbedrohlich** sind.

Merke

Neue Polytrauma-Definitionen: Die **Injury Severity Scale (ISS)** addiert die Quadrate der drei am schlimmsten verletzten Körperregionen, die je nach Schwere 1 Punkt (leichte Verletzung) bis 6 Punkte (tödliche Verletzung) erhalten. Ab $x^2 + y^2 + z^2 = 16$ und darüber hinaus besteht ein Polytrauma.

Als noch moderner gilt die **Berlin-Definition:** Sie setzt **zwei verletzte Körperregionen** sowie mindestens **ein physiologisches Problem** voraus (Schock, Azidose, Bewusstlosigkeit, Koagulopathie oder hohes Alter).

Bei einem Polytrauma (engl. major trauma) sind die Verletzungen des Patienten so ernst, dass sein Leben dadurch bedroht ist. Typische Ursachen sind beispielsweise Verkehrsunfälle, Stürze aus großer Höhe sowie Arbeitsunfälle in Verbindung mit schweren Maschinen. Die Mortalität ist mit bis zu 20 % der Fälle hoch, variiert aber stark mit der Verletzungsschwere (► Kap. 19.2, Polytrauma-Scores). Eine möglichst **unmittelbare, strukturierte** und **umfassende Behandlung** (► Kap. 19.4, Schockraummanagement) in einem darauf spezialisierten Zentrum ist absolut notwendig.

19.2 Polytrauma-Scores

Um die oft komplexen Verletzungsmuster vergleichbarer zu machen und Entscheidungen ableiten zu können, wurden verschiedene Scores entwickelt. Einer der wichtigsten Polytrauma-Scores ist der **Injury Severity Score (ISS)** (► Kasten oben). Weitere Scores sind der auf die Physiologie abzielende **Revised Trauma Score (RTS)** oder der komplexere **RISC-Score,** mit dem sich z. B. die Überlebenswahrscheinlichkeit des Patienten schon am ersten Tag berechnen lässt.

Cave

Die Glasgow Coma Scale (GCS, ► Tab. 18.1) wird zwar auch bei jedem Polytrauma angewandt, ist jedoch selbst kein Polytrauma-Score, sondern beschreibt lediglich die Bewusstseinslage des Patienten.

19.3 Pathophysiologie

19.3.1 First Hit und Second Hit

Die Gefahr der Verletzungen für das Überleben des Patienten entsteht zunächst durch die Verletzungen selbst und deren unmittelbaren Folgen **(First Hit).** Dies sind die durch **Blutverlust** (Schock), Gefäßverletzung oder Kompression entstehende **Ischämien** oder **Reperfusionsschäden** an lebenswichtigen Organen. Aber auch **Gewebeschäden** an den Organen selbst (Herzkontusion, Lungenkontusion, Hirnverletzungen) gefährden den Patienten unmittelbar.

Diese Verletzungen, in Verbindung mit **Frakturen** oder **Darmverletzungen** (Bakterienaustritt in die Bauchhöhle) können schon innerhalb von 24 h zum **Second Hit** führen: dem Aktivieren einer massiven körpereigenen **inflammatorischen Reaktion,** die evtl. durch **chirurgische Eingriffe, Transfusionen** und unzureichende **Homöostase** (Säure-Basen-Haushalt) oder **Infekte** verstärkt werden kann.

Dieser Zustand der Inflammation nennt sich **SIRS** (Systemic Inflammatory Response Syndrome; ► Kap. 19.5.3). Er kann im schlimmsten Fall zum **Multiorganversagen (MOV)** und schließlich zum Tod führen.

19.3.2 Konsequenzen

Früher wurden schwer verletzte Patienten häufig noch am Tag des Unfalls in langen Operationen versorgt. Von diesen starben leider viele im darauffolgenden **SIRS** und **MOV.** Daher wurde das Prinzip des **„Damage Control"** entwickelt: Ab einer gewissen Verletzungsschwere wird die operative Versorgung in Phasen eingeteilt, um unnötigen Schaden abzuwenden (► Kap. 19.5).

19.4 Die Schockraumversorgung

Jedes **Traumazentrum** besitzt mindestens einen Raum, der für die Aufnahme eines polytraumatisierten Patienten optimiert wurde. Er ist typischerweise 24/7 besetzt, liegt nah am Ankunftspunkt der Rettungsmittel (RTW, Hubschrauber) und hat einen kurzen Weg zur CT sowie zum OP. Kleinere Notfalleingriffe müssen sofort vor Ort möglich sein. Bei Ankunft des Patienten sollte mindestens ein Team aus Chirurgie, Anästhesie und Pflegern bereit sein. Andere Fachdisziplinen (Neurochirurgie, HNO, Augenheilkunde etc.) sollten je nach Bedarf (und Verfügbarkeit) hinzugerufen werden können.

19.4.1 Ankunft des Polytraumapatienten

Da sich gezeigt hat, dass bei ungeordnetem Vorgehen Verletzungen übersehen und adäquate Versorgung verzögert wird (was zu erhöhter Mortalität führt), hat sich ein System durchgesetzt, das die Abläufe im Schockraum und die Qualität der Versorgung gewährleistet: Advanced Trauma Life Support (ATLS).

19.4.2 Advanced Trauma Life Support

Die Idee für dieses Schema stammt von einem amerikanischen Arzt, der nach einem Absturz seines Privatflugzeugs 1976 am eigenen Leib die unzureichende Versorgung im damaligen Schockraum erlebte. Die Prinzipien lauten:

- Lebensbedrohliche Verletzungen **schnell** erkennen.
- **„Treat first what kills first".**
- Den Patienten **nicht zusätzlich schädigen.**
- Nicht von **Nebensächlichem** aufhalten lassen.

ATLS unterteilt die Behandlung des Patienten in **Primary Survey** (Erstuntersuchung) und **Secondary Survey** (nach Stabilisierung des Patienten). Ein **Trauma-Leader** sollte im Schockraum eine Koordinationsfunktion zwischen den einzelnen Fachdisziplinen übernehmen und den Überblick behalten.

19.4.2.1 Primary Survey

Die Erstuntersuchung des Patienten folgt nach initialem Ansprechen des Patienten gemäß der „ABCDE“-Regel, die sich jeder leicht merken kann (▸ Tab. 19.1).

Cave

Für Intoxikationen wie alkoholisierte Patienten wurde der GCS nie validiert – bitte keinen Betrunkenen ohne Schädel-Hirn-Trauma (SHT) intubieren, nur weil er einen GCS von 8 hat!

Praxistipp

Den GCS einfacher berechnen: Den meisten Patienten fehlen nur wenige Punkte beim GCS (▸ Tab. 18.1). Daher ist es einfacher, von 15 kommend die Punkte abzuziehen, um einfacher zum Ergebnis zu kommen. Beispiel: Augen öffnen nur durch Aufforderung (–1 Punkt), Kommunikation desorientiert (–1 Punkt), gezielte Schmerzabwehr (–1 Punkt) = –3 Punkte → der GCS ist 12.

19.4.2.2 FAST-Ultraschall

FAST steht für **Focused Assessment with Sonography for Trauma** und wird während des Primary Survey durchgeführt (▸ Abb. 19.1). Ziel ist es, durch eine **kurze sonografische Untersuchung** herauszufinden, ob **freie Flüssigkeit** im Bauchraum vorhanden ist (z. B. Milzruptur) oder ob ein **Perikarderguss** besteht. Andere Fragestellungen sind nicht von Bedeutung, daher kommt die Untersuchung mit sechs Schnitten aus:

- **Morrison-Pouch:** zwischen Leber und rechter Niere (Schallkopf rechte Flanke)
- **Koller-Pouch:** zwischen Milz und linker Niere (Schallkopf linke Flanke)
- **Douglas-Raum:** hinter der Blase (Schallkopf knapp oberhalb Symphyse)
- **Perikarderguss:** zwischen Perikard und Herzmuskel (Schallkopf unterhalb Sternum)
- **Linker und rechter Pleurarezessus:** Ausschluss Erguss (Schallkopf zwischen den Rippen)

Tab. 19.1 Erstuntersuchung des Patienten mittels der ABCDE-Regel nach ATLS

Stufe	Was wird kontrolliert?	Mögliche Maßnahme
A **Airway**	• Mundraum frei? • Tubuslage korrekt? • HWS stabilisiert?	• Absaugen • (Um-)Intubation • Guedeltubus • Tracheotomie • Stiffneck anlegen
B **Breathing**	• Beidseits belüftet? • Pneumothorax? • Sauerstoffsättigung?	• Thoraxdrainage • Tubus zurückziehen • Intubation • Beatmung
C **Circulation**	• Herzfrequenz und Blutdruck • Stark blutende Wunden? • Perikardtamponade? • Freie Flüssigkeit im Abdomen? (→ FAST)	• Katecholamine • Reanimation • Gabe von Volumen • EK und FFP • Kompression der Blutungen • Perikardpunktion
D **Disability**	• Glasgow Coma Scale (▸ Tab. 18.1) • Pupillen • Sphinktertonus • Periphere Sensomotorik	Intubation bei GCS ≤ 8 erwägen
E **Exposure, Environment**	• Entkleiden des Patienten • Übersehene Verletzungen? • Fehlstellungen? • Temperatur • Periphere Durchblutung, Motorik, Sensibilität	• Patienten wärmen! • Anlage von stabilisierenden Schienen • Anlage von Verbänden • Tetanusimpfung • Antibiotikagabe

Praxistipp

Ein typischer **unauffälliger Befund** beim FAST lautet: „Keine freie Flüssigkeit im Abdomen, kein Perikarderguss."

Eine genaue Beurteilung der Bauchorgane (z. B. Parenchymläsionen von Leber oder Milz) oder der Funktion (z. B. Pumpfunktion des Herzens) gehört nicht zum Standardprogramm, da sie zu zeitaufwendig ist und damit dem Prinzip des ATLS widerspricht.

19.4.2.3 Basisdiagnostik im Schockraum

Nach Umlagern des Patienten wird er üblicherweise an einen Monitor angeschlossen, der sowohl Herzfrequenz, Blutdruck als auch Sauerstoffsättigung (spO_2) und Basis-EKG misst. Die zusätzliche Diagnostik besteht aus:

- **Labordiagnostik:** Elektrolyte, Blutbild, Gerinnung, Nieren- und Leberparameter, Laktat, Herz- und Muskelenzyme, TSH werden je nach Standort mit weiteren Parametern ergänzt. Ergebnisse kommen frühestens nach 30 Min.
- **Blutgasanalyse (BGA)** bei beatmeten Patienten: Säure-Basen-Status (pH, Base Excess, HCO_3) pO_2, pCO_2, saO_2 – das Ergebnis braucht nur ca. 5 Min.
- **12-Kanal-EKG:** z. B. bei Verdacht auf Thoraxtrauma oder Synkope, Myokardinfarkt als Unfallursache.
- **Blasenkatheter:** Urostix, Sediment (Vorsicht bei Verdacht auf Urethraverletzung).

Praxistipp

Bei der Blutentnahme für die Labordiagnostik sollte man praktischerweise gleich zwei zusätzliche Röhrchen Blut für die „Kreuzblutdiagnostik" abnehmen. So können evtl. im Verlauf notwendige Blutprodukte (EK, FFP) ohne weiteren Zeitverlust bestellt werden.

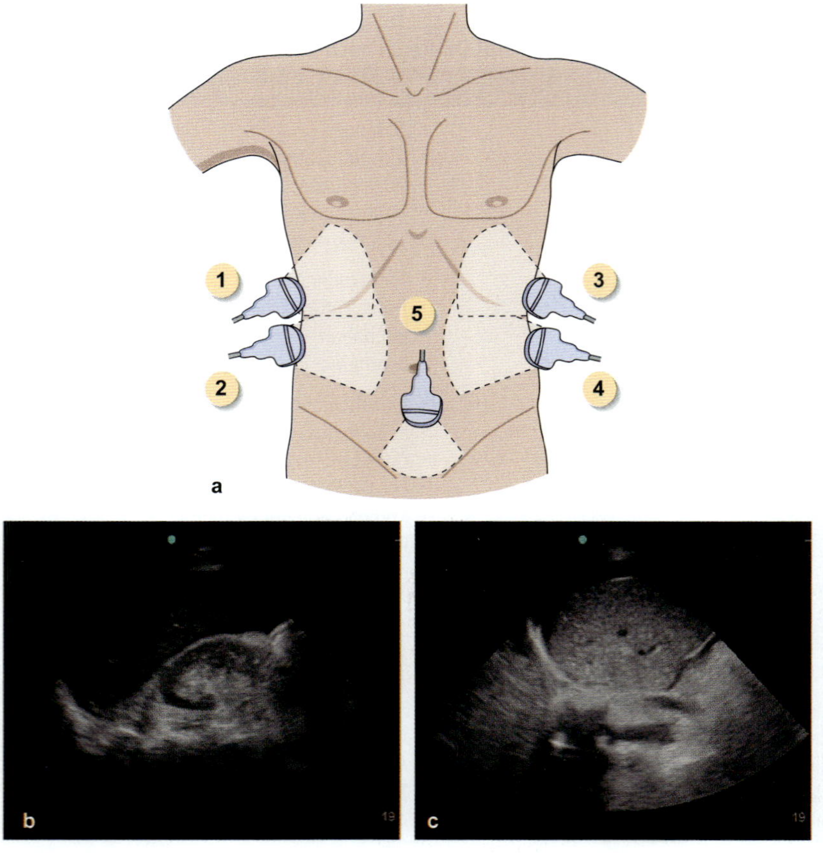

Abb. 19.1 Lokalisation der FAST-Ultraschallschnitte am Körper. **a** Reihenfolge der Schallkopfeinstellungen. **b** Im Bild zeigt sich freie Flüssigkeit im Mourisson-Pouch. **c** Bei stärkerer Blutung wird die ganze Leber von Blut umspült. [L157, P340]

19.4.2.4 Stabilisierung des Patienten

Die ersten Maßnahmen haben das Ziel, den Patienten zu stabilisieren und sich auf eine evtl. Verschlechterung vorzubereiten. Auf Auffälligkeiten im Rahmen des Vorgehens nach ATLS-Schema wird sofort reagiert (► Tab. 19.1).

Der Patient sollte mindestens einen gut funktionierenden **venösen Zugang** haben, besser zwei. Bei instabilen Patienten sollte eine kontinuierliche **arterielle Blutdruckmessung** erfolgen (A. radialis oder A. femoralis communis).

Zur Stabilisierung des Blutdrucks reicht meist die Volumengabe aus: **kristalloide Lösungen** wie NaCl 0,9 % oder Vollelektrolytlösungen sind üblich. Bei Bedarf kann auch auf **Blutprodukte** (Albumin, EKs der Gruppe 0 negativ oder Fresh Frozen Plasma) zurückgegriffen werden. Zusätzlich kann eine Hypotonie mit **Katecholaminen** (z. B. Noradrenalin, Adrenalin, Dobutamin) behandelt werden. Die früher häufig verwandte **Hydroxyethylstärke (HAES)** wird neuerdings aufgrund ihrer Nebenwirkungen seltener eingesetzt.

Cave

Hydroxyethylstärke (HAES) wird aus pflanzlicher Stärke synthetisiert und besteht aus relativ großen Molekülen (130.000 Dalton). In der Blutbahn erhöhen sie den kolloidosmotischen Druck und binden Wasser, was das intravasale Volumen erhöht und Flüssigkeitsverluste (z. B. bei Blutung) ausgleicht. Als Volumenersatz wurde HAES früher bei fast allen Traumapatienten mit Volumenbedarf standardmäßig verabreicht. Aufgrund von vermehrtem Auftreten von Nierenversagen und erhöhter Sterblichkeit wird von einer regelhaften Anwendung seit 2013 eher abgeraten.

Merke

Fresh Frozen Plasma (FFP) enthält das, was vom Blut nach Entfernung der zellulären Bestandteile (Erythrozyten, Leukozyten, Thrombozyten) übrig bleibt. Aufgrund der reichlich vorhandenen Proteine bindet es nach Transfusion eine Menge Flüssigkeit im Gefäßsystem und hilft damit, den Blutdruck zu stabilisieren. Die Hauptwirkung jedoch ist das Zuführen von **plasmatischen Gerinnungsfaktoren,** um eine Gerinnungsinsuffizienz, wie sie im hämorrhagischen Schock häufig vorliegt, auszugleichen.

19.4.2.5 Trauma-CT-Spirale

Merke

Spiral-CTs drehen sich wie eine Spirale um den Patienten, der mit konstantem Tischvorschub durch das CT gefahren wird. Dadurch wird das gesamte Volumen des Patienten in einem 3-D-Primärdatensatz aufgenommen, aus dem dann beliebige Schichten nachberechnet werden können (multiplanare Rekonstruktion). Praktisch alle modernen Computertomografen arbeiten so.

Zum Abschluss des Primary Survey wird entschieden, ob eine CT-Diagnostik sinnvoll ist (was meist der Fall ist). Der Patient wird bei Bedarf auf den CT-Tisch umgelagert. Im Regelfall werden ein jodhaltiges i. v.-**Kontrastmittel** appliziert und mindestens der Körperstamm (Thorax und Abdomen) sowie der Kopf (CCT) und die Wirbelsäule inklusive Becken untersucht. Durch die Kontrastmittelgabe ist eine Darstellung der **arteriellen Phase** von Schädelbasis bis zu den unteren Extremitäten möglich. Das Abdomen wird zusätzlich in einer **venösen Phase** dargestellt, um Blutungen besser nachweisen zu können (dann als helle Kontrastmittelansammlungen außerhalb der Gefäße zu erkennen). Die Beine werden oft ausgelassen, wenn in der klinischen Untersuchung keine Auffälligkeiten bestanden.

Merke

Time matters: Studien haben ergeben, dass eine Verkürzung des Zeitraums bis zum Durchführen des CTs einen positiven Einfluss auf das Überleben des Patienten hat. Daher sollte in der primären Schockraumphase darauf geachtet werden, keine Zeit mit Nebensächlichkeiten zu verschwenden.

Nach der CT-Untersuchung sollten die meisten relevanten Verletzungen erkannt sein, sodass nun eine **erste Abschätzung** getroffen werden kann, welche zusätzlichen Fachrichtungen verständigt werden müssen (z. B. Mund-Kiefer-Gesichts-Chirurgie, Augenheilkunde), ob eine Versorgung im Operationssaal notwendig ist und welche stationäre Weiterbehandlung notwendig ist (Normalstation, Intermediate-Care Station, Intensivstation).

Unmittelbar nach der CT wird eine erneute klinische Untersuchung namens **Secondary Survey** durchgeführt, um auch kleinere, oberflächliche

Verletzungen zu erkennen und um im CT nicht sichtbare Verletzungsfolgen (z. B. Kompartmentsyndrom, Wunden am Rücken oder am Hinterkopf) nicht zu übersehen.

Praxistipp

Beim wachen, stabilen und gut untersuchbaren und v. a. jungen Patienten kann die CT-Diagnostik deutlich eingeschränkt werden: z. B. Schädel-CT und ergänzend Sono-Abdomen und Röntgen-Thorax.

19.4.2.6 Secondary Survey

Cave

Im Rahmen des **Secondary Survey** sollten auch speziell die Hände und Füße auf Verletzungshinweise untersucht werden, da beispielsweise ca. 20 % der **Fußfrakturen** im Fall eines Polytraumas übersehen werden. Bei Auffälligkeiten ist eine zusätzliche Röntgendiagnostik zu erwägen.

Wenn der Patient stabilisiert ist, wird eine **erneute klinische Untersuchung** „von Kopf bis Fuß" durchgeführt, um weitere Verletzungen nicht zu übersehen. Insbesondere Hinweise auf Kompartmentsyndrom (► Kap. 18) oder Verletzungen der Hände und Füße sind wichtig, da sie in der CT-Untersuchung häufig nicht erkannt werden und v. a. im Fall des Kompartmentsyndroms eine unmittelbare Notfall-Operationsindikation nach sich ziehen können.

Merke

Erst im **Secondary Survey** wird bewusst auch nach kleineren, im CT nicht sichtbaren Verletzungen gesucht. Klassiker: der Messerstich am Rücken oder die Zehenluxation.

19.4.2.7 Ende der Schockraumphase

Merke

Am Ende der Schockraumphase muss geprüft werden, ob der Patient die evtl. notwendige **Tetanusschutz**-Auffrischungsimpfung erhalten hat. Bei offenen Frakturen sollte noch im Schockraum eine erste Antibiotikaprophylaxe verabreicht werden.

Die Schockraumphase endet, wenn der Patient weitertransportiert wird. Meist ist dies nach Durchführung der Trauma-CT-Spirale, wenn alle Verletzungsfolgen bekannt sind und über die Weiterversorgung entschieden wurde. Wenn eine Operation notwendig ist, befindet sich der Patient nicht selten in einem schlechten Zustand. Eine zu lange und ausgedehnte Operation könnte den Zustand unnötig verschlechtern (► Kap. 19.5.2, Damage Control). Daher ist die Wahl des richtigen Zeitpunkts für die operative Versorgung von entscheidender Bedeutung und gliedert sich in verschiedene Phasen:

19.5 Operationsphasen des Polytraumas

19.5.1 Primärphase

Das Ziel der Primärphase bei schwerst verletzten Patienten ist es, das Überleben zu gewährleisten. Ist der Patient hochgradig instabil, muss manchmal noch im Schockraum ein **lebensrettender Eingriff** durchgeführt werden. Mögliche Gründe und Maßnahmen können sein:

- **Blockierte Atemwege:** chirurgische Tracheotomie oder Koniotomie
- **Spannungspneumothorax oder Hämatothorax:** Anlage mindestens einer Thoraxdrainage (Bülau-Position) (► Kap. 9)
- **Perikarderguss:** Eröffnen und Drainage
- **Hämorrhagischer Schock bei instabiler Beckenfraktur:** Beckenzwinge, Beckengurt oder Fixateur externe (► Kap. 11.4)
- **Hämorrhagischer Schock bei Aortenverletzung:** Laparotomie und Gefäßklemme
- **Dekompensierte pulmonale Insuffizienz:** Anlage einer ECMO (extrakorporale Membranoxygenierung)
- **Intrakranielle Blutung mit Hirndruckgefahr:** Anlage einer intrakraniellen Drucksonde

19.5.2 Sekundärphase

Die Sekundärphase findet nach initialer Stabilisierung am gleichen Tag im Operationssaal statt (**„Day-1-Surgery"**). Ziel ist es, den Patienten weiter zu stabilisieren, weiteren Schaden abzuwenden sowie eine Lagerungsfähigkeit für die weitere Behandlung herzustellen.
Zu den möglichen Eingriffen zählen Laparotomien, Thorakotomien, Trepanation des Schädels

(▶ Kap. 18), Anlage von Fixateuren oder andere Osteosynthesen, Gefäßeingriffe bei Blutungen oder Gefäßverschlüssen sowie die Spaltung von Kompartmentsyndromen (▶ Kap. 18). Aber nicht alle Eingriffe sind in der Sekundärphase sinnvoll.
Hat ein Patient z. B. eine schwere Lungenverletzung, ist kreislaufinstabil oder hat eine Hirnblutung, könnte eine zu lange Operation die Überlebenswahrscheinlichkeit deutlich reduzieren. Dann kommt das **Damage-Control**-Prinzip zur Anwendung.
Damage Control: Die Operationen der Primärphase haben lediglich das Ziel, weiteren Schaden abzuwenden und das Überleben zu sichern. Die Operationen sind kurz und effektiv auf das Notwendigste begrenzt. Meist sind hierfür ergänzende Eingriffe geplant, die zu einem späteren Zeitpunkt durchgeführt werden (z. B. „Window of Opportunity" zwischen dem 5. und 10. Tag).
Ein Beispiel für **Damage Control** ist die schnelle Reposition und Stabilisierung einer Femurschaftfraktur mittels Fixateur externe. Nach einigen Tagen kann dann auf eine Marknagel- oder Plattenosteosynthese gewechselt werden.
Ist ein Patient jedoch stabil und hat keine schweren lebensbedrohlichen Begleitverletzungen, kann ein **„Early Total Care"** in Erwägung gezogen werden. Hier wird die Verletzung des Patienten primär ausbehandelt, ohne dass eine Revision geplant ist. Die Operation dauert natürlich deutlich länger.

Cave

Wird bei einem Polytrauma-Patienten mit schwerem **Schädel-Hirn-Trauma** oder einer **Lungenverletzung** (z. B. schwere Lungenkontusion) eine Marknagelosteosynthese durchgeführt, können die häufigen **Mini-Fettembolien,** die durch die Verdrängung des Fettmarks beim Einschlagen des Nagels auftreten, den Zustand des Patienten ernsthaft verschlechtern!

19.5.3 Inflammationsphase

Von **Tag 2–4** kommt es als Reaktion des Körpers auf den teilweise massiven Gewebeuntergang beim schwer verletzten Patienten zur Inflammationsphase, häufig in Form eines **SIRS** (Septic Inflammatoric Response Syndrome). In dieser Phase sollten lediglich **zwingende Eingriffe** im Rahmen der **Damage Control** durchgeführt werden, um den Körper nicht unnötig zu belasten und das Überleben nicht zu gefährden.

Merke

SIRS (Systemic Inflammatory Response Syndrome): Entzündungsreaktion des gesamten Körpers, bei der zwei der vier folgenden Kriterien erfüllt sein müssen:
- Fieber
- Tachykardie
- Tachypnoe
- Leukozytenzahl außerhalb Normbereich

19.5.4 Tertiärphase (Window of Opportunity)

Ungefähr zwischen **Tag 5 und Tag 10** liegt oft die Phase, in der sich der Patient deutlich stabilisiert hat und die Inflammation rückläufig ist. Hier bietet sich die **definitive operative Versorgung** v. a. von Frakturen oder Defektdeckung der Haut an. Ziel ist die endgültige Versorgung des Patienten zur Gewährleistung der Heilung von Frakturen und Wunden. Damit soll der Eintritt in die Phase der Rehabilitation ermöglicht werden.

Andreas Ficklscherer

20 Systemerkrankungen

IMPP-Hits

Orthopädische Krankheiten können nicht nur ein bestimmtes Gelenk oder eine Extremität betreffen, es gibt auch Krankheiten, die größere Bereiche des Körpers betreffen können. Dann sprechen wir von systemischen Erkrankungen. Der IMPP-Klassiker ist das Krankheitsbild der *Osteoporose* und wird gerne abgefragt.

20.1 Wegweiser

Verschiedene Erkrankungen sind durch Stoffwechselveränderungen verursacht, manifestieren sich jedoch v.a. oder auch am Knochen, z.B. Osteoporose oder Gicht/Pseudogicht. Auch entzündlich-immunologisch bedingte Krankheiten können die Patienten wegen der Symptome zuerst zum Orthopäden führen. Morbus Bechterew, rheumatoide Arthritis und die reaktiven Arthritiden, das Reiter-Syndrom und die Arthritis psoriatica sind hier zu nennen. Zudem geht es in diesem Kapitel um den Morbus Paget, eine durch einen pathologischen Knochenumbau gekennzeichnete Krankheit.

Nach der Definition der WHO aus dem Jahre 1994 liegt eine Osteoporose dann vor, wenn in einer DXA-Knochendichtemessung der Mineralsalzgehalt an der LWS und/oder am proximalen Femur um $\leq -2{,}5$ Standardabweichungen vom Mittelwert einer 30-jährigen Frau abweicht (= T-Score).

20.2 Osteoporose

Definition

Die im Volksmund auch als Knochenschwund bezeichnete Erkrankung ist eine systemische Skeletterkrankung charakterisiert durch Abnahme der Knochenmasse und Veränderung der Mikroarchitektur

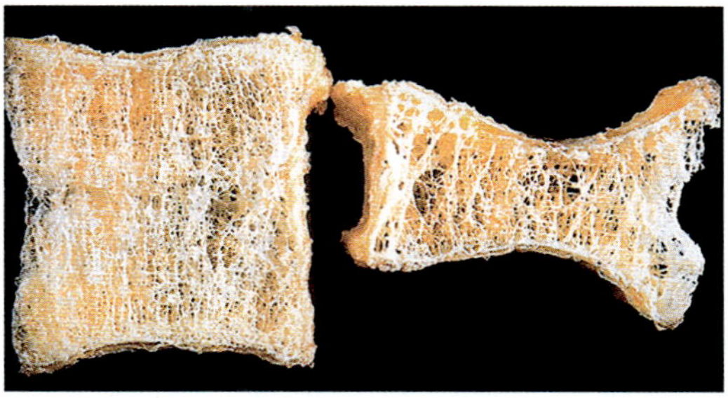

Abb. 20.1 Normaler Wirbelkörper mit regelrechter Mikroarchitektur (links) und Spongiosararefizierung mit Wirbelkörpersinterung (Fischwirbelbildung). [E419]

(Störung der Mikroarchitektur, ► Abb. 20.1). Hierdurch kommt es zu einer gesteigerten Knochenbrüchigkeit und Frakturgefährdung.

Epidemiologie

Die Osteoporose manifestiert sich im fortgeschrittenen Lebensalter, die Prävalenz wird sich daher aufgrund der gesellschaftspolitischen Entwicklungen erhöhen. Derzeit sind bei etwa 25–30 % der Frauen über 60 Jahren osteoporotische Veränderungen so ausgeprägt, dass Wirbelkörperdeformierungen auftreten können.

Ätiologie

Es werden eine **primäre und** eine **sekundäre Form** unterschieden.

Zu der Gruppe der **primären** oder **idiopathischen Osteoporose** zählen die postklimakterische (Frau, Typ I, 50–70 Jahre) und die senile (Mann, Typ II, ab 70 Jahre) Form. Der Östrogenabfall bewirkt einen verstärkten Knochenabbau mit konsekutivem Anstieg von Kalzium und Phosphat im Serum. Ersteres bedingt eine verminderte Parathormon- und Calcitriolsynthese. Die **Kalziumabsorption** aus dem Darm **sinkt.** Auch beim Mann finden osteoporotische Veränderungen statt, jedoch erst im hohen Alter.

Der Vollständigkeit halber muss ergänzt werden, dass es auch eine juvenile und frühe erwachsene Form der Osteoporose gibt. Diese treten allerdings sehr selten auf.

Die **sekundäre Osteoporose** kann direkte oder indirekte Folge unterschiedlichster Erkrankungen sein, wie u. a.:

- Neoplastische Erkrankungen: z. B. Plasmozytom, Mastozytose
- Stoffwechselstörungen: Cushing-Syndrom, Hyperthyreose, Diabetes mellitus
- Medikationen: Behandlung mit Glukokortikoiden, Chemotherapeutika
- Alimentär: Kalziummangel, unzureichende Kalziumresorption

Merke

Primäre Osteoporose:
- **Typ I (High Turnover):** v. a. Frauen im 50.–70. Lebensjahr, postmenopausal
- **Typ II (Low Turnover):** ab dem 70. Lebensjahr, Männer und Frauen gleichermaßen, Altersinvolution

Klinik

Das klinische Bild variiert stark. Rückenschmerzen können akut (nach Überlastung: Mikrofrakturen) oder chronisch auftreten. Im Verlauf der Zeit entwickelt sich die klassische thorakale Kyphose der Wirbelsäule mit konsekutiver kompensatorischer Hyperlordose der Lendenwirbelsäule. Den Patienten sowie den Angehörigen fällt der Verlust an Körpergröße auf.

Häufig klagen die Patienten über schnelle Ermüdbarkeit bei der Arbeit oder ziehende Schmerzen beim Sitzen. Die Osteoporose befällt das ganze Skelett, jedoch in unterschiedlicher Reihenfolge. Wirbelsäule, Becken und stammnahe Röhrenknochen atrophieren zuerst. Als klassische Osteoporosemanifestation gilt die Schenkelhalsfraktur (Inzidenz 400.000/Jahr) bei inadäquatem Trauma.

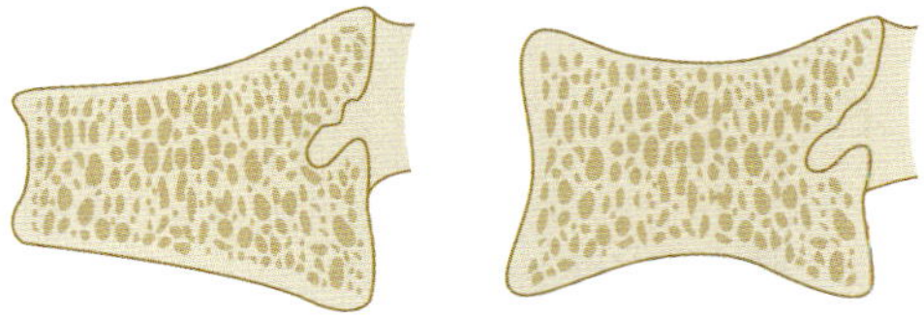

Abb. 20.2 Schematische Darstellung eines Keilwirbels und eines Fischwirbels. [L231]

Sinterungs- oder Impressionsfrakturen der Wirbelkörper führen bei älteren Patienten oft zu akuten Rückschmerzen, die ohne adäquates Trauma auftreten.

Diagnostik

Bei der Inspektion der Wirbelsäule fallen eine deutliche thorakale Kyphose, Atrophie der Rückenmuskulatur und druckempfindliche Areale auf. Durch das Zusammensintern der Wirbelkörper und der hiermit einhergehenden Verkürzung des Rumpfs legen sich (von dorsal betrachtet) die Hautfalten „tannenbaumartig" übereinander. Man spricht vom **Tannenbaumphänomen.**

Die Laborbefunde sind normalerweise unverändert. Zur differenzialdiagnostischen Abklärung wird ein Basislabor mit folgenden Parametern empfohlen: Serumkalzium/-phosphat, AP, γ-GT, GFR, CRP, TSH, Blutbild, Calcidiol. Die **radiologische Untersuchung** ist erst ab einem Dichteverlust von mindestens 30 % auffällig. Es zeigen sich **erhöhte Strahlendurchlässigkeit (Transparenz der Knochen)** und nachgezogene Konturen (d. h., die Wirbelkörperdeckplatten wirken hervorgehoben). Durch die verminderte Belastbarkeit sintern die Wirbelkörper zusammen. Dies geschieht am häufigsten im Übergangsbereich von der Brust- zur Lendenwirbelsäule. An der Brustwirbelsäule kommt es durch eine Überlastung der Wirbelkörpervorderkanten zur Ausbildung sog. Keilwirbel (► Abb. 20.2). Im Bereich der LWS entstehen durch den Ausdehnungsdruck der Bandscheiben eher Fischwirbel.

Mittel der Wahl und Goldstandard ist die Knochendichtemessung mittels DXA (Dual-energy X-ray absorptiometry). Hiermit kann der Knochenmineralgehalt an LWS und Femurhals gemessen werden. Um eine Vergleichbarkeit der Messmethoden und Geräte zu gewährleisten, wird das Messergebnis als Standardabweichung von der peak bone mass (pbm) als sog. **T-Score** angegeben (► Tab. 20.1, ► Kap. 2). Der T-Score bezieht sich dabei auf die Knochendichte eines geschlechtsgleichen 30-jährigen Gesunden. Der **Z-Score** hingegen bezieht sich auf die Knochendichte einer gleichaltrigen und gleichgeschlechtlichen Person.

Tab. 20.1 WHO-Stadieneinteilung der Osteoporose

Grad	Stadium	T-Score	Klinik
0	Osteopenie	−1 bis −2,5	Keine Frakturen
1	Osteoporose	< −2,5	Keine Frakturen
2	Manifeste Osteoporose		1–3 Wirbelfrakturen
3	Fortgeschrittene Osteoporose		Multiple Wirbelkörperfrakturen, oft auch extraspinale Frakturen

Therapie

Zuallererst müssen dem Patienten die Schmerzen genommen werden. Kurzfristig können hierfür NSAR oder Analgetika rezeptiert werden. Physikalische Maßnahmen können hier ergänzend angewandt werden. Im Anschluss kann Krankengymnastik dem Patienten helfen, Muskelschwund entgegenzuwirken und koordinative Fähigkeiten zu schulen (Sturzprophylaxe).

Praxistipp

Informationen zur Therapieindikation je nach T-Score finden sich unter www.dv-osteologie.org.

Allgemein(präventiv)maßnahmen umfassen die Sicherstellung einer adäquaten Kalzium- (1000 mg/Tag) und Vitamin-D-Versorgung (800 IE/Tag), Sonnenexposition sowie ausreichend körperliche Bewegung (als Stimulus für den Knochenaufbau). **Bisphosphonate** (Aledronat, Risedronat, Ibandronat oder Zoledronat) hemmen die Osteoklastentätigkeit und somit den Knochenabbau und sind normalerweise gut verträglich.

Die Indikation zur postmenopausalen Östrogensubstitution (Östrogen-Rezeptor-Modulatoren, z. B. Raloxifen) ist aufgrund des erhöhten Brustkrebsrisikos und der gesteigerten kardiovaskulären Mortalität sehr eng zu stellen. Adipöse Patientinnen haben aufgrund ihres erhöhten Östrogenspiegels einen Osteoporoseschutz. Die Reduktion des Wirbelkörperfrakturrisikos konnte durch diese Medikamente nachweislich erhöht werden.

Der Nutzen von Kalzitonin (antiosteolytische Eigenschaften, Analgesie) und Natriumfluorid (stimuliert die Osteoblasten) ist weiterhin umstritten. Gegenstand aktueller Studien ist die niedrig dosierte Gabe von Parathormon (Teriparatid), das den Knochenaufbau stimuliert und somit das Frakturrisiko bei Osteoporose senken soll.

Osteoporotische Frakturen an den Extremitäten werden entsprechend durch Osteosynthesen versorgt. Einzelne, stabile Wirbelkörperfrakturen ohne Hinterkantenbeteiligung können, auch zur Schmerzlinderung, durch eine **Vertebroplastie** behandelt werden. Hierfür wird über einen transpedikulären Zugang ein niedrig visköser Knochenzement (PMMA) in den Wirbelkörper injiziert. Möchte man einen stark zusammengesinterten Wirbelkörper wieder aufrichten, wird eine **Kyphoplastie** durchgeführt. Dabei wird zunächst ebenfalls über einen transpedikulären Zugang eine Kyphoplastienadel in den Wirbelkörper eingebracht. Über diese wird nun ein Ballon eingeführt und aufgefüllt, sodass sich der Wirbelkörper, im Idealfall, wieder komplett aufrichtet. In die dabei entstandene Höhle wird nun erneut PMMA eingespritzt.

20.3 Rheumatoide Arthritis

Die auch als chronische Polyarthritis bezeichnete rheumatoide Arthritis (RA) ist eine anhaltende **entzündliche Systemerkrankung** unbekannter Ätiologie. Sie wird charakterisiert durch eine systemische Entzündungsreaktion, Synovialitis und Autoantikörper.

Epidemiologie

50 % des Risikos an einer RA zu erkranken werden **genetischen Faktoren** zugeschrieben. Dies wird untermauert durch die Tatsache, dass die RA in Nordeuropa und Nordamerika sehr häufig, z. B. in Afrika eher selten anzutreffen ist. Weitere prädisponierende Faktoren sind u. a. Nikotin, Alkohol, Kaffee und z. B. der soziale Status (wenn auch für diese Faktoren die Evidenz nicht besonders stark ist).

Die Prävalenz liegt weltweit bei etwa 1 %. Die Inzidenz beträgt 5–50 pro 100.000 Einwohner. **Frauen** erkranken **3-mal so häufig** wie Männer. Grundsätzlich können alle Altersgruppen betroffen sein, es finden sich jedoch Häufungen zwischen dem **45. und 65. Lebensjahr bei Männern** sowie zwischen dem **25. und 35. und nach dem 50. Lebensjahr bei Frauen.**

Klinik

Prodromalstadium: Zu Beginn der rheumatoiden Arthritis steht ein uncharakteristisches Prodromalstadium mit allgemeiner Müdigkeit, **Abgeschlagenheit,** Gewichtsverlust, subfebrilen Temperaturen, **Parästhesien** und **Durchblutungsstörungen** an den Händen und Füßen. Dieser schleichende Erkrankungsbeginn verzögert häufig die Diagnosestellung. Manchmal berichtet der Patient bereits in diesem frühen Stadium von **morgendlicher Steifigkeit der Fingergelenke,** die sich nach 0,5–3 h wieder lösen kann.

Merke

Eine Häufung von Tendovaginitiden im Bereich des Handgelenks (Karpaltunnelsyndrom) oder eine passagere Intervertebralarthritis im HWS-Bereich sind oft bezeichnend für eine bisher noch nicht entdeckte chronische Polyarthritis.

Frühstadium: Das eigentliche Frühstadium der rheumatoiden Arthritis schließt sich Wochen bis Jahre an das Prodromalstadium an. Es ist charakterisiert durch **spindelförmige, polsterhaft schwammige, symmetrische (!) Schwellungen** v.a. von **Mittel- und Grundgelenken** der Finger und Zehen (abzugrenzen von der harten Schwellung bedingt durch osteophytäre Auftreibungen bei Arthrose). Bei akutem (symmetrischem) Befall großer Gelenke sowie peri- oder extraartikulärer Strukturen muss an einen **atypischen Beginn** gedacht werden!

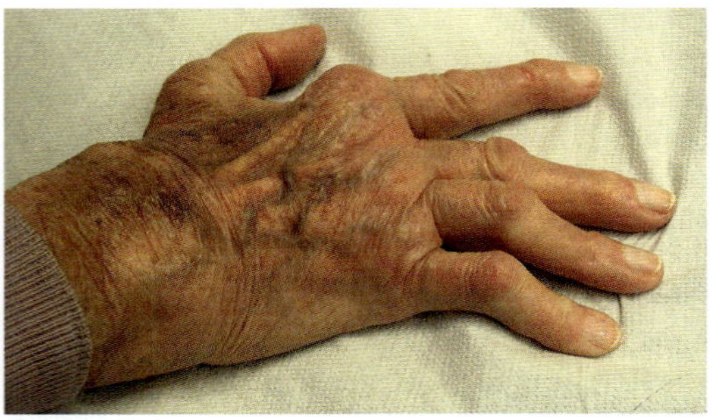

Abb. 20.3 Ulnardeviation der Langfinger und eine Knopflochdeformität des 4. und 5. Fingers. [M332]

Spät- oder Endstadium: Dieses Stadium der chronischen Polyarthritis ist gekennzeichnet durch fortschreitende Gelenkzerstörung mit Funktionseinschränkungen/-verlust sowie den klassischen Fehlstellungen.

Lerntipp

Zu den **klassischen Fehlstellungen** der Hand zählen:
- **Ulnardeviation** der Finger (▸ Abb. 20.3)
- **Schwanenhalsdeformität:** Beugung der Fingergrund- und -endgelenke, Extension der Fingermittelgelenke, ▸ Kap. 8
- **Knopflochdeformität:** Beugung des PIP- und Hyperextension des DIP-Gelenks, ▸ Kap. 8
- **„90–90-Deformität":** Beugefehlstellung des Daumengrundglieds mit Hyperextension des PIP-Gelenks
- Deformität des Handgelenks (Supination)

Häufigste **extraartikuläre Manifestation** der Erkrankung ist der Rheumaknoten. Dieses charakteristische Granulom ist in der Regel mit dem Vorhandensein des Rheumafaktors (s. u.) assoziiert und findet sich an den Streckseiten der Gelenke im Bereich von Sehnen, Bändern und Faszien. Purpura, Petechien, Keratoconjunctivitis sicca, Lungenfibrose und Amyloidose sind weitere extraartikuläre Erkrankungen, welche mit der RA assoziiert sind.

Diagnostik

Erste Verdachtsmomente auf den Befund einer RA erschließen sich aus den oben bereits beschriebenen körperlichen Befunden. Die vom American College of Rheumatology in den 1980er-Jahren erstmals vorgestellten **Diagnosekriterien** wurden weiterentwickelt und legen seit 2010 in einer aktuellen Version vor (▸ Tab. 20.2). Voraussetzung zur Verwendung der Kriterien ist, dass an mindestens einem Gelenk eine **Synovitis** vorliegt, die nicht durch eine andere Erkrankung erklärt werden kann.

Das Frühstadium bietet meist nur unspezifische **Laborparameter** ohne wegweisende Tendenzen. Die Entzündungsparameter (BSG, CRP) können analog der Entzündungsaktivität erhöht sein. Der Rheumafaktor ist zu Beginn meist negativ, in 80 % der Fälle im fortgeschrittenen Stadium aber nachweisbar. Spezifischer ist hier die Untersuchung auf Antikörper gegen zyklisches citrullinisiertes Peptid (CCP). Der Nachweis von CCP-AK kann der klinischen rheumatoiden Arthritis um Jahre vorausge-

Tab. 20.2 Diagnosekriterien des American College of Rheumatology sowie der European League Against Rheumatism (2010)

1.	Gelenkbeteiligung: ein mittleres/großes Gelenk (0 Punkte), zwei bis zehn mittlere/große Gelenke (1 Punkte), ein bis drei kleine Gelenke (2 Punkte), vier bis zehn kleine Gelenke (3 Punkte), > 10 Gelenke mit mindestens einem kleinen Gelenk (5 Punkte)
2.	Serologie: Rheumafaktor und Anti-Citrullin-Peptid-/Protein-Antikörper (ACPA) negativ (0 Punkte), RF und ACPA niedrig positiv (2 Punkt), RF und ACPA hoch positiv (3 Punkte)
3.	Akute-Phase-Proteine: CRP und BSG normal (0 Punkte), CRP und BSG erhöht (1 Punkt)
4.	Dauer der Symptome: < 6 Wochen (0 Punkte), > 6 Wochen (1 Punkt)
Die Punkte werden addiert. Ein Punktwert ≥ 6 ist ein starker Indikator für eine RA	

hen und hat bei einer noch undifferenzierten Arthritis einen hohen prädiktiven Wert für die Entwicklung einer RA.
Im Rahmen der medikamentösen Therapie sind im Verlauf noch weitere Laboruntersuchungen notwendig (Blutbild, Leberwerte u. a.).
Erste pathologische Befunde im **Röntgenbild** sind ein vergrößerter Weichteilschatten und gelenknahe Demineralisationen bevorzugt der kleinen Gelenke. **Destruktionszeichen,** Usuren, Zysten und Gelenkspaltverschmälerungen treten dann im Verlauf von Monaten hinzu. Insbesondere im Bereich der Halswirbelsäule ist auf Veränderungen zu achten, welche zu Instabilitäten und Kompression der neuralen Strukturen führen können. Mithilfe der Gelenksonografie kann der Therapieverlauf kontrolliert werden (Gelenkerguss, Synovialitis).

Merke

Der **Rheumafaktor** (RF) ist ein im Serum und in der Synovia nachweisbarer, gegen die Fc-Region menschlicher Immunglobuline gerichteter Autoantikörper (meist IgG). Es besteht eine Assoziation mit dem HLA-DRB-1-Polymorphismus.
Er ist nicht spezifisch für eine chronische Polyarthritis, sondern tritt auch bei einer Reihe anderer Erkrankungen des rheumatischen Formenkreises auf. Hinzu kommt, dass 25 % der über 60-Jährigen seropositiv für den RF sind.

Therapie

Merke

Eine kausale Therapie der chronischen Polyarthritis ist weiterhin nicht möglich.

Wichtig ist die Erstellung eines **interdisziplinären Therapieplans.** Dieser beinhaltet Behandlungsempfehlungen eines Rheumatologen, Orthopäden, Ergotherapeuten/Physiotherapeuten und Orthopädietechnikers.
Die **medikamentöse Therapie** unterscheidet Präparate, welche die Schmerz- und Steifigkeitssymptomatik lindern (z. B. **NSAR),** und Medikamente, welche den Progress der Erkrankung verbessern können. Zu Letzteren zählen die Basistherapeutika oder DMARD (**Disease-modifying antirheumatic drugs:** Azathioprin, Methotrexat, Ciclosporin, Hydroxychloroquin, Gold, TNF-α-Blocker). Der genaue Wirkmechanismus dieser heterogenen Medikamente ist noch nicht verstanden.
Die medikamentöse Therapie wird parallel unterstützt durch die **physikalische Therapie.** Dazu zählen Kälteanwendungen, Elektrotherapie, isometrische Übungen und aktive Muskelübungen. Im Rahmen der Ergotherapie werden dem Patienten Hilfestellungen gegeben neue Bewegungsmuster zu erlernen.
Aufgrund der mittlerweile sehr guten medikamentösen Therapie wurde die Notwendigkeit **operativer Therapiemaßnahmen** deutlich reduziert. Als invasive Therapiemaßnahmen können eine Synovektomie (Entfernung des veränderten Synovialisgewebes), die Radiosynoviorthese (intraartikuläre Radionuklidbestrahlung), Korrektur der Gelenkfehlstellung oder der endoprothetische Gelenkersatz in Erwägung gezogen werden.

20.4 Reaktive Arthritis

Definition

Unter einer reaktiven Arthritis versteht man eine **entzündliche Gelenkerkrankung,** die sich **im Anschluss an** eine **bakteriell** induzierte gastrointestinale oder urogenitale **Infektion** manifestiert. Aus diesem Grund spricht man auch von infektvermittelten oder **parainfektiösen Arthritiden.** Bei etwa 5 % der Patienten kommt es nach einer bakteriellen Darm- oder Urogenitalinfektion (auch asymptomatische Verläufe) zu einer reaktiven Arthritis.

Ätiologie

Die Pathogenese der reaktiven Arthritis konnte noch nicht eindeutig geklärt werden. Wahrscheinlich ist, dass sich das HLA-B27 bestimmte Oberflächenantigene mit den Bakterien teilt, die die Arthritis auslösen, und hierdurch eine abgeschwächte Immunantwort induziert bzw. eine autoreaktive Kreuzreaktion ausgelöst wird.

Merke

HLA-B27 ist eine genetisch determinierte Variante des Proteinkomplexes **H**uman **L**eukocyte **A**ntigen am Genort B. Zu den mit HLA-B27 assoziierten Erkrankungen gehören u. a. reaktive Arthritis, Spondylitis ankylosans, Arthritis psoriatica, rheumatoide Arthritis, das Reiter-Syndrom.

Klinik

Typischerweise kommt es **2–4 Wochen nach** einer **Enteritis oder Urethritis** zu hohem **Fieber** mit starken **Schmerzen** in einem oder wenigen Gelenken **(Mono- oder Oligoarthritis).** Bevorzugt ist die untere Extremität betroffen, seltener Sakroiliakal-, Finger- oder Handgelenke. Die Arthritiden werden gelegentlich von Enthesiopathien (Tendovaginitis in Ansatznähe) oder extraartikulären Symptomen, z. B. Uveitiden oder Effloreszenzen (Erythema nodosum), begleitet.

Merke

Reiter-Syndrom: Trias aus **Mono- oder Oligoarthritis, Urethritis** und **Konjunktivitis.**

Diagnostik

Bei der körperlichen Untersuchung ist v. a. der **Gelenkstatus** zu erheben und auf zusätzliche **extraartikuläre Manifestationen** zu achten.

Labordiagnostisch finden sich **erhöhte unspezifische Entzündungsparameter** (BSG, CRP) und in 60–80 % der Fälle ein positives HLA-B27. Rheumafaktoren können nicht nachgewiesen werden. Die reaktive Arthritis zählt somit zu den seronegativen Spondarthritiden (obwohl sie nur periphere Gelenke betrifft).

Nach Bakterien, die die Krankheit ausgelöst haben könnten, muss gesucht werden. Konventionelle Verfahren sind hier meist nicht ausreichend sensitiv (Agglutinationsreaktion oder ELISA). Ein kultureller **Erregernachweis** im Gelenkpunktat ist **nicht möglich** (sterile Synovialitis), aber ein Gelenkempyem muss durch eine **Gelenkpunktion** ausgeschlossen werden; DD: Kristallarthropathie (Gicht, Pseudogicht).

Röntgenaufnahmen zeigen keine knöchernen Veränderungen.

Therapie

Liegt eine Chlamydieninfektion vor, so erfolgt eine 4-wöchige antibiotische Therapie mit Tetrazyklinen (Partner mitbehandeln!).

Die Behandlung aller anderen reaktiven Arthritiden erfolgt symptomatisch mit nichtsteroidalen Antirheumatika **(NSAR)** und **physikalischer Therapie.** Krankengymnastische Übungen erhalten die Gelenkbeweglichkeit und sollen Muskelatrophien verhindern. Treten extraartikuläre Komplikationen hinzu, können kurzfristig Glukokortikoide systemisch gegeben werden. Bei chronischen Verlaufsformen werden auch Sulfasalazin oder Methotrexat eingesetzt.

Praxistipp

In ca. 40 % der Fälle entwickeln HLA-B27-positive Patienten nach einer reaktiven Arthritis innerhalb der folgenden 20 Jahre das Vollbild eines Morbus Bechterew (► Kap. 20.6). Hierüber müssen die Patienten aufgeklärt werden.

20.5 Gicht und Pseudogicht

Gicht: Akut oder primär chronisch verlaufende Purinstoffwechselstörung, welche zu einer Erhöhung des Harnsäurespiegels führt. Man unterscheidet eine **primäre** (vermehrte Bildung oder verminderte Ausscheidung oder eine Kombination aus beidem) von einer **sekundären Form** (Überangebot an endogenen oder exogenen Purinen).

Pseudogicht: Beschreibt die Ausfällung von Kalziumpyrophosphatkristallen in der Synovialflüssigkeit mit anschließender Einlagerung in den Gelenkknorpel (Chondrokalzinose). Es wird eine **primäre** (Ätiologie unbekannt) von einer **sekundären** (bei Hyperparathyreoidismus) Form unterschieden.

Ätiologie und Epidemiologie

Steigt die Serumkonzentration von Harnsäure über ca. 6 mg/dl, so ist deren Löslichkeitsgrenze erreicht und es kommt zu Uratablagerungen. Hiervon besonders betroffen ist bradytrophes Gewebe wie Knorpel, Gelenkkapseln, Bänder, Sehnen und

Haut. In 40 % der Fälle liegen bei einem akuten Gichtanfall Werte über 8 mg/dl (475 µmol/l) vor. Die Gicht ist ein ausgesprochenes „Wohlstandsleiden" mit einer Morbidität von ca. 1 %. Der **Erkrankungsgipfel** liegt zwischen **40 und 60 Jahren.** Aufgrund der urikosurischen Wirkung der Östrogene manifestiert sich die Gicht bei Frauen erst nach der Menopause, Männer sind insgesamt häufiger betroffen.

Klinik

Akuter Gichtanfall: Hauptkennzeichnen des akuten Gichtanfalls ist eine sehr schmerzhafte Monarthritis, die in ⅔ aller Fälle nachts beginnt. Anamnestisch kann häufig ein Festmahl (mit übermäßigem Alkoholgenuss: akuter Harnsäureanstieg) eruiert werden.

Grundsätzlich können alle Gelenke betroffen sein. Bei Erstmanifestation ist am häufigsten das **Großzehengrundgelenk** befallen (Podagra). Mit zunehmendem Alter können auch polyarthritische Fälle vorkommen. Das betroffene Gelenk zeigt Zeichen der Entzündung (▶ Abb. 20.4) und einen ausgeprägten Berührungsschmerz, meist über Tage bis Wochen. Danach folgt ein beschwerdefreies Intervall.

Chronische Gicht: Nach 5–15 Jahre lang erhöhtem Harnsäurespiegel kommt es zur chronischen Gicht. Diese imponiert klinisch durch **Tophi,** polyartikuläre Gelenkveränderungen und eine Nephropathie.

> **Merke**
>
> **Tophi** sind schmerzlose, nicht verschiebliche Kristalldepots v. a. in Weichteilen (z. B. Achillessehne, Ohrmuschel, Ellenbogendorsalseite) oder gelenknahen Knochen.

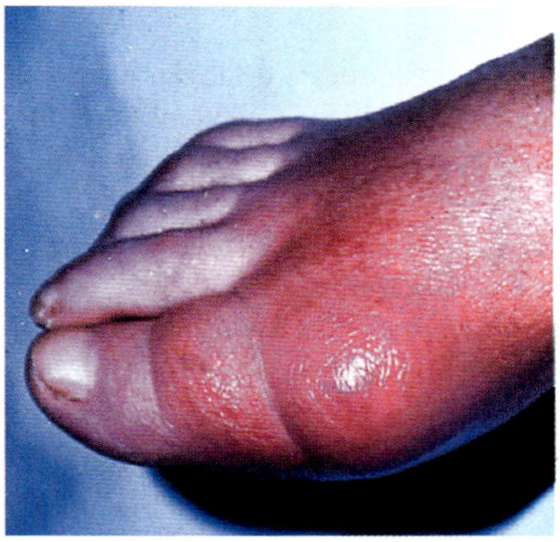

Abb. 20.4 Hochrot, massiv geschwollenes und stark druckschmerzhaftes Großzehengrundgelenk. [E284]

Pseudogicht: Es erkranken meist ältere Patienten. Prädilektionsstelle ist neben dem Hüft- und Schultergelenk v. a. das Kniegelenk. Der akute Schub ist dem der Gicht ähnlich, jedoch weniger stark ausgeprägt. Bei chronischem Verlauf kommt es zur Arthroseentwicklung.

Diagnostik

Gicht: Bei einem akuten Gichtanfall ist in der Regel das klinische Erscheinungsbild ausreichend um eine Diagnose zu stellen. Der akute Gichtanfall gehört zu den stärksten Schmerzzuständen am Gelenk. In der Laboruntersuchung finden sich eine Leukozytose und eine Erhöhung von C-reaktivem Protein und BSG.

> **Cave**
>
> Aufgrund der Urat-Ausfällung im Gewebe kann im akuten Gichtanfall der Serumharnsäurespiegel im Normbereich liegen.

Da grundsätzlich auch ein bakterieller Gelenkinfekt vorliegen kann (Anamnese?), kann eine Gelenkpunktion Klarheit schaffen. Hier finden sich bei der Gicht **doppelbrechende Uratkristalle** (keine Bakterien).

> **Praxistipp**
>
> Die Uratkristalle im Punktat sind leicht wasserlöslich, weshalb das Gelenkpunktat sofort mikroskopisch untersucht werden muss.

Pseudogicht: Bei der Pseudogicht finden sich **Kalziumpyrophosphatkristalle** im Gelenkpunktat. Die Entzündungsparameter sind ebenfalls erhöht. Kalziumpyrophosphatkristalle sind im Gegensatz zu den Uratkristallen mit einer Röntgenaufnahme darstellbar. Daher sind bei der Pseudogicht im Röntgenbild charakteristische Kalkeinlagerungen im Gelenkknorpel als streifenförmige Verkalkungen zu erkennen.

Therapie

Akuter Gichtanfall: Es kommen **NSAR** (Naproxen, Diclofenac) allein oder in Kombination mit **Prednisolon** zum Einsatz. **Colchicin** wird aufgrund der häufig beobachteten gastrointestinalen Nebenwirkungen nur bei schwerem Verlauf oder bei vorliegenden Kontraindikationen gegenüber

NSAR verordnet. Unter dieser Therapie sollte es binnen 24 h zu einer Schmerzlinderung kommen. Ohne Therapie verläuft der akute Gichtanfall über 1–2 Wochen. Eine harnsäuresenkende Therapie sollte im akuten Anfall nicht begonnen oder verändert werden.

Langfristig ist ein Harnsäurespiegel von ≤ 6,4 mg/dl (384 µmol/l) das Ziel. Dieser sollte primär durch **diätetische Maßnahmen** (purinarme Kost, wenig Alkohol) erreicht werden. Ist dies nicht möglich, so muss versucht werden, das Therapieziel **medikamentös** zu erreichen. Hierfür kommen infrage:

- Urikostatika (Xanthinoxidasehemmer, **Allopurinol,** vermindern die Harnsäurebildung) und
- Urikosurika (Probenecid, hemmen die Reabsorption in den Nierentubuli und fördern damit die Harnsäureausscheidung).

Die **schwerwiegendste Komplikation** der Gicht ist die Schädigung der Niere in Form einer Uratnephropathie (Ablagerung von Uratkristallen in den Nierentubuli), Nephrolithiasis mit Abflussstörungen und Pyelonephritis.

20.6 Morbus Bechterew

Definition

Die auch als **Morbus Bechterew** bekannte Spondylitis ankylosans ist eine zunächst allmählich beginnende und meist in Phasen verlaufende **entzündlich-rheumatische Erkrankung des Bindegewebes,** welche sich überwiegend am Bandapparat der Wirbelsäule und stammnaher Gelenke manifestiert. Sie beginnt normalerweise im **Iliosakralgelenk** und erfasst im Verlauf die gesamte **Wirbelsäule.**

Der Morbus Bechterew gehört in die Gruppe der **seronegativen Spondylarthritiden** und gleicht zu Beginn anderen rheumatischen Erkrankungen, ist jedoch als eigenständiges Leiden anzusehen.

Ätiologie und Epidemiologie

Die genaue Ätiologie des Morbus Bechterew ist unbekannt. Die Prävalenz des Morbus Bechterew variiert weltweit. Für die europäische Bevölkerung wird sie mit 0,5–1 % angegeben. Männer sind etwa 4-mal so häufig betroffen wie Frauen. Ein **Erkrankungsgipfel** ist zwischen dem **15. und 30. Lebensjahr** zu verzeichnen. Eine **genetische Prädisposition** wird stark vermutet. Unterstützt wird diese These dadurch, dass bei ca. 95 % der Betroffenen das **HLA-B27-Antigen** nachweisbar ist (ca. 7 % der Normalbevölkerung). Eine **infektgetriggerte Genese** wird ebenfalls angenommen.

Klinik

Charakteristisch sind **nächtliche, tief sitzende Rückenschmerzen,** die im Tagesverlauf abnehmen. Häufig kommt es auch zu wechselseitigen Gesäßschmerzen mit Ausstrahlung in die Oberschenkel. Einzelne Gelenke (meist der unteren Extremität) können geschwollen sein; **Enthesiopathien,** z. B. der Achillessehne, sind überaus typisch. Bei Bewegung geben die Patienten eine Beschwerdebesserung an. Diese frühen Symptome werden von allgemeinen Krankheitszeichen wie Müdigkeit, Blässe, nächtlichem Schwitzen oder Fieber begleitet.

Das fortgeschrittene Stadium macht sich durch **progrediente Bewegungseinschränkung einzelner Wirbelsäulenabschnitte** bemerkbar. In seltenen Fällen kann es auch zu Verknöcherungen an den Hüftgelenken mit Einschränkung der Beweglichkeit kommen. Bis es zum Vollbild des Morbus Bechterew kommt, vergehen 5–8 Jahre.

Diagnostik

Allen technischen Untersuchungen voran stehen **Anamnese** und **klinische Untersuchung** (bereits vorliegende Einschränkung der WS-Beweglichkeit? ► Kap. 10).

Die laborchemische Untersuchung zeigt in etwa 80 % der Fälle eine erhöhte BSG sowie andere Entzündungszeichen. Ein HLA-B27-Nachweis macht die Diagnose wahrscheinlich.

> **Merke**
>
> Ein positiver HLA-B27-Nachweis ohne Symptomatik hat keine Bedeutung.

Als erstes bildgebendes Verfahren kann die **Röntgenaufnahme** der Iliosakralgelenke herangezogen werden. Hier zeigt sich im Idealfall ein **„buntes Bild"** mit unruhiger Gelenkkontur, Knochendefekten, Gelenkspaltverschmälerung bis hin zur knöchernen Überbauung. Im Laufe der Erkrankung kommt es zu einer fortschreitenden Verknöcherung durch Syndesmophytenbildung der Wirbelkörper und Verknöcherung des vorderen und hinteren Längsbands. Das Endbild ist die **Bambusstabwirbelsäule** (► Abb. 20.5). Aufgrund der fortschreitenden Bewegungseinschränkung kommt es zudem zu einer **Inaktivitätsosteoporose.**

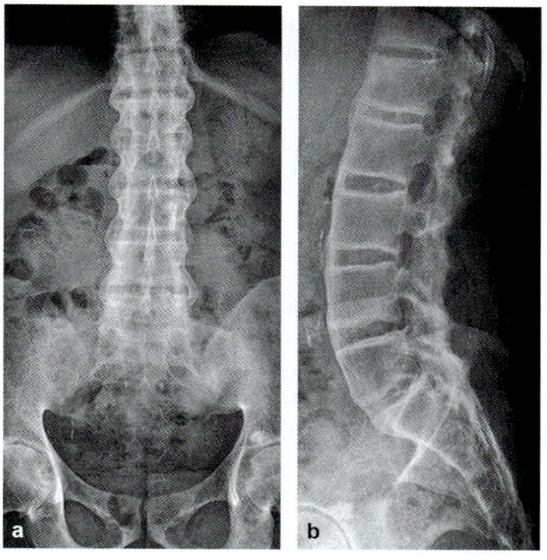

Abb. 20.5 a, b Bambusstabähnliches Bild durch Verknöcherung v. a. des vorderen Längsbands. Vollständige Fusion beider Iliosakralgelenke, die nicht mehr abgrenzbar sind. [F605–001]

Therapie

Im Mittelpunkt der Therapie steht die Erhaltung der Beweglichkeit durch tägliche **Bewegungsübungen** und sportliche Betätigung (Physiotherapie; Schwimmen, Radfahren u. a.).

Zur medikamentösen Therapie kommen v. a. in der initialen Entzündungsphase **NSAR** zum Einsatz. Aufgrund der drohenden Osteopenie/Osteoporose sollte auf Kortikosteroide verzichtet werden. Kausaltherapeutisch werden **TNF-α-Blocker** mit gutem Erfolg eingesetzt.

Ein **operatives Vorgehen** kann indiziert sein, z. B. wenn es aufgrund der progredienten Kyphosierung der BWS zu einer Einschränkung des Blickfelds kommt.

20.7 Reiter-Syndrom

Das Reiter-Syndrom gehört zusammen mit dem Morbus Bechterew (► Kap. 20.6) und der Arthritis psoriatica (► Kap. 20.8) zu den **seronegativen Spondylarthritiden.** Während der Rheumafaktor nicht nachgewiesen werden kann, besteht bei diesen Erkrankungen eine Assoziation mit HLA-B27.

Ätiologie

Es wird vermutet, dass das Reiter-Syndrom eine reaktive Arthritis darstellt. Das auslösende Agens wurde allerdings noch nicht gefunden.

Klinik

„Can't see, can't pee, can't bend a knee" beschreibt die Symptome einer unspezifischen Urethritis, Konjunktivitis und Mono- bzw. Oligoarthritis. Meist akut und sehr schmerzhaft beginnende Arthritis v. a. der Knie- und Fußgelenke. Anamnestisch muss nach einer Urethritis und Konjunktivitis gefragt werden.

Diagnostik

Die **Entzündungsparameter** sind erhöht, **HLA-B27** in ca. 70 % der Fälle nachweisbar, Rheumafaktor negativ. Die Gelenkpunktion ist unauffällig.

Therapie

NSAR, Kryotherapie und Krankengymnastik kommen in der Akutphase zur Anwendung. Kommt es zu einer chronischen Arthritis ist eine Basistherapie indiziert.

20.8 Arthritis psoriatica

Epidemiologie

Etwa 5 % aller Psoriasis-Patienten erkranken zusätzlich an einer seronegativen Arthritis. In ca. 20 % der Fälle ist das Achsenskelett, in 80 % sind die peripheren Gelenke betroffen. Die Verteilung zwischen Mann und Frau ist ausgeglichen.

Klinik

Die Psoriasisarthritis zeigt einen **asymmetrischen, oligoartikulären Befall** der Finger- und Zehengelenke (Metakarpophalangeal-, PIP- und DIP-Gelenke) und gleicht in ihrem Auftreten der chronischen Polyarthritis. Die Prognose der Psoriasisarthritis ist allerdings günstiger.

Diagnostik

In der klinischen Untersuchung muss auf Hautveränderungen (weißlich bis silbrig glänzende Schuppen, u. a. am Haaransatz und Ellenbogen) geachtet werden. Entzündungszeichen im Labor sind erhöht, der HLA-B27-Nachweis gelingt in ca. 50 % der Fälle.

Therapie

Die Therapie gleicht der der chronischen Polyarthritis. Kommt es zu einer Besserung der dermatologischen Erscheinungen, führt dies häufig auch zu einer Linderung der Arthritis.

20.9 Morbus Paget

Definition

Knochenerkrankungen des Erwachsenen, die durch einen schleichend progressiven Verlauf mit herdförmigem Knochenumbau und gleichzeitiger Osteopenie und Hyperostose charakterisiert ist.

Ätiologie und Epidemiologie

Die Ätiologie ist unbekannt, eine virale Genese wird diskutiert. Infolge einer **Aktivitätssteigerung der Osteoklasten** kommt es zu einem vermehrten Abbau von Knochensubstanz und sekundär zur **Zunahme der Osteoblasten.** Der Knochen-Turnover wird somit gesteigert, die mechanische Stabilität nimmt dabei ab. Den eigentlichen Knochenveränderungen geht eine lokale Gefäßerweiterung mit erheblicher Durchblutungssteigerung voran.

Männer sind etwas häufiger betroffen als Frauen, wobei die Prävalenz nach dem 50. Lebensjahr deutlich ansteigt.

Klinik

Der klinische Verlauf geht mit ziehenden Schmerzen und einer Knochenverformung einher. Ist das Felsenbein betroffen, können Schwindel und Hörstörungen hinzukommen. Liegt ein Morbus Paget am Schädelknochen vor, so fällt den Patienten oft eine Zunahme des Kopfumfangs auf (Hut passt nicht mehr). Kreuz- und ischialgiforme Schmerzen treten beim Befall der Wirbelsäule auf.

Praxistipp

Die Symptome treten **langsam, schleichend** in den Vordergrund. So ist es nicht verwunderlich, dass in bis zu 30 % die Diagnose ein Zufallsbefund ist, z. B. anlässlich einer Röntgenuntersuchung oder aufgrund einer erhöhten alkalischen Phosphatase.

Zu den Symptomen zählen:

- **überwärmte,** klopfempfindliche **Knochen,**
- diffuse ziehende **Knochenschmerzen,**
- **Verbiegungen und Deformierungen,** insbesondere der langen Röhrenknochen, z. T. mit sekundärer Arthrose in Hüft-, Knie-, Sprunggelenken,
- **Spontanfrakturen,**
- Kopfschmerzen,
- Hör- und Sehstörungen.

Das Krankheitsbild richtet sich nach den befallenen Knochen (in der Regel monostotisch oder oligoostotisch, selten polyostotisch). Auch wenn grundsätzlich jeder Knochen betroffen sein kann, so zeigt eine gewisse Häufung (in absteigender Häufigkeit): LWS, Schädel, Femur, Tibia ca. 25 %.

Diagnostik

Radiologisch findet man ein **Nebeneinander von Auf- und Abbauprozessen** der knöchernen Strukturen. Osteoporotisch oder osteolytisch veränderte Areale wechseln sich mit grobsträhnig verdickten Strukturen ab.

Bei Verdacht auf Morbus Paget sollte ein **Ganzkörperszintigramm** angefertigt werden. Dies ermöglicht einen Überblick über die Ausdehnung des pathologischen Prozesses und erleichtert Zielaufnahmen der betroffenen Bezirke (► Abb. 20.6).

Serumkalzium und alkalische Phosphatase, als Ausdruck der erhöhten Osteoklastentätigkeit, können erhöht sein. Im Urin können Knochenabbau-

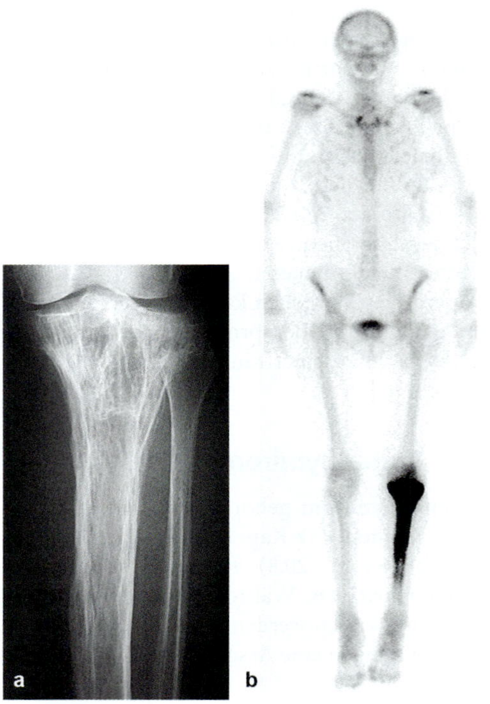

Abb. 20.6 Morbus Paget. **a** Im a. p.-Röntgenbild gut zu erkennen ist die grobsträhnige Zeichnung der Spongiosa sowie die Ausdünnung der Kortikalis. **b** Im Ganzkörperszintigramm der gleichen Patientin zeigt sich die gesamte Ausdehnung in der Tibia. [M332]

produkte wie Hydroxyproline, Pyridinoline und Desoxypyridinoline nachgewiesen werden.

Merke

Differenzialdiagnostisch muss an eine chronische Osteomyelitis, einen primären Knochentumor oder Knochenmetastasen gedacht werden.

Therapie

Die Indikation zur Therapie ist dann gegeben, wenn die Patienten symptomatisch werden oder Knochenareale in mechanisch beanspruchten Zonen liegen. Medikamentös muss versucht werden, die Osteoklastenaktivität zu hemmen. Kalzitonine erreichen nur eine Osteoklastenhemmung von ca. 50 % und werden daher nur bei leichten Krankheitsverläufen eingesetzt.

Bisphosphonate sind das Mittel der Wahl, in Deutschland sind u. a. zugelassen Etidronat, Risedronat und Zoledronsäure.

Bei Bedarf können NSAR und physikalische Therapie ergänzend zur Schmerzlinderung beitragen.

Andreas Ficklscherer

Tumororthopädie

21

IMPP-Hits

Der Bereich der Tumororthopädie beschäftigt sich mit gutartigen und bösartigen Tumoren des Haltung- und Bewegungsapparats. Tumoren des Skelettsystems sind seltene Krankheiten, deren Diagnostik und Therapie komplex ist und interdisziplinär erfolgen sollte. Abgefragt werden hier vor allem die *benignen Knochentumoren.*

21.1 Wegweiser

Primäre Knochentumoren sind mit ca. 0,2 % aller Tumoren sehr selten. Rein statistisch betrachtet stößt ein niedergelassener Orthopäde lediglich 1- bis 2-mal in seiner Laufbahn auf einen primär malignen Knochentumor.
Dem gegenüber stehen **sekundäre Knochentumoren.** Den Hauptanteil stellen hier Skelettmetastasen eines anderen Karzinoms. In 80 % liegen als Primärtumor ein Mamma-, Prostata-, Bronchialkarzinom oder Karzinome der Niere vor. Seltener sind Karzinome des Gastrointestinaltrakts. Meist ist das Achsenskelett betroffen, also Wirbelsäule und Becken sowie Femur. Metastasen unterhalb des Ellenbogen- oder Kniegelenks sind sehr selten. Zu den sekundären Knochentumoren zählen jedoch auch die Entartung einer primär nicht bösartigen Erkrankung (Morbus Paget, ▸Kap. 20, kartilaginäre Exostose) sowie strahleninduzierte Sarkome.

Tab. 21.1 Primäre Knochentumoren

	Primär benigne Knochentumoren	Primär maligne Knochentumoren
Knochenbildende Tumoren	• **Osteoidosteom** • Osteoblastom	• **Osteosarkom** • Malignes fibröses Histiozytom
Knorpelbildende Tumoren	• Kartilaginäre Exostose • **(En-)Chondrome** • Chondroblastom	**Chondrosarkom**
Andere	• **Juvenile Knochenzyste** • Riesenzelltumor • Aneurysmale Knochenzyste • Morbus Paget	• Ewing-Sarkom • **Plasmozytom**

21.2 Einleitung

Grundsätzlich wird zwischen **benignen** und **malignen** Knochentumoren unterschieden (▸Tab. 21.1). Häufig kann die Diagnose durch eine **systematische Evaluation** der Befunde gefunden werden. Hierbei spielen das Alter des Patienten, die klinische Befundpräsentation (Zufallsbefund, schmerzhafte oder nicht schmerzhafte Schwellung, pathologische Fraktur) und die radiologischen Veränderungen eine wichtige Rolle.

Lerntipp

- **Alter:** Während primäre Knochentumoren v. a. im Kindes- und Jugendalter in Erscheinung treten, steigt die Prävalenz von Skelettmetastasen ab dem 40. Lebensjahr.

- **Schmerzen:** Diese treten eher bei schnell wachsenden Prozessen sowie bei entzündlichen Erkrankungen auf. Charakteristisch kann auch das zeitliche Auftreten von Schmerzen sein (z. B. Nachtschmerz bei Osteoidosteomen). Wichtig ist auch die Frage, durch was die Schmerzen gelindert werden können.
- **Radiologische Veränderungen:** Gefragt werden muss, in welchem Knochen (► Tab. 21.2) und Knochenabschnitt (Epi-/Meta-/Diaphyse) die Läsion lokalisiert ist, wie groß die Läsion ist, was diese mit dem Knochen macht und wie dieser reagiert (► Abb. 21.1). Damit im Nativröntgenbild eine knöcherne Veränderung sichtbar ist, müssen bereits **30 % der Knochensubstanz** betroffen sein!

Tab. 21.2 Prädilektionsstellen von Knochentumoren

Knochentumor	Prädilektionsstellen
Osteosarkom	• Distales Femur • Proximale Tibia • Proximaler Humerus • Os ilium
Chondrosarkom	• Proximaler Humerus • Skapula • Becken • Proximales Femur
Ewing-Sarkom	• Femur • Humerus • Tibia
Osteoidosteom	• Wirbelsäule • Femur • Tibia
Enchondrome	Handskelett

Klassifikation

Die Einteilung der Knochentumoren in ein Staging-System erleichtert die Therapieplanung und ermöglicht Aussagen über deren Prognosen.

Für Tumoren des Muskuloskelettalsystems konnte sich die **Enneking-Klassifikation** durchsetzen (► Tab. 21.3). Unterschieden wird dabei die Differenzierung des Tumors in Low- und High-grade, intra- und extrakompartimental sowie das Vorhandensein von Metastasen. Die Mehrzahl der malignen Tumoren muss als High-grade eingestuft werden (Metastasierungswahrscheinlichkeit > 20 %). Intra- und extrakompartimental beschreibt, ob der Tumor noch auf den Knochen beschränkt ist oder bereits die Kortikalis durchbrochen hat.

Tab. 21.3 Klassifikation der malignen Knochentumoren nach Enneking

Stadium	Merkmale
I-A	• Low-grade • Intrakompartimental • Keine Metastasen
I-B	• Low-grade • Extrakompartimental • Keine Metastasen
II-A	• High-grade • Intrakompartimental • Keine Metastasen
II-B	• High-grade • Extrakompartimental • Keine Metastasen
III-A	• Low- und High-grade • Intrakompartimental • Metastasen vorhanden
III-B	• Low- und High-grade • Extrakompartimental • Metastasen vorhanden

Primär maligne Knochentumoren können nach UICC einteilt werden (► Tab. 21.4).

Klinik

Klinische Beschwerden sind im Frühstadium nicht oder nur wenig richtungsweisend vorhanden. Insbesondere bei den benignen Tumoren kann ein sehr langes schmerzfreies Intervall vorausgehen.

Erstes Merkmal ist fast immer der Schmerz, wobei gerade benignen Tumoren ein langes schmerzfreies Intervall vorausgehen kann. Die Schmerzen sind oft von unterschiedlicher Dauer und kommen sowohl belastungsabhängig als auch in Ruhe und nachts vor.

Allgemeinsymptome wie Fieber, Verschlechterung des Allgemeinzustands, Gewichtsverlust sind lange Zeit nicht vorhanden und Anzeichen eines bereits **fortgeschrittenen Stadiums.**

Cave

Als Differenzialdiagnose eines Tumors muss immer an eine Osteomyelitis gedacht werden.

Tab. 21.4 TNM-System der UICC für solide Tumoren

Einteilung	Beschreibung
Ausdehnung/Größe des Primärtumors	
T0	Keine Anhaltspunkte für einen Primärtumor
Tis	Carcinoma in situ (nichtinvasiv)
T1	Tumor ≤ 8 cm
T2	Tumor > 8 cm
T3	Knochen diskontinuierlich befallen
Regionale Lymphknoten	
N0	Kein Anhalt für regionale Lymphknotenbeteiligung
N1–3	Regionale Lymphknotenmetastasen
N4	Anhalt für Befall nichtregionaler Lymphknoten
Metastasen	
M0	Kein Anhalt für Fernmetastasen
M1	Anhalt für Fernmetastasen (1a: Lungenmetastasen, 1b: andere Fernmetastasen)
Histopathologisches Grading (Differenzierungsgrad)	
G1	Hoch differenziert
G2	Mäßig differenziert
G3	Schlecht differenziert
G4	Undifferenziert

Diagnostik

Laborchemische Untersuchungen des Bluts sind überwiegend unspezifisch, dienen aber der Abgrenzung zu entzündlichen Erkrankungen und Krankheiten des blutbildenden Systems.

Merke

Die alkalische Phosphatase ist am zuverlässigsten mit Knochenerkrankungen assoziiert und kann bereits in einem frühen Stadium erhöht sein.

Zunächst sollte ein **Röntgenbild** in zwei Ebenen angefertigt werden. Dieses kann erste Hinweise auf ein pathologisches Geschehen geben und bereits die Differenzialdiagnosen einschränken (▸ Abb. 21.1).

Die Lokalisation des Tumors im Knochen ist eine sehr wichtige Zusatzinformation und ermöglicht häufig bereits vor Gewinnung einer Biopsie die Einschränkung der möglichen Tumorentitäten. Folgendes Vorgehen kann zur Beschreibung eines Röntgenbilds herangezogen werden:

Welcher Knochen ist betroffen und liegt die Läsion epiphysär, meta- oder diaphysär?

- Epiphysär finden sich z. B. das Chondroblastom, Riesenzelltumor, fibröse Dysplasie oder ein Brodie-Abszess.
- Metaphysär kann grundsätzlich jeder Tumor gefunden werden.
- Diaphysär finden sich das Ewing-Sarkom, das Osteoidosteom sowie subakute Osteomyelitiden.

Wie groß ist der Tumor? Grundsätzlich gilt: Je größer die Läsion ist, desto aggressiver ist der Tumor. Liegen multiple Läsionen vor, kann dies hinweisend sein auf Metastasen, ein multiples Myelom, Hämangiome oder einen Morbus Ollier.

Wie verändert der Tumor den Knochen? Ist der Tumor gut abgrenzbar oder zeigt er eher ein mottenfraßähnliches Bild? Liegt eine lytische, eine blastische oder eine gemischte Läsion vor?

Wie reagiert der Knochen auf den Tumor? Je langsamer das Tumorwachstum verläuft, desto organisierter ist die Knochenreaktion (Sklerosezone). Liegt eine Periostreaktion vor (Zwiebelschalen,

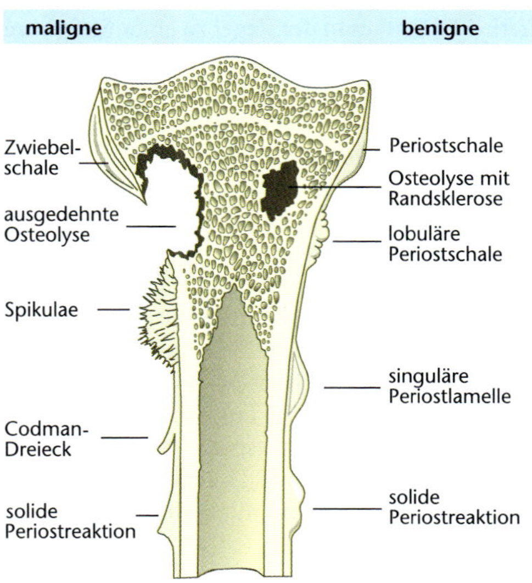

Abb. 21.1 Radiologie von Knochentumoren. [L157]

Codman-Dreieck, Sunburst-Phänomen)? Ist die Kortikalis intakt oder destruiert?

Weiterführende bildgebende Diagnostik wie die **Computertomografie** (1. detaillierte Analyse knöcherner Strukturen und 2. Staging: die häufigste Metastasenlokalisation bei malignen Knochentumoren ist die Lunge!), **MRT** (Darstellung der Weichteile, Tumorausbreitung) und Angiografie (präoperative Gefäßdarstellung, ggf. präoperative Embolisation stark vaskularisierter Tumoren) folgen dem Nativröntgen.

Lerntipp

Klassische **radiologische Zeichen** für einen **malignen Tumor** sind (► Abb. 21.1):

- **Spiculae:** vertikal vom Tumor wegzeigende Knochenbälkchen
- **Sunburst-Phänomen:** divergierende Spiculae die scheinbar von einem Zentrum wegzeigen
- **Codman-Dreieck:** dreiecksförmige Abhebung des Periosts bei Periostdurchbruch aufgrund des schnellen Tumorwachstums
- **Lamelläre Periostreaktion:** zwiebelschalenartiges Abheben des Periosts aufgrund des schnellen Wachstums des Tumors
- **Mottenfraßähnliche Osteolyse**

Die **Skelettszintigrafie** ist das Verfahren der Wahl zur Lokalisierung von Knochenmetastasen bei Tumoren mit ossärer Metastasierungstendenz.

Hierbei kommt es in der Regel zu einer Mehranreicherung (osteoblastische Metastase) in der betroffenen Region. Die Mehrphasen-Szintigrafie erlaubt eine Differenzierung zwischen entzündlichen Prozessen und Knochentumoren.

Mit das wichtigste diagnostische Kriterium ist die **Biopsie.** Diese kann als Inzisions- oder Exzisionsbiopsie erfolgen. Liegt eine benigne Läsion vor, so kann diese durch eine Exzision vollständig entfernt werden und die histologische Untersuchung erfolgen. Ist die Dignität nicht sicher geklärt, erfolgt eine Inzisionsbiopsie.

Wichtig hierbei ist etwaige Folgeeingriffe zu berücksichtigen und die Schnittanlage entsprechend zu wählen (Biopsienarbe und Drainagelöcher müssen in einem Sekundäreingriff mit entfernt werden!).

Therapie

Liegt ein benigner Tumor vor, so kann dieser durch die **intraläsionale Exkochleation, marginale Resektion** oder **Kryotherapie** ausreichend behandelt werden.

Primär maligne Knochentumoren sollten grundsätzlich **weit** (Resektion mit einem breiten Rand gesunden Gewebes) oder **radikal** (Resektion des kompletten tumortragenden Kompartiments) **reseziert** werden. Ein **extremitätenerhaltendes Vorgehen** ist möglich, wenn

1. die Exzision dem Ergebnis der Amputation ebenbürtig ist und
2. die Extremität postoperativ funktionsfähig ist.

Adjuvante Therapieoptionen umfassen **Chemotherapie** (Osteosarkom, Ewing-Sarkom) und **Strahlentherapie** (Ewing-Sarkom, Plasmozytom, Metastasen).

21.3 Benigne Knochentumoren

21.3.1 Knochenbildende Tumoren

21.3.1.1 Osteoidosteom

Das Osteoidosteom zählt mit ca. 10 % zu den häufigen benignen Knochenläsionen, wobei das männliche Geschlecht 2- bis 4-mal häufiger betroffen ist als das weibliche. Der Erkrankungsgipfel liegt zwischen dem 2. und 3. Lebensjahrzehnt. Beschrieben wurde es schon in nahezu allen Knochen, häufig findet man es **in langen Röhrenknochen** und der **Wirbelsäule.**

Charakteristisch sind **nächtliche Schmerzen.** Da die Läsion Prostaglandine produziert, führt die Gabe von NSAR in vielen Fällen zu einer Beschwerdelinderung (**„Aspirin-Test“**).

Im Nativ-Röntgenbild zeigt sich eine **zentrale Osteolyse,** die von einem **Sklerosesaum umgeben** ist („Nidus“, ► Abb. 21.2). Für die Therapieplanung ist ein CT empfohlen. Die Szintigrafie hebt die stark vaskularisierte Läsion deutlich hervor. Wurde die

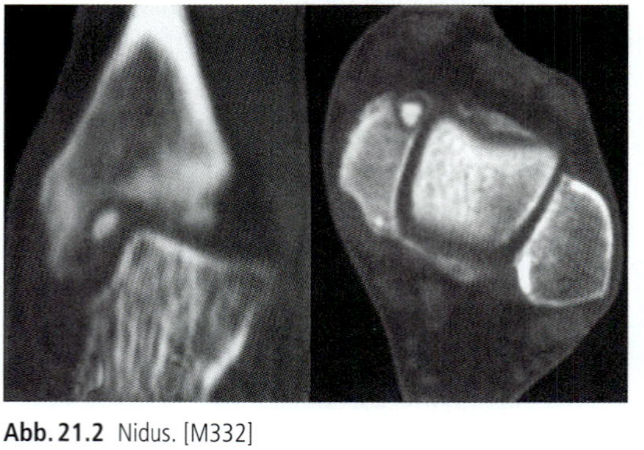

Abb. 21.2 Nidus. [M332]

Läsion früher reseziert, so ist man mittlerweile auf minimal-invasive Verfahren umgestiegen (CT-gesteuerte Thermoablation).

21.3.2 Knorpelbildende Tumoren

21.3.2.1 Kartilaginäre Exostose

Die kartilaginäre Exostose, auch Osteochondrom genannt, ist **mit knapp 45 % die häufigste gutartige knöcherne Läsion** (12 % aller Knochentumoren). Man geht davon aus, dass es sich hierbei um **versprengte Knorpelzellen** der Wachstumsfuge handelt. Hinweisend darauf ist z. B. eine eigene Wachstumsfuge, welche ihre Aktivität mit Abschluss der Pubertät beendet. Meist entwickelt sich der Tumor in der Nähe der Metaphysen und breitet sich tropfen- oder fingerförmig in die Umgebung aus (▸ Abb. 21.3). Die basalen Anteile verknöchern.

Klinik

Ist die Ausdehnung des Tumors lokal begrenzt, bleibt er meist unentdeckt. In allen anderen Fällen führt die Raumforderung zur **Irritation des umliegenden Weichteilmantels** mit Kompression und Verdrängung von Nerven und Gefäßen. Deformierungen sind möglich.

Diagnostik

Meist ist die einfache **Röntgenaufnahme** zur Diagnosestellung ausreichend. Mittels CT-Untersuchungen können die Dicke der Knorpelkappe ausgemessen und der charakteristische Übergang des ursprünglichen Knochens in die Exostose dargestellt werden. Die Szintigrafie erlaubt es, nach multiplen Läsionen zu suchen.

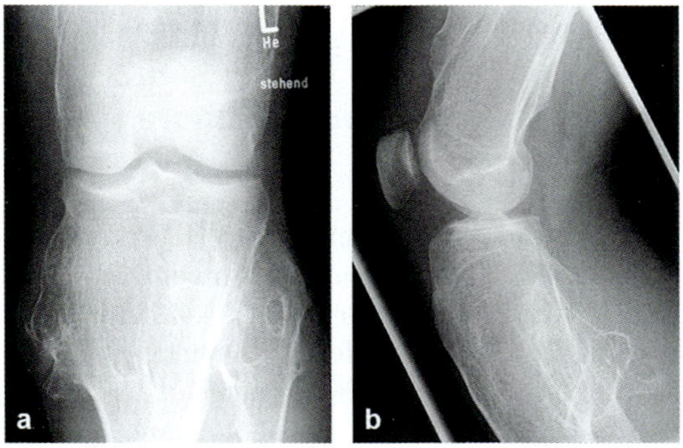

Abb. 21.3 Linkes Kniegelenk in zwei Ebenen. Deutlich erkennbar sind die knöchernen Ausziehungen an Tibia und Fibula. [M332]

Therapie

Besteht eine lokale Weichteilirritation oder einfach der Wunsch des Patienten, so kann die kartilaginäre Exostose im kortikalen Niveau abgetragen werden. Im Anschluss daran können evtl. vorhandene Fehlstellungen korrigiert werden. Die **Prognose ist gut.** Eine **maligne Entartung ist selten** (1 %). Hinweise hierauf sind multiple Herde, verkalkte, dicke (> 2 cm) Knorpelhauben und weiteres Wachstum nach der Pubertät.

21.3.2.2 Chondrome

Die Produktion von reifem Knorpelgewebe charakterisiert diese Geschwulst. Treten sie zentral auf, spricht man von einem **Enchondrom,** bei einer mehr exzentrischen Lage von einem juxtakortikalen oder periostalen Chondrom. Das Chondrom ist ein häufiger Knochentumor, wobei die Inzidenz aufgrund der asymptomatischen Klinik unklar ist. Typische Lokalisation ist das **Handskelett.** Grundsätzlich kann der Tumor in jedem Alter auftreten, zeigt allerdings eine Häufung in der 2.–4. Lebensdekade. Frauen und Männer sind gleichermaßen betroffen.

Klinik

Der klinische Verlauf ist in den überwiegenden Fällen **asymptomatisch.** Häufig kommt es im Verlauf zu einer **pathologischen Fraktur.** Chondrome **können maligne entarten.** Dies ist im Bereich der Finger jedoch sehr selten (eher lange Röhrenknochen). Bei multiplen Chondromherden spricht man von einer Skelettchondromatose. Sind diese Herde bevorzugt auf einer Körperhälfte zu finden, spricht man vom **Morbus Ollier** (Chondrome und Hämangiome = Mafucci-Syndrom).

Diagnostik

Bildgebende Verfahren sind meist ausreichend, um eine Diagnose stellen zu können. Chondrome stellen sich in der Röntgenaufnahme als scharf abgegrenzte, ovale bis längliche oder streifenförmige Aufhellungen dar (▸ Abb. 21.4). Diese sind bevorzugt in den kurzen Röhrenknochen der Hände und Füße zu finden.

Stammnahe Chondrome sind potenziell maligne!

Therapie

Therapie der Wahl ist die **Kürettage** des Tumors und **Auffüllung** der Höhle mit autologer Spongiosa.

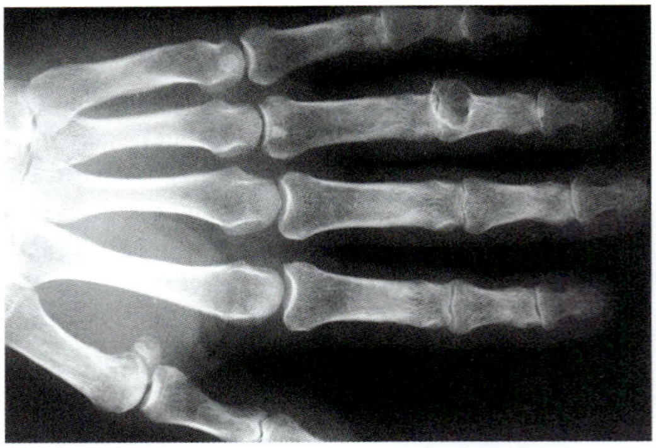

Abb. 21.4 Chondrome an den Fingerknochen. [M332]

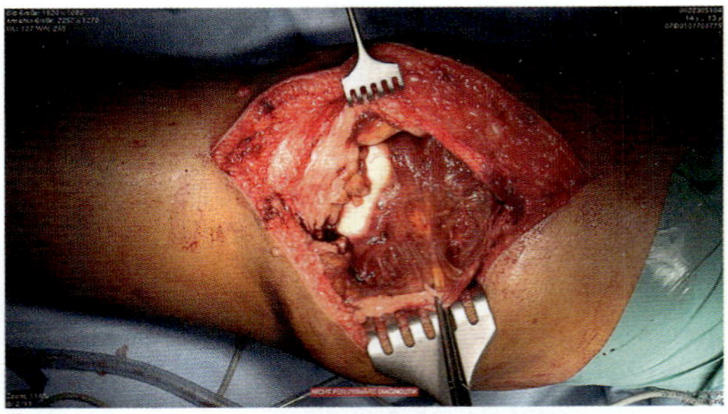

Abb. 21.6 Arthrotomie eines linken Kniegelenks. Gut erkennbar ist die rotbraune Färbung der zottigen, hypertrophen Synovialis. Am distalen Femur schimmert weiß die Trochlea hervor. [M332]

21.3.3 Tumor-like lesions

21.3.3.1 Juvenile Knochenzyste

Sie tritt bevorzugt bei Jungen im Alter von 9–15 Jahren auf. Diagnostiziert wird sie meist nur zufällig oder wenn es im Verlauf zu einer pathologischen Fraktur kommt (ca. 70 %). Die solitäre Zyste mit stark ausgedünnter Kortikalis entwickelt sich metaphysär (sog. aktive Zyste) und wandert im Verlauf diaphysenwärts (latente Zyste) (► Abb. 21.5).
Therapie der Wahl ist die Kürettage mit Spongiosaauffüllung oder/und Kortisoninstillation. Eine radikale Resektion wird nur selten durchgeführt.

21.3.3.2 Pigmentierte villonoduläre Synovialitis (PVNS)

Diese gutartige Proliferation der Gelenkschleimhaut (Synovia) kann im Verlauf zur Gelenkdestruktion führen. Es kommt nicht zur Metastasierung.
Am häufigsten sind Knie- und Hüftgelenk betroffen. Die Patienten klagen über rezidivierend auftretende Schmerzen, Schwellung, Bewegungseinschränkung und Ergussbildung.
Während im Röntgenbild erst sehr spät Gelenkveränderungen erkennbar sind (gelenknahe Osteolysen, Gelenkspaltverschmälerung), ist eine Diagnosestellung im MRT (homogene Kontrastmittelfärbung, signalarm in T2, Hämosiderineinlagerungen) möglich. Oft wird die Verdachtsdiagnose erst bei einer diagnostischen Arthroskopie gestellt. Hier erscheint die Synovia rot-braun und zottig. Die Verdachtsdiagnose wird dann durch Biopsien bestätigt.
Die Therapie besteht in einer vollständigen Synovialektomie.

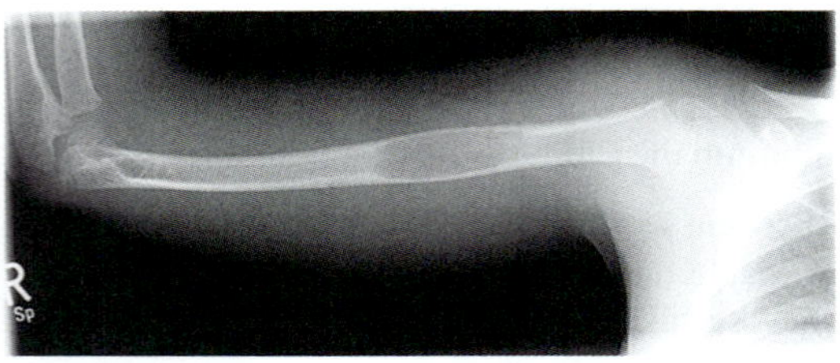

Abb. 21.5 Juvenile Knochenzyste. Zufallsbefund bei einem 9-jährigen Jungen. [M332]

21.3.4 Aneurysmatische Knochenzyste

Aneurysmatische Knochenzysten treten in ca. 85 % der Fälle vor dem 20. Lebensjahr auf und sind nach dem 50. Lebensjahr sehr selten anzutreffen. Grundsätzlich kann sie in jedem Knochen gefunden werden. Am häufigsten jedoch findet man sie in den **Metaphysen langer Röhrenknochen.** Frauen sind etwa doppelt so häufig betroffen.
Im Nativröntgen ist die **Kortikalis** stark **ausgedünnt,** die **Zyste liegt exzentrisch** und mehrkammrig. Im MRT sind die **Septierung** und eine **Flüssigkeitsspiegelbildung** zu sehen. Marginale Resektion oder Kürettage, Phenolisation und Spongiosaauffüllung sind die Therapien der Wahl.

21.4 Maligne Knochentumoren

21.4.1 Osteosarkom

Das Osteosarkom stellt mit ca. 2–3 Neuerkrankungen pro 1 Mio. Einwohner und Jahr ein Drittel aller primär malignen Knochentumoren. Männer sind doppelt so häufig betroffen wie Frauen. Es finden sich zwei Altersgipfel: 60 % erkranken in der zweiten Lebensdekade, 40 % sind älter als 40 Jahre. Weniger als 5 % erkranken vor dem 10. Lebensjahr.

Distaler Femur und proximale Tibia sind zu ca. 50 % betroffen. Bei älteren Patienten sind Manifestationen am axialen Skelett und an den platten Knochen häufiger.

Lerntipp

Da vom IMPP bereits mehrfach gefragt, hier der Hinweis, dass Kinder, die eine Veränderung eines **Retinoblastom-Gens** besitzen, im Kleinkindesalter häufig an einem Retinoblastom und häufig als Jugendliche an einem Osteosarkom erkranken.

Klinik

Die Patienten suchen den Arzt häufig aufgrund von Schmerzen oder einer unklaren Schwellung (derb bis knochenhart) auf, ansonsten liegt eine eher **uncharakteristische Symptomatik** vor. Bei größeren Tumoren können bereits Bewegungseinschränkungen bestehen.

Diagnostik

Das Labor zeigt eine fast immer **erhöhte alkalische Phosphatase,** die BSG ist meist, jedoch nicht immer erhöht. Das LDH kann ebenfalls erhöht sein. Die Nativröntgenaufnahme ist meist zur Diagnosefindung ausreichend. Das Osteosarkom beginnt meist metaphysär, intramedullär, durchbricht im Verlauf die Kortikalis und dehnt sich in die umliegenden Weichteile aus.

Radiologische Hinweise auf Malignität sind:

- unscharfe, ausradierte Osteolysen,
- wolkige, ausgefranste oder tropfenförmige Verdichtungen,
- irreguläres Periost **(Codman-Dreieck, Sunburst-Phänomen, Zwiebelschalen, Spiculae)** und
- gestörte Knochenkontur.

Grundsätzlich sollte die Diagnostik ein umfangreiches Staging beinhalten, da **zum Zeitpunkt der Erstvorstellung bereits 10–20 % metastasiert haben** (in 80–90 % in die Lunge). Vor einer etwaigen Resektion muss zudem das Vorhandensein von sog. Skip-Läsionen, kleinen Metastasen etwas distal oder proximal des Primärtumors, geklärt werden. Entscheidend für die Diagnosestellung ist jedoch die Biopsie.

Therapie

Durch konsequente Modifikation der Therapieschemata konnte die Überlebenswahrscheinlichkeit in den letzten Jahrzehnten drastisch erhöht werden. Therapeutisch kommen nur **Chemotherapie** (neoadjuvant und adjuvant) **und Resektion** infrage. Mit der Chemotherapie, bestehend aus Adriamycin, Methotrexat, Cisplatin und Ifosfamid wird unmittelbar nach Diagnosestellung begonnen. Methotrexat (MTX) wirkt als Folsäureantagonist. Um die Toxizität der hoch dosierten MTX-Gabe auf gesunde Zellen zu reduzieren, erfolgt nach 24 h eine Rescue-Therapie mit Folsäure. Strahlensensibilität besteht bei Osteosarkomen nicht. Ein extremitätenerhaltender Eingriff (En-bloc-Resektion) steht der Amputation gegenüber. Die Langzeitüberlebensrate liegt aufgrund der angewandten Chemotherapieprotokolle mittlerweile bei 60–80 %.

21.4.2 Chondrosarkom

Das knorpelige Substanz produzierende Chondrosarkom ist der zweithäufigste primäre Knochentumor. Der **Erkrankungsgipfel liegt zwischen dem 4. und 6. Lebensjahrzehnt,** wobei das männliche Geschlecht deutlich häufiger betroffen ist. In den überwiegenden Fällen geht der Tumor von **stammnahen Skelettabschnitten** (Becken, proximaler Femur) aus.

Grundsätzlich kann ein primäres von einem sekundären, z. B. aus einem Enchondrom entstehenden Chondrosarkom unterschieden werden.

Klinik

Die Patienten schildern meist tief sitzenden, dumpfen, intermittierend auftretende Schmerzen im Becken und Hüftgelenk. In weiter fortgeschrittenen Phasen kann eine große Weichteilschwellung vorliegen.

Diagnostik

Im Nativröntgen findet man Osteolysen und variabel ausgeprägte, punkt- oder fleckförmige Kalzifikationen (▸ Abb. 21.7). Zur weiteren Abklärung und Therapieplanung erfolgen CT und MRT.

Therapie

Das Chondrosarkom ist **weder chemo- noch strahlensensibel,** sodass als einzige Therapieoption die Resektion im Gesunden bleibt. Die Prognose ist stark vom Grading abhängig, das 10-Jahres-Überleben liegt zwischen 40 % und 70 %.

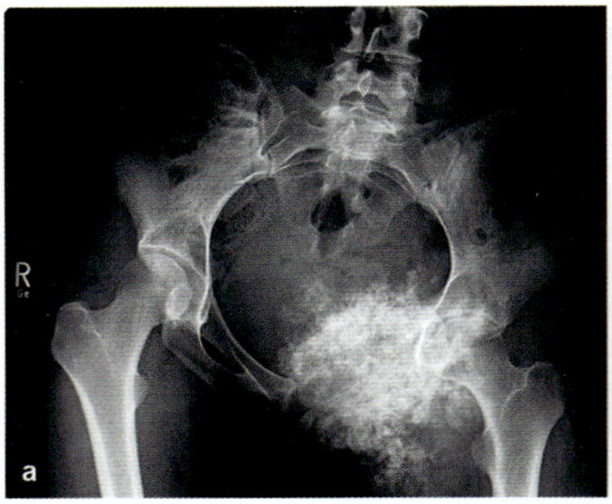

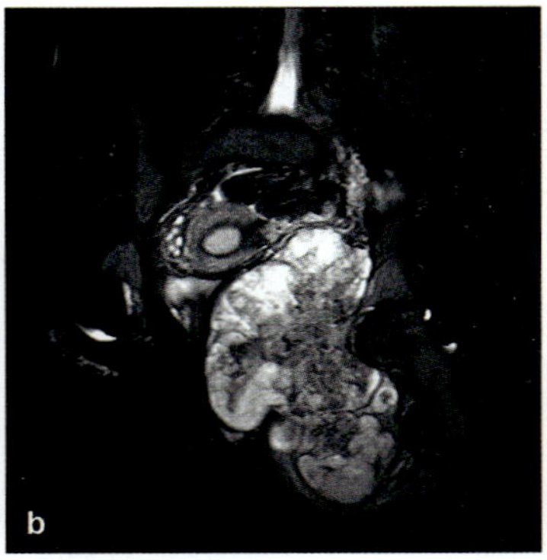

Abb. 21.7 **a** Chondrosarkom enormen Ausmaßes mit typischen Verkalkungen am linken Os pubis. **b** MRT eines Chondrosarkoms. [M332]

21.4.3 Ewing-Sarkom

Das Ewing-Sarkom stellt ca. 10 % aller primär malignen Knochentumoren. Das männliche Geschlecht ist etwa doppelt so häufig betroffen wie das weibliche, und ca. 90 % der Erkrankungen treten vor dem 20. Lebensjahr auf. Ort der Manifestation ist vorwiegend die untere Extremität (60 %), bevorzugt proximale Metaphyse und Diaphyse.

Klinik

Im Allgemeinen präsentieren sich die Patienten schon **früh mit Schmerzen.** Fieber kann vorhanden sein. Laborchemische Untersuchungen zeigen eine erhöhte BSG, Anämie und Leukozytose.

Diagnostik

In der radiologischen Diagnostik präsentiert sich der Tumor häufig als **große, destruktiv wachsende Geschwulst mit osteolytischen Aspekten** (▸ Abb. 21.8). Das Periost kann zwiebelschalenartig in mehreren Schichten abgehoben sein. Eine Begrenzung zum Markraum und zur Spongiosa ist nicht erkennbar. Die Unterscheidung vom Osteosarkom ist radiologisch nahezu nicht möglich.

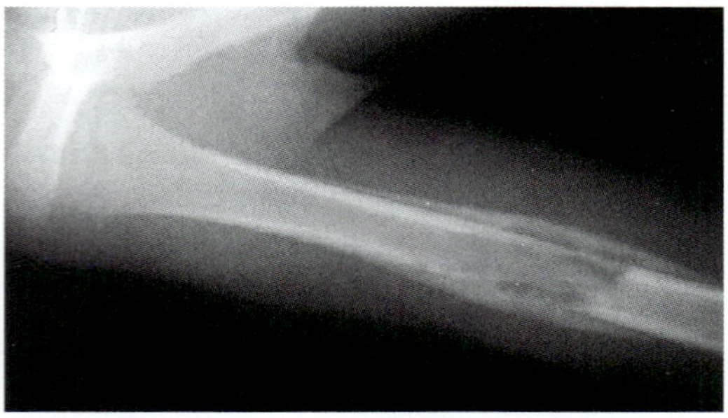

Abb. 21.8 Ewing-Sarkom des mittleren Humerusdrittels. Deutliche periostale Reaktionen. [E284]

Therapie

Die Behandlung dieses sehr aggressiven Tumors umfasst eine **multimodale Chemotherapie, Bestrahlung** (im Gegensatz zum Osteosarkom ist das Ewing-Sarkom sensibel gegenüber Gamma-Strahlen) **und die chirurgische Resektion im Gesunden.** Durch dieses Regime konnte die Langzeit-Überlebensrate auf 60–70 % gesteigert werden. Trotzdem liegt die Prognose von Ewing-Patienten hinter der von Osteosarkom-Patienten zurück.

21.5 Knochenmetastasen

Während primäre Knochentumoren sehr selten sind, treten Skelettmetastasen, also sekundäre Knochentumoren, deutlich häufiger in Erscheinung.

Am häufigsten metastasieren Bronchial-, Mamma- und Prostatakarzinom sowie Karzinome der Schilddrüse und der Nieren in den Knochen.

Metastasen treten bevorzugt im roten, blutbildenden, gut vaskularisiertem Knochenmark auf. Dies ist auch ein Grund, weshalb bevorzugt die Wirbelsäule von Metastasen betroffen ist. Ein weiterer Grund für den überwiegenden Befall des Achsenskeletts ist der sog. Batson-Venenplexus. Dieser besteht aus dem Plexus spinalis anterior et posterior und dem Plexus praevertebralis. Über eine enge Anastomosierung mit der V. cava inferior et superior fließt Blut über klappenlose Venen in das spinale System. Metastasen peripher des Knie- und Ellenbogengelenks sind sehr selten. Nahezu immer liegt eine hämatogene Streuung vor.

Klinik

Die Patienten stellen sich mit uncharakteristischen (Rücken-)Schmerzen beim Orthopäden vor. Die klinische Untersuchung ist nicht richtungsweisend auffällig. Wichtig ist aus diesem Grund eine sorgfältige Anamnese (Tumorerkrankung bekannt, B-Symptomatik etc.)! Akute Schmerzen infolge einer pathologischen Fraktur können das erste Anzeichen sein.

Diagnostik

Das Nativröntgenbild in zwei Ebenen kann einen ersten Verdacht bestätigen. Wichtig ist jedoch zu wissen, dass eine Osteolyse in einem Wirbelkörper erst ab einem Spongiosaverlust von ca. 30 % auffällig wird.

Merke

Knochenmetastasen können osteoblastisch, osteoklastisch und als Mischform vorkommen:
- Etwa die Hälfte der Metastasen sind osteolytisch (Nierenzell-, Bronchial-, Mammakarzinom),
- ca. 40 % sind osteoblastisch (Prostatakarzinom) und
- ca. 10 % sind gemischt osteoblastisch-osteoklastisch (Mammakarzinom).

Die Kernspintomografie (MRT) ist wichtig, um Aussagen zur Diagnose und Ausdehnung des Befunds treffen zu können.

Lerntipp

Als sog. **Pfeffer- und Salz-Muster** wird eine MR-morphologische diffuse Abnahme der Knochendichte (ohne herdförmige Osteolysen) beschrieben. Dieses Metastasierungsmuster tritt beim Plasmozytom auf.

Mit der Skelettszintigrafie kann eine Suche nach weiteren Metastasen, und des Primarius, erfolgen.

Therapie

Die Therapie ist stark abhängig von der Anzahl und Ausdehnung der Metastasen sowie des Primarius. Gerade an der Wirbelsäule wird häufig eine Strahlentherapie durchgeführt. Hierbei kann eine Rückbildung der Metastase und eine Rekalzifizierung des Wirbelkörpers erzielt werden. Dies reduziert einerseits Schmerzen und erhöht andererseits auch die Knochenstabilität.
Bisphosphonate können eingesetzt werden, um das Frakturrisiko zu senken. Liegt darüber hinaus bei osteolytischen Metastasen eine Hyperkalzämie vor, sind Bisphosphonate ebenfalls indiziert (und senken die klinischen Beschwerden: Polyurie, Polydipsie, Übelkeit, Erbrechen). Solitäre Metastasen, insbesondere wenn diese ein Frakturrisiko darstellen, werden chirurgisch durch Resektion und Stabilisierung behandelt.

Andreas Ficklscherer

22 Septische Orthopädie und Unfallchirurgie

IMPP-Hits

Dieser Bereich wurde in den letzten Jahren vom IMPP nicht abgefragt.

22.1 Wegweiser

Grundsätzlich unterscheidet man **primäre (endogene)** und **sekundäre (exogene)** Infektionen. Primäre Infektionen kommen durch hämatogene Streuung eines bakteriellen Infektherds zustande. Sekundäre Formen posttraumatisch oder iatrogen (z. B. Operationen, Punktionen). Erstreckt sich der Krankheitsverlauf über mehr als 6 Wochen, so spricht man von einer **chronischen Infektion.**

Während die primären Knocheninfekte aufgrund verbesserter hygienischer Verhältnisse und einer verbesserten Antibiotikatherapie zumindest in der westlichen Welt an Bedeutung verloren haben, ist ein Zuwachs der sekundären Infekte zu verzeichnen. Dieser Anstieg ist zum einen durch eine Zunahme der Unfallrate zu erklären (insbesondere im Straßenverkehr mit häufig schwerwiegenden Weichteilverletzungen), aber auch durch die steigende Anzahl an iatrogenen Interventionen (z. B. Punktionen, Endoprothetik).

Zu den Knocheninfektionen werden die **Osteitis** und die **Osteomyelitis** gezählt, je nachdem, ob vorrangig der Knochen selbst oder der Markraum betroffen ist. Liegt ein septisches Gelenk vor, so spricht man von einem Pyarthros oder **Gelenkempyem.** Natürlich kann sich aus einer Osteitis ein Gelenkemypem und umgekehrt entwickeln.

22.2 Akute hämatogene Osteomyelitis

Ätiologie

Die akute hämatogene Osteomyelitis ist nahezu ausschließlich ein Krankheitsbild des **Kindes- und Jugendalters** (Säuglings- und juvenile Osteomyelitis). Die eitrige Infektion des Knochenmarks manifestiert sich in der Regel zunächst an der Metaphyse der langen Röhrenknochen. Aufgrund der von hier ausgehenden Gefäße, welche die Epiphysenfuge durchdringen, kann sich die Infektion durch die Epiphysenfuge in die Epiphyse und in das Gelenk ausbreiten. Durch Einschwemmung bakterieller Erreger kommt es sehr rasch zu einer perivaskulären nekrotisierenden Entzündungsreaktion, die sich aufgrund der dünnen Kortikalis bis in den subperiostalen Raum ausbreiten kann. Das Periost wird hierdurch angehoben und der äußere Anteil der Kortikalis von der Gefäßversorgung abgeschnitten. Gleichzeitig kommt es zu einer Thrombosierung der Aa. nutriciae mit konsekutivem Verlust der Blutversorgung der inneren Kortikalisanteile und Ausbildung eines für das Krankheitsbild typischen Kortikalissequesters. Reaktiv beginnt das abgehobene Periost mit der Neubildung von Knochen, sodass es zur Einbettung bzw. Umschließung des in Eiter schwimmenden Sequesters kommt („Totenlade").

Eine Fistelbildung nach außen ist möglich. Das Erregerspektrum kann potenziell alle pathogenen Keime umfassen. Zu 90 % handelt es sich allerdings um eine Infektion mit Staphylokokken (80 % S. aureus).

Klinik

Klinisch imponiert das Bild einer schweren Infektion und ist geprägt von **Fieber** und **Schüttelfrost** sowie allgemeinen Krankheitserscheinungen. Bereits frühzeitig treten starke Schmerzen und Schwellung in der betroffenen Extremität auf. Bricht der Infekt in ein Gelenk ein, so resultieren funktionelle Einbußen (evtl. Zwangshaltung).

Als Komplikationen können lebensbedrohliche Sepsis oder der Übergang in einen chronischen Verlauf auftreten. Wachstumsstörungen und Deformitäten können Folgeerscheinungen sein.

Diagnostik

Die **Laboruntersuchung** spiegelt die Entzündungsreaktion wider (stark erhöhte BSG, CRP, Leukozytose). In der **radiologischen Untersuchung** treten erste Veränderungen in Form von Mineralsalzminderung, Weichteilverschattung, Auftreibung der Metaphyse oder Verkalkungen des Periosts erst nach 2–3 Wochen auf (► Kap. 22.4).

Im weiteren Verlauf kommt es zu unscharf begrenzten, fleckförmigen Verdichtungen neben punktuellen Aufhellungen, Osteolysen und Sequesterbildung.

Praxistipp

Differenzialdiagnostisch müssen ein Osteosarkom und ein Ewing-Sarkom ausgeschlossen werden (► Kap. 21)!

Therapie

Nach der Probenentnahme zur mikrobiologischen Untersuchung und dem Anlegen einer Blutkultur muss umgehend mit einer **Antibiotikatherapie** begonnen und nach Erregernachweis adaptiert fortgeführt werden.

Eine alleinige Antibiotikatherapie und Ruhigstellung ist normalerweise leider nicht ausreichend. Der betroffene Bereich muss débridiert und gespült werden. Die Anlage einer Saug-Spül-Drainage kann notwendig sein. Knöcherne Defekte können im Verlauf (nach Infektausheilung) mit autologem Knochenmaterial gefüllt werden.

22.3 Chronische Osteomyelitis

Ätiologie

Durch Persistenz virulenter Keime (meist durch avitale Knochensequester oder günstige Infektabwehr) kann sich eine chronische Osteomyelitis entwickeln. Hierbei kommt es zu erheblichen reaktiven knöchernen Umbauvorgängen. Nekrotische Knochenanteile sind dann von einer sklerotisch verdickten Kortikalis umgeben. Der Markraum fibrosiert. Das Erkrankungsmuster mit Befall der Meta- und Diaphysen ähnelt dem der akuten Form.

Klinik

Der Patient klagt über (Ruhe-)**Schmerzen, Bewegungseinschränkung** und eventuell **Fistelbildung** mit persistierender Sekretion.

Es finden sich die klassischen **Entzündungszeichen:**

- Dolor
- Rubor
- Calor
- Tumor
- Functio laesa

Die Haut ist, je nach Aktivitätsgrad der Entzündung, überwärmt, infiltriert, gespannt, gerötet. Als Komplikationen können Erysipel, Anämie, Amyloidose u. a. auftreten.

Diagnostik

Merke

Die klassischen Entzündungsparameter (BSG, Leukozyten, CRP) eignen sich nicht zur Diagnosestellung. Vielmehr dienen sie der Verlaufskontrolle (allen voran das CRP).

Im **Nativröntgen** (► Abb. 22.1) zeigen sich knöcherne Destruktionen, subperiostale Verknöcherungen, fokale Osteopenie, Sequesterbildung und Sklerosierung. Durch die **Sonografie** können die Weichteile beurteilt werden (Abszess, Fistelgang). Die **Computertomografie** ermöglicht eine detailliertere (3-D-)Darstellung der knöchernen Veränderung. Bei schwieriger Lokalisation des Infektherds kann diese zur Punktion genutzt werden.

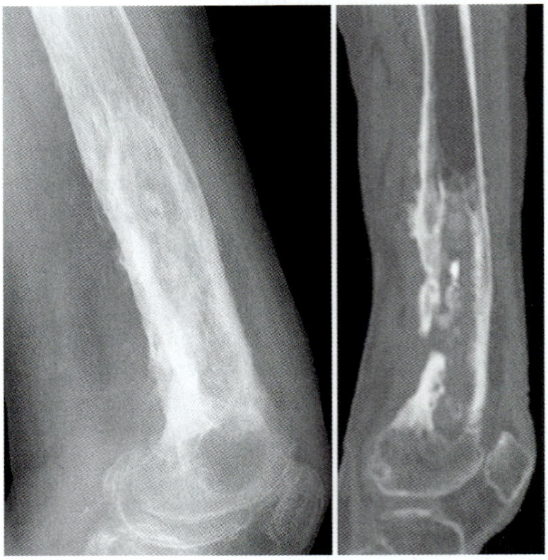

Abb. 22.1 Bild einer chronischen Osteomyelitis am distalen Femur mit Destruktion der dorsalen Femurkortikalis, Sequesterbildung und Sklerosierung. In der MRT-Untersuchung ist die Fistel besonders gut zu erkennen. [E677]

Die **MRT** ist erneut das Mittel der Wahl, da sie bereits in sehr frühen Stadien das reaktiv auftretende Knochenmarködem anzeigt und ebenfalls Aussagen über die (Weichteil) Ausdehnung zulässt.
Die 3-Phasen-**Skelettszintigrafie** wird zur Fokussuche und bei Verdacht auf multiple Infektherde angewandt.

Therapie

Im Vordergrund steht die komplette Infektsanierung. Hierzu ist das radikale Débridement von avitalem Gewebe notwendig. Lose Knochenteile, vorhandene Sequester **(Sequestrotomie)** und abgestorbenes Gewebe müssen entfernt werden. Antibiotikahaltige Platzhalter (z. B. Knochenzement mit Antibiotikazusatz) oder Saug-Spül-Drainagen werden eingelegt. Dieses Vorgehen wird durchgeführt, bis die intraoperativ entnommenen Abstriche negativ sind. Im Anschluss daran kann der definitive Defektverschluss (z. B. mit einem autologen Knochenspan oder einer Fibula) erfolgen. Dass während dieser Maßnahmen die Antibiotikatherapie fortgeführt werden muss, versteht sich von selbst.

22.4 Gelenkempyem

Definition

Als Gelenkempyem wird eine Eiteransammlung in einem Gelenk (= Hohlraum) bezeichnet.

Merke

Ein Gelenkempyem ist ein orthopädischer Notfall und muss umgehend diagnostiziert und therapiert werden!

Ätiologie

Die häufigste Ursache eines Gelenkinfekts ist die **hämatogene Streuung** im Rahmen einer infektiösen Grunderkrankung. Mit zunehmendem **Alter** steigt das Risiko für die Entwicklung eines Gelenkempyems. Weitere Ursachen sind Infektionen nach traumatischer **Gelenkeröffnung** oder intraartikulärer **Injektionen.** Der häufigste Erreger ist auch hier **S. aureus.**

Klinik

Plötzlich auftretende **Schmerzen** nach Operation (Endoprothese) oder Gelenkinjektion zusammen mit **Ergussbildung, Rötung** und **Überwärmung** lassen sofort an ein septisches Geschehen denken. **Fieber** muss im Frühstadium allerdings nicht vorhanden sein. Nach Operationen ist die Wunde in der Regel gerötet und Pus kann austreten.

Diagnostik

Das **klinische Erscheinungsbild** ist in der Regel wegweisend. In der Blutuntersuchung sind die **Entzündungsparameter** deutlich erhöht. Liegt ein Frühinfekt vor, so sind bildgebende Verfahren nicht hilfreich (Veränderungen sind erst nach Wochen sichtbar).
Aufgrund der Überschneidung der klinischen Symptome mit nichtinfektiösen Arthritiden (Gicht, reaktive Arthritis) ist immer eine **Gelenkpunktion** notwendig. In vielen Fällen ist eine unmittelbare mikrobiologische Untersuchung nicht möglich. Hier hat sich die Bestimmung der **Zellzahl im Punktat** als sehr hilfreich gezeigt. Liegen > 50.000 Zellen/μl vor, ist von einem bakteriellen Infekt auszugehen und entsprechend zu behandeln (normal: < 200; nicht entzündlich: 200–2000 Zellen/μl; entzündlich abakteriell: 2000–50.000 Zellen/μl).

Therapie

Ein septisches Gelenk ist eine absolute **Notfallindikation** und muss umgehend **operativ** behandelt werden. In der Regel wird das Gelenk arthroskopisch **gespült** (ggf. mehrfach), **débridiert** und mit einer **i. v.-Antibiose** über mehrere Tage therapiert.
Liegt ein Gelenkinfekt bei **liegender Endoprothese** vor, so muss zwischen einem Früh- und einem Spätinfekt unterschieden werden. Im Rahmen eines Frühinfekts wird das Gelenk offen gespült und débridiert. Die mobilen Teile, also die nicht fest im Knochen verankerten Anteile, werden gegen neue ausgewechselt. Ist dies nicht erfolgreich oder liegt ein Spätinfekt vor (geht man also von einer bakteriellen Besiedelung [Biofilmbildung] der Prothese aus), wird die komplette Endoprothese entfernt. Es wird ein mit Antibiotika getränkter Platzhalter eingesetzt. Nach Abklingen des Infekts und Normalisierung der Entzündungsparameter kann eine neue Endoprothese (meist nach mehreren Wochen) implantiert werden.

Register